新文京開發出版股份有限公司

NEW
WCDP

新世紀・新視野・新文京 ― 精選教科書・考試用書・專業參考書

New Wun Ching Developmental Publishing Co., Ltd.
New Age · New Choice · The Best Selected Educational Publications—NEW WCDP

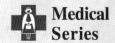
Medical
Series

第6版

老人護理學
Gerontological Nursing

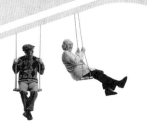

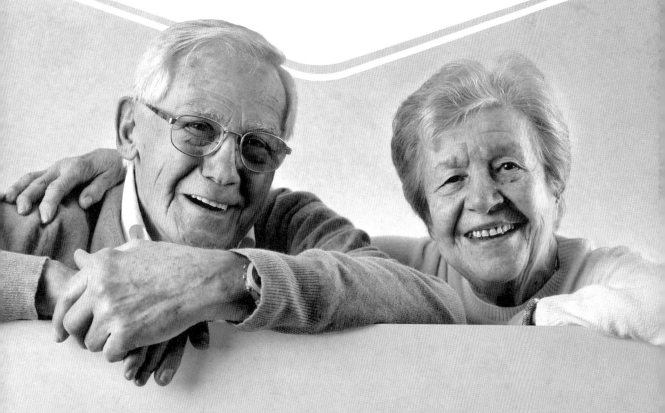

總校閱　**胡月娟**

編著者　胡月娟・蕭仔伶・何瓊芳・詹婉卿・彭巧珍・巫曉玲・汪正青
楊其璇・郭慈安・杜明勳・林貴滿・郭淑珍・廖妙淯・陳美香
呂文賢・賴嘉祥・黃惠璣・陳翠芳・譚蓉瑩・林玫君

6th
Edition

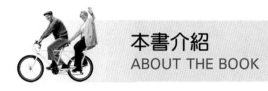

本書介紹
ABOUT THE BOOK

　　隨著全球老年人口的增加，臺灣已成為老人國之一的同時，老化相關的議題逐漸受到重視與發展，為因應此國際趨勢的變化，世界各國皆陸續擬定老人相關政策與福利，以提供給老人及其家屬適當的協助。

　　本書即整合國際情勢與臺灣現況後，敦聘目前國內相關領域的專家與學者共同編著完成。全書共分 22 章，內容含括老化理論、老年人身心靈各方面照護需求、醫療倫理議題、長期照護、照顧者的負荷及老人資源再創等。每章並附上精心繪製的心智圖，讓讀者輕鬆架構出老人護理學的整體概念，同時還收錄 QR code 掃描線上觀看影片，以期能提供更完整與新穎並兼具實用的知識。

　　本書自付梓迄今，受到多校的支持與採用，特此感激。第六版依據內政部、衛生福利部公布最新資料更新，並將各章重點繪製成心智圖，幫助讀者掌握重點。

　　特別感謝各界先進的回饋與建議，書中內容倘若有未盡之處，尚祈諸位護理先進及讀者能不吝指正，俾利此書能更臻於實用與完善。

編輯部　謹識

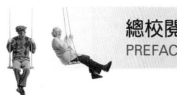

　　日本講談社出版中，由草花里樹繪製的「看護工向前衝」，作者以漫畫的方式，真實的呈現高齡者照護的諸多問題，除了讓人心生共鳴之外，書中許多簡短話語亦能引人省思。例如「一切都是為了讓老年人露出發自內心的笑容」，「讓老人們過著自我的人生直到最後一刻，曾經是我的夢想…」。

　　憶起自己曾住過英國的老人公寓，其經營的組織為 "FOLD"，意思就是「讓老人有尊嚴，免除孤獨(Free the old people from loneliness and with dignity, FOLD)」。事實上，這些老人照護的理念，光是有理想是不夠的，必須有專業的知識與技術做基石。老人護理學這本書就是在這種背景下構思問世。

　　本書以全人照顧為核心，周全性的探討老人照護的議題，自宏觀的瀏覽世界的老化趨勢，微觀的檢視老化過程，繼而陳述老人照護的一般性與特殊性照護議題，期使本書可以為老人照護多開啟一扇窗，多打開一道門，以拓展老人照護從業人員的視野。

　　在家家戶戶都有老人，你我早晚都是老人的事實下，盼望本書的出版，能有助於老人照護個人化(personally)、實務化(practically)與專業化(professionally)的落實，成就千山萬水喜曠達的老年，讓每個老年人都能歡喜自在生活，就如：

> 工作，好像你不需要金錢
>
> 愛人，好像你不曾受傷害
>
> 跳舞，好像沒人在旁觀看
>
> 唱歌，好像沒人在旁聆聽
>
> 生活，好像處在地球的天堂

胡月娟

中臺科技大學護理系講座教授

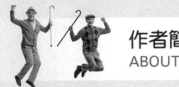

作者簡介
ABOUT THE AUTHORS

總校閱暨作者

| 胡月娟

學歷： 英國歐斯特大學護理博士
　　　 國立臺灣大學護理學研究所碩士

現職： 中臺科技大學講座教授
　　　 中華悦樂長期照顧協會理事長

作者簡介

| 蕭伃伶

學歷： 臺北醫學大學護理學研究所博士

現職： 輔仁大學護理系助理教授兼高齡照顧資源中心主任

| 何瓊芳

學歷： 長庚大學臨床醫學研究所老人社區護理組博士
　　　 長庚大學護理研究所老人社區組碩士

現職： 馬偕醫學院護理學系助理教授

| 詹婉卿

學歷： 國立陽明大學藥理學研究所博士

現職： 馬偕醫護管理專科學校護理科副教授

| 彭巧珍

學歷： 國立成功大學醫學院環境醫學研究所博士
　　　 美國哈佛大學公共衛生學院公共衛生碩士
　　　 美國奧斯汀德州大學營養研究所碩士

現職： 南臺學校財團法人南臺科技大學高齡福祉服務系副教授

| 巫曉玲

學歷： 長庚大學臨床醫學研究所博士班（護理組）進修中

現職： 臺南市立安南醫院委託中國醫藥大學興建經營護理長
　　　 樹人醫護管理專科學校護理科助理教授兼副主任

┃汪正青

學歷：University of Cincinnati, USA, Ph.D. in Nursing

經歷：中山醫學大學護理系助理教授

┃楊其璇

學歷：美國德州州立女子大學護理學院哲學博士

現職：國立臺中科技大學護理系副教授

┃郭慈安

學歷：加州大學洛杉磯分校社會福利研究所博士

現職：中山醫學大學醫學系副教授

┃杜明勳

學歷：陽明醫學院畢業醫學系

　　　陽明大學醫務管理研究所碩士學分班

經歷：高雄榮民總醫院家庭醫學部部主任及高雄榮民總醫院屏東分院副

　　　院長

┃林貴滿

學歷：中山醫學大學醫研所護理組博士

現職：弘光科技大學護理系助理教授

┃郭淑珍

學歷：亞洲大學經營管理系博士

現職：中臺科技大學護理系兼任助理教授

┃廖妙淯

學歷：中山醫學大學醫學研究所博士

　　　中國醫藥大學中西醫結合研究所碩士

　　　美國 Emory 大學阿茲海默中心臨床觀察員

現職：教育部定講師

　　　衛生福利部臺中醫院家庭醫學科主任

┃陳美香

學歷：國立臺灣科技大學工業管理學系博士

現職：中山醫學大學職能治療學系教授

┃呂文賢

學歷： 中山醫學院醫學研究碩士

中正大學企業管理碩士、博士

經歷： 中山醫學大學職能治療系主任暨副教授

┃賴嘉祥

學歷： 中山大學環境工程研究所博士

現職： 國立虎尾科技大學生物科技系教授

┃黃惠璣

學歷： University of Ulster in U.K. Doctor of Nursing Science (DNSc.)

博士後學習：澳洲昆士蘭長期照護系統（由社區到機構）實務實習

現職： 長泰老學堂監事

鴻彬基金會執行董事

長泰老學堂、永信基金會自立支援授課教師

┃陳翠芳

學歷： 國立臺灣大學健康政策與管理研究所博士

國立臺灣大學護理學研究所碩士

現職： 仁德醫護管理專科學校高齡健康促進科助理教授兼主任

┃譚蓉瑩

學歷： 澳洲雪梨大學護理哲學博士

澳洲雪梨大學健康科學教育研究所碩士

靜宜大學法律研究所碩士

現職： 弘光科技大學護理系助理教授

┃林玫君

學歷： 英國 Napier 大學護理哲學博士

現職： 耕莘健康管理專科學校助理教授

目錄
CONTENTS

CHAPTER 01　緒　論　1

1-1　老化的全球性趨勢　3
　一、全球人口成長演變　3
　二、全球人口年齡及性別結構　4
　三、專有名詞界定　5
　四、高齡化變遷的影響　6

1-2　臺灣老年人的健康現況與促進　8
　一、健康的老年人　8
　二、老年人生理健康現況　11
　三、老年人心理健康現況　13
　四、老年人社會家庭現況　13

1-3　老人護理的執業與展望　15
　一、老人護理概念　15
　二、老人護理執業標準與範圍　16
　三、新世紀的老人護理照護　18

1-4　聯合國對全齡社會的呼籲　21
　聯合國倡議的全齡社會　21

CHAPTER 02　老化面面觀　25

2-1　老化的定義與過程　27
2-2　以生物學角度看老化　29
　一、基因理論　29
　二、耗損理論－穿戴磨損理論　30
　三、分子交叉鍵結理論　30
　四、免疫理論　30
　五、神經內分泌理論　31
　六、自由基理論　31

2-3　以心理學角度看老化　32
　一、馬斯洛的人類需求理論　32
　二、人格發展理論　32

2-4　以社會學角度看老化　36
　一、退隱理論　36
　二、活動理論　36
　三、連續理論或持續理論　37
　四、次文化理論　37
　五、年齡層級理論　38
　六、社會環境理論　38

2-5　以護理學角度看老化　39

CHAPTER 03　老年人的生理變化與照護需求　43

3-1　營養與排泄的變化　48
　一、消化系統　48
　二、泌尿系統　52

3-2　活動與運動的變化　54
　一、呼吸系統　54
　二、心血管系統　56
　三、骨骼肌肉系統　57

3-3　睡眠與精神認知的變化　61
　一、神經系統　61
　二、感覺系統　64

3-4　性與生殖的變化　67
　一、女　性　67
　二、男　性　68
　三、內分泌系統　69

3-5　免疫與防護的變化　72
　一、皮膚系統　72
　二、血液與免疫系統　74

CHAPTER 04 老年人的社會心理變化與照護需求 79

4-1 老化相關社會心理理論 81
一、發展任務 81
二、需求理論 81
三、老年人人格分類 82
四、老化超然轉化 82
五、活動理論 83
六、卸下理論 83

4-2 老年人的心理變化與壓力源 84
一、決策認知的變化 84
二、情感需求的變化 85
三、疾病與功能的變化 87

4-3 老年人的社會變化與壓力源 89
一、生活型態的衝擊 89
二、家庭與社會角色的衝擊 92
三、生命與信仰的衝擊 93

4-4 老年人社會心理壓力的調適與護理 94
一、護理評估 94
二、護理目標與措施 97

CHAPTER 05 老年人的完整護理評估 105

5-1 基礎評估工具：溝通 107
一、溝通的定義 107
二、溝通要素 108
三、老化對溝通的影響 108
四、與老年人溝通的注意要點 108
五、與老年人有效的溝通技巧 109

5-2 健康史評估 110

5-3 老年人功能評估 113
一、老年人生理／日常評估 113
二、心理認知功能評估 123
三、家庭環境評估 128
四、社會支持 128

CHAPTER 06 老年人的用藥問題 135

6-1 老化對老人用藥的影響 137
一、藥物吸收方面 138
二、藥物分布情形 139
三、藥物代謝作用 140
四、藥物排泄作用 140

6-2 老年人常見的用藥問題 141
一、藥物不良反應 141
二、多重用藥 154
三、未依醫囑服藥 158

6-3 護理評估 159
一、影響因素與現況 159
二、身體評估 161
三、訪視與觀察 161

6-4 護理目標與措施 162
一、強化藥物相關資訊與認知 162
二、降低中毒的危險性以促進用藥安全 162
三、協助維持良好用藥型態 163

CHAPTER 07 老年人的營養需求 165

7-1 影響老年人營養攝取的生理因素與常見問題 167
一、咀嚼與吞嚥問題 167
二、消化與排泄問題 169
三、疾病與治療的影響 170

7-2 影響老年人營養攝取的非生理因素與常見問題 177
一、認知因素 177
二、功能行為因素 177
三、情感社會因素 178

7-3 護理評估 178
一、營養素與熱量攝取評估 178
二、營養狀態評估 182
三、營養狀態篩檢表 188

7-4 護理目標與措施　197
　　一、降低生理老化對營養攝取的干擾　197
　　二、協助老年人達成適當的營養攝取　201
　　三、維持老年人的最佳營養狀態　208

08 老年人的排泄需求　217

8-1 影響老年人排泄功能的生理因素與常見問題　219
　　一、排尿型態問題　219
　　二、排便型態問題　221
　　三、疾病與治療的影響　223
　　四、排泄功能續發性問題　223

8-2 排泄問題與老年人社會心理層面的相互影響　224
　　一、影響老年人排泄功能的非生理性因素　224
　　二、排泄問題對老年人社會心理的影響　224

8-3 護理評估　225
　　一、影響因素與現況評估　225
　　二、身體評估　227
　　三、相關檢查　228

8-4 護理目標與措施　230
　　一、認識促發排泄障礙的危險因素　230
　　二、降低阻礙排泄功能因素的影響　231
　　三、維持恆常性的排泄型態　231
　　四、維持適當體液平衡以避免續發性問題　233
　　五、運動療法　233
　　六、行為療法　234
　　七、藥物治療　235

09 老年人的活動運動需求　239

9-1 影響老年人活動運動功能的生理因素與常見問題　241
　　一、氧氣需求與消耗問題　241
　　二、支持功能與活動度問題　243
　　三、平衡與反應力　247
　　四、疾病與治療的影響　250
　　五、活動功能續發性問題　255

9-2 影響老年人活動運動功能的非生理因素與常見問題　258
　　一、認知因素　258
　　二、功能行為因素　258
　　三、情感社會因素　259

9-3 護理評估　259
　　一、日常生活活動評估　259
　　二、運動與休閒活動評估　265

9-4 護理目標與措施　266

10 老年人的睡眠需求　271

10-1 影響老年人睡眠的生理因素與常見問題　273
　　一、睡眠週期的改變　274
　　二、睡眠效率與品質問題　275
　　三、疾病與治療的影響　277

10-2 影響老年人睡眠的非生理因素與常見問題　285
　　一、情感社會因素　285
　　二、環境因素　286
　　三、飲食習慣　286

10-3 護理評估　287
　　一、影響因素與現況評估（主觀資料）　287
　　二、相關檢查　288
　　三、睡眠日記　289

四、睡眠問卷　290
五、睡眠環境　294

10-4 護理目標與措施　295
一、認識導致睡眠障礙的危險因子　295
二、協助培養健康睡眠型態　296
三、正確使用助眠藥物　296

CHAPTER 11　老年人的性生活需求　303

11-1 人口老化與老年人性生活　305
11-2 影響老年人性生活的生理因素與常見問題　306
一、男性的生理限制與常見問題　306
二、女性的生理限制與常見問題　307
三、疾病與藥物對老年人性生活的影響　308

11-3 影響老年人性生活的非生理因素與常見問題　312
一、社會結構因素　312
二、認知因素　313
三、生活上的情感壓力　314

11-4 護理評估　315
一、影響因素與現況評估　315
二、身體檢查與評估　317
三、評估老年人性問題應有的態度與認知　318

11-5 護理目標與措施　319
一、認識正確的性功能與性生活概念　319
二、減少生理變化對性生活的干擾　320
三、降低疾病對性功能性生活的影響　320
四、促進美好性生活的調適　321

CHAPTER 12　老年人的靈性需求與護理　325

12-1 靈性與健康　327
一、靈性健康的定義　327
二、理想的老年人靈性健康　328

12-2 靈性層次與老年人靈性問題　328
一、相關理論　328
二、老年人的靈性問題　328

12-3 老年人的靈性護理　330
一、靈性護理的發展　330
二、老年人靈性照護的現況　331
三、老年人靈性護理的展望　335

CHAPTER 13　老年人的瀕死與醫療倫理議題　339

13-1 與瀕死相關的理論　343
一、瀕死過程理論—庫伯勒羅斯　343
二、癌末心理反應歷程—衛斯曼　345
三、瀕死調適過程理論—帕德森　346

13-2 老年人瀕死調適指引　348
13-3 老年人瀕死與醫療倫理　350
一、基本醫療倫理與死亡相關概念　350
二、常見醫療倫理議題　354
三、瀕死者的倫理考量與議題　356

13-4 安寧療護的概念　360
一、安寧病房的設置與法規　360
二、安寧照護的理念與展望　361

13-5 瀕死老人的護理　362
一、症狀緩解與促進舒適　362
二、情緒的抒解與人際關係的整合　362
三、靈性滿足與完成生命回顧　363

13-6 瀕死老人家屬的照護 364
一、臨終階段家屬的壓力 364
二、瀕死者家屬的需求 365
三、哀傷調適歷程 366
四、幫助瀕死者家屬經歷哀傷過程 367

13-7 醫護人員面對瀕死病人的調適 368

13-8 死亡教育 369
一、死亡教育的重要性與目標 369
二、推動死亡教育的策略 369

老年人的心理障礙議題 381

14-1 老年人的心理健康 383
一、心理健康的定義 383
二、與心理認知障礙老人的溝通技巧 384

14-2 譫妄症 385
一、定義與導因 386
二、臨床症狀 387
三、治療 388
四、護理評估 388
五、護理目標與措施 390

14-3 憂鬱症 391
一、定義 391
二、導因 392
三、憂鬱症分類與診斷標準 393
四、治療 395
五、護理評估 397
六、護理目標與措施 400

14-4 失智症 401
一、分類 402
二、護理評估 404
三、護理目標與措施 405

14-5 失智老年人居家環境設計要點 406
一、室內環境 406
二、室內空間 407
三、室內布置 408
四、預防遊走 408

老年人的物質濫用與虐待 411

15-1 老年人物質濫用問題 415
一、定義與導因 415
二、酒精濫用 417
三、藥物濫用 418
四、酒精與藥物的交互作用 421
五、護理評估 422
六、護理措施 425

15-2 老年人的虐待 426
一、定義與導因 427
二、老人虐待的特性 430
三、護理評估 432
四、老人虐待的護理措施 436
五、預防策略 438

老年人的復健照護 445

16-1 老年人與復健概念 447
一、復健的角色與意義 447
二、復健團隊的運作 447
三、老年人的復健原則與目標 451
四、國際健康功能與身心障礙分類系統之議題 452

16-2 老年人的復健計畫評估 454
一、基本資料評估 454
二、身體評估 454
三、心理與人格特性評估 460
四、環境評估 460
五、社會家庭支持系統評估 460

16-3 老年人的復健活動與護理重點 461

一、預防性復健期 462

二、急性恢復期 465

三、失能調適期 469

老年人的生活環境安全與生活品質 477

17-1 老化與生活環境需求 480

一、生理老化與環境相關性 480

二、社會文化與環境對老年人的影響 481

三、老年人的理想安全居所 484

17-2 老年人居家安全環境 488

一、環境設計目標 488

二、一般居家設計要點 489

三、功能缺損的老年人居家設計要點 493

17-3 重大災難預防 496

一、火 災 497

二、地 震 500

三、一氧化碳中毒 501

17-4 環境系統評估與生活品質 503

17-5 老年人的生活品質 504

一、老年人生活品質之定義與需求 504

二、影響老年人生活品質的因素 505

三、老人生活品質之評估 508

四、促進生活品質之措施與展望 510

老年人的健康促進 513

18-1 健康促進的概念 515

一、健康與健康促進的定義 516

二、國內外健康促進運動的發展 518

18-2 健康促進的相關理論 520

一、健康信念模式 520

二、健康促進模式 521

三、PRECEDE 模式 525

18-3 老年人健康生活型態的執行 527

一、老年人的健康促進計畫與風險評估 528

二、老年人健康生活型態之落實 529

三、衛生教育對老年人健康促進的重要性 532

18-4 老年人的健康促進內容 533

老年人與長期照護 539

19-1 老年人社會資源的改變與需求 541

一、健康狀況 541

二、家庭結構 542

三、社經地位 542

四、國民年金 543

19-2 長期照護服務的源起與發展 544

一、長期照護基本理念 544

二、影響長期照護服務發展的因素 546

19-3 國內老年人長期照護政策與現況 550

一、長期照護制度發展 550

二、老人社會照顧相關政策 554

機構中老年人常見的問題與護理 559

20-1 常見的感染性疾病 561

一、呼吸系統 561

二、皮膚系統 570

三、消化系統　575

四、泌尿道感染　578

20-2 老人約束　579

20-3 疼　痛　583

一、疼痛的原因　583

二、疼痛的種類　584

三、疼痛的評估　584

四、疼痛的症狀　587

五、疼痛處置及護理　588

六、護理措施　590

CHAPTER 21　照顧者的負荷與需求　593

21-1 照顧者及照顧者負荷的定義與特性　595

一、照顧者的定義與特性　595

二、照顧者負荷的定義與特性　597

21-2 影響照顧者負荷及需求的因素　598

一、照顧者的負荷型態　599

二、影響照顧者負荷的相關因素　602

21-3 減輕照顧者負荷的相關措施　603

一、照顧者負荷及需求的評估　603

二、政府相關措施　605

三、護理人員的角色與功能　607

CHAPTER 22　老人資源再創　611

22-1 老年人力資源　612

一、老年人力資源發展的意義　612

二、老年人力發展的觀點及策略　612

22-2 社區照顧與志願工作服務　614

22-3 社區與老年人力資源發展的意義　615

22-4 社區中老年人與人力資源的運用關係　616

22-5 目前國內外老年志願工作服務資源　618

一、國　內　618

二、國　外　619

附　錄　621

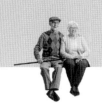

緒　論

胡月娟　編　著

　本章大綱

1-1　老化的全球性趨勢

1-2　臺灣老年人的健康現況與促進

1-3　老人護理的執業與展望

1-4　聯合國對全齡社會的呼籲

　學習目標

研讀本章內容之後，學習者應能達到下列目標：

1. 説出全球人口的演變情形。

2. 舉例説明高齡化的衝擊。

3. 了解老年人的健康概念與健康行為。

4. 舉例説明臺灣老人的生理、心理與社會家庭狀況。

5. 説出老年護理學與老年病護理的分野。

6. 了解老年護理的執業標準與範疇。

7. 了解全齡社會的意涵。

8. 舉例説明未來老年護理所面臨的挑戰。

Gerontological
Nursing

心智圖

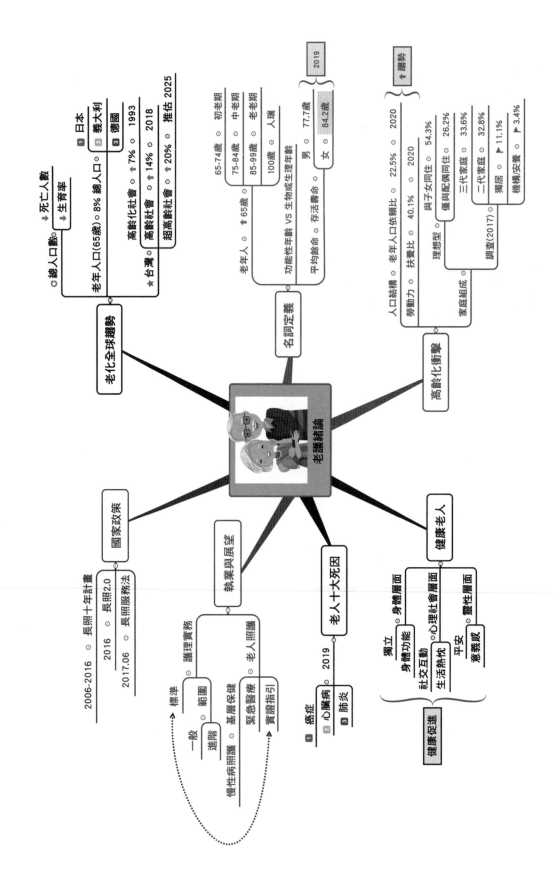

老護緒論

老化全球趨勢
- ○ 總人口數 ↓死亡人數
  - ↓生育率
- 老年人口(65歲) ○ 8% 總人口
  - 高齡化社會 ○ ↑7% 1993
  - ★台灣 ○ 高齡社會 ○ ↑14% ○ 2018
    - 超高齡社會 ○ ↑20% ○ 推估 2025
  - ❶ 日本
  - ❷ 義大利
  - ❸ 德國

名詞定義
- 老年人 ○ ↑65歲
  - 65-74歲 ○ 初老期
  - 75-84歲 ○ 中老期
  - 85-99歲 ○ 老老期
  - 100歲 ○ 人瑞
- 功能性年齡 VS 生物或生理年齡
- 平均餘命 ○ 存活壽命
  - 男 ○ 77.7歲
  - 女 ○ 84.2歲 ［2019］

高齡化衝擊 ［↑趨勢］
- 人口結構 ○ 老年人口依賴比 ○ 22.5% ○ 2020
- 勞動力 ○ 扶養比 ○ 40.1% ○ 2020
- 家庭組成
  - 理想型 ○ 與子女同住 ○ 54.3%
    - 僅與配偶同住 ○ 26.2%
    - 三代家庭 ○ 33.6%
    - 二代家庭 ○ 32.8%
  - 調查(2017)
    - 獨居 ○ ▲11.1%
    - 機構/安養 ○ ▶3.4%

國家政策
- 2006-2016 ○ 長照十年計畫
- 2016 ○ 長照2.0
- 2017.06 ○ 長照服務法

執業與展望
- 護理實務
  - 標準
    - 一般
    - 進階
  - 範圍
    - 慢性病兩照護 ○ 基層保健
    - 緊急醫療
    - 實證指引
  - 老人照護

老人十大死因
- ❶ 癌症
- ❷ 心臟病 ○ 2019
- ❸ 肺炎

健康老人
- 身體層面
  - 獨立
  - 身體功能
- 心理社會層面
  - 社交互動
  - 生活熱忱
- 靈性層面
  - 平安
  - 意義感
- ［健康促進］

前言 *Foreword*

一個人隨著時間的流逝，所有可能會發生，但無法歸諸於疾病的改變，皆可稱之為老化。正常老化的速度，會受族群、環境、生活型態、廢用或潛在性疾病等因素的影響。藉由對老年人健康概念與健康行為的了解，加上適宜的老年人護理措施，皆有助於人的健康老化，讓人活得長又享有生活品質。

 1-1 老化的全球性趨勢

一、全球人口成長演變

　　全世界在 1804 年達 10 億人口，在 1927 年累積第 2 個 10 億人口，期間相距 123 年，之後人口迅速增加。2000 年後，世界人口的增加已漸趨緩慢（表 1-1）。

　　就 2022 年而言，全球人口約 80 億，已開發地區（包括歐洲、北美洲、紐、澳及日本）占 17.5%，其餘皆在發展中地區；人口集中以亞洲最多占 60.0%，非洲 16.9%；以國別來區分，中國占全世界人口的 1/5 居冠，其次是印度 36.8%。臺灣人口在 2022 年有 0.236 億人，占全世界人口的 0.29%，預估在 2035 年時，將減至變成 0.231 億人(U.S. Census Bureau, 2022; United Nation, 2022)。

表 1-1 全世界人口每增加 10 億人所需年數

10 億人口	年　代	間隔年數
第 1 個	1804	—
第 2 個	1927	123
第 3 個	1960	33
第 4 個	1974	14
第 5 個	1987	13
第 6 個	1999	12
第 7 個	2012	13
第 8 個	2025	13
第 9 個	2045	20

就 15~49 歲的育齡婦女而言，其生育率有逐年下滑情形，2019 年全球每位育齡婦女一生所生嬰兒數不到 2.5 人，2100 年將降至約 1.9 人以下。臺灣 2021 年的總生育率為 0.98 人，比歐美各國低，但較韓國、香港高（國家發展委員會，2022；United Nation, 2019）。

二、全球人口年齡及性別結構

就世界人口金字塔而言，主要座落在發展中地區，因其生育率高，人口結構較年輕；已開發地區生育率平穩，各組人數分布平均。性別部分，皆以女性多於男性。臺灣人口年齡結構自 1950 年代的金字塔，變成 2005 年以青壯年為主的燈籠型，2050 年將呈現高齡人口為主的倒金鐘型，高齡組女性多於男性。

從 1950 年來，全世界大部分國家均是生育率及死亡率下降、老年人口急遽增加的現象，稱之為全球老化(global ageing)。根據「2022 年世界人口展望(World Population Prospects 2022)」報告顯示，2022 年 11 月全球人口已達 80 億人，其中 65 歲以上人口占 7.71 億，2030 年時 65 歲以上則將達 11.7 億（表 1-2）(United Nation, 2022)。

臺灣在 1993 年邁入高齡化社會(aging society)，即 65 歲以上人口超過 7%，並於 2018 年將倍增達 14%，而成為高齡社會(aged society)，預估將於 2025 年老年人口超過 20%，成為超高齡社會(super-aged society)（國家發展委員會，2020）。

⊕ 表 1-2　2015~2030 年間全球高齡化社會情形

地　區	60 歲以上人口數增加率(%)
全球	55.7
非洲	63.5
亞洲	66.3
歐洲	23.1
拉丁美洲	70.6
北美洲	40.5
大洋洲	47.4

三、專有名詞界定

（一）老　化

　　老化乃指個體成熟後，身體結構或功能改變的過程。老化可以是歲月增加的年代老化，或人體結構及生理的生物老化，或社會角色改變的社會老化，或工作能力效率降低的功能老化，或是面對壓力處理能力下降的心理老化。老年人係指 65 歲以上的人，世界衛生組織定義 65 歲以上至 74 歲為初老期(young old)，75 歲以上至 84 歲為中老期(middle-old)，85 歲以上為老老期(oldest old)。也有人將 65~74 歲的老年人稱為年輕的老年人，75~84 歲中年的老年人，85~99 歲是老的老年人，100 歲以上即為最老的老人，又稱人瑞。

　　就老化社會而言，成年型(adult)老化社會，乃指老年人口比率介於 7~10% 者，諸如新加坡；成熟型(mature)老化社會為老年人口比率介於 11~14%，如美國、加拿大；老人型(aged)老化社會則是老年人口比率高於 14%，如瑞典、丹麥、挪威、日本、臺灣（李，2006）。

（二）老人歧視

　　泛指對老年人的刻板印象，認為老年人是不具生產力、依賴、沒有價值者；或認為老年人有記憶與生理上的缺損；或認為老年人就是貧病、無能、無權的綜合體。

（三）功能性年齡

　　此泛指個體生理、心理及社會年齡的綜合體，即在社會中發揮整體運作的功能，或在年齡常模中的相對位置。因此在老化過程，生理器官功能會逐漸降低，若其心理與態度正面、社會參與能力旺盛，其功能性年齡是明顯低於生物或生理年齡的。

（四）生命期和平均餘命

　　平均餘命(life expectancy, LE)乃指人們在整體平均數上可活到多少歲數，或一個人出生後預期可存活的壽命。一般而言，今日環境衛生改善、營養好、傳染性疾病減少、嬰兒死亡率降低，皆促使人類的平均餘命延長，就全世界而言，不論是已開發或未開發地區，平均餘命皆延長（表 1-3）(United Nations, 2022)。臺灣在 2021 年底，國人平均餘命已達 80.86 歲，其中男性 77.67 歲，女性 84.25 歲（內政部統計處，2022）。再者，由於活得長未必活得好，故有健康平均餘命(health life expectancy, HALE)一詞，以扣除失能年數。

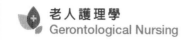
⊕ 表 1-3 世人平均餘命情形

年代	台灣		日本		南韓		中國		美國		德國		英國	
	男	女	男	女	男	女	男	女	男	女	男	女	男	女
2010	76.1	82.6	79.5	86.2	77.1	84.2	73.1	78.3	76.3	81.2	77.4	82.6	78.4	82.3
2012	76.2	82.7	79.9	86.4	77.7	84.7	73.6	79	76.5	81.3	78.0	82.9	79.0	82.7
2014	76.4	83.0	80.5	86.8	78.7	85.7	74.1	79.5	76.6	81.4	78.4	83.3	79.3	83.0
2016	76.5	83.3	80.9	87.1	79.4	86.1	74.6	80.1	76.4	81.4	78.4	83.3	79.2	82.9
2018	77.3	84.0	81.2	87.3	79.9	86.5	75.0	80.6	76.5	81.5	78.7	83.6	79.3	83.0
2020	77.7	84.3	81.6	87.7	80.2	86.7	75.3	81.1	74.6	80.3	78.7	83.6	78.4	82.4
2021	77.7	84.2	81.8	87.7	80.4	86.8	75.5	81.2	74.3	80.2	78.1	83.2	78.7	82.8

資料來源：United Nations (2022). *World Population Prospects 2022*. https://population.un.org/wpp/Download/Standard/MostUsed/

四、高齡化變遷的影響

（一）人口結構

綜觀 21 世紀全球的老化趨勢，可看出人類歷史上未曾發生過類似情形，即老年人所占比率增加，而 15 歲以下所占比率減少，預估在 2050 年，全球老人數目將超過 15 歲以下的數目。

一張圖告訴你！臺灣人口72年來的巨大變化！ ⊗

臺灣人口金字塔於早年為底寬、頂尖的金字塔形，20歲以下的人口比例過半；近年則為中間大、兩端小的燈籠形，青壯年勞動力充沛；推估至2070年，人口金字塔將轉變為以老年人口為主的倒金鐘形，社會負擔相對較重。

以臺灣為例，其人口結構消長情形請見表 1-4。老化指數乃指 65 歲以上人口與 14 歲以下之比，2021 年老化指數為 136.3%，2070 年則推估為 743.1%，成長了 5.4 倍。老年人口依賴比則為 65 歲以上人口與 15~64 歲人口之比，2021 年的老年人口依賴比為 23.81%，2070 年則推估為 101.3%，成長了 4.25 倍（國家發展委員會，2022）。

⊕ 表 1-4　臺灣人口結構變動趨勢

年份＼歲數	14 歲以下	15~64 歲	65 歲以上	老化指數
2020 年	12.6%	71.4%	16.0%	127.7%
2030 年	10.3%	65.6%	24.1%	235.6%
2040 年	8.3%	60.9%	30.8%	372.7%
2050 年	7.4%	54.6%	38.0%	513.6%
2060 年	7.0%	50.6%	42.4%	608.1%
2070 年	6.5%	48.1%	45.4%	695.3%

資料來源：國家發展委員會(2022)．中華民國人口推計（2020 至 2070 年）。https://pop-proj.ndc.gov.tw/download.aspx?uid=70&pid=70

（二）勞動力

　　人口老化對人類生活的所有層面皆有重大影響。在經濟領域，主要會衝擊經濟成長、儲蓄、投資與消費、勞動力市場、老年年金、退休金、稅收等。在社會層面，人口老化會影響衛生保健、醫療照顧、家庭結構、生活安排、居住設施、人口遷徙等。在政治方面，人口老化會影響全民投票模式與代表性。

　　就勞動市場而言，臺灣人口老化速度驚人。以老化指數而言，其乃指 65 歲以上人口占 0~14 歲人口之比率，臺灣在 2017 年已超過 100%，老年人口超越幼年人口，成為青壯年人口主要的扶養對象。臺灣平均而言，2021 年是 4.1 個壯年人口負擔一位老年人，至 2070 年則降為 1.2 個壯年人扶養一位老年人。扶養比是 0~14 歲人口加上 65 歲以上人口占 15~64 歲工作年齡人口之比，由 2021 年的 41.27%升至 2070 年的 109.1%（國家發展委員會，2022）。

　　由於 60 歲的人活至 90 歲的機率，女性在 2020 年、2030 年和 2040 年分別為：43.5%、50.6%、55.8%；男性則是 29.6%、36.5%及 41.8%。因此退休後，二度就業或善用中高年齡勞動力值得做討論，這也是聯合國呼籲的老年人極需獨立參與、照護、自我實現與尊嚴。

（三）家庭組成

　　就衛生福利部在 2017 年發表的老人狀況調查報告資料顯示，臺灣老人認為理想的居住方式為與子女同住（占 54.3%）；其次為僅與配偶同住者（占

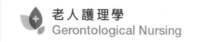
26.2%）。2017 年 9 月底 65 歲以上人口數 321.9 萬人；家庭型態主要為三代家庭 33.6%，其次二代家庭 32.8%，而獨居老人占 11.1%，居住安養或養護機構占 3.4%（衛生福利部，2018）。

1-2 臺灣老年人的健康現況與促進

一、健康的老年人

截至 2021 年 1 月底，臺灣老年人口已達 380.4 萬人，占總人口比率的 16.2%，若以失能老人數將近 60 萬人來看，有近乎 9 成的老人是健康者。

（一）健康老人定義

談起健康，每個人對其定義不一。有些定義是採二分法(dichotomy)，例如血壓的數值超過 130/80 mmHg 就是高血壓，低於此就是正常，其他有關人體的血液檢驗數值也都是依此理念來劃分健康與非健康者。此種一分為二的分法，就人體來說過於粗略與不切實際，但若就預防或篩檢的觀點則可達警示作用。

目前最常為人引用的健康定義，應為世界衛生組織所提的：「健康不只是沒有病而已，還需達身體、心理、社會與靈性的安寧美滿狀態。」這種高標的定義：沒有病才算健康，一般世人就很難達成，遑論老年人；若還要加上身、心、社會、靈性的安寧美滿(well-being)那就難上加難。

另外一種有關健康的定義是採健康－罹病連續線 (health-illness continuum)，即人的一生皆游走於一端為健康，另一端為罹病的連續線上。事實上，有許多案例呈現的是罹病但其自認為很健康，或行事非常有意義或貢獻，例如抗癌鬥士或許多身心障礙者的典範人物。

由於上述有關健康的定義皆不是很切合實務，故有所謂健康發展性觀點 (developmental view of health)的問世；其論述乃基於人的健康是一個不斷發展的歷程，健康的測量是由多構面組成，在時間的單行道上，人可能逐漸邁向死亡，身體構面的健康逐漸萎縮，但其在社會心理或靈性構面若得以拓展，對這個人而言，他仍自覺是健康的（圖 1-1）(Hwu & Lin, 2004)。

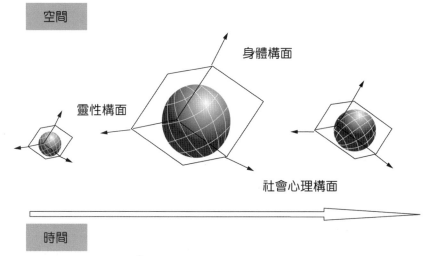

空間

身體構面

靈性構面

社會心理構面

時間

圖 1-1　健康的發展性觀點

　　由此立論，也衍生出健康是一種主觀認定的說法（董，2005）。由社會老年學(social gerontology)的研究發現，老年人自評健康狀態，這個主觀的健康測量指標，可反映動態的健康，且可預測日後其功能的變異情形。就老年人而言，健康的定義可含括下列幾項(Hwu, 2002)。

1. **身體層面**
   (1) 獨立(independence)：獨立表示老年人可以執行他們想要做的事，例如大部分的日常生活活動、自由的移動與自我照顧等。
   (2) 身體功能的行使(physical functioning)：身體功能的行使意指老年人身體功能的有效發揮，例如吃得下、睡得著、呼吸順。

2. **社會心理層面**
   (1) 對社交互動滿意(contentment in social interaction)：從老年人的觀點，健康除了身體層面的獨立、功能行使外，自己對所承擔的社會角色與人際關係等社交互動的滿意，也是健康的要素。
   (2) 對生活的熱忱(zest for life)：對生活懷有熱情，因而能享受生活、適應改變、感覺自己是有用、有價值的，對老年人的健康也很重要。

3. **靈性層面**
   (1) 平安(serenity)：老年人所認為的靈性健康，包括內心與思想的平安、與上天的親密關係（有所依靠感）及接受現有的一切。
   (2) 意義感(meaning)：老年人若能發覺生活的意義、對未來懷抱希望，且有活下去的目的，這些意義感會讓他們覺得自己是健康的。因此就老

年人健康的定義或要素而言，不需要沒有生病，較重要的是功能性能力與社會心理、靈性層面的擴展與代償。

（二）老年人的健康促進

一般而言，人是行動的主體，人們會嘗試採取行動來提升自己的健康狀態，這些行動泛稱為健康行為。不論是健康或失能老人，他們皆會採取行為來促進自己的健康。這些健康行為亦可分成三個層面(Hwu et al., 2001)。

1. 身體層面

(1) 尋找與利用健康照護系統：諸如對醫護人員有信心、遵循醫囑、嘗試中醫或輔助療法。

(2) 飲食：藉由飲食來補充身體所缺乏的營養素，或運用排毒的理念來排除或禁食對身體有害的物質。

(3) 運動：培養運動的習慣，由流汗與氣血流通感受到健康。

(4) 睡眠／休息／放鬆：睡眠與休息的質與量很重要，充分的睡眠與休息，自然可達成放鬆的狀態。

(5) 避免已知的健康危險因子：危險因子諸如生活不規律，或一些對身體健康有危害的因子，如吸菸、喝酒；此外得注意天氣的變化、避免接觸傳染病等。

(6) 健康的自我管理：老年人承擔對自我健康管理的責任，甚至會以嘗試各種活動來評值其對己身健康促進的成效。

2. 社會心理層面
此包括保持正向思考、正向態度、發展中庸的人際關係及心存感恩滿足。

3. 靈性層面
此層面的健康行為包括信仰宗教或行事依高標的道德標準，以保有內心的平安與力量。因此老年人的健康促進行為並不強調疾病與殘障，而是透過賦能(empowerment)來提升老年人本身的知能，進而增加其自我照顧的能力，以發揮其最大的潛力，縮小老化的影響。

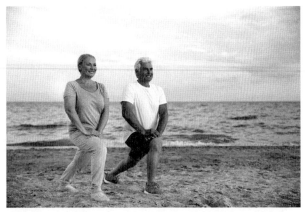

人們會嘗試採取行動來促進自己的健康

　　另外，有關臺灣老年人健康促進的方式，主要是源自生活方式的觀點，因一個人的健康與否，生活方式占關鍵因素，其簡稱為「新起點」(NEW START)，即 N=<u>N</u>utrition，營養均衡的飲食；E=<u>E</u>xercise，要持久適當的運動；W=<u>W</u>ater，充足水分；S=<u>S</u>unlight，適度陽光；T=<u>T</u>emperance，節制生活；A=<u>A</u>ir，清新空氣；R=<u>R</u>est，身心休息；T=<u>T</u>rust，信靠、信賴或自信。

　　上述生活方式的改變，亦可用一些口訣以助於背誦，進而落實至生活中。例如「吃少動多哈拉」、「營養豐、運動衝、精神澎、情緒鬆、大便通」。

翻轉百歲，快樂老化　　　　　　　　　　　　　　　❌

　　人類的壽命越來越長，你能想像自己100歲時是什麼樣子？要想健康地老化得從自我健康管理開始，跳脫年齡的侷限，讓自己長壽健康。

二、老年人生理健康現況

（一）臺灣老人的主要死因

　　臺灣老人三大主要死因分別為惡性腫瘤、心臟疾病（高血壓性疾病除外）及肺炎。

（二）臺灣老人的健康狀況（衛生福利部，2018）

1. **罹患慢性疾病情形**：55 歲以上自述患有慢性疾病比率占 52.52%，其中 55~64 歲為 40.68%，65 歲以上為 64.88%，患有慢性疾病比率隨年齡增加而增加。

2. **衰弱情形**：衰弱評估項目包括體重減輕、下肢功能衰退、精力降低等三項，55~64 歲評估項目中至少 1 項以上占 7.26%，至 65 歲以上則增加為 17.52%。

3. **日常生活活動能力**：13.01%老人日常生活活動自理有困難，尤其是洗澡。

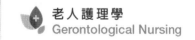

（三）臺灣老人的自述健康狀態

2017 年 65 歲以上老人自認為健康狀況良好者為 45.96%，與 2013 年比較，減少 1.00%；對目前整體生活表示「滿意」者占 76.52%，較 2013 年減少 2.4%（衛生福利部，2018）。

董(2005)以「臺灣地區老人保健與生活問題長期追蹤研究」的資料庫，分析 2,480 位臺灣老人，在 1993 年與 1996 年間，自評健康之變化，與他們的功能限制、日常生活障礙之變化皆有顯著相關。因此自評健康狀態雖是主觀的健康評估，卻是一個有實用價值的健康測量指標。就健康老人的觀點來看，以日常生活活動能獨立自主為目標，因此目前在評估老人失能情形就是以巴氏量表，即日常生活活動(activities of daily living, ADLs)量表，及工具性或社會性日常生活功能(instrumental activities of daily living, IADLs)量表來做失能程度的篩檢（評估內容請見第 5 章）。

2016 年臺灣推出長期照顧十年計畫 2.0（簡稱長照 2.0），而將 2007 年推動者稱為長期照顧十年計畫 1.0（簡稱長照 1.0）。長照 2.0 的主要精神在建立社區為基礎的長照體系，提供優質平價且普及的服務。長照 2.0 的服務對象，除長照 1.0 外（包括 65 歲以上失能長者、55 歲以上失能山地原民、50 歲以上失能身心障礙者、65 歲以上 IADL 獨居者），擴大納入 50 歲以上失智症患者、55~64 歲失能平地原住民、49 歲以下失能身心障礙者，及 65 歲以上僅 IADL 失能之衰弱老人。此外服務項目自長照 1.0 的八項擴大為 17 項，增加了失智症照顧服務、原住民社區整合型服務、小規模多機能服務、家庭照顧者支持服務據點、社區整體照顧模式、社區預防性照顧，預防或延緩失能服務、銜接出院準備服務、銜接居家醫療共 9 項。

長照 2.0 服務體系之建構，以資源發展為原則，優先擴大居家服務供給量，善及化日間照顧中心，並整合各項服務，以建置社區為基礎的整合式照顧服務體系。

目前推動的社區整體照顧模式，旨在預防失能與延緩失能，其推動策略為培植 A 級社區整合型服務中心（長照旗艦店），擴充 B 級複合型服務中心（長照專賣店），及廣設 C 級巷弄長照站（長照柑仔店）（詳見第 19 章）。

（四）臺灣老人入住機構情形

　　隨著高齡人口的增加，對於老人長期照護、養護及安養機構就養之需求亦隨之提高。2022 年 7 月底止，我國老人長期照顧及安養機構（不含榮民之家及護理之家）計有 1,072 所，可供進住人數 61,081 人，使用率為 86.1%，續呈增加趨勢（衛生福利部社會及家庭署，2022）。護理之家截至 2021 年底，總計共有 543 家，榮民之家則共有 16 所。

三、老年人心理健康現況

　　臺灣老人常見的心理健康問題主要是退休的心理調適、重大疾病的壓力、與失落感（李，2006）。衛生福利部(2017)調查臺灣 65 歲以上老人對生活的感受，自覺很快樂者占 47.48%，心情不好者占 4.27%，孤單寂寞者為 3.00%（可複選）。

　　老年人因慢性病纏身，易引發憂鬱症，而致厭世自殺（王，2000），此可自 1994 年臺灣地區老人自殺率每十萬人口 23.98%，上升至 2021 年的 27.6%（衛生福利部心理健康司，2022）尋得佐證。

　　由於老年人對未來生活最擔心的問題，以自己健康、經濟來源及生病沒人照顧最多，這些皆是高齡化社會的問題，無怪乎長期照顧已成為世界醫療服務所面臨的挑戰之一。

四、老年人社會家庭現況

（一）獨居老人

　　2020 年底列冊需關懷之獨居老人計 4.2 萬人，占老年人口之 1.1%（衛生福利部，2021）。為加強對獨居老人的關懷照顧，保障其生命財產安全辦理安裝緊急救援連線服務，採獨居老人自行申請方式，再由縣市政府認定後安裝，其中具中低及低收入身分者費用由政府全額補助，目前除連江縣外均已開辦本項服務。

（二）臺灣老人的經濟狀況

　　以 2017 年的調查結果顯示，臺灣老人的主要經濟來源，以子女最多(24.34%)，其次是軍、公教、勞、國保年金給付(18.77%)（表 1-5）。六成以上老人覺得經濟狀況是夠用(62.64%)（衛生福利部，2018）。

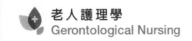

表 1-5 臺灣老人主要經濟來源（%，複選）

年度調查結果	來自子女	退休金、撫恤金或保險給付者	工作收入	政府救助或領取津貼	儲蓄利息投資	親友
1996 年	45.3	17.6	7.3	6.4	13.2	0.4
2000 年	47.1	15.4	13.7	12.3	9.3	0.5
2002 年	51.7	17.4	11.8	22.6	12.2	0.6
2005 年	53.4	14.2	11.8	33.3	10.8	0.6
2009 年	48.3	17.4	7.9	29.7	14.9	0.4
2014 年	43.9	19.6	8.0	36.2	16.8	0.6
2017 年	24.34	18.77	9.47	15.49	14.76	0.19

※ 資料來源：作者整理。

（三）臺灣老人生活津貼

依據老人福利法第 11 條之規定，老人經濟安全保障，採生活津貼、特別照顧津貼、年金保險制度方式，逐步規劃辦理。目前我國已實施之老人（65 歲以上者）生活津貼主要包括中低收入老人生活津貼、中低收入老人特別照顧津貼、敬老福利生活津貼、老年農民福利津貼（含農民老年福利津貼及漁民老年福利津貼）、身心障礙者生活補助及榮民公費就養給付（61 歲以上）等，上述各項老人生活津貼及補助僅能擇一領取，惟身心障礙者生活補助及榮民公費就養給付得兼領，但每月合計以基本工資為上限；我國高齡經濟安全覆蓋率已達 100%（行政院主計總處，2021）。

（四）老人福利措施之需求

臺灣老人對各項老人福利措施，感覺較重要者為「老人健康檢查」(84.3%)、「居家服務」(72.0%)、「協助在地安養措施」(71.5%)、「協助退休生涯規劃」(49.4)、「使用財產信託服務」(21.6%)則最低。

老人護理的執業與展望

一、老人護理概念

(一) 老人護理的沿革

老人護理源自英國,當時的護理人員被視為是酗酒、馬虎、邋遢,每天就睡在她們所護理的病房中。人們瞧不起護士,認為只有最糟的女人才會到骯髒的醫院裡工作(徐,2007)。

南丁格爾將德國凱撒沃茲醫院訓練的經驗帶回英國,倫敦將療養院重新改組整治,革除諸多弊端,使護理專業開始為世人所重視。之後,南丁格爾開始培訓護士,並在 1864 年將正式受訓的護士派往利物浦,開始照顧貧病交迫的老人。

在美國,養老院一直是貧病老人的收容所。1925 年,美國護理雜誌(American Journal of Nursing, AJN)提出老人照護是一門專科護理。1930 年代,有人將住家做為照護老人用,帶動了護理之家的興起。1943 年,美國護理雜誌提及護理人員不只應擁有照護老人的專業知能,更應自學校開設老年醫學的教育課程。同時老人的機構式照護應有別於醫院,重在提供家的氛圍。

美國護理學會(American Nurses Association, ANA)在 1968 年出版《老人病護理》,且開始給予老人病護理認證。1976 年,老人病護理更名為老人護理學,以拓展護理在老人照護的角色。1984 年,美國老人護理學院正式成立,且有老人護理專科護理師(GNPs)與老人護理臨床專家的認證。

此外,自 1990 年始,美國許多基金會從事老人醫學課程教材的編撰,與核心能力的訂定(Eliopoulos, 2005),其中最有名的就是 The John A. Hartford 基金會,其創立於 1929 年,此基金會在全美設有幾個老年病護理卓越中心(Centers of Geriatric Nursing Excellence, CGNE),及培訓碩、博士層級的老年病護理教育專家,及提供護生或在職人員更佳的老人照護課程。

美國白宮自 1950 年始就關切老人政策的制定,而定期召開老人政策的白宮會議(White House Conferences on Aging, WHCoA)。1961 年促成老年醫療方案(medicare program)的問世;1971 年擴展對老年國民的福利項目,如營養與交通車服務;1981 年通過老人在宅老化的支持性服務;1992 年重點在喚醒社會大眾對世代間相互依賴的覺醒;2005 年則在討論如何因應嬰兒潮世代

老化的挑戰；2015 年討論議題諸如退休安全、健康老化、長期照護服務與支持、老年正義等(2015 White House Conference on Aging, 2014)。

（二）名詞界定

在老人護理領域內，常會用到老人護理學(gerontological nursing)與老人病護理(geriatric nursing)二個名詞。前者起源於老人學(gerontology)，其涉及人類老化的過程與發展，及與老化有關的社會、經濟、環境等關係，所以老人學得強調科際整合。老人醫學(geriatrics)是研究與應用老年人生物、生化和行為的知識，以預防、診斷、治療老年人疾病，其重點放在中老年人的疾病及疾病引發的問題。

就護理專業而言，護理的重點不只是放在老年人的疾病，更重視的是老年人對實際或潛在健康問題的反應，及如何運用護理專業以協助老年人的適應，因此，現今大多採用老人護理學，而不用老年病護理。

二、老人護理執業標準與範圍

有關老人護理的執業標準與範圍，查閱國際護理協會(International Nursing Council, ICN)、英國皇家護理學院(Royal College Nursing, RCN)皆無相關敘述。美國護理學會(American Nurses Association, ANA)在 1988 年出版《老人護理實務的標準與範圍》(Gerontological Nursing: Scope and Standards of Practice)，主要分成二部分：

（一）老人護理實務的標準(Standards of gerontological nursing practice)

陳述老人護理實務標準的架構，以反應老人護理專科的社會價值，其架構分成：評估、診斷、結果確認、計畫、執行與評值。

（二）老人護理實務的範圍(Scope of gerontological nursing practice)

老人護理實務的範圍先自歷史的展望與趨勢來說明人口與照護服務的改變，繼而陳述老人護理實務所秉持的信念，最後才列舉老人護理實務的專業範圍可分成一般性與進階性二種。

1. **一般性護理實務**(generalist nursing practice)
   (1) 擬訂、執行與評值老人的照護計畫。
   (2) 與老人、家屬建立治療性關係，以與護理人員一同擬訂、執行、評值照護計畫。

(3) 從生理、文化、社會、心理與靈性等功能層面來辨識與老化有關的變化。

(4) 收集資料以知老人的健康狀態與功能能力，以進一步擬訂、執行與評值照護計畫。

(5) 做為老人照護團隊的一員。

(6) 與老人、家屬、其他健康照護專業人員一起合作，以案主為中心，同理、人性化的做倫理抉擇。

(7) 教導老人與家屬，有關促進、維護與恢復健康，或促進舒適的措施。

(8) 視需要協助老人取得相關資源。

(9) 運用現存的老人護理學的知識體系至臨床實務中。

(10) 保護老人的權利與自主性，以善盡身為護理人員的克責性。

(11) 運用老人護理實務的標準及護理過程，以提升老人的照護品質。

2. **進階護理實務**(advanced nursing practice)：老人護理學的進階實務至少應具備碩士學歷的訓練。

(1) 深入了解老化過程中，病理生理與社會心理的複雜交互反應，並採取適當措施，以協助老人面對健康狀況的改變。

(2) 以臨床推理做根基，區辨老人的健康狀況是老化或異常變化，並決定採取哪些處理措施。

(3) 與其他照顧者或醫療照護團隊成員合作，以提供老人完整的老人護理服務。

(4) 在各種不同的機構與社區情境，擬訂提供與評值各項促進健康老化、預防健康問題發生或惡化，及支持老人長處的服務方案。

(5) 在老化過程，每個人皆可能會出現錯綜複雜的難題，老人護理人員應能與專業團隊、老人、家屬一起面對以解決之。

(6) 提供醫療照護團隊其他成員、照顧者、社會人士等有關老人照護的諮商、教育或指導。

(7) 做為老人與家屬在健康、立法、社會與社區服務的代言人。

(8) 致力於老人護理的研究，並將研究結果做散播與運用，以不斷改善老人的照護實務。

(9) 對消費者、其他健康照護專業人員、與政策制定者，提供有關老人護理的標準與實務上的專業建言。

(10) 參與老人護理實務標準的評價、認證、繼續教育及專業組織。

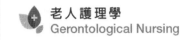

三、新世紀的老人護理照護

（一）老人與基層保健(Older People and Primary Health Care)

2012 年世界人口中，60 歲以上者超過 8.1 億，2025 年老年人口會超過 10 億，2050 年時可能會達 20 億。由於大部分的老人是居住在開發中國家，他們通常都尚未準備好要面對迅速老化社會所帶來的挑戰。

壽命延長是公共衛生與社會、經濟發展的成果；不過，隨著人類年齡的增加，罹患慢性病的危險性也逐漸上升，特別是高血壓、糖尿病與肌肉骨骼疾病。

老人護理照護在面對慢性病此議題時，常採取的策略是在社區層級的健康促進與疾病預防，即在健康照護體系中的疾病處理。世界衛生組織特別呼籲基層保健中心(primary health care, PHC)，在維護世界各國老人健康上位居關鍵角色，尤其是在地方層次，故應讓老人容易取得基層保健中心所提供的服務。

（二）緊急狀況下的老人(Older people in emergencies)

老年人由於老化過程，加上疾病因素的影響，使他們在面對緊急狀況（如大災難）時就無法因應。例如罹患膝關節炎的老人，加上視力、聽力減退，一遇災難，不但無法取得所需的食物或飲水，甚至無法取得訊息而逃離危險情境。

例如臺灣颱風引發的土石流，就會對居住在鄉間山區的老人造成危害。針對此議題，老年護理照護應提升社會對陷於危機情境中老人權利、健康需求的覺醒；藉由適當的處理與年齡有關的病況，以確保老人在緊急狀況下，不會陷入失能狀態；再者，在緊急狀況的所有階段，皆應提供老人易取得的健康與社會服務。

Fry (2014)教授在長期對澳洲老年人求醫行為的研究發現，老年人由於認知能力的損傷，在緊急狀況下，常無法獲得即時與合宜的照護，例如獲得止痛劑以解除疼痛。有鑑於此，臺灣老人急重症醫學會聚合國內一般內科、外科、心臟內科、急診醫學科、重症醫學科、婦產科、復健科、老年科、健檢中心、整形外科等專科醫師致力於提升國內老人急重症醫學之研究、教學及應用，使國內之老人健康照顧能有更進一步之保障與提升，讓老人感到受尊重被關懷，在溫馨的環境中過個有尊嚴、幸福、愉快的晚年。

（三）老人實證照護指引

　　老人照護議題非常廣泛，例如臨終的抉擇與照護、在宅老化、老人受虐、生理衛生、安全等，與老化、罹病有關的典型、非典型，長期進展的問題。

　　隨著實證健康照護的興起，搜尋實證與做實證綜合分析技術的進展，課文有關老人照護的指引相繼問世，護理人員可在網頁上免費印製老人照護的評量工具、臨床指引，以不斷精進自己在老人照護方面的專業知能。護理人員應勇於承擔做為高齡者代言人角色，執行實證照護以促進照顧對象的健康老化，為老年人及其照顧者規劃照護方案，積極參與長期照顧保險法的立法、執行，以把握成為老年人照護與生活品質的關鍵領導者。

（四）臺灣所面臨的挑戰

1. **健康照護體系**(healthcare system)：照顧老人時全人評估，例如肝腎功能的減退會影響用藥種類與劑量。在此理念下，促成了醫院針對年邁、已有生活功能喪失、老年症候群（包括跌倒、譫妄、失智、憂鬱、尿失禁、營養不良等）、多重慢性疾病、同時服用多種藥物、精神層面或支持系統問題、或多次住院等多層面失調長者的「周全性老年評估」(comprehensive geriatric assessment, CGA)。目的是藉由各專業領域合作，為病人設計一個適時、適地，可行的長期治療計畫，以改善老年人的健康。臺灣各醫院在高齡醫學部，或家庭醫學部或內科，都有專門從事老年醫學的醫師，以執行周全性老年評估。

　　根據美國護理主管組織(American Organization of Nurse Executives, AONE)統計，醫院加護病房有超過 40%是老年人，緊急入院者有超過 70%是老年人，因此對健康照護而言，老年護理是一大議題；有鑑於此，護理領導者應致力於營造一個高齡友善的醫院與機構(American Organization of Nurse Executives, 2010)。臺灣 22 個縣市皆已成為高齡友善城市，其中有一構面即是針對老人的健康照護，各縣市醫院對老年人提供單一窗口、特別門診、就醫協助的人力與設備等，以減少老人就醫可能遭逢的阻力。

　　根據衛生福利部(2013)出版的 2020 健康國民白皮書精要，老化首在預防疾病、延後退化，一有生活自理障礙時，適宜的復健有助於改善其日常生活的活動功能。

由於在地老化是全球趨勢，故建置運作良好的轉介機轉，以個案為中心，結合醫療照護與生活照顧，讓醫療復健與社會福利資源充分配合，以構成整合性照護體系。

2. **社會的重視度**：臺灣的老人數目迅速增加、生育率的下降、女性壽命超過男性，這些現象皆需喚醒社會的重視。

3. **家庭結構與支持**：核心家庭的盛行，加上離婚率上升、單親家庭逐年增加，因缺乏照顧者，使老人在宅老化受到限制。

4. **對生與死的態度**：就臺灣健保 2007 年預算近四千億而言，呼吸治療照護就占了 170 億，其中大多是靠機器維生的植物人。此不但耗費了醫療資源，對病人本身也無生活品質可言，所以生前預立遺囑，強調不接受急救 (Do Not Resusciate, DNR)，也稱為安寧緩和醫療意願註記，以免讓人在老年陷入無法自我做主，讓歲月過得毫無意義。臺灣在 2016 年 1 月 16 日公告「病人自主權利法」，立法目的在尊重病人醫療自主、保障其善終權益。

5. **老年專科護理角色的拓展**：老人護理衍生許多新興產業，如豪華郵輪旅程、老人公寓、養生村、銀髮族相關產業；就是急重症單位、長期照顧、社區中心等都需要老人護理專家的介入。

此外，在照護老人的歷程，處處皆需創意，例如回應一位 90 歲的老人重新感受赤足踏在青草上的需求，讓老人感覺好似走在天堂裡；協助一位老先生在太太彌留的 3 小時，不斷對太太說話，告訴她有關二人過往生活的種種回憶，讓老先生感動的向護理人員道謝：「你讓我太太死在愛中。」

6. **老化的商機**：老化不只是人生的一個階段或經驗，它也是一個大商機。嬰兒潮出生者已在 2011 年邁入老年，這些老年人大多為教育程度佳、有購買能力者，這群人的休閒旅遊、健康食品、醫療用品等皆是很好的市場。

老化社會的蒞臨，對護理人員而言是一大挑戰，也是一大機會。護理人員應勇敢承擔機構負責人之責，以捍衛老人的照護品質。再者，加強居家護理師之專業實務訓練及實務課程，以提升獨立提供老人照護服務之能力。執是之故，日後臺灣應研議老年專科護理師此一進階角色的建置，以符合臺灣老化社會的需求。

7. **老人照護人力的培訓及教育**：老人的照護需要跨領域人員參與，根據我國長期照顧十年計畫 2.0，老人照護會動用照顧服務員、社會工作人員、護理人員、職能治療師、物理治療師等照護人力，上述人力皆有缺口，各種照護人力在師資、課程與實習方面，各有不同的問題，不過各種照護人力的培育過程，皆已開設老人學或老人照顧的相關課程或學程，以培育具有老人學訓練的各領域專業人才。若在養成教育中缺乏此訓練者，也應藉由繼續教育來協助從業人員。例如，在護理人員的養成教育中，應修習老人學或老人護理學的學分。若在養成教育中未修過相關學分，在日後證照重新認證的歷程，也應選修老人學或老人護理學的部分，以因應老化社會的需求。

此外，與老年人照護有相關的科系，應在研究所層級，添加如何參與政策擬訂的科目，以培育能參與國家老人政策研擬的高階人才。

 ## 聯合國對全齡社會的呼籲

聯合國倡議的全齡社會

聯合國在全齡社會(a society for all ages)中倡議國家層級應思索，擬訂讓老年人能積極參與社會的政策，以開發高齡族群的潛在力量，豐碩老年人的生活機會與生命價值，提升國家競爭力，增進社會福祉(UNECE, 2012)。

傳統扶養比純粹以年齡做考量，事實上絕大多數老年人都不希望自己變成依賴人口，若能跳脫年齡框架以能力來做考量，不論年齡，有能力的人即應照顧無能力者，政府應考量某些制度面是否造成年齡歧視？例如各種公務人員特種考試的年齡設限。

藉學校與社會教育以翻轉人們對老年人的負面形象，由學校訂定祖孫日，推行老幼共學，提供老年人與下一代分享其人生智慧的平臺，更可開創老年人正向的生活方式。

社會上許多活躍的作家、演員、服裝設計師、舞蹈家等，年齡絲毫無損其才華的發揮。樹立一嶄新的老年社會參與(creating a new old)、創造性老化(creative aging)、老年文創(the art of creative aging)等，各種新的詞彙蜂湧而出。舉世平等(universal equality)人權理念的呼籲，促成了將「精神分裂症」更名為「思覺失調症」；「老年痴呆症」更名為「老年失智症」等。

　　世界衛生組織面對全球人口老化趨勢，提出高齡友善城市的八大構面，以營造友善的老人生活環境、正視老年人的生理特性與生活需求，加強老年人疾病的預防與治療，及建立完善的老年人照顧制度（胡等，2013）。

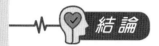 **結論**

　　每一個人老化的方式取決於許多因素，例如生理狀況、社會環境、對於老化的態度、與生活方式。個體如何老化的態度與其存活期間及晚年的適應皆有關。

　　惟有人、社會與國家政策能感知老年是生命歷程的結果，而非一個必然狀態，方能投注心力在此生命歷程，盡可能協助老年人取得獨立生活的掌控權與能力。

　　世界正處於迅速老化的進行式中，老化(aging)代表一個人壽命的延長，它是人的權利也是一項社會的成就。不過老化也會帶來眾多挑戰，衝擊著二十一世紀社會的各層面。此挑戰需結合公部門與民間的力量，方能圓滿克服之。

課後複習

Exercise

( )1. 就老化社會而言，臺灣是屬於？(1)成年型老化社會　(2)老年人口比率 7~10%　(3)成熟型老化社會　(4)老年人口比率 11~14%：(A)(1)(2)　(B)(1)(4)　(C)(2)(3)　(D)(3)(4)。

( )2. 人的健康是一個不斷發展的歷程，其測量可自多重構面來進行，此乃屬何種健康概念？(A)健康二分法　(B)健康－罹病連續線　(C)世界衛生組織的健康定義　(D)健康發展性觀點。

( )3. 思考重點不只在老年人的疾病，還得考量老年人對健康問題的反應，此稱之為：(A) Social gerontology　(B) Geriatrics　(C) Gerontogical nursing　(D) Geriatric nursing。

( )4. 老年人護理應強調？(A)醫療資源的充足　(B)醫療的可近性　(C)長期照顧的規劃　(D)社區的基層保健。

( )5. 各專業跨領域合作，以為老年病人擬訂適時、適地、可行的照護計畫，此稱為：(A)整合型照護系統　(B)周全性老年評估　(C)老年護理實務標準　(D)老年護理執業範疇。

( )6. 100 歲以上的老人稱為？(A)年輕老人　(B)中年老人　(C)老老人　(D)人瑞。

( )7. 西元二千年後，世界人口的增加漸趨緩慢，但老年人口逐漸提升。

( )8. 對生活懷抱熱情，感覺自己有價值，這是對社交互動滿意的表徵。

( )9. NEW START 的 Temperance 乃指節制生活。

( )10.臺灣地區老年病人的慢性病以癌症最多。

解答　參考文獻

MEMO

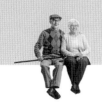

老化面面觀

蕭伃伶　編　著

　本章大綱

2-1　老化的定義與過程

2-2　以生物學角度看老化

2-3　以心理學角度看老化

2-4　以社會學角度看老化

2-5　以護理學角度看老化

　學習目標

研讀本章內容之後，學習者應能達到下列目標：

1. 了解老化的定義與過程。

2. 檢視生物學角度之老化理論，並提出自己的看法。

3. 檢視心理學角度之老化理論，並提出自己的看法。

4. 檢視社會學角度之老化理論，並提出自己的看法。

5. 檢視護理所運用的老化理論，並提出自己的看法。

6. 從各式老化理論之了解，思考對「成功老化」的看法。

Gerontological
Nursing

心智圖

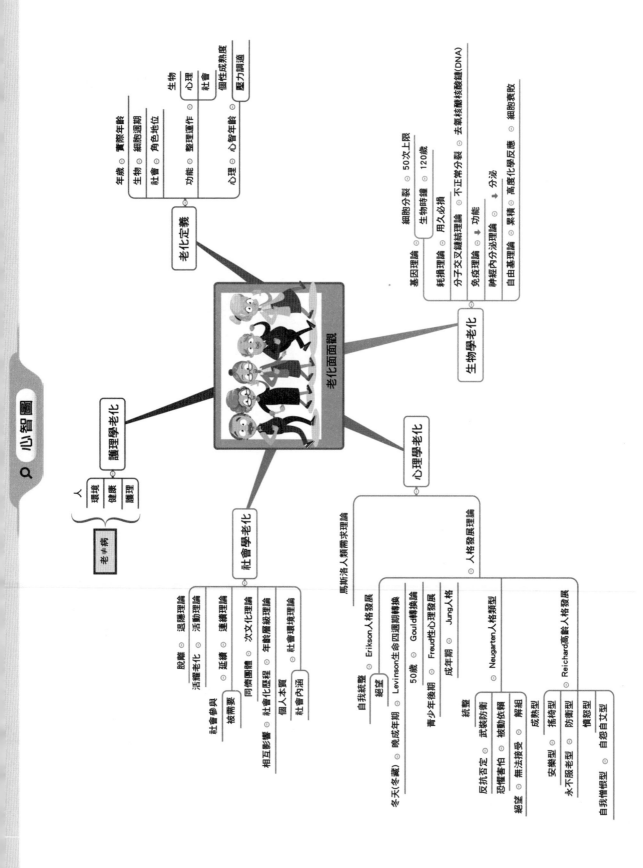

老化面面觀

老化定義

年歲 ◎ 實際年齡
生物 ◎ 細胞週期
社會 ◎ 角色地位
功能 ◎ 整理運作
心理 ◎ 心智年齡

生物 ◎
心理 ◎ 個性性成熟度
社會 ◎ 壓力調適

護理學老化

環境
健康
護理
老年病
人

生物學老化

基因理論 ◎ 細胞分裂 ◎ 50次上限
耗損理論 ◎ 生物時鐘 ◎ 120歲
分子交叉鏈結理論 ◎ 用久必損
免疫理論 ◎ 不正常分裂 ◎ 去氧核醣核酸鏈(DNA)
神經內分泌理論 ◎ 功能 ↓ 分泌
自由基理論 ◎ 累積 ◎ 高度化學反應 ◎ 細胞衰敗

社會學老化

脫離 ◎ 退隱理論
活躍老化 ◎ 活動理論
延續 ◎ 連續理論
同儕團體 ◎ 次文化理論
社會參與 ◎ 社會化歷程 ◎ 年齡階級理論
被需要 ◎ 個人本質
相互影響 ◎ 社會內涵 ◎ 社會環境理論

心理學老化

馬斯洛人類需求理論

人格發展理論

自我統整
絕望 ◎ Erikson人格發展

冬天(冬藏) ◎ 晚成年期 ◎ Levinson生命四週期轉換
50歲 ◎ Gould轉換論
青少年後期 ◎ Freud性心理發展
成年期 ◎ Jung人格

統整
反抗否定 ◎ 武裝防衛
恐懼害怕 ◎ 被動依賴 ◎ Neugarten人格類型
絕望 ◎ 無法接受 ◎ 解組
成熟型
安樂型 ◎ 搖椅型
永不服老型 ◎ 防衛型 ◎ Reichard高齡人格發展
憤怒型
自我憎恨型 ◎ 自怨自艾型

在照顧人的過程當中，我們經常強調每個人都是不一樣的，即是要個別照顧(individualized)，每個人有其不同的個性、喜好、經驗與感受；但非常有趣的是：在「老化」(aging, ageing)這件事上，每個人都是一樣的，而且自古至今一直都是如此，雖然在我國歷史上流傳有方士徐福為秦始皇尋找蓬萊仙島，求取長生不老之藥；道教中亦有以長生不老為目的之煉丹；古代西方之凱爾特神話、北歐神話、西亞蘇美爾神話及愛爾蘭民間傳說中，也都有長生不老仙人之說；亞歷山大大帝和探險家旁斯得利昂都去尋找傳說中的青春之泉，當時一度認為黃金是世界上最有效的抗老化物質，因此還供養了煉金術士製造黃金。但是實際上這些都早已被埋入了歷史或傳聞裡。對人類而言，不老與永生的期望似乎有著永遠的吸引力與魔力，可惜至今仍未見有不老或不死之人的存在，即使是如此，在現代，抗老化(anti-aging)仍是人類所追求的重要目標之一。老化是所有有機體無從避免的自然趨勢，人從出生起，所有人唯一相同的一條路，就是走向「老死」，只是早晚快慢之差異而已。既然人都得面對「老化」，而且是得面對他人與自己的「老化」，將參與或從事於老人照護之工作者，更應該對「老化」的種種變化與歷程、「老化」的相關理論及實務，有所認識與了解。

2-1　老化的定義與過程

　　老化(aging, ageing)是人人都會面對與歷經的一段必然之生命過程，其為隨著時間的進行，亦即隨著年齡的增長，而持續發生的一連串不可逆的生命自然惡化歷程；可說是一個人隨著時間的流逝，人體器官非歸因於疾病的逐漸老舊，所產生之連續改變的累積總和。

　　正常老化(normal aging)是指一個人身體結構或功能的減退或退化的老化過程，都在所屬族群的平均範圍內。在談老化過程之前，先談時間年齡(chronologic age)和生理年齡(physiologic age)這兩個名詞，根據一個人出生日期來計算的年齡稱為時間年齡(chronologic age)，即實足年齡；若依生理功能來計算則稱生理年齡(physiologic age)。不同的個體雖然有相同的時間年齡，在老化進展的過程中，他們的生理年齡可能是有所差異的；這主要是因為老化的過程，除了受到老化本身的影響，還受到生活型態、生活環境、疾病或

廢用(disuse)等其他各項因素的影響，所以每個人的老化過程是具有高度差異性與個別性的。若一個人在老化的過程中，能將老化本身之外的各影響因子有所控制，而形成最少與最慢的身體功能衰退，則可稱為成功的老化(successful aging)。

　　針對老化，學者們提出各式各樣的老化重點，老化過程涉及影響生命長短之遺傳、身體改變之生化及功能運作之生理的三段過程，大致上老化包含以下各種：

1. **年歲老化**(chronological aging)：或稱年齡老化、年代老化、自然老化，是指從出生之後開始漸漸增加的年代歲數，這自然老化所累積的時間，形成實際年齡、實足年齡、實際足齡、時間年齡或稱日曆年齡(chronological age, CA)。

2. **生物老化**(biological aging)：生物年齡(biological age)是指個體在其潛在生命期的實際位置。生物老化是指有機體的老化，使細胞繁衍減少或停止，而致身體活動能力(physical activity level)降低，身體器官功能衰退，使用效率隨之減低，各項身體功能變差伴隨漸呈老態的外觀；這過程使身體對疾病的抵抗能力下降，罹患疾病的機率上升，且復原能力變得較差，老化與疾病的影響都會使生物老化的過程更為迅速。

3. **社會老化**(social aging)：社會年齡(social age)為個人的角色扮演及習慣表現與社會對該年齡角色期望的符合程度。社會老化是從社會學領域的角度切入，由於人的年歲老化及生物老化，社會對其要求會隨之而改變，導致個人在社會角色、社會地位，社會規範及其與家人、朋友、組織間的人際互動等方面，發生不同程度的轉變。社會環境(social context)的總體影響，往往能決定一個人具有正面或負面的老化經驗。

4. **功能老化**(functional aging)：功能年齡(functional age)為個人的生物、心理和社會年齡，在社會中整體運作發揮功能所產生的綜合結果。討論功能上的變化，經常是以動態平衡(homeodynamic)為主軸，因此，功能老化即是指隨年歲增長，所產生的各種恆動能力效率的衰退。

5. **心理老化**(psychological aging)：心理年齡(psychological age)亦稱心智年齡，指的是個人對於各項事物的動機、情緒、適應、心理思想、學術技巧等的知覺、認知、能力、反應、處理態度及成熟表現等程度。心理老化為感官和知覺過程，含記憶力、學習能力、智力、動機表現等之心理功能；適應力與人格等各方面的老化總體變化，所反映出的個性成熟度及壓力調

適程度（吳，2003）。人們對老化的正負面觀感，可能會影響其適應能力；一個人如果智力、記憶力、學習力都不錯，有主動積極的動機表現，應該就能運用這些優勢，使自己有很不錯的環境調適能力，如此有活潑、活躍的心智，就可說其有年輕的心理年齡，甚至可能比實際年齡或生理年齡更為年輕。

2-2 以生物學角度看老化

生物學的老化是個體隨年歲增長身體結構與功能累積的種種變化。下面僅就廣泛生物學，常見的老化理論進行討論。

一、基因理論(Genetic theory)

基因理論提出人體細胞衰老過程是由預先寫好而隱藏於基因內的程式密碼所控制。1962 年黑弗利克(Leonard Hayflick)教授觀察到細胞無法無止盡分裂，此稱黑弗利克限制學說(Hayflick Limit theory)，人體細胞大約具五十次分裂能力上限，至後來分裂次數漸減，且會發生不規則分裂，同時體積及外觀形狀出現扭曲變形，這種變化導引細胞循環慢慢進入衰退停止，細胞膜亦產生退化，接著細胞會碎裂被吞噬作用清除掉；細胞的衰敗使細胞發生不正常的功能，接著即是身體組織或器官喪失原有的細胞，過程造就了老化現象。整個變化過程像是依照事先安排的劇本進行著，且這過程是無法逆轉的，此即前述之儲藏於基因內的程式密碼；因此，這套學說亦稱「老化程式理論」(aging programmed theory)。

各種生物有機體的老化速度並不相同，但其預期壽命被認為在受孕時，其遺傳基因早已設定好了，生物各自有其壽命長短規律性為「生物時鐘」，亦即遺傳基因中早已決定該生物體的生物時鐘能走多久；所有生物都各自有其生物時鐘，這正符合了基因限制之說。

世代間，如果前代長壽，通常子代也會高壽，這與遺傳基因有關。科學家提出「長壽基因(longevity-gene)」與「修復基因」兩者，「長壽基因」主司生命的延長，而「修復基因」主司細胞修復的功能，基因有各式不同的組合，所以形成了壽命長短與修復功能強弱之差異，遺傳到長壽基因會活得較長，修復基因是決定其有較強修復功能，較不易老化，這是排除生活方式、行為、環境與疾病等因素的影響，單純指基因所賦予的遺傳結果，稱之為「基因理論」。

二、耗損理論—穿戴磨損理論(Wear-and-tear theory)

耗損理論又稱穿戴磨損理論或用久必損理論，由 August Weismann (1882) 年所提出，主張身體細胞分子經年累月運作使用，功能效率逐漸減低而失去功能，並產生故障、破損，最後細胞損失而身體生病。這個理論假設為損壞的身體組織是無法自行修復更新的，因此發生死亡。

耗損理論的重點為生物體修補能量是有先天限制的，於預定時間會開始發生耗損；預定時間的觀點與基因理論是相同的，因此亦有將耗損理論歸於基因理論之中。

三、分子交叉鍵結理論(Molecular cross-linkage theory)

1942 年波喬克斯坦(Johan Bjorksten)提出分子交叉鍵結理論，主張「正常分開的分子結構經化學反應後，可能細胞分裂，而不正常的鍵結」論點，不同的蛋白質分子可能因受汙染或放射線等的刺激產生化學反應，在細胞有絲分裂時，交叉鍵結酶附著於去氧核糖核酸(DNA)鏈上，引起去氧核糖核酸鏈不正常分裂，交叉鍵結酶則結合至去氧核糖核酸的一股，並破壞該股 DNA；正常情況下，自然防衛機制會啟動修補，但隨時間累積，交叉鍵結酶形成一密集複合體阻礙細胞內的運輸循環，使去氧核糖核酸無法修復，而致器官系統衰竭；人體內約有 1/3 的蛋白質屬於膠原結締組織，此種膠原蛋白質會隨年齡增長而產生分子交叉鍵結變化，導致細胞分裂交互連結過程缺少酶，瓦解了這些分子原本的活動功能，最終導致細胞死亡，這即是老化現象。

四、免疫理論(Immunity theory)

人類進入老年階段後，胸腺體積會比年輕時小，免疫活動亦隨之呈正比降低。免疫理論解釋老化是由於免疫系統隨時間演進產生免疫化學記憶系統失常的缺陷，或因細胞隨歲月衰退，使得免疫系統誤認這些自身細胞為外來物，免疫系統不僅攻擊外來的蛋白質、細菌和病毒等，亦製造抗體，攻擊這些自己體內被誤認的組織細胞，結果造成細胞死亡。

自體免疫理論說明了免疫功能因年齡而減退，自體免疫反應反而增加了，所以老年人對病原體的抵抗力越來越差，更易受感染，像癌症、糖尿病等許多慢性疾病發生率亦逐漸增加，也較常會發生以前不曾出現的食物或環境過敏現象，如全身紅斑性狼瘡或類風濕性關節炎等自體免疫疾病。

五、神經內分泌理論(Neuroendocrine theory)

人體內分泌系統控制著生殖、免疫、新陳代謝等身體功能，分泌的荷爾蒙除能決定身心整體健康，也控制著何時該發育、何時該老化的機制。人體荷爾蒙約在 25~30 歲達到最顛峰，之後便開始走下坡，即開始老化了。老年人腦下垂體分泌的生長激素(GH)會降低，甲狀腺素稍降低，副甲狀腺分泌的降血鈣素(calcitonin)下降，腎上腺分泌的醛固酮(aldosterone)降低，腎臟分泌的腎素(renin)減少；男性老年人血中睪固酮多是降低的，女性老年人血中動情素及黃體素都減少。甚至有些學者提出人在老年時，會分泌導致氧氣消耗量減低與加速老化的「死亡荷爾蒙」。

神經內分泌理論前提為「大腦和內分泌的改變會引發老化」，包含腦中所傳遞的化合物逐漸不平衡而干擾了身體細胞分裂；伴隨中樞節律器的退化，多重內分泌器官隨之萎縮，使荷爾蒙分泌減少，最終導致身體老化。

六、自由基理論(Free radical theory)

自由基理論是 1950 年代英國的哈曼博士(Dr. Denham Harman)所提出的，主張細胞運用氧氣時，即體內有機物（蛋白質、脂肪、碳水化合物）氧化過程中會產生具過多或過少不成對的電子或是帶有較高能量電子的氧化自由基，自由基為高度不安定的活躍分子，且破壞力很強，為使自己能安定，得結合其他分子以奪取別的電子或原子，如此則造成其他分子的不安定或改變，使染色體變性及去氧核糖核酸(DNA)變異，並破壞分子運作之正確性、忠實性及細胞整合功能，加速細胞老化；隨自由基的累積，細胞膜、動脈及中樞神經等都會遭受破壞，使細胞功能受損而退化，致器官功能發生缺陷或損害。因此，自由基理論可說是交叉鍵結理論的延伸。老化就是組織累積的自由基具高度化學反應性，導致許多細胞衰敗與傷害，逐漸擴大到細胞外部涉及組織和器官。自由基殘害細胞的現象，在自然老化過程每天不斷地發生著，造成癌症、高血壓、腦血管病變、心臟疾病、阿茲海默氏症、帕金森氏病，及某些形式之退化性老年疾病；自由基積存越多，受損細胞越多，修補機能來不及應付，導致器官和組織失去功能而病變，衰老就越發快速。

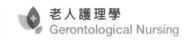

 2-3 **以心理學角度看老化**

一、馬斯洛的人類需求理論(Maslow's hierarchy human needs)

馬斯洛(Abraham H. Maslow)於 1954 年在《動機與人格》一書中提出「人類基本需求階層理論」，他將生理需求(physiological needs) （呼吸、食物、水、性、睡眠、排泄、居住、溫暖、運動及刺激等）、安全(safety needs)（免於生理損傷的安全感、免於心理恐懼的安全感、財務安全性、隱私性、安定感、免於疼痛、免於意外災害、受保護及依賴等）、愛及歸屬感(love & belongingness needs)（為人際互動、陪伴、家庭親情和友情等社會需求）、自尊與尊重(esteem needs)（自我價值的追求、被認可、社會地位等）與自我實現(self-actualization needs)（追求成長、完全發揮潛能、能完整呈現自己、超越自我等）由低至高排列，似堆積成金字塔，成為人類基本需求五階層。

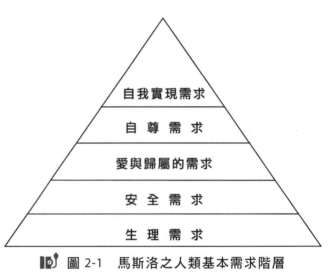

圖 2-1　馬斯洛之人類基本需求階層

此理論強調不同的人在不同時間、地點，會有不同的需求；不同需求分屬不同的層級；通常會先致力於滿足較低層級的需求，之後才會轉而追尋更高層級的需求。

二、人格發展理論

人格的發展為終其一生的歷程，在老化階段自有人格發展之特異性，必須要能接受以前的生命經驗，提升智慧和圓融心態以體認生命價值。以下提出幾個與老化有相關的人格發展理論。

（一）艾瑞克森(Erikson)的人格發展理論

艾瑞克森提出人格是一種對自己及環境的態度，老年期的發展任務為自我統整，相對於絕望(despair)的心理危機，老年階段會有四項具體的改變：

1. **健康衰退**：生理上的退化及慢性病的罹患，影響了日常生活功能和生活品質。

2. **社會地位改變**：退休後，沒有工作而產生無用感(useless)，形成自卑與退縮的心態，寂寞感與無助感驟增，陷於需依賴又怕依賴之矛盾。

3. **人際關係解離**：現代家庭結構規模縮小，子女長大就業且不一定同住，而有空巢期的寂寞；同齡親友相繼過世，面臨喪偶的孤單。

4. **面臨人生終點**：懼怕死亡的必然，回顧自己過去生命的總總，質疑人生存在的意義。

　　隨著年齡之增長，面對「自我統整與絕望」的挑戰，逐漸感受老死的必然與現實，透過反省，憑自我智慧之基本價值，而能維持尊嚴(integrity)，最重要的是須抱持樂觀態度，對過去一生重新評價，並設計安排有意義的晚年生活，期待能有滿意一生的正面結果。

（二）立文森(D. J. Levinson)的生命四季週期轉換理論

　　立文森等(1978)以四季變遷比喻生命現象對個體所產生的影響，認為生命演進的每個階段就像季節一般有其不同的特性，人生季節如春天（春耕）為青年期，夏天（夏播）為早成年期，秋天（秋收）為中年期，冬天（冬藏）為晚成年期，每個時期都有其重要的發展任務，以建立及維持生活模式，每期之間有 4~5 年的轉換期因應改變，以能重新抉擇和創新生活模式。60 歲開始進入晚成年轉換期，發展任務為展現睿智、慎思熟慮等，有些人繼續成長創造生活，有些人則停滯衰退。65 歲以後進入晚成年期（即老年時期），伴隨晚年的到來，瓦解了個人優勢，特別是當一個人退休或失去其能力與權威的時候，絕望是此階段普遍可見的現象，個人必須要在自我與社會、外在與家庭之間找到新的平衡點，方能體認無法長立於世界舞臺上的重要角色地位，轉而重視於個人內在智慧之升華，了解生命終止之不朽和終極關懷的意義。80 歲以上是進入人生最後一個階段，為醒悟死亡降臨的晚晚成人期(late-late adulthood)。

（三）古爾得(R. L. Gould)的轉換論(Transformative theory)

　　古爾得主張人格的發展是可預期的一系列轉換過程，個體大約在 50 歲開始進入人格發展最後的成熟期，接受過去所經歷的成敗，凡事更加包容，以圓融心態看待周遭，重新體認生命意義，發展不同於過去的人際網絡。

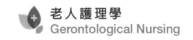

（四）佛洛依德的性心理發展理論 (Freud's stages of psychosexual development)

佛洛依德認為人格是一個包括本我、自我、超我的整體，人格中的這三個部分彼此交互影響，在不同階段對個體產生不同的作用。佛洛依德的人格發展理論總離不開性的觀念，他將人格發展依序分為五個時期，主張人格發展到青少年後期臻成熟後，即不再有重大的突破或變化；因此，老年期自然是屬於其青春期以後的兩性期。

（五）榮格(Carl Gustav Jung)的人格理論

卡爾‧榮格認為人格的發展是連續性、統合性及個別性的成長歷程，榮格的人格理論主要是批評與修正佛洛依德的理論，他認為人格發展在 30 歲以後的成年期才臻成熟，並不是在青春期的時候；在其人格分析理論中提出個人的人格會隨時間而改變，老年人仍努力於自我發展，越來越多時間花費於潛意識中，老年人明顯變得傾向於主觀的內在世界，強調老年期注重於發展自我意識，是一段反思並發展智慧的時光，他覺得老年人應該貢獻時間了解他們自己的生活經驗，並從中擷取意義。榮格相信尋求統整的人格，是很少能夠完成的，因此主張人格發展的結果不一定是成熟及智慧，有時也可能是混亂的；他發現年老男性的人格特質中，會出現一些如關懷、感性、敏感等女性性格特點；而年老的女性則會顯現一些如積極、果斷、堅持己見等的男性特質。

（六）紐嘉頓(Bernice Neugarten)的人格類型理論

老人學家紐嘉頓認為個人人格、行為的基本型態，並不會因為年紀增長而改變，任何影響年輕時人格與行為的因素，依然會持續對老年期產生影響。就如同有些經常是被動退縮的人，並不會因為退休，而變得較為活躍；一些活躍於各式活動的人，也不會在退休後停止全部的活動；其將老年期的人格分為統整、武裝防衛、被動依賴與解組四種類型。

1. **統整型**：可以自在因應老化，接受自己變老，同時維持自我尊嚴，是成功的老人。

2. **武裝防衛型**：以截然不同的反抗與否定方式因應老化，尚可能試圖終止老化。

3. **被動依賴型**：隨年齡增長感覺恐懼與害怕，會尋求家人或照護者的協助。

4. **解組型**：在認知及情緒功能上有嚴重問題，無法接受老化，感覺雜亂無章與絕望。

（七）雷哲等(S. Reichard)之高齡者人格發展理論

美國學者 Reichard、Livson & Peterson (1962)於 The Berkerly Growth Study 中分類五種老人人格類型：

1. **成熟型(mature type)**：又稱承先啟後型；其不悲觀、不退縮、不過於進取亦不過於防衛、誠懇務實、具責任感、寬容雅量、情緒平衡；對家庭有強烈責任心，喜歡與他人往來，維持舊有活動與人際關係，能夠自由處理閒暇時間，珍視退休所帶來的空閒；泰然接受退休及老化，認為生活很有意義，無懼於來日無多。

2. **搖椅型(rocking chair type)**：又稱安樂型或得過且過型；依賴及口慾的性格、不會愛管閒事、平日貪吃懶做且含混度日、不拘小節、生平亦無大志；表示接受退休，認為退休正好可以安享餘年，視之為責任的解除；對老邁不會感到恐懼，通常其配偶都能將他們照顧得好好的，享受社會對老人的優待，樂於可以不工作拿退休金，有年輕時要不到的清閒。

3. **防衛型(armored type)**：又稱裝甲型或永不服老型；為中規中矩、負責任、固執、剛強又勤於工作的性格，思想刻板、防衛心亦強、為人處事有些厚古薄今，終身忙碌、欲從忙碌中獲得快樂，非常重視事業成就及貢獻；否認老之已至，不願接受退休，最不能適應退休的日子，退休後仍一直想要找事做，目的在保持活力與獨立，以抵禦和消除對衰老的恐懼；不願別人認為他老了，想盡辦法要自立更生，不願在退休後靠子女生活。

4. **憤怒型(angry type)**：又稱憤世嫉俗型；非常憤慨年輕時無所成或有失敗經歷，總埋怨環境太差使他無法發展，將自己的失敗怪罪於別人，經常心懷不滿、滿腹牢騷，總認為別人對不起他，動輒罵人或和別人發生衝突，與人敵對；不能適應社會變遷，將老年看成經濟被剝奪者，常剛愎自用，無法從經驗中學習新事物；很難接受老年的到來，認為退休根本就是踏向棺材的起步。

5. **自怨自艾型(self-haters type)**：又稱自我憎恨型；年輕時事業無所成，將失望及失敗歸咎於自己不努力，瞧不起自己，攻擊的箭頭指向自己，對自己失敗的一生感到自責、內疚、否定自己、充滿悲觀；總是心情鬱悶、沮喪、消沉，認為人老了就沒有價值了，自認為是老廢物，常提及死亡，認為死亡才能解脫、一了百了。

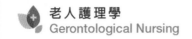

 2-4 以社會學角度看老化

一、退隱理論(Disengagement theory)

退隱理論亦稱為撤退理論、撤離理論、脫離理論、退縮理論或減少參與理論等；1961 年庫銘(Cumming E.)和亨利(Henry W.)在美國肯薩斯城進行老人的生活研究，首先提出老年撤退理論，此理論所立基的假設為：社會與個人之間經常發生相互脫離，且人人均難以避免此現象，亦為成功老化期待的必經過程。由此衍生的觀點是，人到了某個年歲，就應從原有的社會角色中隱退；由於人終須一死，為了人類社會得以延續功能，必須建立一種退休制度，使一些人死亡之前能有另一代的人接替和持續社會的生命。以這種制度化、和平化與計畫的方式轉移權力予年輕一代，是為社會安定與進步的健全途徑。

退隱理論主張人老了，伴隨年紀增加，由其職位退下之後，角色行為隨之減少，身體和心理會逐漸與他人分離，與他人的互動會逐漸減少與簡化，趨於退縮，漸漸自人群中、原社會角色與社會網絡撤離；這不僅是考量隨年齡而來的體力衰退，也考慮到將來老人一旦生病或去世，對社會所產生的影響是最小的。

這個理論視老年為一個時間點；於此時間內，個體逐漸脫離社會，同時社會亦提供他們較少的角色，也逐漸在撤離老年人；如果兩者能夠同時發生，老人與社會雙方面都認為這時間點得從事互相分離之動作，呈現相互回饋的現象，則老年人將會有較好的調適。例如從工作崗位退休，這種撤退是普遍、自然且正常的事件，反映了生命的基本旋律，亦被視為是正常老化過程中的一段。社會與老年人雙方都能從這種疏離的過程中獲得滿足，進而能達到社會平衡。

二、活動理論(Activity theory)

活動理論亦稱為社會從事理論(engagement theory)，為凱文(Cavan R. S.)等人提出的，其基本假設為：多數老人仍然保有相當程度的活動能力，老年期的撤退或持續活動程度，與老人的自我認同、過去的生活型態、生活滿意程度和社會經濟因素等有相關聯；持續活動能促進身心健康和生活滿足。

活動理論之主要論點，認為老年是中年期的延長，老年人仍與中年時代一樣，可從事社會上的工作，參與社會上的活動。活動理論與退隱理論恰好

相反，極力鼓勵老人積極參與各式活動，老年人越活躍，老化將越順利。主張在老化過程中，若欲維持較高的生活滿意度，應該要保持及發展相當程度的生、心、社會活動，以減緩衰老過程，並美化老年生活。此理論的倡導者認為對多數老人而言，延續進行適當活動之生活方式，對其幸福感有顯著的正面影響（沙，1996）；活動參與有助於老人的自我認同，雖從主流社會退休，可藉由新角色、新關係、新嗜好、新興趣和新活動，能進而替補取代失去的社會角色與活動，且能藉以拓展所需的社會支持，在生理、心理與社會方面會有較好的調適；對退休生活有成就感，亦較能達到成功老化，生活的調適與生活品質提高亦大有助益（余，2004；周，1995；黃，1997；Fry, 1992；Utz et al., 2002）。

三、連續理論(Continuity theory)或持續理論

連續理論或稱持續理論為 Bultena (1969)所提出，認為人類生命週期的每個階段是漸次發展的，且是對先前階段的整合，具有高度的連續性，有助於後續階段的因應與調適。因此，老年並不是一個特定階段，而是早年生活的自然延續。主張個人的人格、行為的基本型態，並不會因為年紀增長而改變，任何影響年輕時的人格、行為因素，依然會持續對老年期產生影響。

持續理論鼓勵老年人於退休之後，應該延續其年輕時候的興趣、習慣，或從事一些其他的活動，以替代失去或變遷的角色，藉由各種活動參與，能維持與其他人的關係和社會互動。社會參與和被需要的感受是老年人重要的生活維持因素，繼續的參與，除可延續以往的嗜好，亦能增進生活充實感，維持與他人的社會關係，減少孤寂，並可享受充實愉快的晚年生活。

四、次文化理論(Subculture theory)

羅斯(Rose, 1965)首先提出老年次文化理論；主張老人是社會中非主流的一群，有其自己的特質、生活信念、習性、價值觀與道德規範等，因而形成老年次文化。由於老人生、心、社交各方面的衰退，會較年輕人難以適應環境，這狀況使得社會制度所認定的老年，似是畫下一條人工界線，使老人成為另一個階級，失去和社會大眾整合的機會。老人和老人之間，由於文化與價值觀等各方面較為接近，在相同的次文化團體中，同儕的支持與認同，能促進老化的適應。

五、年齡層級理論(Age stratification theory)

年齡層級理論或稱年齡階層理論；為 Rileyc 和 Foner (1972)所提出，是以年齡為主軸，將出生至老死的人們區分為各個年齡階層，每個年齡層均各自有其適當之角色分配(allocation)，一直以來，同年齡層級所分配到的角色基本上是不會有很大變異的。人自出生的年齡層級一直隨著時間行進至老死的年齡層級，似同流水，不會停歇；同時是一群群的人共同流動行進著，這稱為「人口組群流動(cohort flow)」。出生、死亡、遷徙、天災、戰爭或人禍等許多因素影響著各年齡層級，使人口組群流動是動態的。

年齡層級理論主要重點有三（沙，1996）：

1. 社會賦予不同年齡層的人不同的權力和義務；亦即不同年齡層的人，在社會上各自有其不同的社會角色、所享權力及應盡義務。

2. 不同的年齡層級各自會受到許多不同社會因素的影響，使得各年齡層級的組合數量和組成成分會發生改變，間接影響整個人口的變動。

3. 同一年齡層級具有相似的生理特徵與經歷，因身、心、社會條件之差異，各個年齡層級所具備的能力是不同的，因此，每個年齡層級者對社會所造成的貢獻亦有所不同。

社會上所有不同年齡層級，彼此的社會化歷程於層級內與層級間，都是相互影響的。老人的社會化人格與行為特質，與其他年齡層級者和老人同儕之間，均會互相受影響而變動。老人的社會化過程會讓老人逐漸接受新的發現，或是修改新的角色詮釋（朱，1988）。

六、社會環境理論(Socioenvironment theory)

老化社會環境理論是在 1972 年由 Gumbrium 提出，其以社會環境為本詮釋老化，說明老年環境包含個人本質和社會內涵兩方面；個人的健康狀態、經濟能力、社會支持等屬於個人本質，這些均會影響個人的行為反應與行為表現狀況，如果老人個人本質條件比較優渥，就不需要介入太多社會服務協助資源，以節省社會成本的消耗。社會內涵是指社會規範形成的社會同質性，如果老人具有較佳的個人本質和社會內涵，則於社會環境中，個人對自己及其生活會有較佳的認同與較高的滿意（沙，1996）。

在社會環境裡，如果個人對自己的角色期望與他人對其角色期望一致，則會較滿意於自己和環境。配合個人本質和社會內涵的狀況，如果老人本身

的活動潛力與活動能力較高，在有各年齡的社會環境中，較能展現士氣與活力；如果老人活動潛力與能力並不高，於狀況相近的社會環境裡，或許才能有較高的士氣與活力。

將生物、心理和社會層面於本章所提出的理論整理成表 2-1。

➕ 表 2-1　生物、心理和社會層面之老化理論

層面	老化理論
生物	1. 基因理論(Genetic theory)：黑弗利克限制學說(Hayflick Limit theory)又稱老化程式理論(Aging programmed theory) 2. 耗損理論─穿戴磨損理論(Wear-and-tear theory) 3. 分子交叉鍵結理論(Molecular cross-linkage theory) 4. 免疫理論(Immunity theory) 5. 神經內分泌理論(Neuroendocrine theory) 6. 自由基理論(Free radical theory)
心理	1. 馬斯洛的人類需求理論(Maslow's hierarchy human needs) 2. 人格發展理論： 　(1) 艾瑞克森(Erikson)的人格發展理論 　(2) 立文森(D. J. Levinson)的生命四季週期轉換理論(The Seasons of a Man's and a Woman's Life) 3. 古爾得(R. L. Gould)的轉換論(Transformative theory) 4. 佛洛依德的性心理發展理論(Freud's stages of psychosexual development) 5. 榮格(Carl Gustav Jung)的人格理論 6. 紐嘉頓(Bernice Neugarten)的人格類型理論 7. 雷哲等(S. Reichard)之高齡者人格發展理論
社會	1. 退隱理論(Disengagement theory) 2. 活動理論(Activity theory) 3. 連續理論或持續理論(Continuity theory) 4. 次文化理論(Subculture theory) 5. 年齡層級理論(Age stratification theory) 6. 社會環境理論(Socioenvironment theory)

2-5 以護理學角度看老化

護理理論之應用中，「人」、「環境」、「健康」和「護理」這幾個主要概念都是串連在一起的，尤其是於老人護理之應用。

　　「老年人」乃指身心社會功能受到年齡相關變化及危險因子所影響的人；其功能行使能力與功能行使狀況，受到許許多多內在與外在因素的相互影響，當年齡相關變化及危險因子之影響超越其日常生活功能自理程度時，就必須依賴他人提供照顧，因此老年人的照顧者，在護理人員照護老人時，扮演著很重要的角色。護理老人時，護理人員與老年人和照顧者間的互動尤其重要，透過護理過程，得以達成老人護理目標。協助老年人和照顧者使用各式有效的因應機轉，以降低或除去年齡相關變化和危險因子造成的負向結果，並促進產生正向之功能結果。

　　「老」和「病」是不能對等的，因此，在老年人的護理上，並不是以疾病過程或病理變化為主軸，而是以其各種功能為重點，包括生理、心理、社會等功能的行使能力與行使狀況，並關注於影響功能之危險因子，經由護理計畫之執行，透過預防與健康促進的護理措施，期能改善老人之功能行使能力與狀況，或甚而提升與增進之，還包括老年人生活品質之提升與促進。

　　現代的老人比過去的長者能活得更長久，再加上整個時空裡，科技與資訊之突飛猛進，在提供老人護理時，要了解老人的需求會是不同於以往的，而且每位老人都是特殊的老人，護理人員必須融會活用上述生物學、心理學、社會學等各式老化理論，運用護理過程，發覺並協助他們發揮長處，提升其老年之調適因應能力，協助規劃人生的事業第二春，發展新的社會人際關係，有最佳生活品質；達到成功老化與健康老化之目標。

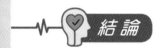 結論

　　「長生不老」是人類數千年以來持續追求的夢想，在科學研究獲致突破性的發展之前，「老化」無可避免的會影響我們的生活與健康。老化是人生必經的歷程，而成功的老化可讓長者更快樂自在的生活；由於環境的改善，醫療科技的進步，使得人們平均餘命延長，檢視了從生物學、心理學、社會學及護理角度的許多老化理論，究竟如何才是成功老化(successful aging)呢？如果老人身體健康狀態良好，也有良好的心智認知功能，亦能積極參與生活(engagement with life)和維持正向的靈性(positive spirituality)，這是否就是老年人想要達成的成功老化呢？

課後複習   *Exercise*

( )1. 有關老化的敘述，下列何者為非？(A)隨時間進行的　(B)持續發生的　(C)可逆的反應歷程　(D)非歸因於疾病。

( )2. 根據一個人出生日期來計算的年齡為何？(A)時間年齡　(B)生物年齡　(C)生命年齡 (D)功能年齡。

( )3. 功能老化(functional aging)之主軸在於何者？(A)社會功能　(B)生理功能　(C)心智功能　(D)恆動效率。

( )4. 基因理論就是下列哪一個理論？(A)耗損理論　(B)老化程式理論　(C)鍵結理論　(D)轉換理論。

( )5. 下列何者為立文森等(1978)之生命轉換理論的內涵？(A)晚成年期如冬藏　(B)老年的尊嚴維持　(C)人際角色轉變　(D)進入次文化。

( )6. 艾瑞克森的人格發展理論中指出老年期的發展任務為何？(A)獨立自主　(B)自我統整　(C)信任因應　(D)認同統合。

( )7. 批評與修正佛洛依德理論的是以下何者？(A)紐嘉頓的人格類型　(B)立文森的人生季節　(C)古爾得的轉換理論　(D)榮格的人格理論。

( )8. 美國學者雷哲等人將「不退縮、不悲觀、誠懇務實、情緒平衡」人格特性的老人稱為何種類型？(A)規矩型　(B)老化型　(C)安樂型　(D)成熟型。

( )9. 主張「社會與老年人雙方互相分離，另一代持續社會生命」，是為何種理論？(A)撤退理論　(B)轉換理論　(C)解離理論　(D)持續理論。

( )10.老化社會環境理論中説明老年環境包含了什麼？(A)社會規範和服務資源　(B)個人本質和社會內涵　C)角色期望和社會資源　(D)社會福利和適應因應。

解答　參考文獻

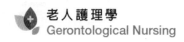
MEMO

CHAPTER

老年人的生理變化與照護需求

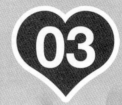

03

胡月娟　編　著

本章大綱

3-1　營養與排泄的變化

3-2　活動與運動的變化

3-3　睡眠與精神認知的變化

3-4　性與生殖的變化

3-5　免疫與防護的變化

學習目標

研讀本章內容之後，學習者應能達到下列目標：

1. 陳述老化所引發排泄系統的變化。

2. 了解老年人排泄系統改變對營養狀態的影響。

3. 陳述老化對活動與運動相關系統的影響。

4. 了解老化引發睡眠週期的變化。

5. 說出老年人感覺系統的變化。

6. 了解老化對內分泌系統的影響。

7. 陳述性反應週期及其變化。

8. 說出老化對免疫系統的影響。

Gerontological
Nursing

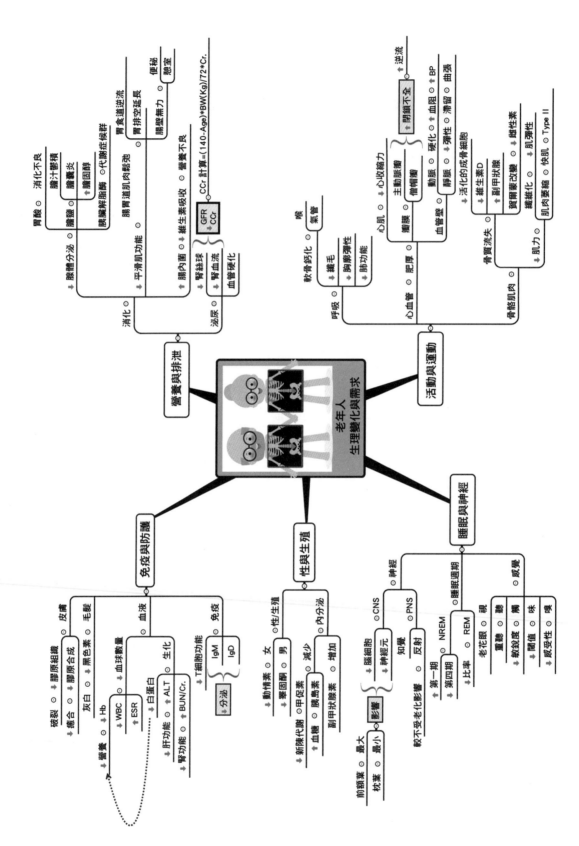

前言 *Foreword*

正常老化過程，可分別於病理生理的變化中得知。老化過程會導致可觀察得到與可測量分子學上、細胞學上、器官上與系統上的變化，這些與老化有關的改變，一般都視之為正常。

老年人是健康照顧服務的最常見使用者，此乃因老化此一自然過程，可能引發多種罹病(multimorbidity)而致失能(disability)，甚至死亡(mortality)；臺灣八成老人至少罹患一種慢性病，五成則有兩種以上慢性病；就老年人而言，決定其存活率的關鍵因素，失能重於多種罹病(Ornstein et al., 2013)。

舉例而言，老年人的譫妄症候群(delirium syndrome)常是失智症、脫水、重症、感覺受損、藥物不良反應、睡眠障礙等加總誘發。

與老化有關的生理學變化及臨床意義整理如表 3-1。老化過程會引起身體多處系統的結構與功能上的改變，而影響人的外觀、活動度及各種功能，使老年人對感染的抵抗力降低。加上肌肉塊與體液組成的變化，會影響人體對藥物的代謝。

⊕ 表 3-1　與老化有關的生理學變化

構　　造	功能變化	臨床意義
一、皮　膚		
1. 表皮	變薄、皮膚脆弱，修補能力下降	皺紋增加、乾燥、易感染
2. 真皮	變薄、彈性纖維降低	彈性下降、皺紋增加、易受傷
3. 皮下脂肪	減少	皮膚塌陷、足底墊減少
4. 附屬構造	汗腺減少、毛髮變細、指甲生長變慢	流汗減少、毛髮變細灰白、易感染
5. 神經感覺	對熱遲鈍、對受壓觸摸感下降	易外傷
二、眼		
1. 角膜	曲度變平、透明性增加	折射力增加、視力模糊
2. 虹膜	變硬	瞳孔反應降低
3. 視網膜	錐狀、桿狀細胞減少	視覺敏銳度下降
4. 水晶體	彈性變小	調整度降低
三、耳		
1. 鼓膜	變薄	聽力降低
2. 外耳彈性	降低、變長	耳外觀改變

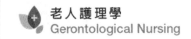

⊕ 表 3-1　與老化有關的生理學變化（續）

構　造	功能變化	臨床意義
四、味覺及嗅覺		
1. 唾液	減少	說話減少、咀嚼減少、味覺下降，保護力降低
2. 嗅覺細胞	減少	嗅覺下降
3. 口渴	降低	水合減少
五、內分泌		
1. 三碘甲狀腺素(T_3)	減少	新陳代謝下降
2. 甲促素(TSH)	減少	新陳代謝下降
3. 胰島素(insulin)	減少	血糖上升
4. 腎素(renin)	減少	
5. 醛固酮(aldosterone)	減少	
6. 生長激素(GH)	減少	
7. 皮質醇(cortisol)	減少	
8. 副甲狀腺素	稍微增加	
9. 升糖素(glucagon)	沒有改變	
10. 糖皮質類固醇 (glucocorticoid)	稍微降低	
六、心血管		
1. 心臟血管	重量增加	心輸出量減少、心肌收縮力降低
2. 左心室	後壁變厚	收縮壓增加
3. 瓣膜	硬化	心雜音
七、肺		
1. 肺泡管	變大	肺功能下降
2. 胸壁	鈣化	肺泡減少
3. 咳嗽反射	降低	感染增加
八、胃腸道		
1. 唾液	減少	口腔乾燥
2. 胃消化液	減少	維生素 B_{12} 吸收減少、蛋白質、鐵、葉酸消化減少
3. 胃蠕動	降低	排空延長
4. 小腸黏膜表面積	減少	碳水化合物吸收減少

表 3-1　與老化有關的生理學變化（續）

構　造	功能變化	臨床意義
5. 小腸消化液	減少	維生素 D、鈣、脂肪吸收降低
6. 肝臟大小與作用	降低	藥物代謝降低，蛋白質合成減少
7. 胰臟消化液	減少	醣代謝降低
九、腎　臟		
1. 腎絲球	數目降低、面積減少	過濾率降低、對藥物代謝降低
2. 腎小管	變厚變短、脂肪變性	尿濃縮力降低、保留鈉低、輸送力下降
3. 腎血管	變硬、狹窄	血液減少、移除廢物降低
4. 結締組織	擴張力降低、感覺降低	膀胱容積減少、餘尿增加
十、肌肉骨骼		
1. 骨容積	減少	易骨折
2. 肌纖維	減少	肌肉塊、纖維減少
3. 脂肪	增加	水分減少、水及電解質平衡降低

　　由於老化會影響全身各系統的生理功能，加上其罹病的複雜性，故需行周全性老年評估篩檢，特別是呈現急性功能減退、行為異常、多重性老年症候群者。

　　因此周全性老年評估內容包括診察、病史與用藥史回顧、功能回顧等。再者，高齡者常出現「5I」現象，即智能衰退（intelligent failure，如憂鬱、譫妄），身軀不穩(instability)、活動受限(immobility)、失禁(incontinence)、與醫源性問題(iatrogenesis)。故適用於老年人的快速臨床篩檢統稱「DEEP IN」，意指失智(dementia)、憂鬱(depession)、藥物(drugs)篩檢；眼(eyes)、耳(ears)的評估；身心社會功能行使(physical, psychosocial performance)；與失禁(incontinence)和營養(nutrition)層面的篩檢。

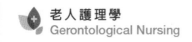

3-1 營養與排泄的變化

一、消化系統

（一）上腸胃道

　　上腸胃道始自口腔、食道乃至胃。老化會引發唾液分泌減少、黏膜萎縮；加上食道蠕動減少、胃酸分泌減少，皆會影響老年人的營養狀況。

★ 口腔與牙齒

　　牙齒狀況不佳會影響人的咀嚼功能，使熱量攝取減少。食物一入口，藉著咀嚼作用，口腔會分泌唾液以分解澱粉。老年人即使有配戴假牙，若未使用之，亦會影響唾液分泌。加上身體的其他疾病與治療，亦會使唾液分泌減少。若是缺牙或假牙不合，皆會影響老年人咀嚼。此外，牙齦的健康很重要，因為牙周病是掉牙的主因。牙齦問題會波及牙齒構造，故正確的刷牙技術與口腔衛生很重要。

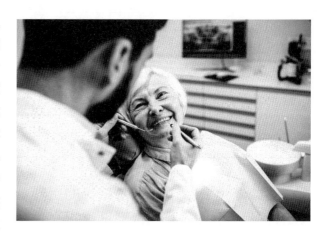

重視老年人的口腔保健，不但能減少口腔疾病的發生，更能維護老人進食的能力

★ 食道

　　腸胃道肌肉力量與活動度減少，導致蠕動降低。有時食道本身的肌肉活動次數會增加，但無法有效的將食物往下推移。食道蠕動度的減少，加上下食道括約肌的鬆弛，延緩食道的排空，而致食道下端擴張，老年人會感覺不適，甚至出現胃食道逆流(gastro-esophageal reflux)。

★ 胃

老化會使胃黏膜容積減少，萎縮性胃炎則會影響胃酸的分泌。胃內的保護性鹼性黏膜層會漸喪失，使得老年人易罹患消化性潰瘍，特別是在服用非類固醇抗炎症劑時。胃內平滑肌的減少（變薄），易使胃排空時間延長，使得老年人有腹脹、飽食感，而致無食慾或體重減輕。

（二）下腸胃道

★ 小 腸

小腸黏膜表面積、平滑肌、血液灌流與淋巴囊隨年齡增加有減少的趨勢。但是就小腸的蠕動、輸送、穿透或吸收能力而言，影響不大。小腸內的細菌會出現過度的生長，影響對鐵、鈣、葉酸、維生素 K 與 B$_6$ 的吸收，而使老年人易發生營養不良。老年人對肉類的咀嚼與消化困難，使得老年人對蛋白質的攝取減少。

★ 大 腸

隨年齡增加，人們對肛門直腸擴張(anorectal distention)的感知能力會降低。大腸內括約肌張力會隨老化而漸喪失，外括約肌則可保存大部分張力，但此不足以完全控制排便，故會引發排便問題。

神經元衝動的傳遞速率變慢，降低老年人對排便感的察覺力，可能引起大便失禁或便祕。大腸黏膜層與腺體的結構性萎縮，使得黏液分泌減少。腸壁的軟弱無力，會使結腸某小節呈現憩室(diverticula)，此不一定會有症狀出現。

（三）肝臟、膽囊、胰臟

★ 肝 臟

消化系統的腺體分泌主要來自肝臟、膽囊與胰臟。肝臟容積（大小）在 40~65 歲間，約會減少 17~28%；重量在 20~70 歲間約會減少 25%，此會伴隨肝臟血流的減少(Ebersole et al., 2004)。隨年齡增加，肝細胞內的褐色素會增多，使肝臟呈現褐色。褐色素乃是脂質與蛋白質代謝的殘留物，未排出人體而蓄積在體內所致。肝臟間質組織隨老化會漸呈纖維化，但不是肝硬化。蛋白質合成與崩蝕造成異常蛋白質的蓄積，終致無法分解蛋白質。肝臟再生能力變慢，但受損程度還不致於呈現在肝功能檢查數值上。

★ 膽　囊

　　肝臟分泌膽汁後，再儲存於膽囊內濃縮之。隨著年齡增長，膽汁內的脂肪成分增加，膽鹽的合成減少，導致膽汁鬱積與膽囊炎的罹患率上升。因此70 歲以上的老年人，動手術者有 1/3 是起因於膽囊。此外，膽汁酸合成減少，加上肝臟自血中萃取的低密度脂蛋白減少，使得老年人血中膽固醇數值上升。

★ 胰　臟

　　胰臟老化會出現纖維化及管道增生情形，不過這些改變尚不會引發生理功能異常。胰島素功能隨著老化過程的進行，可能會出現胰液分泌減少、胰島素阻抗情形，或酵素排出量降低，而影響脂肪消化，因此老年人比較無法承受脂肪性食物。當胰島素出現阻抗現象，就會衍生所謂的代謝症候群(metabolic syndrome)，即各種心臟血管危險因子的聚集，包括肥胖、血脂異常、糖尿病、葡萄糖耐受不良與高血壓等；其診斷標準為：(1)腹部肥胖：男性腰圍大於等於 90 公分，女性大於等於 80 公分；(2)血壓大於等於 130/85 mmHg；(3) 空腹血糖大於等於 100 mg/dL；(4)高密度脂蛋白膽固醇：男性少於 40 mg/dL，女性少於 50 mg/dL；(5)三酸甘油酯大於等於 150 mg/dL，上述危險因子具備三項或以上者，則有代謝症候群（林等，2010）。代謝症候群罹患率隨年齡增加而上升，其與十大死因的腦血管疾病、心臟病、糖尿病、高血壓皆有關。此與生活習慣相關性大，故得自成年或最慢中年即開始預防，例如戒除吸菸、喝酒、高鹽、高油、高熱量飲食。

　　老年人消化系統常見的問題及護理措施見表 3-2。

⊕ 表 3-2　老年人消化系統常見的問題、相關因素及護理措施

常見問題	相關因素	護理措施
一、口腔問題		
1. 齲齒 2. 口腔炎 3. 口腔乾燥 4. 牙齒脫落	1. 唾液分泌減少 2. 牙齒鬆脫及咬合不良	1. 定期口腔檢查、洗牙，並維持口腔衛生 2. 定期檢查假牙的合適性 3. 採質地較軟、無刺激性的食物（如咖啡、茶、喝酒、酒精） 4. 維持適當營養

⊕ 表 3-2　老年人消化系統常見的問題、相關因素及護理措施（續）

常見問題	相關因素	護理措施
二、食道、胃、小腸、大腸問題		
1. 胃食道逆流 2. 裂孔性疝氣 3. 食道癌 4. 胃炎 5. 消化性潰瘍 6. 胃癌 7. 直腸結腸癌 8. 痔瘡 9. 憩室	1. 食道括約肌張力下降 2. 胃壁細胞減少 3. 胃酸及消化液減少 4. 胃蠕動下降 5. 大腸黏膜萎縮 6. 直腸壁彈性硬化	1. 鼓勵戒菸，維持正常體重，並建議臥床時搖高床頭以防止胃酸逆流 2. 限制會增加腹壓的活動，如提重物、用力解便、彎腰運動、穿著緊密貼身的衣物等 3. 採少量多餐、低油飲食、少量多餐、細嚼慢嚥、睡前3小時避免進食 4. 攝取含豐富維生素 A、C 及鐵質的食物，避免咖啡、茶、喝酒、酒精、全脂奶（牛奶中的胺基酸會導致胃酸分泌增加）、熱可可、巧克力、柳橙汁、洋蔥等刺激性食物 5. 適度的運動及養成定時排便的習慣，採高纖維食物及多喝水（每日至少攝取 2~3 公升的液體），以預防便祕
三、肝膽、膽囊、胰臟問題		
1. 肝硬化 2. 肝癌 3. 膽囊炎 4. 胰臟癌	1. 肝細胞數目減少 2. 肝對於酒精及藥物代謝之功能下降 3. 胰臟解脂酶分泌降低	1. 每天睡眠充足與適度的運動，養成規律的生活作習，且勿熬夜太過操勞 2. 預防感染與中毒 3. 教導高熱量、適量蛋白質（肝昏迷者應限制蛋白質的攝取量）、低脂肪飲食 4. 有水腫與腹水者限制鈉（攝取量應每日<3 gm）與水分 5. 補充維生素 A、D、E、K，並給予葉酸及鐵劑以矯正貧血 6. 準時服藥，勿服用未經醫師同意的藥物，如出現感冒症狀不可自己服用成藥 7. 觀察病人糞便、鞏膜、尿液的顏色，以了解膽汁是否自 T 型管引流出體外 8. 膽囊炎急性期應禁食，緩和或手術後採軟質、低脂肪、高醣、高蛋白飲食，少量多餐。依醫囑補充維生素 A、D、E；若凝血時間延長，補充維生素 C、K 9. 應注意病人的血糖變化及嚴重的出血反應 10. 應限制酒、茶及咖啡的攝取，並避免大餐

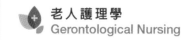
二、泌尿系統

（一）腎　臟

　　腎臟功能的所有層面皆會受老化所影響。人體化學組成、血液、液體及容積，皆仰賴腎臟來做調整。正常一側腎臟至少含有一百萬個腎元(nephrons)，隨著老化進行，腎元可能會減少一半，不過人體會漸漸適應，所以對人體的影響還不大。腎血管床的改變，使得人在 80 歲時，腎血流也會減少一半。所以腎臟的大小與功能皆會隨年齡增長而降低。

（二）腎絲球

　　據估計，人在 80 歲時，30%的腎絲球會流失，且會出現老化性的腎絲球硬化，此可能與攝取高蛋白質飲食或腎絲球缺血有關。

（三）腎血管

　　腎臟的大血管隨年齡增長會漸漸變硬化，但其管腔不會變狹窄，但小的血管則不會有此變化。

（四）腎絲球過濾率

　　由於腎臟解剖構造上的變化，腎血流會自年輕成人的每分鐘 1,200 毫升，減至 80 歲時的每分鐘 600 毫升。腎絲球過濾率(glomerular filtration rate, GFR)端賴腎絲球數量而定。腎絲球過濾率以肌酸酐廓清率(creatinine clearance)來加以測量。據估計人在 40 歲開始，每增加十年，尿液肌酸酐廓清率會下降 8 ml/min/1.73m²，但血中肌酸酐廓清率則可維持恆定。尿液肌酸酐廓清率(formula for creatinine clearance)是老年人給藥的重要參考指標，其公式如下。

$$老年人的尿液肌酸酐廓清率 = \frac{(140-年齡) \times 體重（公斤）}{72 \times 血中肌酸酐值}$$

※　註：若是女性，上述數值需×0.85

　　老年人泌尿系統常見的問題及護理措施見表 3-3。

⊕ 表 3-3　老年人泌尿系統常見的問題、相關因素及護理措施

常見問題	相關因素	護理措施
1. 尿路感染	1. 性別因素如女性尿道短，男性前列腺肥大 2. 攝水不足 3. 長期使用導尿管	1. 勿憋尿，鼓勵多喝水（每日 3~4 公升，持續喝水較一次大量喝水效果佳），尤其在飯後 2 小時、運動後、睡前較易缺水，更需補充水分 2. 女性病人如廁後由前往後（由尿道口向肛門的方向）擦拭、採淋浴、性交後排尿與多喝水、勿於會陰部使用清潔劑以免改變 pH 值 3. 穿著乾淨、乾燥之棉質內褲，避免穿著緊身褲或牛仔褲 4. 少喝咖啡及茶、避免喝酒，以減少膀胱刺激。可服用蔓越莓錠劑，減少細菌停留在泌尿道 5. 依醫囑做處置或服藥
2. 尿路結石	1. 遺傳 2. 長期臥床 3. 疾病引發如副甲狀腺機能亢進、痛風	1. 每日喝水量應在 2,000 c.c.以上 2. 指導依尿路結石種類，採取不同飲食 3. 依醫囑採取適當處置，如服藥、手術
3. 膀胱癌	1. 職業傷害如皮革、橡膠染料 2. 吸菸	1. 依醫囑採取適當的處置，如服藥、手術、化療、放療 2. 教導病人與家屬自我照顧的技術，如膀胱造瘻口的居家照護
4. 腎衰竭	1. 慢性病引發如高血壓、糖尿病、癌症、腎臟病、良性前列腺肥大 2. 急症引發如大出血、敗血症、過敏	1. 監測液體的攝取量與排出量，電解質情形（如血鉀） 2. 採高熱量、高維生素、精質蛋白以維持正氮平衡 3. 矯治腸胃道出血、貧血、感染 4. 依醫囑服藥 5. 皮膚護理
5. 尿失禁	1. 多產 2. 感染 3. 萎縮性陰道炎 4. 急性精神錯亂 5. 活動受限 6. 糞便嵌塞 7. 藥物副作用	1. 膀胱訓練：可促進膀胱收縮，如克萊臺氏法（Cred's method，為膀胱外壓縮）、瓦撤閥氏操作法（Valsalva's maneuver，深吸氣後摒氣、用力增加胸內與腹內壓）、double-voiding techniques（排空膀胱後再行第二次膀胱排空） 2. 依狀況採取適當處置，如藥物、行為治療、凱格氏運動、生物回饋與電刺激 3. 會陰皮膚的維持清潔乾燥 4. 攝取足夠的水分，避免刺激性飲料 5. 酸化尿液以免泌尿道感染

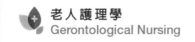

 活動與運動的變化

一、呼吸系統

呼吸系統包括鼻、咽、喉、氣管、支氣管、細支氣管、肺泡管及肺泡。呼吸系統功能的發揮需要肌肉骨骼與神經系統的密切配合。

(一) 上呼吸道

★ 鼻

隨年齡增加，鼻軟骨的支撐力量減弱，使得鼻子往下拉長，影響氣流的進入。就鼻中隔輕微偏曲的人而言，至老年時，可能會引發呼吸問題。

★ 喉與氣管

老化過程的鈣化可能會引起喉部與氣管軟骨的僵硬；氣管襯膜上的纖毛，將黏液、剝落物及塵埃推至咽部的功能會減弱；加上纖毛數量減少，併發呼吸道表皮減少，及支氣管黏液腺體的肥大。上述老化引起的改變，可能與老年人復發性的呼吸道感染有關。老年人談話時，有時會有喘不過氣來的現象，此乃因聲門(glottis)閉鎖不全，及通過的空氣減少之故。

(二) 胸廓組織

胸廓組織乃指組成胸廓的骨骼與肌肉組織。老化過程會造成胸廓構造的彈性減少；胸部擴張受限，使呼吸作功增加；加上呼吸肌休息時長度變短，因此最大自主換氣量(maximun voluntary volume)會減少約 40%。若再加上骨骼問題（如駝背、脊柱側彎）、胸部擴張更加受限，使得死腔增加、肺活量與呼氣量都會下降。

(三) 肺臟功能

肺臟功能乃指肺泡變化、肺功能與容積改變，以及氣體交換上的變化。肺泡變小，使得氣體交換容積與面積減少。肺彈性纖維減少，而致呼吸阻力增加，肺活量(vital capacity)、用力呼氣量減少、肺餘容積(residual volume)增加甚至高達 100%；肺微血管數目減少，使得血氧濃度(PaO_2)下降。老年人運動受限，主要是起因於上述呼吸系統的變化，使得老年人運動時，容易氣喘、呼吸困難。加上換氣能力或運送氧的能力減少，體內進行無氧代謝，使得乳酸堆積，造成老年人運動時容易疲乏。

老年人呼吸系統常見的問題及護理措施見表 3-4。

⊕ 表 3-4　老年人呼吸系統常見的問題、相關因素及護理措施

常見問題	相關因素	護理措施
1. 肺炎	1. 上呼吸道感染 2. 長期臥床 3. 慢性疾病併發 4. 營養不良或免疫力差 5. 環境汙染	1. 協助病人臥床休息，教導臥向患側可減輕疼痛及有利於健側換氣，並減少對氧氣的需求量 2. 使用氧氣治療，一般維持 4~6 L/min 或 FiO_2 40%，需注意缺氧及高碳酸血症的徵象 3. 痰多時，可利用姿位引流、扣擊、震顫、蒸氣吸入、正確深呼吸及有效咳嗽、抽痰等方法，以助肺擴張，並促痰咳出 4. 教導深呼吸、咳嗽時使用枕頭或手支托住胸壁（患側）以減輕不適 5. 採高熱量、高蛋白飲食；在沒有禁忌下，維持充分的水分攝取，每天約 2,000~3,000 c.c.，以助稀釋痰液 6. 依醫囑服藥
2. 肺結核	1. 結核桿菌感染 2. 免疫力受損或營養不良	1. 開放性肺結核病人需施行嚴格內科無菌。在規律治療 2~4 週後就不需隔離，且同住者應接受預防性治療 2. 肺結核病人的含痰物品收集在 Lysol 的容器中，再棄除 3. 肺結核病人的使用過的餐具、衣物等皆應以紫外線消毒，或置於陽光下照射 20~30 小時才具殺菌作用 4. 衛教病人肺結核可治癒，但必須持續不斷按時服藥一年才有效，不可擅自停藥 5. 依醫囑服藥與定期追蹤
3. 慢性阻塞性肺部疾病	1. 吸菸 2. 家族遺傳 3. 年齡 4. 空氣汙染 5. 職業暴露 6. 反覆呼吸道感染	1. 養成良好的個人衛生習慣，戒菸酒，生活規律、飲食適宜、睡眠充足、適度的運動與休息、保持身心愉快，並維持身體清潔以促進病人舒適，可增加個人的抵抗力 2. 房屋住宅光線要充足、空氣流通，及避免到通風不良的公共場所，可減少被感染的機會 3. 教導病人節省能量的方法，並依病人狀況逐漸增進活動量。走路是最好的運動 4. 寒冷天氣外出時，應戴圍巾或面罩，並且避免到人多擁擠的場所

🔍 表 3-4　老年人呼吸系統常見的問題、相關因素及護理措施（續）

常見問題	相關因素	護理措施
3. 慢性阻塞性肺部疾病（續）		5. 呼吸困難時，可藉坐姿或身體向前傾、端坐呼吸等改善 6. 改善居家環境，隔離過敏原，避免呼吸道再度感染，並監測空氣品質 7. 指導正確用藥 8. 教導鬆弛運動以減輕焦慮 9. 維持身體水化狀態（每日 2,000~3,000 c.c.） 10. 接受氧療與胸腔物理療法
4. 肺癌	1. 遺傳 2. 吸菸 3. 環境汙染 4. 職業暴露	1. 接受合宜的醫療處置 2. 維持呼吸道最佳氣體交換 3. 採高蛋白、高熱量、少量多餐飲食 4. 慢慢增加活動量 5. 提供個案與家屬居家自我照顧的指導

二、心血管系統

（一）心臟功能與瓣膜

　　隨著老化過程的進行，心肌會逐漸增厚，心肌收縮力與應激性會變差，所以心輸出量與心搏出量會逐年下降，心臟儲備能力(reserve)明顯減少；心肌上堆積脂褐質，造成心肌肌力與耐力下降；竇房結細胞數目減少，使得最大心跳速率減少（220－年齡），或心律不整；成年人的循環時間平均為 15 秒，老年人可能會延長至 27 秒；心電圖的 PR、QRS 與 QT 間距可能會稍微延長。心臟瓣膜則會增厚、鈣化（因脂質沉積、膠原變性與纖維化），引發瓣膜閉鎖不全。常見於主動脈瓣與僧帽瓣，使得心臟血液出現回流情形。若心臟舒張時出現心雜音，表示心臟的血液動力學發生重大改變，需加以處理。

（二）周邊血液循環

　　人在 40 歲以後，血管壁開始增厚，血流量因而減少；血管壁中層彈性纖維萎縮，使得血管硬化與彈性減少；血管壁脂質增加，造成血管硬化與血流阻力上升，導致血壓升高，尤其是收縮壓，也會間接引起心搏出量減少及心肌肥大。靜脈血管的喪失彈性，則會引起靜脈血滯留、靜脈壓增加與靜脈曲張。

一般認為老化與血壓升高有相關聯，此與年齡增加，脂肪沉積在體內，及交感神經系統的活性增加、老年人血液內的新腎上腺素上升、腎素—血管加壓素增加、動脈粥狀硬化導致大血管擴張、液體與電解質失衡皆有關。

老年人心血管系統常見的問題及護理措施見表 3-5。

三、骨骼肌肉系統

(一) 骨骼骨質

骨骼的發展會歷經骨成長期(growth)、骨堅固期(consolidation)與骨衰退期(involution)。骨成長期自出生至青少年期，接著至 35 歲為骨堅固期，繼而步入骨衰退期，活化的成骨細胞(osteoblast)數量不足且效率降低，使得骨質開始流失。加上老化引起腎功能退化、維生素 D 缺乏，進而引發副甲狀腺素增加，更加劇骨質流失（黃等，2006）。因此骨質流失是老化過程中無法避免者。當骨質減少超過正常老化範圍，稱為骨質疏鬆症(osteoporosis)。

一般成熟女性，其在骨堅固期的尖峰骨量(peak bone mass)就明顯少於男性，落差可達 20%。加上女性停經後，女性激素減少，使得骨吸收率增加，並促進骨頭重塑週期之活化，更會加速骨質流失。所以終其一生，男性會流失海綿骨(cancellous bone) 14~45%，皮質骨(cortical bone) 5~15%；女性則是海綿骨 35~50%，皮質骨 25~30%，使得女性骨折罹患率高於男性（陳，2005）。

阻力運動（肌肉收縮）或載重型(weight-bearing)的耐力訓練，均有助於減緩骨質流失的速度。

⊕ 表 3-5 老年人心血管系統常見的問題、相關因素及護理措施

常見問題	相關因素	護理措施
1. 心衰竭	1. 疾病合併症如高血壓、瓣膜疾病、甲狀腺機能亢進 2. 心臟本身疾病如心肌病變、心律不整	1. 採少量多餐、低熱量、低鈉（減少靜脈回血量，以降低心臟負擔）、高鉀、高纖維、低渣（保持排便通暢可減輕心臟負荷）飲食，限制液體的攝入量(1,000~1,500 c.c./day)，並避免刺激性食物如咖啡、菸、酒、茶等 2. 指導服藥 3. 控制體重、注意保暖 4. 半坐臥、腹式呼吸、嘟嘴呼吸、有效咳嗽，以利氣體交換

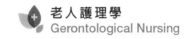
🔍 表 3-5 老年人心血管系統常見的問題、相關因素及護理措施（續）

常見問題	相關因素	護理措施
2. 心絞痛	1. 冠狀動脈狹窄 2. 外因誘發如疲勞、激動、飽餐、寒冷	1. 排除外在誘因 2. 維持理想體重 3. 採高纖、低鈉、低脂飲食 4. 指導服藥方式 5. 教導合適的運動可以減輕體重、降低血壓、促進心臟氧氣使用效率，有助於降低罹患冠狀動脈疾病的危險因子 6. 有心絞痛疾病的老年人外出時應隨時攜帶硝酸甘油(NTG)
3. 心肌梗塞	1. 冠狀動脈阻塞 2. 心肌缺氧壞死	1. 臥床休息 2. 依醫囑給藥 3. 飯後 2 小時避免劇烈運動。避免情緒波動、壓力、過度的運動、用力的活動、等長活動等 4. 鼓勵規律運動如散步、游泳、爬山等，可減輕體重、降低血壓、增進心肺功能，有助血壓控制，需避免等長運動（如舉重）及肌肉用力等 5. 勿暴露於冷空氣中，並注意保暖 6. 執行心臟復健計畫
4. 心律不整	1. 竇房結紊亂 2. 心房紊亂	1. 依醫囑服藥 2. 裝置人工心跳節律器 3. 指導居家自我照顧
5. 動脈粥狀硬化	1. 高血壓 2. 吸菸 3. 高血脂	1. 因老年人的血液循環不良，故勿直接於患部熱敷，宜使用乾熱或熱水浸泡，以避免損傷 2. 教導改變飲食習慣、戒菸、減輕體重、足部護理、注意保暖、避免穿過緊的衣物、預防肢端受傷等 3. 依醫囑做合宜處置如服藥、手術
6. 高血壓	1. 遺傳 2. 肥胖 3. 生活方式引起如壓力大、菸酒 4. 疾病引起	1. 避免情緒激動、焦慮、緊張、壓力等 2. 高血壓的老年人需強調按時服藥的重要性，以控制血壓在期望值內 3. 調整生活方式如飲食控制、合宜運動、戒菸、減輕壓力、控制體重
7. 姿位性低血壓	1. 神經系統異常 2. 心血管異常 3. 藥物副作用	1. 教導避免熱水淋浴或蒸氣浴過久，以免暈倒 2. 下床時改變姿勢的動作宜緩慢，以防姿位性低血壓

（二）關節與肌肉

老化引發軟骨(cartilage)的變化，包括醣蛋白減少；硫酸軟骨膠稍減；及膠原質排列不規則，使得關節活動度減少。非關節性的軟骨（如耳、鼻）縱貫人一生會不斷生長，故可觀察到人的耳、鼻變長。關節性軟骨則會因生化改變及磨損、撕裂而出現問題。例如膝軟骨厚度的逐年變薄、脊椎軟骨的變性而使椎間距離縮短。韌帶、肌腱與關節，其細胞層會隨時日而出現交叉連結(cross-linkage)，而致變僵硬、彈性差及易撕裂。

肌肉的構造變化，主要有水與鉀鹽減少，使肌力(strength)減少約20~40%，尤其是伸肌部分；肌肉纖維化，使肌肉彈性降低；血流量減少造成肌肉作功效率減少；肌肉分解酵素活性降低，使得肌肉易疲乏；肌肉萎縮主要呈現在與肌力有關的快肌(type II)；耐力(endurance)則不受老化影響，因為與耐力有關的慢肌(type I)並沒有明顯改變。

老年人由於活動量較少，中樞與周邊神經系統至肌肉細胞的刺激減弱，及骨骼蛋白質合成的減少，會使老年人的骨骼肌出現萎縮，肌纖維的數量變少。加上肌肉最大等長收縮力的減弱，老年人的肌肉塊(mass)會漸漸減少。

（三）肌少症

老年人骨骼肌肉系統常見的問題及護理措施見表 3-6。

肌少症(sarcopenia)是老化過程引發的肌肉質量、力量與功能的整體性減少，影響老年人的行動、平衡能力而致跌倒、骨折。據估計，全球在 2050 年的肌少症病人將達 5 億人。肌少症的肇因尚未明確，一般相信可能與廢用、老化的細胞學變化、基因誘發與細胞凋亡有關(Hida et al., 2014)。

一般而言，肌少症的診斷是老年人走路，若其走路速度每秒少於 0.8 公尺~1 公尺，即可確立診斷。有些文獻則加上握力測試，如男性少於 26 公斤，女性少於 18 公斤(Akai et al., 2014)。

目前對肌少症有效的治療方式分成三種：運動、營養與藥物(Lin et al., 2013; Pillard et al., 2011)。

1. **運動方案**：一般是設計肌肉力量(strength)、平衡感(balance)與敏捷度(agility)訓練方案。實證顯示，每週兩次，一次 90 分鐘，持續 20 週即可見成效。生態訓練能有效提升肌肉力量、平衡、預防跌倒(Zhuang et al., 2014)。

2. **營養補充**：補充的營養素以蛋白質 10 公克(g)（BCAA 2,500 毫克）與維生素 D 12.5 微克(μg)即 500 國際單位為主。

3. **藥物治療**：一般是補充雄性激素。

逆轉肌少症，強健肌力抗衰弱！　⊗

　　隨著年紀增長，肌力日漸下降，老年人若肌肉強健有力，便能走得穩，還可減少骨骼、關節的負擔，只要做好預防，老年生活就能多添安心！

➕ 表 3-6　老年人骨骼肌肉系統常見的問題、相關因素及護理措施

常見問題	相關因素	護理措施
1. 骨質疏鬆症	1. 內分泌問題如雌激素減少，甲狀腺或副甲狀腺機能亢進 2. 營養素缺乏如維生素 D、鈣不足 3. 長期固定不動 4. 使用大量類固醇	1. 規律運動（如：游泳）以降低骨質量流失的速率。如：伸展運動可強化腹背肌肉；負重運動（如：步行、走路）可強化肌力 2. 停經後的婦女每日應攝取 1,500 mg 鈣質，例如含骨的魚類。服用碳酸鈣補充鈣質時，由於胃酸有助於溶解碳酸鈣，故宜在飯後服用 3. 鼓勵病人多攝入乳製品、鮭魚、豆腐、綠色葉菜類等食物，並補充維生素 D（尤其是少曬陽光者，以促進小腸吸收鈣質）。注意，牛奶及維生素 D_2 不可併服，以免蛋白質抑制鈣質吸收 4. 注意居家安全，預防病人跌倒 5. 依醫囑給藥
2. 痛風	1. 遺傳 2. 藥物或疾病引起	1. 鼓勵病人多攝取水分，每天至少 2,000 c.c.，以及多攝取鹼性食物（如：牛奶、馬鈴薯），促進尿酸排泄、預防尿路結石 2. 痛風的老年人需採低脂、低嘌呤飲食（嘌呤攝取量在 100~150 mg／天），避免香菇、肉汁、豆製品、海產類等嘌呤含量高的食物 3. 鼓勵病人減輕體重及戒酒，以減少痛風發作 4. 休息與保護患部 5. 服藥指導

⊕ 表 3-6　老年人骨骼肌肉系統常見的問題、相關因素及護理措施（續）

常見問題	相關因素	護理措施
3. 骨性關節炎	1. 關節過度使用或伸張 2. 肥胖 3. 外傷	1. 減重 2. 使用輔具 3. 物理治療 4. 藥物治療
4. 脊椎側彎	1. 長期姿勢不良 2. 脊椎病變	1. 脊椎側彎的老年人臥床休息時需採床頭抬高 30~45 度且膝關節彎曲之姿（威廉氏姿勢）；坐姿時應維持膝蓋高於髖部，減少身體往前（脊椎前彎）的姿勢，避免造成腰椎壓迫 2. 依病人需要做醫療處置
5. 下背痛	1. 椎間盤變性 2. 外傷 3. 姿勢不良	1. 舉物時，應利用強而有力的股四頭肌；取物時，避免過度伸遠的動作 2. 物理治療，如熱敷、牽引、背架 3. 每日執行強化背肌、腹肌的運動 4. 採硬床墊，床頭抬高或睡枕頭，膝下墊枕頭，以放鬆腰部；側臥時，兩膝間置枕頭，以免膝髖過度伸張；避免俯臥
6. 骨折	1. 骨質疏鬆 2. 跌倒 3. 骨骼疾病	1. 復位與制動 2. 復健 3. 骨折病人多攝取高蛋白質、維生素 C 及鐵質的食物，促進癒合

3-3　睡眠與精神認知的變化

一、神經系統

（一）中樞神經

　　中樞神經（腦、脊髓）指的是腦細胞與神經元的變化。老化主要是影響中樞神經系統。大腦重量減少 10~20%、血流量減少 30~40%，加上腦神經纖維纏繞及老化斑生成，使得老年人的記憶力、學習力與認知功能會受到影響。

若由細胞組織學來看，可見神經元數目減少、容積變小；神經樹突(dendrite)減少、糾纏或萎縮；神經突觸(synapse)減少；細胞內色素沉澱增加，例如脂褐質(lipofuscin)及神經傳遞物質（如 dopamine、acetylcholine、epinephrine）減少或不平衡；前者可能引發失智症，後者會使老年人知覺與身體反應遲緩。大腦神經細胞會隨年齡增加而漸死亡萎縮，但有區域性差異，其中以前額葉老化最明顯，其次是顳葉、頂葉；感覺、動作與枕葉皮質區則較不受老化影響。

（二）周邊神經

周邊神經指的是知覺功能與反射功能的變化。神經傳導較不受老化影響，但 20 歲以後，也是每年下降 0.4%。單純的反射，如膝蓋的深部肌腱反射(DTR)，不經由大腦，所以改變少。至於經由大腦控制的自主性動作，則會隨動作複雜度而有變遲緩情形。不過，若有養成運動習慣，可減少此現象。

（三）睡眠週期

睡眠旨在讓身體休息，進行修復，以改善記憶力、遏止發炎，增進專注力以減少意外事件、降低壓力與沮喪感。睡眠問題可能影響人的生活品質、健康、社交、日常活動等(Miyata et al., 2013)。

60 歲以上的成年人，6~50%主訴有睡眠障礙問題，其中女性又多於男性(Jung et al., 2013; Yang & Chiou, 2012)。

人類的睡眠週期可分成非快速動眼期(nonrapid eye movement sleep, NREM)與快速動眼期(rapid eye movement sleep, REM)。前者又可分成四期，第一期為淺睡(light sleep)；第二期睡眠為真實睡眠；第三期是慢波睡眠；第四期睡眠為深度睡眠(deep sleep)或熟睡期（註：因 NREM 第三期及第四期無明顯功能上的差異，因此有睡眠醫學專家將此兩期合併為一期）。人類每晚的睡眠時間約有 4~6 個睡眠週期，每個睡眠週期約為 90~100 分鐘，其中 NREM 睡眠約占 75%，REM 睡眠占 25%。睡眠有很多重要性，非快速動眼期是屬於合成代謝時期，其睡眠功能主要是負責恢復個體的生理功能。快速動眼期主要是自律神經興奮、荷爾蒙分泌和代謝加速的階段，以備迎接新的一天。睡眠不當，乃指非快速動眼期(NREM)的一、二期較多，三、四期及快速動眼期(REM)的睡眠較少，這會影響健康的恢復，甚至造成心理疾病。

老年人睡眠週期的變化，主要是呈現在腦波圖中慢波活動(slow-wave activity, SWA)的減少，與睡眠期間不自主醒來次數的增加。換言之，老年人非快速動眼期睡眠中的熟睡期會減少(Cajochen et al., 2006)。一般而言，睡眠總時數，及 REM、NREM 的比率在 20~60 歲間皆可維持恆定。不過，在 50 歲後，NREM 睡眠的第四期，會減少一半時間；NREM 的第一期則會增加；REM 在整個睡眠週期的比率也會下降。所以老年人需要更多時間才能達身體的恢復，而出現打盹、白天需小睡情形（林等，2003）。

就老年人的睡眠而言，從「量的方面」來說，老年人在「睡眠時數」、「睡眠潛伏期」及「睡眠效率」上與年輕人常有顯著性差異。從「質的方面」來說，老年人在「個人主觀睡眠品質」、「睡眠困擾」與「睡眠充足感」上常感到睡得不好，因此老年人的失眠率常高於年輕人。綜合研究發現，主訴睡眠品質差者，多有睡眠時數縮短、夜裡易醒、睡眠效率降低、睡眠潛伏期增長之困擾，並且在睡醒時仍感

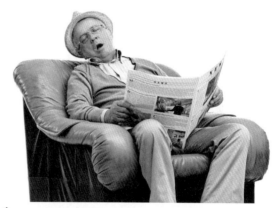

📖 隨著年齡增長，睡眠週期隨之改變，老年人需要更多時間才能達身體的恢復，而出現打盹情形

覺疲累萬分（林等，2006）。此外，老年人也可能出現睡眠呼吸中止症，可於醫院睡眠中心或實驗室，從多項生理參數記錄儀(polysomnogram, PSG)，由量測腦波、眼動、呼吸、肌電信號等以做檢查分析。

老年人神經系統常見的問題及護理措施見表 3-7。

➕ 表 3-7　老年人神經系統常見的問題、相關因素及護理措施

常見問題	相關因素	護理措施
1. 腦血管意外（中風）	1. 高血壓、心臟病、糖尿病等慢性病 2. 肥胖、吸菸、活動量少等生活方式 3. 口服避孕藥 4. 腦血管意外家族史	1. 依病況接受合宜的肢體復健、語言治療、職能訓練 2. 協助病人攝取足夠的熱量與營養素 3. 重建大小便功能 4. 使用適當輔具以做自我照顧活動 5. 提供正向身體心向、協助因應措施 6. 維護患側安全，必要時調整家庭環境

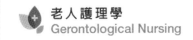
➕ 表 3-7　老年人神經系統常見的問題、相關因素及護理措施（續）

常見問題	相關因素	護理措施
2. 椎間盤突出	1. 外傷 2. 椎間盤退化 3. 其他疾病引發，如骨性關節炎	1. 衛教病人睡硬板床、臥床休息以緩解下背痛症狀，但不宜過度伸展背部，故不可俯臥，應側臥或屈膝平躺 2. 下背痛的老年人維持正常體位；舉物時，腿張開蹲下，將物品靠近胸部，保持背部腰椎平直，用雙手提起重物；拾物時，採蹲姿，不可彎腰 3. 依醫囑給藥，及做物理治療
3. 巴金森氏病	1. 腦神經元分泌多巴胺減少	1. 巴金森氏病的老年人給予全關節運動以防關節攣縮；漸進式活動計畫以增進病人肌肉強度；練習走姿時可將預期跨步的距離在地上畫線，可配合音樂節律，若需要時可使用底面積寬的助行器；安排適度活動，於活動狀態中減少震顫、增進協調 2. 指導用藥 3. 維持適當營養、排泄，注意個人衛生
4. 阿茲海默氏症（失智症）	1. 家族遺傳 2. 腦組織病變	1. 說話時放慢速度；使用語言與非語言的溝通技巧；使用視、聽、觸覺方式傳遞訊息 2. 家中裝置扶手、欄杆、止滑墊，預防跌倒；增高椅子、馬桶高度，使用硬、淺的椅子，以利站起、坐下；穿著無鞋帶的鞋子，以防被鞋帶絆倒 3. 維持營養攝取，採少量多餐，選擇高熱量、蛋白質、纖維質、水分、軟質或半固體狀、易嚼之食物，採坐姿進食，不要催促用餐。定期測量體重，以了解營養攝入是否足夠 4. 增加攝取水分與纖維質，配合運動，以促進排便
5. 器質性腦症候群	1. 腦部功能及代謝受干擾，如外傷、缺氧、中毒 2. 腦部記憶力、智力、定向力等功能受損	1. 保護病人，以免在譫妄或混亂狀態傷害自我 2. 以冷靜堅定態度，及使用簡短字句做溝通 3. 運用適當繪圖以做日常用物、浴廁、臥室的標示

二、感覺系統

（一）視　覺

　　老年人的角膜曲度變平，透明性增加，而致折射力增加，視力模糊；虹膜變硬所以瞳孔反應變差；視網膜的錐狀、桿狀細胞減少，引起視銳度下降；調整水晶體焦距的睫狀肌收縮力減退，則會造成焦距調整不佳，稱為老花眼(presbyopia)，或水晶體變混濁、著色不透光，形成白內障(cataract)。

（二）聽　覺

在構造上，老年人的鼓膜變薄及聽神經細胞減少，而致聽力功能下降，而有所謂重聽情形，尤其是對高音域部分；外耳彈性降低、外耳變長，使得耳外觀改變。

（三）觸　覺

表皮層隨年齡增長會變薄、皮膚脆弱、修補能力降低，加上真皮層彈性纖維減少，易使皺紋增加，皮膚變乾燥。皮下脂肪減少，使得皮膚呈塌陷情形。神經感覺的敏銳度退化，使得老年人的皮膚易受傷。

（四）味　覺

老化過程會引起味蕾數目減少，老年人對甜味、鹹味的閾值會上升，對酸味及苦味的閾值會下降；換言之，老年人比較無法承受酸味與苦味，及抱怨食物淡而無味。此外，唾液分泌減少，影響進食。

（五）嗅　覺

老化過程會使嗅覺神經減少、嗅覺接受器萎縮，使得老年人對於嗅覺的感受性下降，對食物的區辨能力也降低。

老年人感覺系統常見的問題及護理措施見表 3-8。

⊕ 表 3-8　老年人感覺系統常見的問題、相關因素及護理措施

	常見問題	相關因素	護理措施
視覺	1. 白內障	1. 水晶體混濁、不透光	1. 手術切除水晶體後，避免提重物、便祕、上呼吸道感染等活動，以防眼內壓上升 2. 協助病人行動，以防跌倒
	2. 青光眼	1. 眼壓過高	1. 教導眼藥、口服藥之作用及使用方式；不可使用散瞳劑 2. 避免眼內壓增高之活動 3. 夜間視力會受藥物影響，故夜間活動注意安全，不可開車
	3. 視網膜剝離	1. 血糖控制不佳 2. 創傷 3. 視網膜病變 4. 眼球感染	1. 手術治療後，臥床休息，雙眼使用眼罩 2. 給予病人日常生活上的協助

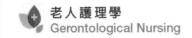
⊕ 表 3-8　老年人感覺系統常見的問題、相關因素及護理措施（續）

常見問題		相關因素	護理措施
視覺（續）	4. 角膜炎	1. 外傷 2. 感染 3. 營養缺乏	1. 將室內燈光調暗或拉上窗簾、戴墨鏡出門，減少光刺激，減輕畏光不適 2. 藥物治療
	5. 老花眼	1. 水晶體彈性變差	1. 配戴眼鏡，做視力矯正
	6. 乾眼症	1. 淚腺分泌減少	1. 採少鹽、少油、少醣的飲食原則，避免食用加工食物，少用動物油，多用植物油，減少精製醣類的攝取，以減少消耗過多的維生素 B_1 及降低體內鈣質的吸收，有損眼睛功能 2. 控制熱量的攝取，以防血糖或血脂肪過高，加速眼睛的氧化與病變 3. 依醫囑點眼藥
	7. 夜盲症	1. 視網膜的桿狀與錐狀細胞發生退化	1. 活動安排在日間，夜間不可開車 2. 居家環境需設有扶手、防滑等安全設備，以防跌倒 3. 從亮處至暗處動作得慢，以利雙眼適應
	8. 糖尿病視網膜病變	1. 血糖控制不佳	1. 協助病人做血糖控制 2. 睡覺時抬高床頭，以降低視網膜壓力 3. 術後協助活動，避免眼壓升高
	9. 老年性黃斑部變性	1. 黃斑退化	1. 補充營養素，如胡蘿蔔素，維生素 C、E，鋅、銅等抗氧化酵素 2. 配戴太陽眼鏡保護雙眼
聽覺	1. 聽覺喪失	1. 外耳、中耳病變，影響聲波傳遞 2. 疾病或耳蝸、聽神經問題，影響聲波的神經傳導路徑	1. 依成因做合宜醫療處置，如鼓膜成形術、聽小骨重建術 2. 讓家屬了解狀況，而採取言語、非言語輔助 3. 使用輔助物，如助聽器、聽筒擴音器
	2. 老年性重聽	1. 聽神經細胞喪失	1. 與老年人溝通時，注意維持環境安靜，房間光線要充足、面對光線，與老年人面對面、配合手勢、靠近健耳或聽力較佳的耳朵說話，說話用句要簡短、明確、清楚，說話時避免吃東西或吸菸，給予病人足夠時間作回應 2. 保持心情愉悅、輕鬆，避免生活緊張 3. 忌菸、酒，飲食採低脂、高纖維 4. 頭、臉部得需注意保暖，以保持內耳和腦供血順暢，減緩老年性重聽的發展 5. 必要時可使用助聽器

表 3-8　老年人感覺系統常見的問題、相關因素及護理措施（續）

	常見問題	相關因素	護理措施
聽覺（續）	3. 耳垢嵌塞	1. 皮脂腺與泌離腺分泌量少 2. 耳道彈性降低、變窄	1. 保持良好個人衛生 2. 定期清潔耳道周圍分泌物 3. 必要時就醫以清除耳垢
味覺、嗅覺	1. 味覺退化	1. 老化影響味蕾與嗅覺受器	1. 缺鋅會引起味覺的改變，食用含鋅的食物，如海鮮、蚵、瘦肉，可改善味覺感受 2. 維持口腔衛生，若口腔常有苦味時，進食前可先刷牙或漱口 3. 可使用辛香料或低鹽調味料，例如：香菜、蔥、薑、蒜、香菇、九層塔、八角、胡椒等調配食物，以增進食慾 4. 味蕾對液體食物比對固體食物敏感，所以進食時可適當配上菜湯、麵湯等 5. 味蕾敏感的最佳溫度為 20~25℃，所以食物的溫度要適宜

3-4　性與生殖的變化

　　老化所伴隨的一些變化，例如頭髮變白、皮膚起皺紋、身體外型改變、身高與肌肉塊減少、體能不佳及心智反應變慢，這些變化對人的身體心像、自尊與性皆有所衝擊。加上身體病況、治療也可能會影響人的性功能。心理層面的焦慮、憂鬱及精神科的治療，對老年人的性慾與性功能皆有影響。

一、女　性

　　在過去半個世紀，科學家們開始研究老年婦女的性議題。例如更年期的轉換、血中荷爾蒙濃度的變化、荷爾蒙療法、性功能與性窘迫等。平均而言，婦女在更年期後還可以活 30 年。更年期後婦女所發生的身體、心理、生活方式、親密關係的諸多改變，皆可能對其性與生殖層面造成影響。

　　更年期引發的血中動情素(estrogen)濃度下降，是否會影響婦女的性反應，目前仍爭論不休。老化造成婦女的陰道萎縮、陰道乾燥而致性交疼痛，一般相信可採動情素療法以減輕之。

更年期期間的疲累、熱潮紅、心境波動與焦慮則可能使婦女性慾喪失。雄性素(androgen)在激起婦女性慾望的確實機轉，世人尚未確切掌握之。但有研究證實婦女血中睪固酮(testosterone)濃度低者，性慾較低，且可能有性功能不全，採取睪固酮療法後，即可改善之。所以對於二側卵巢摘除術及子宮切除術後，血中雄性素低的婦女，給予補充睪固酮後，性功能皆能獲改善(Howard et al., 2006)。由於荷爾蒙變少，故陰毛變稀。除了動情素減少外，黃體素也會減少。陰道組織萎縮、性刺激時的陰道分泌物減少、陰道壁變薄、陰道內襯膜的彈性變差、陰道與外生殖器皺縮、搔癢症與陰道感染的危險性升高。

二、男 性

人體器官隨年齡增長而老化，性與生殖器官亦同。老化並不等同無性慾，停經與更年期意指生育功能終止，但不代表就無性慾。老化會影響性反應，性需求與性慾可能會隨年齡增加而遞減，但享受性的能力則不受影響（李等，2004）。

男性體內的睪固酮(testosterone)會隨年齡增加而漸減當其濃度低於標準值時，可能會引發一些身心症，如：體力衰退、夜間失眠、情緒不穩，稱為男性更年期。此外，會有前列腺肥大、精子產量減少、睪丸變小、射精強度減弱與勃起需要刺激等。由於荷爾蒙減少，故陰毛會變少。

老年人生殖系統常見的問題及護理措施見表 3-9。

表 3-9　老年人生殖系統常見的問題、相關因素及護理措施

	常見問題	相關因素	護理措施
男性	1. 良性前列腺肥大	老化引起雄性素製造漸減，導致雄性素與動情素不平衡，及高濃度的前列腺體素	1. 平常不可憋尿，無需限制喝水，但睡前不宜飲水過多，以減少夜尿；咖啡因和酒精則盡量避免 2. 攝取高纖食物（如蔬菜、水果等）及足夠的水分，以預防便祕及尿路阻塞 3. 預防泌尿道感染 4. 40 歲以上男性應每年接受一次直腸指診檢查
	2. 前列腺癌	1. 家族遺傳 2. 高脂肪飲食 3. 分泌性腺促素過多 4. 環境汙染	1. 了解病人與家屬擔心的事項，提供正確訊息，予以心理支持 2. 依手術、放射線治療提供相關照護措施 3. 指導病人與家屬製作高蛋白、高熱量飲食 4. 採少量多餐，保持口腔清潔

⊕ 表 3-9　老年人生殖系統常見的問題、相關因素及護理措施（續）

	常見問題	相關因素	護理措施
女性	1. 更年期	婦女卵巢功能逐漸退化；濾泡期縮短，月經週期的 FSH 濃度升高，卵巢動情素大量減少	1. 避免情緒激動、熱環境、與刺激性食物，以面對熱潮紅 2. 每日做會陰收縮運動，以改善會陰、膀胱肌肉彈性 3. 規律運動以防骨質流失與促進心血管健康
	2. 陰道炎	1. 陰道正常菌落改變，酸鹼度改變 2. 衛生習慣不良	1. 大小便後清洗會陰及保持乾燥 2. 穿著寬鬆棉質衣褲 3. 藥物治療：如抗生素、動情素
	3. 卵巢癌	1. 遺傳 2. 環境汙染如石綿與鈦金屬 3. 不孕 4. 高脂飲食 5. 服用口服避孕藥	與子宮內膜癌同
	4. 子宮頸癌	1. 社經地位低與衛生習慣不佳 2. 初次性交年齡過早 3. 性伴侶過多 4. 子宮頸糜爛 5. 感染第二型疱疹病毒或人類乳突病毒	1. 依病人所接受的治療，提供適當的照護 2. 少量多餐，每日攝取充足的水分 3. 定期排空膀胱 4. 參考子宮內膜癌照護
	5. 子宮內膜癌	1. 肥胖 2. 未生產婦女 3. 停經較晚 4. 糖尿病	1. 以烤燈、坐浴方式緩解病人疼痛 2. 依醫囑給予病人止痛劑 3. 提供適當的手術後護理 4. 協助病人接受手術後身體心像的改變 5. 傾聽病人，提供正確訊息

三、內分泌系統

　　老化過程會引發血中荷爾蒙濃度的多種改變。就老年人而言，其血中生長激素、類胰島素生長因素 I、脫氫異雄固酮(dehydroepiandrosterone)、睪固酮(testosterone)、醛固酮、三碘甲狀腺素、活化的維生素 D_3 (1,25(OH)$_2$D)、降鈣素(calcitonin)及升糖素(glucagon)較低；但甲促素、副甲狀腺素、胰島素及心房鈉尿胜肽(atrial natriuretic peptide)則較高。

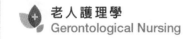

（一）腦下腺

腦下腺的功能很多，主控荷爾蒙複雜的回饋系統，在老化過程，腦下腺的容積大約會減少 20%。性促素的分泌減少，導致老年婦女的卵巢、子宮與陰道組織萎縮；老年男性則是睪丸變小、前列腺肥大。

（二）甲狀腺

隨著老化的進展，甲狀腺的製造、分泌與活化荷爾蒙功能雖有變化，但仍能維持功能正常運作。甲狀腺內膠質結節量會增加，使甲狀腺容積縮小、纖維化。身體的新陳代謝率與身體利用氧的速率變慢。甲促素(TSH)持續分泌，但到老年分泌量會減至年輕時的一半，故老年人的身體會變得比較纖瘦，新陳代謝率與富含蛋白質組織皆會減少。血中甲狀腺素(T_4)濃度維持不變，但三碘甲狀腺素(T_3)則會漸減，此可能因 T_4 轉換成 T_3 減少所致。

（三）腎上腺

老化過程會影響下視丘—腦下腺—腎上腺(hypothalamus-pituitary-adrenal, HPA)軸線的活性，導致皮質醇(cortisol)分泌速率較高。皮質醇分泌過多會使老年人較脆弱、易受傷害、認知功能下降、骨礦物質密度變小及骨折(Carvalhaes-Neto et al., 2002)。

但若以腎上腺本身的皮質與髓質而言，其分泌荷爾蒙量會隨老化過程有些微減少，但不至於影響人體功能的行使。

（四）胰 臟

胰臟主要是分泌胰島素與升糖素，以負責調節碳水化合物、蛋白質與脂質的代謝。年齡越長，人體胰島素的接受器部位會發生改變，使得胰島素功能降低，周邊血液內的胰島素分泌會受抑，或者標的組織對胰島素的阻力增加。當老年人血糖突然增加時，胰島素反應不似年輕人快，故會引起血糖升高。

（五）性 腺

請參閱腦下腺與男性、女性性與生殖的變化。在此討論性反應週期的變化如下。

1. 興奮期

(1) 老年婦女：仍有陰蒂反應與乳頭挺起；性潮紅較少；肌肉緊張度少；大陰唇不會分開、變平、升高；小陰唇反應小；巴氏腺體的分泌少；陰道潤滑度差，陰道壁擴張性小。

(2) 老年男性：陰莖勃起時間長、堅挺度差；再勃起難；性潮紅少。

2. **高丘期**

(1) 老年婦女：性強度降低；陰唇充血減少；子宮上提程度小。

(2) 老年男性：性反應進展速率慢；射精前才可達到陰莖完全勃起；肌肉張力變小；睪丸上提消失。

3. **高潮期**

(1) 老年婦女：陰道收縮的強度與持續時間減少；外尿道口不自主擴張。

(2) 老年男性：無法每次性交都達高潮；射精時精液可能不是射出而是流出。

4. **回復期**

(1) 老年婦女：乳頭挺起；可能出現想排尿。

(2) 老年男性：持續時間延長；陰莖迅速回復。

老年人內分泌系統常見的問題及護理措施見表 3-10。

表 3-10　老年人內分泌系統常見的問題、相關因素及護理措施

常見問題	相關因素	護理措施
1. 甲狀腺機能低下	1. 甲狀腺炎引發 2. 腦下垂體或下視丘疾病 3. 醫源性，如手術治療或藥物副作用 4. 食物中缺碘或對甲狀腺素有阻抗	1. 鼓勵每日攝取足夠水分(2,000~3,000 c.c.)，並多攝取高蛋白、低熱量、高纖維（以防便祕）、低脂、低鈉的食物，注意體重變化 2. 注意保暖，床位不要排在近通風口處。但不可使用電毯或熱水袋，以免造成需氧量增加，血管擴張，致使循環不良情形更加惡化 3. 由於對安眠藥、鎮靜劑與麻醉劑的敏感性增加，應避免使用 4. 保護老年人免受感染 5. 老年人皮膚乾燥，不宜使用肥皂洗澡
2. 甲狀腺機能亢進 3. 甲狀腺風暴	1. 葛瑞夫茲氏病(Grave's disease)引起 2. 毒性甲狀腺結節腫大 3. 可能與感染或情緒壓力有關	1. 攝取高蛋白、高熱量、高纖維（以防便祕）的食物，注意體重變化 2. 睡覺時搖高床頭，以減輕眼眶四周的水腫 3. 出門時可配戴太陽眼鏡，以減少畏光的不適 4. 提供舒適安靜的環境，並協助減輕焦慮 5. 保護老年人避免於情緒激動期間發生自傷行為，必要時予以約束

⊕ 表 3-10　老年人內分泌系統常見的問題、相關因素及護理措施（續）

常見問題	相關因素	護理措施
4. 糖尿病	1. 遺傳 2. 肥胖 3. 急性疾病引發	1. 採糖尿病飲食 　(1) 清蒸、水煮、涼拌、燉、烤、滷、燒之烹調方式 　(2) 少油、少鹽、低醣、低熱量之清淡飲食。禁吃油炸、油煎及油酥物 　(3) 鼓勵病人攝取含水溶性纖維的多醣類食物，如：燕麥、蘋果、紅蘿蔔 　(4) 少量多餐，避免飯後血糖上升得太快 　(5) 告知老年人勿任意攝取含澱粉高的食物，如：果凍、芋頭、紅豆 　(6) 少吃膽固醇含量高之食物，如內臟類、蛋黃、魚卵等，並避免加工罐頭與醃漬食品之食用 　(7) 衛教病人避免濃湯、加糖食物及純糖類的攝食，如：砂糖、蜂蜜、冰糖、甘蔗汁等，可適量使用人工代糖 　(8) 鼓勵戒菸及戒酒，以維持血糖合宜濃度 2. 運動：運動可維持理想體重，此外，可以氧化醣類的方式來降低血糖 3. 降血糖藥物：衛教老年人勿隨意停藥，以免引起高血糖，以及勿任意加藥，避免低血糖發生 4. 教導注射胰島素(Insulin)製劑及相關衛教 5. 糖尿病病人的足部護理指導 　(1) 教導執行伯格－艾倫運動(Buerger-Allen exercise) 　(2) 糖尿病病人之冷熱感較不敏感，宜以溫水清潔足部 　(3) 足趾間不可塗抹乳液 　(4) 剪趾甲時應順著趾甲曲度修剪 　(5) 應選擇圓頭之包鞋

3-5　免疫與防護的變化

一、皮膚系統

　　老化過程會伴隨皮膚變得乾燥、粗糙、起皺紋、缺乏彈性及表皮層出現良性或惡性贅瘤。就老年人而言，皮膚的細胞替換、阻礙作用、傷口癒合、免疫反應、體溫調節與維生素 D 合成的功能都會下降。

（一）皮 膚

★ 表 皮

人在 50 歲以後，表皮細胞再生時間會比年輕時多 1/3。此乃因表皮細胞有絲分裂功能降低，若正常年輕人需要 20 天做表皮再生，老年人就需要 30 天或更久，這使得老年人傷口癒合時日較久。膠原組織逐年減少，造成老年人皮膚易破裂，皮膚上也易出現老人斑。

★ 真 皮

皮下脂肪的缺乏，使得真皮變薄。未加防曬處的真皮，易出現增生變化，繼而變萎縮。真皮血管減少，使皮膚呈現蒼白與皮膚溫度較低。膠原合成減少，使傷口癒合變慢。彈性纖維的數量與直徑減少，故伸展度變差。真皮對體溫的調節功能會下降，加上皮下組織神經密度減少，故皮膚的一些感覺功能，其敏銳度皆會降低。

★ 皮下脂肪

皮下脂肪有調節體溫及緩衝功能。一般而言，手、臉、骨突處的脂肪分布會減少；大腿、腹部的脂肪分布則會增加。

（二）毛髮與指甲

★ 毛 髮

由於黑色素減少，毛髮會變灰白色。不論男女性，頭髮與體毛數量會漸減。女性在停經後，由於動情素與雄性素失衡，下巴處可能會有毛髮長出。

★ 指 甲

手指甲與腳趾甲會變厚，外型、膚色及生長速率皆會改變。

老年人皮膚系統常見的問題及護理措施見表 3-11。

⊕ 表 3-11　老年人皮膚系統常見的問題、相關因素及護理措施

常見問題	相關因素	護理措施
1. 感覺遲鈍	1. 老化使神經衝動傳導變慢，而致知覺與身體反應變慢；對疼痛、碰觸與震顫感受力降低	1. 穿著襪子，避免穿拖鞋、涼鞋，以保暖、避免足部受傷 2. 避免使用熱水袋或電熱毯，以免燙傷 3. 給予治療性觸摸與按摩，以促進感覺接收，並增加心理關懷 4. 日常活動小心注意，避免皮膚擦撞

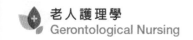
⊕ 表 3-11　老年人皮膚系統常見的問題、相關因素及護理措施（續）

常見問題	相關因素	護理措施
2. 循環變差	1. 老化而致心輸出量減少 2. 疾病引發如末端血管疾病 3. 生活方式誘發如菸、酒、咖啡	1. 避免引發血管收縮，加劇循環變差的因素，如咖啡因食品、菸酒、寒冷環境 2. 避免抬高下肢高於心臟，而使下肢循環量更少 3. 避免局部熱敷，以防組織代謝率、需氧量增加，而致組織缺血
3. 皮膚乾癢	1. 慢性病引發如腎臟病、糖尿病 2. 皮膚感染 3. 皮膚老化 4. 長期使用空調 5. 過度清洗皮膚	1. 治療潛在疾病 2. 需要時才清洗皮膚 3. 以溫水、中性肥皂清洗皮膚；洗完輕輕拍乾，勿用力擦乾；塗抹不含酒精或香料的滋潤乳液 4. 若需外出，需注意防曬，早上 10 點後及下午 4 點前避免外出
4. 皮膚炎	1. 疾病誘發 2. 靜脈回流不佳	1. 依醫囑塗擦藥物 2. 避免攝取高脂肪與刺激性食物 3. 避免站立過久、交疊雙腿 4. 穿著彈性襪，抬高腿部，以促進靜脈回血 5. 適當修剪腳指甲，以免發生甲溝炎

二、血液與免疫系統

（一）血液變化

老年人血液的變化如下：

1. **血紅素與血球比容積**：由於紅血球生成素減少，故血紅素與血比容會稍微下降。血紅素男性：10~17 g/dL，女性：9~17 g/dL；血比容男性為 38~54%，女性為 35~49%。

2. **白血球**：T 細胞、B 細胞及淋巴球減少，故白血球數目會下降至 3,100~9,000/cumm。

3. **紅血球沉降速率**：稍微上升，不過每小時仍少於 22 mm。

4. **白蛋白**：因為肝臟的容積與酵素製造減少，故白蛋白的量會降低。

5. **鹼性磷酸酶**：由於肝功能減少，使得鹼性磷酸酶升高。

6. **血尿素氮與肌酸酐**：由於腎臟功能降低，血尿素氮與肌酸酐皆會上升。

7. **其他**：鈣會稍微下降，葡萄糖與鉀會增加。

（二）免疫功能

　　人體每日都暴露在許多細菌下，透過免疫系統的行使功能得以抗拒之。一般而言，細菌入侵就如抗原，體內的巨噬細胞會先攻擊抗原，然後保留部分抗原蛋白質在其表面，繼而巨噬細胞攜帶此蛋白質標示物至淋巴組織，T細胞將其詮釋為異物；體內產生抗體以攻擊抗原。

　　隨著年齡的增長，胸腺會變小，雖然 T 細胞與 B 細胞的數量未顯著減少，但未成熟的 T 細胞會增加。T 細胞功能下降，使得細胞性與體液性免疫功能降低，故對外來抗原的反應就會變差，甚至造成細胞媒介性免疫(cell-mediated immunity)功能喪失，導致許多老年人無法產生延遲性皮膚過敏反應（例如結核菌素測驗）。血中免疫球蛋白的濃度，則是 IgA 與 IgG 增加、IgM 與 IgD 減少。老年人體內抗體的減少，故對肺炎雙球菌、感冒與破傷風的抵抗力會降低。此外，皮膚喪失巨噬細胞，加上皮膚變薄、血流減少，人體對抗感染的防衛力也會下降。

　　老年人血液與免疫系統常見的問題及護理措施見表 3-12。

⊕ 表 3-12　老年人血液與免疫系統常見的問題、相關因素及護理措施

常見問題	相關因素	護理措施
1. 缺鐵性貧血	1. 含鐵質的食物攝取不足 2. 腸道對鐵質吸收不佳 3. 慢性出血	1. 增加鐵質食物攝取，如肝臟、肉類、乾果、全穀 2. 確定與去除病因 3. 補充鐵劑 4. 服用鐵劑時避免空腹服用，應在兩餐間服用以增加體內吸收。同時應使用吸管以免造成牙齒傷害，並可與柳丁汁一起服用，以促進鐵劑吸收
2. 惡性貧血	1. 遺傳、自體免疫異常 2. 胃切除術 3. 胃底黏膜萎縮或受損 4. 維生素 B_{12} 缺乏	1. 增加紅肉、肝臟、乾酪攝取量 2. 補充維生素 B_{12}，避免同時攝取維生素 C，因其會降低維生素 B_{12} 的功效
3. 慢性淋巴性白血病	1. 放射線大量照射 2. 化學藥劑與藥物誘發如苯、砷 3. 骨髓功能不良 4. 染色體異常 5. 病毒感染 6. 原因未明	1. 協助、鼓勵病人攝取高蛋白質、高維生素與高熱量飲食 2. 指導病人少量多餐，採軟質、溫和食物 3. 以軟毛牙刷、鹽水清潔口腔，維持口腔黏膜完整 4. 避免引發出血如過度用力、量肛溫 5. 執行清潔技術（如洗手），避免感染

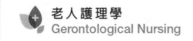

⊕ 表 3-12　老年人血液與免疫系統常見的問題、相關因素及護理措施（續）

常見問題	相關因素	護理措施
4. 巨母紅血球性貧血	1. 維生素 B_{12} 缺乏 2. 葉酸缺乏	1. 維生素 B_{12} 缺乏：肌肉注射維生素 B_{12}，大都需終生給予治療 2. 葉酸缺乏：口服葉酸、與均衡飲食、戒酒
5. 感染	1. 免疫力下降 2. 病毒、細菌入侵	1. 採高鐵、高蛋白、高維生素 C 飲食 2. 改善營養狀況，維持營養均衡 3. 預防感染發生；定時施打疫苗 4. 維持足夠的休息

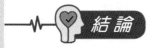

結論

　　儘管老化過程會帶來諸多身體（生理）變化，就大多數老年人而言，他們仍能享有正常、滿意的生活。護理人員除了協助老年人辨識老化過程引發的變化外，更應協助其正視自己擁有的能力與資產，善加發揮，以度過健康老化的過程。

課後複習 *Exercise*

( )1. 一位 73 歲的老太太，主訴自陰道持續有糞便滲出，使她尷尬萬分，此為何種徵象？(A)直腸陰道瘻管　(B)直腸脫出　(C)尿道陰道瘻管　(D)膀胱陰道瘻管。

( )2. 對於免疫缺乏疾病的老年人，住院時首要的護理目標為：(A)減少感染的危險性　(B)鼓勵病人自我照顧　(C)計畫營養餐飲以提供合宜的攝取量　(D)鼓勵病人與他人互動。

( )3. 老年人易發生營養不良，乃因：(1)缺牙影響咀嚼　(2)胃排空時間縮短　(3)小腸內細菌減少　(4)腸胃道蠕動降低：(A)(1)(2)　(B)(3)(4)　(C)(1)(4)　(D)(2)(3)。

( )4. 就消化系統而言，老化較不會影響下列何項器官？(A)食道　(B)胃　(C)小腸　(D)大腸。

( )5. 張先生，70 歲，體重 65 公斤，血中肌酸酐值為 0.8 mg/dL，其肌酸酐廓清率為：(A)79　(B)80　(C)100　(D)110。

( )6. 老年人運動時易疲累乃因：(A)肺活量減少　(B)乳酸堆積　(C)呼吸阻力增加　(D)血氧濃度下降。

( )7. 各腦葉皆易受老化影響，除了：(A)前額葉　(B)顳葉　(C)頂葉　(D)枕葉。

( )8. 下列哪項問題將會引發內科急症？(A)無尿　(B)多尿　(C)少尿　(D)呼吸困難。

( )9. 老年人生理功能的恢復，主要仰賴睡眠週期的非快速動眼期。

( )10.老年人對酸味、苦味的忍受度較高。

( )11.老化過程會引發血中各種激素濃度的改變。

解答　參考文獻

MEMO

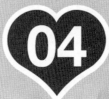

CHAPTER

04

老年人的社會心理變化與照護需求

胡月娟　編　著

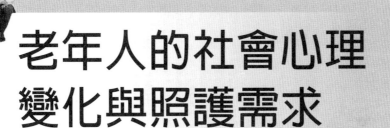

本章大綱

4-1　老化相關社會心理理論

4-2　老年人的心理變化與壓力源

4-3　老年人的社會變化與壓力源

4-4　老年人社會心理壓力的調適與護理

學習目標

研讀本章內容之後，學習者應能達到下列目標：

1. 運用老化相關的社會心理理論以詮釋老人案例的表徵。

2. 舉例說明老年人智能的變化。

3. 說出罹病對老年人的衝擊。

4. 了解老化對人生活型態的影響。

5. 陳述老年人可能面臨的社會心理壓力。

6. 舉例說明老年人可資運用的調適模式。

Gerontological
Nursing

心智圖

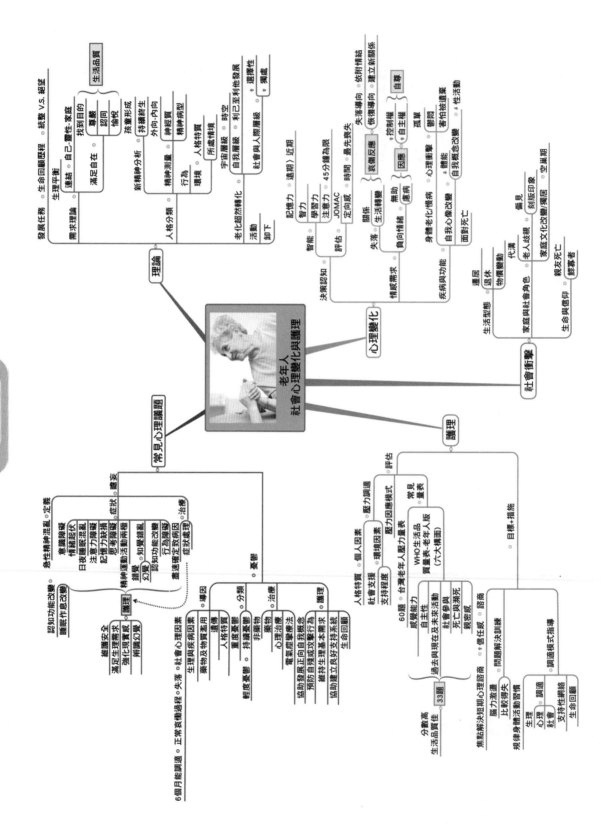

老年人的變化，不論是生理、心理或社會層面的變化，皆有許多理論來做詮釋，但截至目前為止，尚無一種理論可放諸四海皆準。此乃因老年人在發展上是屬於人生命歷程的最後一個階段，所有生命歷程的變化及未完事宜會在此做統整；加上即將面臨死亡，許多不確定夾含在內；世代的演變、局勢變化這些多變性，更加添老年人社會心理變化的多元與複雜性（簡，2004）。所以護理人員在照護老年人時，必須思索發展的所有層面，並試著將之統合成一個全人觀點。

 4-1 老化相關社會心理理論

一、發展任務

艾瑞克森(Erikson)將人分為八大發展階段，每一階段各有其發展任務與發展危機。老年期（65 歲以後）是人生的最後階段，藉由生命回顧(life review)歷程，以新觀點重新檢視舊有的衝突與議題，若能獲圓滿解決，即可達統整(integrity)，此境界等同於孔子的「從心所欲而不逾矩」。老年人一面得積極藉由回顧涉入生命事件，一方面又得面對老年「戒之在得」的放下，若無法處理妥當，就會陷入絕望的危機中。艾瑞克森的夫人，在晚年時提出第九階段，即老年人得持撤退與退休(retreat and retirement)的態度來處理其與周遭世界的關係(Dalby, 2006)。

二、需求理論

由於健康不只是沒有病而已，它還意指身體、心理與靈性的整合與和諧，故老年人的需求會很多(Eliopoulos, 2005)。

(一) 生理平衡的需求

老年人有基本維生的需求，例如呼吸、循環、營養、攝液、排泄、活動、休息、舒適、免疫力、減輕危險等。這些是維持生命的要件，但這些要件即使都滿足了，人們還是不會感覺安寧美滿，這就進入下一個需求。

(二) 連結(Connection)的需求

老年人需與自己、他人、自然、神有所連結性，以達自己－靈性－家庭，社會—文化—環境有所連結的穩實感；繼而進入滿足自在的需求。

（三）滿足自在的需求(Gratification)

老年人藉由找到目的、尊嚴、認同、愉悅（歡喜），而滿足自在的生活。由於人的需求時時刻刻都在變化著，只要老年人能盡可能擁有生活品質的面對每一天即可。

三、老年人人格分類

人格基本上是很穩定的，不會因年齡增長而有大變化，老年人的保守固執，常是身心受限的結果，而非人格的改變。例如一位老年婦女堅持不讓別人重新布置其家具擺設，可能有人會將之解釋為固執，但對這位老年婦女而言，可能是她面對記憶衰退與視力缺損的一種因應舉措。老年人在面臨人生重大事件，例如退休、喪偶、失去獨立性、收入減少與失能時，可能會出現人格特質改變的反應。欲解釋老年人的人格可從新精神分析(neopsychoanalytic)、精神測量(psychometric)、行為(behavioral)與環境(environmental) (Ebersole et al., 2004)四種觀點來論述。新精神分析觀點，認為孩童時期形成的人格特質會持續終生；精神測量觀點主張得藉由檢查，獲悉人的人格特質是外向－內向、神經質、精神病型，這些特質可能受到基因、環境或後天養成；行為學派關切的是老年人可加觀察與測量的人格部分，通常會伴隨加以修正的期望；環境學派則認為人格特質與所處情境，是晚年調適的潛在預測因子。一般而言，人格特質中的沉穩、社交、想像、神經質、外向、開放是不會隨年齡增長而改變的。

由於老年人得面臨處理自出生至老年尚未解決的危機；加上回顧一生所源生的有意義統整感或負面的絕望感，老年人的人格特質在此會發揮效應。隨老年而變弱的人格特質多為 B 群人格（包括反社會型、邊緣型、做作型及自戀型）；而較穩定的則為強迫型及 A 群人格（包括妄想型、孤僻型及思覺失調型）。隨著時間變化更明顯的人格特質有內向、慮病及憂鬱；與時間較無關聯的人格特質則有衝動、反社會及敵意（簡，2004）。

四、老化超然轉化(Gerotranscendence)

老化超然轉化理論認為人類發展是一個過程，其會延伸至老年。在此發展過程中，人們會漸漸改變其基本認知，導致其對現實定義的轉變，使得生活滿意度逐漸提升。就老年人而言，他會重新界定自我及與他人的關係，並且對基本生存的議題重新做詮釋。

人歷經老化超然轉化過程，可分成三個層級：宇宙層級(cosmic level)、自我層級(level of self)、社會與人際層級(level of social and personal relations)(Wadensten, 2005)。

（一）宇宙層級

老年人對時空的定義會改變，例如過去與現在分界的轉化；與年輕世代的連結性、親密感會增加；對生與死有新的領悟，而不害怕死亡；對生命中無法加以解釋的神祕構面能接受；對生活中的大小事件皆能持歡喜心。

（二）自我層級

坦誠面對自我隱藏的一面，好壞皆概括承受；減少自我中心，凡是不再以自我為考慮的出發點；身體的超然轉化，雖然關注身體，但不為其盤據；漸漸的自利已發展至利他的自我超越；重拾赤子之心；自我統整，慢慢學習將生活片段拼成一個整體。

（三）社會與人際關係層級

人際關係的意義與重要性有所改變，老年人變得較有選擇性，對表面的人際關係無興趣，獨處的需要增加；了解自我與所扮演角色間的差異，選擇從心所欲做自己的角色；統整純真無邪至圓熟的人格內；對事情的看法不再只是對錯的二元論，凡事會延遲判斷，不再好為人師的一直給指示或建議，了解財富的實質重要性，解脫苦行生活。

五、活動理論(Activity theory)

1948 年 Havighurst 首先提出活動理論，其認為活動是人感覺安寧美滿的關鍵因素。當老年人能在社會情況中，維持其社會角色與關係的程度越多，生活滿意度就越高。人擔負各種角色所衍生的活動，有助於鞏固自我概念的發展。因此，伴隨老化過程的失落，可以承擔新的角色或活動來替換之。

六、卸下理論(Disengagement theory)

卸下理論認為老化是人漸漸卸下社會角色與活動的一個無可避免、漸進的歷程。

個體藉由活動及參與的減少，以慢慢放棄社會角色與關係。卸下的方式因文化而異，其表現方式也隨個體健康、人格、生活狀況而迥然不同。

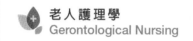

4-2 老年人的心理變化與壓力源

一、決策認知的變化

(一)智能變化

智能變化涉及層面很廣,包括記憶力、智力、學習力、注意力等。

1. **記憶力**(memory):通常記憶力可分成短期記憶及感官記憶。短期記憶會持續 30 秒至半小時;長期記憶,即以往所習得者。感官記憶透過感覺器官,只會持續幾秒的記憶。老年人自長期記憶汲取資訊的速度會減緩,特別是此資訊不是每日需要或使用者。保留資訊在意識層面的能力也會下降。與老化有關的健忘,可藉助一些提醒方式來改善之,例如圖像記憶、做小抄、物品的固定位置等。

2. **智力**(intelligence):就智力而言,切記罹病老人與健康老人不同;教育或文化背景不同者,不可加以比較;答題技巧佳,有能力參與智力測驗者,絕不可與有感覺缺損,從未做過測驗者做比較。基本智力不會因老化而減弱或增強;言語了解及算術能力也不會改變。結晶智力(crystallized intelligence)源自大腦主宰半球,讓人能運用過去的學習經驗來解決目前所遭逢的問題,此種能力不會改變。流體智力(fluid intelligence)源自非主宰的大腦半球,控制人的情緒、保留非智力性的資訊、創造力、空間感及審美力,這些能力會隨老化而下降。

3. **學習力**(learning):學習力不會隨老化有重大改變,但動機、注意力時間、資訊傳至大腦的延宕、感知缺損及罹病會妨礙老年人的學習力。老年人的學習準備度較不足,碰到問題會慣用先前經驗來處理,而不願嘗試新的問題解決方式。老年人由於感知運動能力的些微困難,而影響其學習。

4. **注意力時間**(attention span):老年人的注意力時間稍微縮短,執行任務最好不要超過 45 分鐘。老年人易因一些不相關的資訊與刺激而分心,較複雜的任務,執行力也會減弱。

(二)認知改變對老年人的影響

認知改變最常用的術語是認知損傷(cognitive impairment, CI),其泛指認知功能的障礙,包括記憶、定向感、注意力與專注力的障礙,智力、判斷力、學習力、感知力、問題解決能力、精神運動能力、反應時間及社交互動亦可能受影響。

最常見的認知評估項目如下：

1. **定向感**：問老年人時間、日期、季節、住的地方、姓名、年齡、職業等。

2. **注意力時間**：檢測老年人做完整思考的能力。此可由平常的對話，或要求老年人遵循指示來做評估。

3. **近期記憶**：詢問老年人有關其家人、友人等新近發生的事件。

4. **遠期記憶**：詢問老年人有關其孩童時期或在學校或生活早期發生的事件。

5. **語意了解**：以生活用品來詢問老年人，請他說出這些物品的名稱。

6. **判斷力**：運用一些情境來問老年人將如何處理，例如在高速公路上駕車破胎怎麼辦？

　　認知改變對老年人的影響，在定向感方面，最先喪失的是對時間的定向感，繼而為地、人。此肇因可能是酗酒、低血糖、頭部創傷、體液與電解質失衡、營養缺乏（如維生素 B_{12}、C）。

　　注意力時間異常呈現在病人無法完整思考，或很容易分心。可能因混亂、負面感、雙相情緒障礙症、注意力缺損、人格異常或思覺失調症引起。

　　老年人的近期記憶喪失，但遠期記憶完整，表示有一器質性症候群，例如阿茲海默氏失智症；無法意會字意或無法讀、寫，皆稱為失語症(aphasia)，其肇因有失智症、中風、頭部創傷及暫時性缺血發作(TIAs)。

　　判斷力損傷可能源自器質性腦部疾病、失智症、情緒功能低下、智能不足與思覺失調症。就認知損傷而言，最先由記憶力改變開始，終致失智症的結果。也有研究指出認知改變的老年人，很容易發生憂鬱症、自殺、跌倒(Ryan et al., 2006)。

二、情感需求的變化

（一）失落反應

　　失落是人生活中不可避免的經驗。失落類似死亡是一個事件；瀕死、哀傷、哀慟則是一個過程。老年人的失落大致可分成二個部分，一為關係的失落，諸如失去重要他人，或因罹病、死亡、距離、行動不方便而與人的互動減少；另一項失落是生活的轉變，例如角色、經濟狀況、獨立程度、身體健康、心理穩定性、生與死的問題等。

人在面對失落時，會源生哀傷反應，其反應順序為麻木感、憤怒、窘迫感，呻吟與尋找失落物，解體、絕望及重組，有人認為哀傷過程是有順序，直線進行；有人則認為其是一個循環週期。失落導向與恢復導向二股因應力量會同時進行。例如失落導向(loss-oriented)的因應不只得處理失落本身，還得因應與失落對象的依附情結，將與失落有關的人事物重新聚集。恢復導向(restoration-oriented)的因應方式包括嘗試新事物、轉移對哀傷的注意力，避免哀傷及建立新關係。在上述二股因應力量的互動下，人們會漸漸走出失落的陰霾。

（二）負向情緒

情緒與健康、罹病間的關係，雖然尚未為人充分了解，但身心是一體，密不可分是事實。負向情緒會誘發人罹病，特別是壓力造成身體疼痛，例如心臟病、高血壓、腸躁症、皮膚病已廣為世人所接受。

隨著年齡的增加，自我照顧能力可能會受影響；失能程度越大，依賴度越大。老年人對每日生活的主宰感一旦喪失，會呈現失去信心，預期失敗、感覺沒能力與自尊下降。老年人可能會藉由呈現無助、慮病或操控別人來做因應。護理人員應將控制權、自主權藉由護理活動，歸還至老年人手裡，以協助老年人保有其統整感與自尊。例如依老年人要求，給予毛巾或協助其站立，而非一昧的為老年人完成所有照護活動。此外，護理人員應該永遠是老年人最好的支持者、代言者、諮商者與鼓勵者。

除了依賴與喪失控制感外，另一項負向情緒是無助感。老年人可能因一連串的治療失敗、對醫療照護環境失望、人際互動不佳、無助的生活方式、嘗試做控制卻屢敗等等，而覺無助感、無力感。護理人員需花費特別的心力，以重構老年人的信心。

老年人的因應策略有正向與負向者，護理人員應協助老年人盡可能採取正向的因應策略來處理其負向情緒，以免其受負向情緒影響而無法自拔。

一般因應策略可分成下列三種：

1. **積極的認知策略**(active-cognitive strategies)：(1)祈禱擁有指引與力量；(2)做最壞的打算；(3)嘗試做正面思考；(4)考慮各種替代方案；(5)搜尋過往的經驗；(6)一次只解決一件事；(7)試著撤離現場，保持客觀；(8)將情境在心中走一回，以嘗試了解之；(9)自我告知事情總會變好；(10)不斷自我打氣；(11)接受之。

2. **積極的行為策略**(active-behavioral strategies)：(1)試著對情境有更進一步的了解與掌握；(2)與配偶或親戚談論問題；(3)與朋友討論問題；(4)與專業人士討論問題（如醫師、律師、技師）；(5)忙於其他事，以遠離煩心的問題；(6)擬訂行動計畫並遵循之；(7)切勿草率行事；(8)暫時離開該情境；(9)知道哪些事必須做，並試著讓其發揮功效；(10)抒發一己情緒；(11)向有類似經驗者求援；(12)試著磋商或妥協，以做正面解決；(13)藉由運動以減輕壓力。

3. **趨避策略**(avoidance strategies)：(1)將憤怒或憂鬱情緒宣洩至他人身上；(2)將情緒壓抑在自己心中；(3)避免與人來往；(4)拒絕相信事情發生了；(5)喝酒以減輕壓力；(6)大吃以減輕壓力；(7)吸菸以減輕壓力；(8)服用鎮靜劑以減輕壓力。

三、疾病與功能的變化

（一）身體功能老化及慢性疾病

　　老年人面臨許多身體功能的退化，不論這些退化是正常老化（諸如外表的老化、內在器官功能的退化、知覺能力變遲鈍、認知功能的退化），或病理性變化（如慢性病或老年期疾病），均會影響老年人的心理反應。

　　老年人對身體功能老化的詮釋，可能會悲觀的認為時日不多，對目前狀況又不滿意，充滿遺憾、焦慮等；或「在暮色蒼茫中加緊腳步前進」的把握時日，以讓自己變得更好。有些老年人會因過度專注身體的改變或病痛，而呈現慮病症(hypochondriasis)、身體化疾病(somatization disorder)、疼痛疾病(pain disorder)等。

　　臺灣老年人已占總人口的 10%以上，其中有超過 64%的老年人罹患慢性病（衛生福利部，2021）。慢性疾病帶給老年人的衝擊含括身體、社會心理與靈性各層面。身體層面的衝擊主要是身體功能行使的改變（如吃不下、睡不著、呼吸不順）、社會心理層面的衝擊如社交隔離、孤獨、寂寞、心情鬱悶、害怕被遺棄；靈性層面的衝擊則如對死亡的恐懼、抱怨上天的安排、內心思想不平安（簡，2004；賴等，2004）。

（二）自我心像改變

　　老年人在老化過程中，身體外觀與功能的明顯改變，使老年人必須重新調適，以接納新的身體心像。一旦老年人辨識到老化的漸進、自然的改變，

會重組其自我概念與身體心像。老年人對身體心像的改變是否有自我察覺（意識），端賴其對角色的接納或拒絕。例如一位建築工人當他年齡越大，體能大不如前，他可能會考慮交棒；而有些老年人則怎麼說也不願加入社區的老人會，他們並不認為自己已經是邁向老年了。

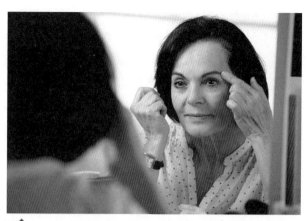

如果老年人無法接受老化所引起的諸種改變，他可能會繼續從事年輕時的身體活動；或以整

📷 在老化過程中，身體外觀與功能的明顯改變，使老年人必須重新調適，以接納新的身體心像

型手術、生技產品來抗拒老化過程。反之，有些老年人則過度強調身體的老化，而使自己的生活陷入許多不必要的限制中。

身體心像與自我概念也會影響老年人的性活動。年輕就是美，老年人可能會認為皺紋、白髮、皮膚鬆弛、身材走樣等讓自己變得一點吸引力都沒有，加上老化引起的生殖器官之變化，使老年人可能會排斥性活動。

（三）老年人面對死亡的心理

自古以來，人類對死亡有許多描述，例如「人最寶貴的資產是最後一口氣」、「死亡對小孩而言是幸運的，對年輕人而言是苦痛的，對老年人而言則是太晚了」、「一個人只能死一次，我們都欠神一次死亡」。死亡是人生經驗中最具挑戰性、最具個別性與私人性的事件。有些人認為年輕人、中年人的死亡是悲劇，因為他們還未過完人生。老年人因為已走完人生的大部分旅途，所以死亡是值得祝福的。事實上，大部分老年人仍會認為他們還未完全實踐其人生，還未準備好死亡。

面臨死亡的瀕死時光也可能是一段自我成長的階段，藉由生命回顧，將未完事宜了結；反之，也可能充滿遺憾。

依據階層需要，可將老年人面對死亡的需要分成生理需要（如解除身體症狀、保存精力、止痛）、安全感需要（如說出心底的害怕、信任照顧者、獲悉真相）、愛與所屬感（如感覺為人所愛、瀕死時有所愛的人陪伴、有機會暢談）、自尊的需要（如為人所尊重、保有個人尊嚴、擁有決定權），及自我實現的需要（如感知到死亡的意義、知道如何面對不可避免的未來）。

由上述需要衍生出老年人面對瀕死的權利，藉此以滿足老年人面對死亡的心理需求(Ebersole et al., 2004)。

1. 我有權利被視為一個人直到我死亡。

2. 不論希望的焦點如何改變，我有權利一直擁有希望感。

3. 我有權利被有助於我維持希望感的人所照顧。

4. 我有權利依照我想要接近死亡的方式來表達我的感覺與情緒。

5. 我有權利參與有關照顧我的各種決定。

6. 我有權利得到持續性的醫療照護，即使治癒目標已變成舒適目標。

7. 我有權利不是孤獨的面對死亡。

8. 我有權利免於疼痛的煎熬。

9. 對於我的問題，我有權利獲得坦誠回答。

10. 我有權利擁有個別性，而且不為人批判我的決定，即使我的信念與別人迥異。

11. 我有權利預期死後人們會尊重我的遺體。

12. 我有權利被關懷、敏銳、有博學涵養的人照護，他們會試著了解我的需要，也能自協助我面對死亡的過程獲得滿足感。

4-3 老年人的社會變化與壓力源

一、生活型態的衝擊

（一）退 休

「退休」的概念是近代的名詞，在農業社會中，活著就需勞動，人們沒有退休的概念。工業化國家才開始有展齡退休。世界各國對退休的處理也不盡相同，有些國家為因應人口老化及減少政府財務負擔，採取延後退休，或取消依年齡或年資的強制退休制度；有些國家則為縮減雇主的人工成本，員工可創事業第二春，而採提早退休的優惠制度。不論何者，退休與年老間的等號關係逐漸變模糊。

老年人需調適的一重大改變就是退休後喪失工作角色。這個角色轉變，是許多人承受老年衝擊的第一種經驗。對以生產力來判斷人價值的社會而言，退休是很難承受的過程。

職業認同大部分源自個人的社會職位，及與該職位有關的社會角色。某些社會角色連結著一些刻板印象，例如難纏的建築工人、狂野的舞者、公正的法官、正直的牧師、博學的律師、自我中心的藝術家等。人們在描述一個人時，常冠上其工作角色而非其人格特質。由於工作角色會衍生出身分與行為期望，故一旦退休就會危及個人的角色認同。

薛與曾(2002)採用配額抽樣法調查臺灣 45 歲以上中高齡就業者 1,123人，分析目前在職之中高齡者對於未來的退休規劃，包括預期工作型態與生活狀況等。研究發現中高齡退休後規劃繼續全職工作者僅 5%，約有 1/4 未來退休後選擇兼職工作，而選擇義務工作則約達四成，顯示中高齡退休後豐富的人力可與非營利部門的發展做適當的結合；而對於退休後之預期生活狀況，約有四成認為生活會變差，甚至有約 5%認為生活將有困難。

如果工作是一個人生活的重心，退休將是一大衝擊。人需盡早培育與工作無關的休閒娛樂，一旦退休，即可充分利用時光，並從中得到快樂與滿足。再者，享受退休時光，也是歷經退休過程此一生活壓力事件的良方。

儘管退休的反應因人而異，不過還是有些共通點，Atchley (1975)將退休分成下列數個階段。

1. **遠距期**(remote phase)：在職業生涯早期，知道將來會退休，但很少真正做準備。

2. **逼近期**(near phase)：退休已成事實，開始準備離開個人工作崗位，也會想像退休後的狀況。

3. **蜜月期**(honeymoon phase)：退休後不久，有些欣快感，開始嘗試之前想像的退休生活。經濟、健康等因素會決定退休者的嘗試程度，終致發展出一穩定的生活方式。

4. **清醒期**(disenchantment phase)：生活重拾穩定，有時會產生憂鬱感。退休前抱持越不切乎實際的想像，此時的覺醒程度越大。

5. **再定向期**(reorientation phase)：重新擬訂退休後的作息常規，使其貼近實際生活，以擁有滿足感。

6. **穩定期**(stability phase)：接受退休角色，並據以做為參與老年生活的指引。有些老年人會自蜜月期直接進入此期，有些人則永遠無法抵達此期。

7. **終止期**(termination phase)：有些老年人重拾工作角色，或因罹病、失能而成依賴者，皆會使退休角色喪失。

護理人員應評估老年人是屬於退休的哪一階段，以提供其所需的護理措施。例如在遠距期可提供退休前計畫的諸多建議，逼近期則需有關退休事實的諮商，蜜月期需協助退休者以適當觀點來正視退休，清醒期需給予支持但非自憐，找尋滿足感的新來源以利再定向期的過程，激賞與提升穩定期的力量，有助於老年人的適應退休。即使因疼痛或失能得終止退休期，仍需技巧的處理老年人的依賴性與尊重老年人是很重要的。

（二）遷 居

在宅老化是當今世界各國倡行的長期照顧政策。但有些情況，老年人不得不遷移。例如本來是住別墅、透天厝，在子女離家、配偶死亡後，若一個人獨居，房子過大不但無法清理，經濟上負擔大，行動上也會有不便之處。故有些老年人就會遷移至專門給老年人居住的老人公寓或大廈。

有些老年人則是因身體失能狀況日趨嚴重，而不得不入住機構。為了減少老年人在遷移適應上的困難，政府鼓勵民間興建多層級(multi-level)的老人照顧機構，在老人功能狀況比較好時，可以住在老人公寓（大廈）或養生村；隨著功能變差，再遷至鄰近養護或護理之家（長期照顧機構），由於整體環境是老年人所熟悉的，故可降低遷居所引發的衝擊。

（三）物價變動

物價變動影響人的生活甚多，因為人生活中的飲食、健康醫療、住屋、安全、獨立等皆與物價有關。許多老年人在經濟上屬於弱勢族群，或是貧窮一族。因為退休金有時不到全薪的一半，加上通貨膨脹，使得退休金越顯不足。

收入減少使得老年人的社交生活、休閒娛樂都被迫減少。老人年金根本是杯水車薪。若是租屋，甚至得搬至房租較便宜處，而與原來熟識的朋友、社區分離。飲食、醫療可能皆得做修正，以因應物價波動。若得與子女同住，或向子女要錢，又會引發另一項適應的議題。

因此，退休前盡早做老年的財務規劃就非常重要。趁著還在工作時，草擬退休預算，可推估退休後收入是否能克服物價波動。再者，一些專業理財經理人亦可提供一些服務，以協助老年人做財務規劃。

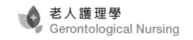
二、家庭與社會角色的衝擊

（一）代 溝

　　世代不同與生態週期奠立老人的認知基模，使他們與年輕一代發生所謂代溝。例如歷經日據時代與自大陸來臺的榮民，常得面臨認同混淆、道德標準的歧異、時不我予、尋根的需求、價值觀的落差等。

（二）老人歧視

　　老人歧視(ageism)乃指社會對老年人的偏見及刻板印象，諸如老年人與失能、罹病劃上等號、老年人頑固難相處、老年人抗拒改變、老年是沒有性的年齡層、老年人得意的事很少等。事實上這些偏見與刻板印象對大部分老年人都是有誤的。照護者必須有所察覺，以免喪失真正了解老年人的機會。

（三）家庭文化改變與獨居

　　老年期可能會面臨家庭生命週期的改變，例如空巢期。老年人可能會因此變得更加依賴下一代、自我中心；或藉由幫忙撫養孫子女與下一代共容或傳承，而體悟到自我的延續性及有用感。夫妻間的關係可能會因子女離家越形親密或不再有掛慮，而更形貌合神離，甚至走上離婚之途。

　　子女的離家，加上配偶、親友死亡，許多老年人得面臨獨居議題。衛生福利部(2022)指出 2021 年底列冊需關懷之獨居老人有 42,929 人，占老年人口之 1.1%。老年人獨居或僅與配偶同住的比率逐漸增加，與子女同住的比率逐漸下降。楊等(2006)探討社會獨居老人健康狀況與長期照護需求之現況及之間的關係。採橫斷式面對面問卷調查法，以屏東縣社會局登記之獨居老人為母群體，分層隨機抽樣 200 位獨居老人，研究結果發現：有 4.38%在日常生活活動、15.58%在工具性日常生活活動、1.92%在認知與情緒監控。

　　獨居並不等同寂寞。對人而言，不論身處任何年齡層，擁有獨處時光是必要的，藉由獨處，人可以有機會做反思、分析及了解自己生活的變化。老年人藉由獨處可以回顧自己的生命故事。照護者必須區辨獨居老人是否有因聽力、視力、言語缺損而越發寂寞或不安全感。臺灣的居家服務方案或志工團體，可藉由電話問安、家訪、居家服務等，提供獨居老人所需的社交互動或各項日常生活照護。

《小心，歧視》老年生活處處難 ✖

　　在敬老傳統與價值的大傘遮蔽下，我們很少承認現今的社會其實處處存在老人歧視。目前臺灣的老年人，如果想要自食其力，其實並不容易，一起來看老人受到什麼樣的不平等待遇。

三、生命與信仰的衝擊

（一）親友死亡

　　親友死亡加上老年人自己身體功能的每況越下，會使老年人漸漸察覺到己身逼近死亡的事實。即使人們理智上知道自己不可能永生，但行為上常是不願去正視。老年人常常是在面臨親友死亡的事實後，才會積極去實踐自己的夢想，深植信仰、鞏固家庭關係。生命回顧對老年人很重要，藉由詮釋與精煉過去的經歷，有助於老年人更了解及接受自己。一旦老年人了解自己的生命過得很有意義，對於逼近的死亡就較能接受。若從生命回顧中，發現未盡事宜，也可趁早了結，以免抱憾終生。

　　年輕人聆聽老年人的生命故事，可從中學習很多寶貴的經驗，並與過去時日有所連結。

（二）鰥寡者

　　失去配偶等於失去一個可分享喜怒哀樂生活經驗的人。鰥寡者必須學習一個人生活的許多新工作，例如有位老先生，在學習如何使用電鍋、洗衣機等的過程中，更加體悟他太太對他生命的重要性，而自學習操持家務過程走出喪妻哀傷。有研究顯示，不論性別、教育、工作狀況，人們認為退休後生活不至於有太大的變化，但失去配偶則會使生活變差（薛、曾，2002）。

　　鰥寡者若擁有較高的教育程度，經濟水準較佳，喪偶後，可以自其他來源獲得滿足感。反之，若一切以家庭為導向的家庭主婦，喪夫後，可能連帶的會失去許多保障，例如經濟、安全感，而使其調適越發困難。

　　友誼可協助鰥寡者度過喪失配偶的哀傷歷程，此外藉由一些活動，如志工服務，可協助鰥寡者重拾生活的重心與意義。

老年人社會心理壓力的調適與護理

一、護理評估

（一）影響老年人壓力調適能力的要素評估

壓力泛指任何會引發身體或心理緊張的事件或情境。若無壓力，人類除了滿足最基本的需要外，可能對生活會沒什麼動機。每個人可以忍受的壓力程度差異很大。老化過程可能會對人每日的生活造成干擾，或消耗人的內在資源，或被迫發展新的、不熟悉的因應策略。

老年人常見的壓力源有：害怕遭遺棄、害怕獨自面對死亡、住院、入住機構、感覺功能的改變（視力、聽力）、缺乏保護、活動度受限、無人接送、對未來無名的關切、害怕變老、社交的隔離、疼痛、服藥、受虐、失去寵物、住屋的待修繕、居無定所、照顧失智配偶、罹病、遷居、子女親友死亡、重要所屬物失落、憂鬱／哀慟等(Ebersole et al., 2004)。

老年人生物社會心理恆定功能的下降，加上老化環境需求變動，常使老年人面臨壓力的過度負荷。壓力耐受性變異很大，例如一位老年人在前年遭逢重要親人死亡，這種哀傷他可以處理。但若今年他面對親友死亡，加上自己為慢性病纏身，可能反應就很不一樣。

壓力程度的評估涉及許多變數，包括個人與環境，所以非常複雜。個人因素諸如基因體質要素、人格屬性要素、認知知覺要素；環境因素則如社會心理要素、生活型態與社會資源。

1. **個人因素**：擁有堅韌(hardiness)人格特質者，其對壓力的耐受性較高，有熱情、承諾去面對、接受與處理壓力。

2. **環境因素**：老年人壓力調適的能力，端賴其可取得的社會資源或支持程度而定。一般而言老年人會先動用己身內在資源，此涉及文化信念、價值觀；繼而尋求家人親友的協助，最後才請求專業人員與機構的協助。

社經階級較高者，例如金錢不虞匱乏、社會地位受人尊敬，個人所擁有的控制感較多，相對的也會提升其調適壓力的能力。

（二）老年人常見的壓力因應模式評估

因應模式乃指穩定因子，其有助於協助個人在壓力期間維持社會心理的平衡。一般而言，因應模式可分成二大類，一為積極、直接的處理問題；另一項則為避開問題，避而不談。憂鬱症患者比較傾向採取趨避的因應模式。

假使一位老年人有所需求，處理問題的最直接方法就是找人討論，他需要何種協助，請求提供切乎其需求的協助。反之，若老年人採取趨避方式，他可能會依賴鎮靜劑上床睡覺，希望事情終會解決。

老年人由於精力減退，調適能力降低，所以在面對日常生活的爭議、累積的生活事件與其他壓力源時，因應能力較差，尤其是在需要神經內分泌互動，或需針對神經、內分泌系統做反應時。不論是身體或情緒壓力，老年人皆需更多時間方可復元。

老年人因應策略的項目，請參閱本章 4-2 節中情感需求變化的負向情緒。老人入住機構後，個人會漸消彌，使其自尊、控制感大受威脅。可嘗試採取下列措施，以增進老年住民的控制感，繼而採取有效的因應策略。

1. **重拾自主性**：對情境的喪失某些自主性，可能會被老年人詮釋為全盤的失去控制感。因此得留意每一位機構住民最在乎的事項為何，例如個人用品的擺放、衣物的選擇等。

2. **提供多元但適度的選擇**：機構所提供的書籍、音樂、報紙、餐點等，皆需有多元化，以供機構住民做選擇。但是也不能選擇過多，以免造成老年人抉擇困難，甚至混淆萬分。

3. **提供機會讓老人一展才華**：剛開始老年人可能不願出來做個人才華、嗜好、興趣的分享，但持續做，就會有效果。鼓勵、讚美與少壓力，皆有助於老年人的表現。

4. **提供諮詢**：與老年人討論，將一些不合理性的信念重新架構；或對老年住民感到無法控制的情境，提供資訊以協助其提升控制感。

（三）常見的壓力調適評估量表

根據林(1998)所擬訂的臺灣老年人壓力量表(Taiwanese Elderly Stressor Inventory, TESI)，臺灣老年人的壓力項目可分成 60 項。

為了解老年人精神狀況，迅速確認其心理照護需求，國內有李明濱教授所編訂之簡式健康量表(brief symptom rating scale, BSRS-5)，共六題，以評估老年人過去一週睡眠困難、感覺緊張不安、容易苦惱或動怒、感覺憂鬱、感覺比不上別人，最後一題為附加題目「有無自殺想法」。每一題項依老年人感受程度：完全沒有、輕微、中等程度、厲害、非常厲害給予 0、1、2、3、4 分。分數代表意義詳述如下，(1) 0~5 分：表示身心適應狀況良好；(2) 6~9 分：輕度情緒困擾，建議找家人或朋友談談，抒發情緒；(3) 10~14 分：中度

情緒困擾，建議尋求心理諮商或接受專業諮詢；(4) 15 分以上：重度情緒困擾，需高關懷，建議尋求專業輔導或精神治療（衛生福利部國民健康署，2014）。

⊕ 表 4-1　臺灣老人的壓力項目

1.　退休	31.　與親友爭執
2.　遷移至新的住所或機構	32.　子女發生婚外情
3.　習慣改變（如吸菸或喝酒）	33.　子女間發生摩擦
4.　自己住院	34.　違反交通規則（例如無照駕駛）
5.　親友住院	35.　住家環境改變（修房子或太擠）
6.　子女成婚	36.　負債
7.　為女兒或媳婦做月子	37.　子女拒絕與父母同住
8.　疼痛或不適持續或復發	38.　子女發生分居或離婚事件
9.　赴大陸探親	39.　家人有壞習慣（如賭博、酗酒、服用毒品）
10.　睡眠習慣改變	
11.　子女相親未成	40.　個人體力大不如前
12.　體重突然增加或減輕	41.　飲食方式改變
13.　家庭成員離家（如工作、服兵役）	42.　與子女發生摩擦
14.　社交與休閒娛樂活動改變	43.　子女失業或被資遣
15.　自己再婚	44.　子女要錢
16.　配偶或子女死亡	45.　排便改變
17.　親戚或密友死亡	46.　沒有足夠的錢買藥
18.　自己的時間、生活型態或職業改變	47.　大陸親友來臺
19.　孫子女出生	48.　子女參與政治活動
20.　照顧孫子女	49.　向孫子女請求被斷然拒絕
21.　子女不孕	50.　自己或家人有法律糾紛
22.　女兒與女婿爭吵	51.　申請各種損害補償
23.　與配偶冷戰或衝突	52.　親友或鄰居對你有微詞
24.　住家鄰舍環境惡化（如水、空氣或噪音汙染）	53.　家人很少來訪
	54.　政治議題（如臺獨）
25.　家人行為未符合期望	55.　失去金錢或家產
26.　向子女要求生活費	56.　不同的意外事故（如車禍或跌倒）
27.　跟子女輪流住	57.　遺產的處理
28.　自我照顧能力改變	58.　農曆過年
29.　搭公車	59.　性活動的持續時間或頻率改變
30.　生活費驟減	60.　性需要未獲得滿足

（四）世界衛生組織生活品質量表－老年人版(The World Health Organization Quality of Life Instrument-Older Adults Module)

　　老年人社會心理壓力的調適與否，攸關其對一己生活品質的感受，因此可以世界衛生組織生活品質量表－老年人版做評估。此量表分成六個構面：感覺能力(sensory abilities)、自主性(autonomy)、過去與現在及未來活動(past, present, and future activities)、社會參與(social participation)、死亡與瀕死(death and dying)及親密感(intimacy)，共計有 33 個選項，以 5 分法做評估，分數越高表示生活品質越佳。

（五）成功老化(Successful Aging)

　　隨著老化進展，老年人接受且認為自己是個有價值的人、有自信、對人際關係及自我成就皆感滿意，這種生理、心理與社會的滿足狀態，稱之為成功老化。運用成功老化的量表或質性訪談，可評估老年人身心社會層面的調適狀況。

二、護理目標與措施

（一）促進信任感的諮商模式

　　溝通技巧是護理人員每日必須面對的議題，儘管溝通技巧或原則已學過，護理人員欲將之嫻熟的運用在護病互動過程仍是困難重重。加上有關溝通技巧的理論或實務架構，至今仍缺乏一致性的看法，更增添護理人員在實務運用上的窘境。護理人員在照顧病人時，常扮演諮商者角色，故「護理」與「諮商」常為人交替使用。

　　就諮商而言，在顧及有效性與可訓練性二個層面，焦點解決短期心理諮商是一極佳的諮商模式，其含括溝通系統與激發個人的改變、調適與成長(Bowles et al., 2001)。

　　焦點解決短期心理諮商(Solution Focused Brief Therapy, SFBT)乃指在面對問題時，將重點放在探討如何「解決」，而非探討「原因」為何。因為個案問題的形成常是很複雜的，既使了解了一切原因，有時還是無法解決問題的現狀。倒不如將重點置於發展出一些措施來處理現況（陳，2004）。

　　焦點解決短期心理諮商法源自美國 1980 年代，主要由 Steve de Shazer 及 Insoo Berg 夫婦在美國短期家族諮商中心(Brief Family Therapy Center, BFTC)創立。傳統的心理諮商是修改有問題處，以一步一步根除問題；焦點解決短

期心理諮商則是著重於問題不發生時的互動，以不斷拓展問題不發生的情境，以達系統改變。

焦點解決短期心理諮商的理念為事出並非皆有因，所以諮商的焦點應放在「可以做什麼讓問題不再繼續下去？」的解決歷程。在面對問題時，不僅是看到問題症狀，更應看到其隱含的正向功能。在解決問題的過程，個案是最了解問題的專家，諮商員則是解決問題「過程」的專家。由於個案最了解自己的問題，同時是具有功能的個體，故諮商員只需引發個案運用自己的能力及經驗來做改變。人類在面對問題時，無法順利解決之，癥結常出在解決的方法不當，而非問題本身。在個案有小改變時，引導個案正視小改變的存在及意義，而願意持續小改變，終致大改變。再者協助個案找尋例外，例如為憂鬱籠罩的個案，協助其找到何時不會發生憂鬱或憂鬱少一點的例外情境，以促成改變的開始。有時個案會陷於不知真正的問題是什麼，而訴諸一連串的抱怨，諮商員可藉由重新建構個案問題，協助個案對其問題持適當的期待，以創造改變。

焦點解決短期心理諮商顧名思義就是耗時不長，故護理人員可以用最少的時間來有效的處理病人問題。此技術可用於每次做護理評估時或每日的會談中。

焦點解決短期心理諮商的重點在安寧美滿感與健康，而非病理變化；同時以激發病人權能，辨識己身的長處與能力為導向，這些理念與護理實務都是相契合的(Bowles et al., 2001)。

★ 焦點解決短期心理諮商的流程

焦點解決短期心理諮商的流程包括建構解決的對話階段 40 分鐘、休息階段 10 分鐘、與正向回饋階段 10 分鐘。

1. 建構解決的對話階段

(1) 設定正向目標

　　A. 開場：例如一位為憂鬱症所苦的老年人個案來求助，在第一次會面時，諮商員就需向其說明整個流程，使其有所期待，而減少焦慮不安。例如：「我將會和你先談 40 分鐘左右，談的內容是有關你個人的情況以及你想要的目標。40 分鐘後，我們會暫停幾分鐘，在這個時候，我會離開這個晤談室一下，仔細思考你所說的一切，然後我會再回來。再回來的時候，我會告訴你我的一些想法，也會給你一些回饋和建議」。

B. 正向的開場引導：藉由「覺得我可以幫你什麼忙？」、「你今天來是想改變什麼？」可引導個案將焦點放在晤談目標的清楚設定。

C. 諮商關係的建立與維持：使用個案所用的語言，是與個案建立信任共融關係的開始。在晤談中，藉由諮商員的問句，可協助個案朝向不同的目標與方向進行會談，而導致個案的主觀知覺改變，發展不同的解決方案。例如個案陳述：「我的生活一團亂，我都快失控了。」諮商員可以詢問個案：「是什麼讓你覺得失控？」以激發個案思考。

此外，需考慮個案類型，即其來晤談的動機為何？有些是非自願來者，或只是一味抱怨，真正來求助的消費者才能使問題解決。

D. 設定目標：目標的敘述應採「現在式」、「肯定句」，而非未來式的假設句。例如「如果我出去找朋友聊天，我想我的心思就比較不會亂。」這種未來式的假設句，其效果就比「當我出去找朋友聊天，他們跟我談笑風生，我就沒時間亂想。」這種現在式的肯定句差。

再者，目標陳述最好採正向的敘述語言，且以動作進行的方式（即如何做）來陳述；目標的設定應是立刻或可以繼續做的行動。

(2) **例外架構**：例外(exceptions)可引領人思考「問題發生時」與「未發生問題時」的存在與意義，當人們更注意「沒有發生問題的時候」，就有可能使沒有問題發生的時刻更加發揮它的功能。例如「你說你總是心思很亂，有沒有一些時候，你的心思是比較不會很亂的時候？」

(3) **假設解決架構**：假設問題可能可以解決，可協助個案由認知中去尋找問題解決的線索。例如：「當你比較能處理你心思很亂的時候，你想你的生活會有什麼不同？」個案回答：「我想我就比較能睡得著，吃得下，不再一天到晚想為什麼心思很亂。」

諮商員的假設個案問題已解決的問句，讓個案採取不為心思很亂所控制的方法就是「不再去想」，而不是努力控制煩惱。假設解決架構的問句，暗示著問題可以解決，引導個案由未來回頭看現在，創造了行動背後的意義。

2. **休息階段**：諮商員藉休息階段萃取有意義的訊息以回饋給個案知道，使個案可進一步推衍其解決架構。

3. **正向回饋**：諮商員可藉由讚美使個案想讓例外的情況增加；提供訊息以使個案往問題已解決的道路前進；分配家庭作業以鼓勵個案去實際多做自己已經做、正在做的事，以加速現況的改變、問題的消弭。

（二）協助問題解決法的訓練

對於人在老年時可能面臨的問題，可藉由虛擬演練，引導人思索老年的存在議題，及如何應對之。例如：「在我有生之涯，我先生是我最好的朋友，現在他走了（死亡），我對任何事都提不起勁，我該怎麼辦？」、「年輕時我有很成功的職業生涯，現在年紀大了，卻要照顧我的姊姊，我適合嗎？」、「我是個老年婦女，我想要樹立一個形象，那就是逐漸變老卻不會伴隨負面的刻板印象，我該如何做呢？」上述問題可藉由老年人的健康促進訓練工作坊來提出、討論，以尋求最適合個人的舉措。

以對老年人的刻板印象而言，一位老年婦女就談及：「人們預期人變老就得穿得很似老年人，等你真的穿上老氣橫秋的衣服，人們又鄙視你。」、「只因為你是老年人，人們就對待你似小孩。」這位老年婦女一直都穿戴的很「帥氣」，頭戴棒球帽，衣褲顏色都很柔和雅緻。即使人們對老年人有負向的態度，這位老年婦女學會漠視它，並以行動來拆解人們對老年人的刻板印象。此外，若人們有老年歧視的行為出現，有些老年人是無助以對，有些老年人就會選擇抗議或以申訴來表達不滿，這些問題解決方法或因應方式都可藉由訓練來增進之(Traynor, 2005)。

就以老年人會面對的身體功能逐漸低下，社交互動受限，親密感的需要受挑戰，甚至為憂鬱症所苦為例，如何藉由重新尋找存在意義，而揮別老年的陰霾，就是一個絕佳的訓練題材。例如有些老年人既使身體有輕度失能，他仍願意走出家裡，參加社區關懷據點為老年人所辦的各項活動，或每天去日間照顧中心。別人可以站起來跳簡單的舞步，你可能得坐輪椅，但仍可用雙腳打拍子來參與其中。

有位臥病在床加上視力漸漸喪失的老年人，談及他如何用手機與親友聯繫，他請家人為他唸報紙，或聽收音機、看電視的新聞報導，以免與社會脫節。雖然他無法親自拜訪親友，做社交互動，但藉由上述的替代性方式，他感到很滿意。

總之，問題解決方法的訓練，旨在與老年人共同解決他當下所面臨的難題，所以得腦力激盪尋找各種處理方式，比較利益得失，以選出最佳解決之道。至於焦點解決短期心理諮商（請參閱前一節）則重在自老人過去生活中，找到未曾發生問題的例外經驗，或曾解決問題的正向經驗，以用在目前困境，增加老年人的自我效能（簡，2004）。

（三）調適模式的指導

★ 培育規律的身體活動習慣

運動對老年人腦部神經、認知功能有諸多利益。例如運動可促進大腦血液循環，提供神經足夠的養分需求；運動可促進大腦神經生長營養物質的合成；運動可提升神經傳遞分子分泌合成之效益；身體活動所產生的身心健康效益，對老年人大腦功能的維持有保護效果（石、洪，2006）。

最適合老年人的運動，以溫和、不激烈為原則，如散步、體操、騎固定的腳踏車；此外屬中國傳統文化的太極拳、外丹功、香功等，皆是能改善心肺功能的有氧運動。

老年人的運動處方如下：(1)頻率：採取高頻率、低強度；(2)強度：有氧運動，最大運動強度心跳的 40~60%（例如 70 歲者，最大心跳為(220－70)×60%=90），不過有心肺疾病的老年人，則得小心從事；(3)持續時間：慢慢延長，每天 10~20 分延至 1 小時；(4)方式：3/3/30/3，即運動前暖身 3 分鐘，1 週 3 次，1 次 30 分鐘，運動後再做緩和操 3 分鐘（朱，2003）。

不過，也有些報告持不同意見，認為強調運動「量」比運動強度重要，所以最好是每天都要運動，要把運動與生活結合在一起，如不要搭電梯要爬樓梯，不是 1 週只運動 3 次而已。此外，1 次運動 30 分鐘與分 3 次每次運動 10 分鐘的健康效益差不多。運動強度弱的話要運動久一點，譬如說走路這種不激烈的運動最不會運動傷害，最好一天走 60 分鐘（彭，2007）。

★ 生理調適

為能健康老化、老年生活適應良好，首要之務就是要有健康的身體。健康的身體奠基於健康的生活方式，越早擁有健康的生活方式，享有健康老年的資本就越多。健康的生活方式諸如營養均衡的飲食、要持久適當的運動、充足水分、適度陽光、節制生活、清新空氣、身心休息，及可靠、信賴或自信的內心世界。

此外，要定期健康檢查，以早期發現疾病，早期做治療。最後，老年人若能自主選擇一種最適合自己的居住方式，以活得安逸、有尊嚴，必能有效促進身心健康，擁有活得長又活得有品質的老年生涯。

★ 心理調適

雖然老年是近黃昏，但夕陽仍無限好。生理老化影響了部分身體功能，但歲月歷練所累積的人生智慧是無可取代的。因此老年人仍可發揮生命力，將自己的經驗做傳承，以對社會有所貢獻。

再者，心理狀態會影響人的身體健康，例如壓力產生時，胸腺、脾臟、淋巴結都會總動員，引發血中皮質醇(cortisol)上升，而抑制免疫系統。有鑑於此，心理的強化，有助於身體的健康。執是之故，建議老年人得做下列心理的調適：自我肯定、對神或冥冥之中的上天有信心、信任別人、提供無條件的愛、願意敞開胸懷、從事有目標的活動、節制一己生活、接受壓力是挑戰而非威脅、利他主義、願意開展人生的多面向。

★ 社會調適

因為社會是一所永遠畢不了業的大學，所以人是活到老學到老。近年來，臺灣各縣市普設社區大學、長青學苑，或民間文教團體、公益機構舉辦各種講座，可提供老年人進修研習的管道，及結交良師益友，增進人際互動。老年人藉由終身學習(life long learning)可與時代同步，甚至分享己身經驗，從中獲得自我實現、自我超越及存在的意義感。

另一方面，鼓勵老年人加入志願服務的行列，提升老年人的社會歸屬感、自我價值與自尊心。若有機會，可再投入職場，創造第二生涯，繼續奉獻一己寶貴的生命智慧與社會經驗。

休閒活動是人生活品質的一大要素。對老年人而言，休閒活動可培養其生活情趣，陶冶身心，讓老年人享有充實、有趣的生活。

夢想只要能持久，就能成為現實！

儘管有人受傷、有人被診斷出骨質疏鬆，甚至是些微失智，平均年齡72歲的長者們，是如何透過街舞，完成踏上小巨蛋的夢想？

（四）強化其他支持性網絡

老年人的支持性網絡可分成有形和無形支持性網絡，與內在或外在資源支持性網絡。

1. 有形和無形支持性網絡

（1）有形資源

A. 人力資源：例如配偶、家人、親友、教友、志工及一些專業人員（如護理人員、社工、復健師、照顧服務員）。

B. 財力資源：來自衛政與社政體系的福利資源，如居家服務補助、送餐服務、居家復健等。

C. 物力資源：如交通服務或器材租借。

(2) 無形資源：此以宗教信仰最重要，宗教是人心靈的拐杖，有了信仰可給老年人心理許多慰藉，及安定其對未知、不確定所源生的焦慮、恐懼。

2. **內在或外在資源支持性網絡**

(1) 內在資源：包括個人人格的成熟度、堅韌性與力量及家庭支持網絡的強弱。

(2) 外在資源：包括非正式的志工，與公私立機構非營利組織所提供的各項服務。

老年人必須熟知這些支持性網絡的訊息，方能做最佳的運用。目前臺灣各縣市的長期照顧管理中心皆有編印長期照顧資源手冊供民眾索取，老年人或照顧者可參酌使用。

（五）生命回顧

生命回顧(life review)可重建老年人對生命意義的詮釋，包括自出生到目前為止各發展階段的回顧，及生命中重要事件的整理，以讓老年人重新找到生命定位。技巧有敘事治療(narrative therapy)的解構(deconstruction)、重新框架(reframe)、去個人化(depersonalization)等觀念，引導老年人自生命回顧歷程，做正向生命意義的探尋（簡，2004）。

結論

老化的過程有快慢，但是人終究無法避免自然老化，器官功能會因老化而衰退，人格、心理、情緒等也會因老化而變化。藉由一些生活方式的修正，可以促進或維持老年時，身心認知功能的健康，減少老化對老年人生活功能的影響，以達健康、成功的老化(Hendrie et al., 2006)。

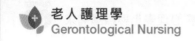

課後複習

( )1. 下列何種能力不會隨老化而下降？(1)智力 (2)言語 (3)算術 (4)創造 (5)空間感 (6)審美：(A)(1)(2)(3) (B)(4)(5)(6) (C)(1)(3)(5) (D)(2)(4)(6)。

( )2. 老年人定向感最先喪失的乃屬下列哪一層面？(A)人 (B)時 (C)地 (D)物品。

( )3. 與專業人士討論問題乃屬下列何項老年人的因應策略？(A)認知策略 (B)積極的行為策略 (C)趨避策略 (D)負面思惟。

( )4. 老年人需感知死亡的意義，此乃屬馬斯洛階層需要的哪一層？(A)安全感 (B)愛與所屬感 (C)自尊 (D)自我實現。

( )5. 興建多層級老人照護機構，可以讓老人減少遷居的衝擊。

( )6. 社會對老年人的偏見及刻板印象通稱為老人歧視。

( )7. 焦點解決短期心理諮商的重點在探討原因。

( )8. 老年人運動強度乃指達最大運動強度心跳的 40~60％。

( )9. 壓力產生時，人體血中皮質酮會上升，故會提升人的免疫力。

( )10.生命回顧可以重建老年人對生命意義的詮釋。

掃描

解答　參考文獻

老年人的完整護理評估

何瓊芳　編　著

本章大綱

5-1　基礎評估工具：溝通

5-2　健康史評估

5-3　老年人功能評估

學習目標

研讀本章內容之後，學習者應能達到下列目標：

1. 說出溝通的定義與影響溝通的因素有哪些。
2. 說出老年人需求評估內容。
3. 運用老年人需求評估工具。
4. 判讀老年人需求評估工具之意義。

Gerontological
Nursing

心智圖

老年人的完整護理評估

- **健康史**
  - 病史詢問
    - 家族史
    - 心理社會史
    - 系統回顧
  - 理學檢查

- **社會支持**
  - 身體健康 ● 生理
  - 心理狀況 ● 心理
  - 家庭互動 ● 社會
  - 照顧者負荷量表
  - 家庭功能評估表

- **家庭環境**
  - 居家環境評估表

- **生理/日常功能**
  - 日常生活活動 (ADLs)
    - 柯氏功能狀態量表 ● 身體功能評估 ● 自我照顧
    - 巴氏量表 (10項目) ● 自我照顧 ● 行動能力
      - 獨立-依賴6
        - 0-20分 ● 完全依賴
        - 21-60分 ● 重度依賴
        - 61-90分 ● 中度依賴
        - 91-99分 ● 輕度依賴
        - 100分 ● 完全獨立
  - 工具性日常生活活動 (IADLs)(8項目)
    - 複雜的社會生活
    - 獨立生活能力
    - 分數高-依賴低
  - 營養 ● 迷你營養評估量表 ● 營養師篩檢 ● 一般評估
    - 分數高-依賴低
    - 滿分14
    - ↑ 12-正常
  - 異常行為 ● 行為量能評估表
    - 危害他人 ● 危害他人
    - 困擾他人 ● 困擾他人
    - 危害自我 ● 危害自我
    - 不危害不困擾,但須受關照

- **心理認知功能**
  - 簡易智能量表 (MMSE)
    - 定向力
    - 記憶力
    - 簡易常識
    - 語言使用能力
    - 建構力
    - 思考能力
    - 共10題 ● 六向度 ● 簡易心智問態問卷調查表(SPMSQ)
      - 分數高-認知佳
      - ↑24分-輕度缺失
      - ↓16-重度缺失
      - 國中程度 0-30分
  - 臨床失智量表 (CDR)
    - 記憶力
    - 定向力
    - 解決問題能力
    - 社區事務參與
    - 居家活動與嗜好
    - 自我照顧能力
    - 分數0-4-正常 ● 簡易老年憂鬱量表
      - 分數0-正常

前言 *Foreword*

護理評估是護理過程中的第一個步驟，藉由系統性架構評估出個案健康問題，而老年評估則是對老年人的健康狀態進行整體性評估，強調的是老年人的健康狀態，不僅評估老年人受疾病的影響，更著重於老年人整體功能狀態、心智能力、社會、經濟，以及社會支持系統，因此老年人的完整護理評估是以老年人對於專業護理的需求情形來決定其在連續性照顧上的需要。老年人照護需要內容是以其身心功能異常程度為基準，即使相同診斷為腦中風的個案，因其最後導致功能缺損程度並不相同，個案需要照護的時間長短、服務次數與協助內容等服務型態也就不同，因此，醫療照護提供者必須能因應不同個案照護需求的變動，而改變所提供的照護型態。

人口結構老化、疾病型態慢性化、家庭照顧功能薄弱加上價值觀念改變，及科技發展都促成老人照護的需求日益增加，但老人照護需求主要仍是和個案自身失能程度及支持系統有關，因此運用工具整體評估上述層面的照護需求是迫切需要重視的課題，本章將詳細介紹長期照顧需求評估內容與工具，除了評估個案身體系統功能、日常生活活動能力、認知功能及行為問題外，同時也要評估居住狀況／住家環境，以及社會支持。

5-1 基礎評估工具：溝通

老年人常因為失智或失能無法獨立生活需要他人照顧，多數的健康照顧都是以任務為導向，也就是專業人員和老人家的互動是以這些照顧需求為中心，不管你要去評估老年人的疾病、症狀或了解老年人的想法感受，都需要透過溝通過程，有時由於不懂或誤會老人家表達的訊息，未能適時、正確地回應老人，形成照顧上的一大挑戰及困擾。而老年人若是在溝通上受挫，在行為上也較為退縮且缺乏自信，影響他人互動及生活品質，因此如何有效與老年人溝通，獲取正確資訊是相當重要的。

一、溝通的定義

溝通(communication)源自於拉丁文的 "*communicare*"，意思是共同(to make common)、分享(to share)的意思，即是藉由語言或非語言的方式，將事實、情感、意見、想法與態度等，由一個人或一個團體傳達給另一個人或另一個團體的過程。

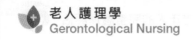

二、溝通要素

溝通要素包括訊息的傳遞者、訊息、訊息的傳遞途徑、訊息接收者、回饋及環境等六大基本要素。因此溝通是一個動態的過程，在特定情境中傳遞語言或非語言溝通訊息及內外在回饋；其中語言溝通就占溝通途徑的 35%，同一訊息對不同的個體來說可能有不同的解釋，故與案主溝通時，應先評估其教育程度及對語言的理解能力；而非語言溝通占溝通途徑的 65%，是指在未使用文字的情況下進行訊息的交換，包括情緒、情感及身體姿勢、臉部表情、眼睛接觸、距離等身體語言，尤其當老年人語言能力衰退、理解和表達能力不足時，照護人員可運用較多面部表情、身體動作等非語言方式與老年人溝通。

三、老化對溝通的影響

老化會造成感官功能改變，如視力改變，老年人視力退化對空間、深淺、物體移動的感知較差，因此在非語言傳達的接收上易受影響；60~70%老年人有聽力障礙問題，聽力改變又以重聽、對語言辨識能力不好、及對高音頻的聲音敏感度或接收力降低最多。而聽力不佳除了影響訊息接收不良，亦對老年人自身的發音、意義表達有所影響。老化過程中因記憶力及理解力退化或障礙、用字較困難及缺乏變通性，說話的速度也變慢，缺乏流利，使大多數老年人在接收外界訊息及處理訊息需花較多的時間。

除了自然老化造成老年人溝通困難外，有些老年人因罹患慢性病造成肢體及感覺器官的障礙也會影響溝通，如失智症、中風等，因此溝通的技巧對於老年人來說更加重要。

四、與老年人溝通的注意要點

1. 會談開始之前，要先和老年人問候、介紹自己，並說明此次會談的時間及目的。
2. 評估是否伴有其他會影響老年人和他人溝通的生理障礙，長者有視、聽力障礙時，應輔以適當的器具，如配戴合適的眼鏡、助聽器或假牙等。
3. 運用語言和非語言溝通，以增進老年人理解能力。
4. 雙手置於身體兩側，手掌張開，保持安全卻能清楚溝通的身體距離。
5. 維持與老年人同一高度，雙眼的接觸。避免在老年人背後說話。

6. 說話速度盡可能緩慢、平順且清晰。

7. 運用正向方式來表達「是」或「要」，如：「請將您的衣服放在床頭桌上」、「請將您的手放進口袋」。

8. 一次只給一個指示，必要時配合動作指引。

9. 在未確定老年人真的了解或做決定之前，給予足夠的時間思考並反應。若老年人無反應，可重述問題或請老年人逐字重述，確定他了解與否，避免一再重複或大聲喊叫。

把握溝通技巧！不再覺得老人家難溝通、歹逗陣 ⊗

　　許多人都有機會與長輩做交流或是溝通，而常常很容易不小心使用不洽當的講話模式來去應對長輩，如何能有效溝通，讓長輩覺得受到尊重、又能認同你的想法，透過影片一起來看看吧！

五、與老年人有效的溝通技巧

　　溝通技巧運用得當將促進與老年人治療關係的進展，增加老年人對護理人員的信任感，在照顧老年人時之有效溝通技巧如下：

1. **適當運用沉默**：適當運用沉默可藉機觀察老年人的非語言性行為，以決定後續使用的溝通技巧；在旁陪伴老年人，需讓老年人了解，無論其是否發言都是被支持的。

2. **給予老年人認同感**：就事論事的陳述，表示護理人員注意到老年人的改變。例如：「我注意到你今天比較有笑容」。

3. **提出所觀察到的情境**：護理人員將觀察到老年人的看法和感受說出來，協助其了解自己的行為，例如：「你今天看起來很有精神喔！」「你看起來好像很害怕的樣子！」。

4. **提供自己**：護理人員將自己當成治療工具來陪伴、協助老年人，增加老年人的安全感。如：「我是照顧你的護理人員，你有事可以找我」。

5. **鼓勵老年人描述其感受**：將心中的煩惱與困惑表達出來，以減輕其憂鬱情緒。

6. **反應**：護理人員與老年人的溝通過程中需注意老年人的感受，並給予適當的反應，可使用語言或非語言的方式給予回應，讓老年人感受到護理人員的關懷。

7. **澄清**：若老年人的表達較模糊意念或不清楚時，護理人員需再次確認其真正所要表達的意思為何。如：「您所說的意思是……」。

8. **集中焦點於問題的重心**：老年人於溝通過程中常會重複性的講述同一個話題，或注意力不集中。護理人員在溝通的過程中需小心引導話題到問題重心，且需注意老年人的感受。

5-2 健康史評估

　　一般健康史評估包含詳細的病史詢問及理學檢查。病史詢問應了解老年人預防保健、疫苗注射，有無特殊病史及家族史，更應加強評估老年人是否有常見如尿失禁、跌倒、譫妄等症狀，而老年人的口腔和牙齒是否有蛀牙、牙周病、掉牙等問題也應注意。此外應加強老年人用藥評估，了解老年人是否有使用哪些中草藥、健康食品；另需評估其服藥遵從性，並注意藥物的交互作用。理學檢查則是藉由系統性的收集老年人的健康史及視診、觸診、叩診、聽診、特殊檢查等以了解其生理健康狀態，完整的老年人健康史評估如表 5-1。

表 5-1　完整老年人健康史評估

(一) 健康史：(請用✓方式圈選出)
□1.　腦中風（梗塞或出血）
□2.　心臟血管病（高血壓、冠狀動脈心臟病、瓣膜性心臟病、鬱血性心衰竭、心律不整）
□3.　肺病（肺結核、肺氣腫、慢性支氣管炎、哮喘、肺炎、肺腫瘤等）
□4.　胃腸病（胃炎、潰瘍、出血、功能性障礙、胃或大腸腫瘤、痔瘡、大便失禁）
□5.　肝膽胰疾病（肝炎、肝硬化、脂肪肝、肝囊腫、肝腫瘤、膽結石、胰臟炎等）
□6.　腎病（腎小球炎、感染、腎結石、腎囊腫、腎衰竭）
□7.　生殖道疾病（前列腺肥大、尿失禁、陰道炎、骨盆腔腫瘤）
□8.　骨關節疾病（關節炎、痛風、骨折、肌腱或其他軟組織炎、骨質疏鬆等）
□9.　血液疾病（貧血、血液腫瘤、血球增生異常、凝血異常、淋巴腺病變）
□10.內分泌代謝疾病（糖尿病、甲狀腺機能亢進或低下、高血脂症、停經症候群等）

⊕ 表 5-1 完整老年人健康史評估（續）

☐11. 神經疾病（失智症、巴金森氏病、外傷、癲癇…等）
☐12. 眼疾（白內障、青光眼、黃斑退化、視神經萎縮、視網膜病變…等）
☐13. 耳鼻喉疾病（失聰、暈眩、腫瘤…等）
☐14. 口腔疾病（牙周病、牙齒缺損、腫瘤…等）
☐15. 乳房疾病（纖維囊種、惡性腫瘤…等）
☐16. 精神疾病（憂鬱症、思覺失調症、妄想症、失智症…等）
☐17. 影響健康行為因素：☐吸菸　☐飲酒　☐嚼食檳榔　☐服食藥物 ＿＿＿＿＿＿＿＿＿
☐18. 食物及藥物過敏史：＿＿＿＿＿＿＿＿＿＿＿＿＿＿＿＿＿＿＿＿＿＿＿＿＿＿＿＿
☐19. 疫苗注射史：☐流感　☐肺炎鏈球菌疫苗
☐20. 其他疾病及住院病史：＿＿＿＿＿＿＿＿＿＿＿＿＿＿＿＿＿＿＿＿＿＿＿＿＿＿
☐21. 目前用藥：＿＿＿＿＿＿＿＿＿＿＿＿＿＿＿＿＿＿＿＿＿＿＿＿＿＿＿＿＿＿＿＿

（二）家族史

（三）心理社會史

家庭經濟狀況：☐富裕　☐小康　☐貧窮　☐其他＿＿＿＿＿＿＿＿＿
主要照顧者：☐配偶　☐子女＿＿＿＿☐看護＿＿＿＿☐其他＿＿＿＿＿＿
宗教信仰：☐佛教　☐基督教　☐回教　☐天主教　☐一貫道　☐其他＿＿＿＿＿＿

（四）系統性問題回顧

全身狀態：☐體重減輕　☐衰弱　☐疲勞　☐發燒　☐其他
皮膚：☐紅腫　☐癢　☐乾燥　☐其他
頭部：☐頭痛　☐頭部外傷　☐其他
眼睛／視力：☐正常　☐視力模糊不清（＿＿＿眼）　☐失明（＿＿＿眼）　☐其他
耳朵／聽力：☐耳鳴　☐昏眩　☐耳痛　（＿＿＿耳）　☐助聽器的使用（＿＿＿耳）
　　　　　　☐正常　☐重聽（＿＿＿耳）　☐失聰（＿＿＿耳）　☐其他
鼻子：☐鼻塞、流鼻涕或鼻癢　☐流鼻水　☐其他
　　　☐腔與喉嚨：☐牙齦出血　☐舌頭痛　☐口乾　☐沙啞　☐喉嚨痛　☐其他
　　　☐腔／假牙裝置：☐無　☐有（☐上　☐下　☐固定　☐活動）（☐切合　☐不切合）
飲食狀態：方式：☐正常進食　☐管餵　☐造瘻
型態：☐一般進食　☐流質　☐配方
食慾：☐良好　☐尚可　☐不佳
頸部：☐腫塊　☐頸部痛或僵硬　☐其他
乳房：☐腫塊　☐乳頭分泌物　☐其他

🔍 表 5-1　完整老年人健康史評估（續）

呼吸系統：□咳嗽　□痰　□咳血　□喘鳴　□其他

心臟系統：□胸悶　□胸痛　□心悸　□呼吸困難　□端坐呼吸　□其他

消化系統：□吞嚥困難　□心口灼熱　□食慾不振　□噁心、嘔吐　□嘔血　□消化不良

　　　　　□排便習慣改變　□黑便　□便祕　□肚子痛　□其他

泌尿系統：□頻尿　□夜尿　□多尿　□血尿　□尿急感　□小便有灼熱或疼痛感

　　　　　□尿流變細或無力　□排尿延遲　□尿失禁　□其他

周邊血管系統：□間歇性跛行　□其他

肌肉骨骼系統：□肌肉或關節痛、僵硬　□背痛　□肌肉無力　□活動或運動受限　□其他

活動型態：□步行　□輪椅　□拐杖　□其他助行輔具　□完全臥床　□其他

神經系統：□昏厥　□麻痺　□麻木感或感覺喪失　□刺痛　□震顫或是其他不自主運動　□其他

血液系統：□容易瘀傷或流血　□其他

內分泌問題：□不耐冷或熱　□過度流汗　□容易　□渴或肚子餓　□多尿　□其他

精神方面：□易緊張　□壓力　□憂鬱　□其他

睡眠型態：□正常　□不易入睡　□斷續睡眠　□晨起過早　□日夜顛倒　□其他

（五）理學檢查

生命徵象：體溫_____脈搏_____呼吸_____血壓_____

整體狀況：身高_____體重_____BMI_____

意識狀態：□清醒　□嗜睡　□紊亂　□呆滯／木僵　□昏迷　□植物人($E_\Box V_\Box M_\Box$)

情緒：□正常　□激昂　□多話　□退縮　□寡言　□淡漠不語　□漫罵　□攻擊行為

溝通：□正常　□語言不清　□失語　□認知障礙　□其他_____

管路：□鼻胃管　□導尿管　□氣切管　□造口　□其他_____

皮膚（紅腫、褥瘡等）：□無　□有_____

頭部（壓痛、腫塊、外傷等）：□無　□有_____

眼睛（對光反應、充血、分泌物等異常表現）：□無　□有_____

耳朵（疼痛、分泌物、聽力等異常表現）：□無　□有_____

鼻子（黏膜腫脹、鼻中隔彎曲、異常分泌物等）：□無　□有_____

口腔／喉嚨（牙齦出血、潰瘍、紅腫等）：□無　□有_____

頸部（甲狀腺腫、頸動脈嘈音、淋巴腺腫）：□無　□有_____

關節活動度：□正常　□受限制

乳房（硬塊或異物）：□無　□有_____

胸腔（囉音或噪音）：□無　□有_____（是否均勻對稱）□是　□否_____

心臟（心雜音 S_3、S_4 等）：□無　□有_____

心律不整：□無　□有_____

腹腔（腹部硬塊或異物、壓痛、其他等）：□無　□有_____

肢體：□正常　□關節變形　□截肢　□偏癱（□左　□右）　□半癱　□全癱

➕ 表 5-1　完整老年人健康史評估（續）

其他（脈搏、水腫、變（畸）形、關節活動度、壓痛、發炎、腫脹）：＿＿＿＿＿＿＿＿
神經（腦神經、感覺、運動、顫抖（靜止或啟動）、僵直、病理反射、不隨意運動等）：＿＿＿＿
觸覺：□正常　　□遲鈍（＿＿＿＿手＿＿＿＿腳）　　□喪失（＿＿＿＿手＿＿＿＿腳）
（六）重要之實驗檢查報告(Laboratory Results)
1. CBC/DC：
2. e⁻：
3. U/A：

5-3　老年人功能評估

　　因老年人照護需求主要是因其不同失能程度及支持系統缺乏引起，因此功能評估又大致分為「生理／日常功能」、「心理認知」及外在的「家庭環境」、「社會支持」功能，因個案需要不同的長期照護服務，故要確認個案的照護需求，就必須先對個案做完整的功能評估。

一、老年人生理／日常評估

　　生理功能是指個案的功能狀態、執行日常生活活動功能，及工具性日常生活活動功能的能力，分述如下：

（一）柯氏功能狀態量表(Karnofsky performance status scale, KPS)

　　柯氏量表在 1984 年由美國醫師 Karnofsky 及 Burchenal 所發展，早期用於評估化學治療後病人的體力狀態，病人一般健康狀況和對治療耐受能力，之後美國東岸癌症化療小組合作(Eastern Cooperative Cancer Chemotherapy Group)的 Zubrod 等學者將其分為四級，用於評估個案基本日常生活活動(ADLs)的變化，如表 5-2（陳等，1995）。目前國內居家護理的健保給付評估標準之一，即個案 Karnofsky 表必須為 3 級以上者。

➕ 表 5-2　柯氏量表

級　數	內　容
第 0 級	完全活動
第 1 級	能步行及維持輕度活動，如家務、辦公室工作，但限於體力消耗量大之簡單活動
第 2 級	能步行及維持大部分自我照顧，但無法進行辦公或家務，50%以上清醒時間，不需限於床椅上
第 3 級	只能維持有限之自我照顧。超過 50%以上時間清醒，活動限於床上及椅子上
第 4 級	完全無活動。無進行自我照顧，且完全限制在床上或椅子上

※ 資料來源：何瓊芳(2010)．居家護理個案功能評估．*居家護理*（二版，106-146 頁）．新文京。

（二）日常生活活動(Activities of daily living, ADLs)

巴氏量表(Barthel index)及 Katz 量表(Katz index)常做為 ADLs 評估工具，分述如下。

★ 巴氏量表(Barthel index)

巴氏量表用於評估個案因生理缺損而影響日常生活活動功能的程度，總分由 0~100 分，包括「進食」、「移位」、「個人衛生」、「上廁所」、「洗澡」、「平地上行動」、「上下樓梯」、「穿脫衣服」、「大便控制」及「小便控制」等十項自我照顧及行動能力。每一項依「完全獨立」、「需要協助」和「完全依賴」分成 2~4 級，得分越高表示個案依賴程度越低，其中 0~20 分為完全依賴，21~60 分為重度依賴，61~90 分為中度依賴，91~99 分為輕度依賴，100 分則為完全獨立。各項目均有標準化評分方式，因此專業人員能立即有效的評估個案的照護需求，省時方便。量表內在一致性為 0.87~0.92，但該量表因為每一項目分 2~4 級不等，每級為 5 分，對較小的功能差別較不敏感（表 5-3）（陳等，1995；張，2001；Katz, 2003）。臺灣老年人日常生活活動(ADLs)狀況的調查結果顯示，女性各項日常生活活動項目執行有困難或完全做不到的比率，皆高於男性，且年齡越長者高於年齡較低者（劉，2008）。在吳與張(1997)的研究則發現臺灣社區老年人以洗澡的功能障礙率最高，進食最低。目前個案的巴氏量表評估必須為 60 分以下時，才能申請全民健保的居家護理給付，也是目前臺灣申請外籍看護工所需評估的量表之一。

★ Katz 量表(Katz index)

由美國醫師 Katz 及同仁(1963)所發展的評估日常生活活動的工具，包括「進食」、「大小便控制」、「移位」、「如廁」、「穿衣」及「洗澡」六項層級序列的日常生活活動指標，各項目分為獨立及依賴兩層次，採二分法計分，再依據評分將個案失能分為 0~6 等級（表 5-4）。個案功能恢復的先後依序是三個階段：進食及大小便控制、移位及如廁，最晚恢復的功能則是穿衣和洗澡；個案失能時則是由最複雜的洗澡功能開始喪失（陳等，1995；張，2001；Katz, 2003）。

（三）工具性日常生活活動(Instrumental activities of daily living, IADLs)

IADLs 是與環境有互動的活動，代表的是個案進行社會活動的能力，ADLs 即使滿分也不代表個案可獨立居住生活，尚需考量工具性日常活動的程度。IADLs 由 Lawton 及 Brody 於 1969 年所發展，用於評估較複雜的社會生活及獨立生活能力的日常生活活動指標，內容包括「使用電話、「上街購物」、「食物烹調」、「家務維持」、「洗衣服」、「戶外交通」、「用藥」、「處理財務」等項目，皆需個案主動參與或安排，每一項分為 3 個等級，計分方式為 1 或 0 分，得分越高時表示個案的依賴程度越低，但男性個案不需評估煮飯、洗衣及做家事三項，故總分為 5 分（表 5-5）（陳等，1995；張，2001）。就老年人執行 IADLs 項目而言，其難易度依序為整理家務、旅行、購物、處理財務及準備食物（張、蔡，2003）。由 2003 年臺灣地區中老年身心社會生活狀況長期追蹤調查成果報告顯示，臺灣老年人在各項活動執行有困難或完全做不到的比率，女性比男性高，年長者又高於年齡小者，75 歲以上者有 4 成的老年人搭車有困難、3 成做輕鬆工作有困難、2 成多打電話有困難、近 3 成老年人買日常用品有困難、2 成處理金錢有困難（劉，2008）。

⊕ 表 5-3　巴氏量表

項目	分數	內容
一、進食	10	• 自己在合理的時間內（約 10 秒鐘吃一口）可用筷子取食眼前的食物。若需進食輔具時，應會自行穿脫
	5	• 需別人幫忙穿脫輔具或只會用湯匙進食
	0	• 無法自行取食或耗費時間過長
二、個人衛生	5	• 可獨立完成洗臉、洗手、刷牙及梳頭髮
	0	• 需要別人幫忙
三、上廁所	10	• 可自行進出廁所、穿脫衣服、不弄髒衣物。使用便盆者，可自行清理便盆
	5	• 需要協助保持姿勢的平衡、整理衣物或使用衛生紙。使用便盆者，可自行取放便盆，但需他人清理
	0	• 需他人幫忙
四、洗澡	5	• 可獨立完成（不論是盆浴或沐浴）
	0	• 需他人協助
五、穿脫衣服	10	• 可自行穿脫衣服、鞋子及輔具
	5	• 在他人協助下，可自行完成一半以上的動作
	0	• 需他人協助
六、大便控制	10	• 不會失禁，並可自行使用塞劑
	5	• 偶爾失禁（每週不超過一次）或需他人協助使用塞劑
	0	• 需別人處理
七、小便控制	10	• 日夜皆無尿失禁
	5	• 偶爾尿失禁（每週不超過一次）或尿急（無法等待便盆或無法即時趕到廁所）或需要他人協助處理
	0	• 需他人處理
八、平地行動	15	• 使用或不使用輔具皆可獨立行走 50 公尺以上
	10	• 需稍微扶持或口頭指導方可行走 50 公尺以上
	5	• 雖無法行走，但可獨立操縱輪椅（包括轉彎、進門及接近桌子、床沿）並可推行輪椅 50 公尺以上
	0	• 需他人協助
九、上下樓梯	10	• 可自行上下樓梯（允許抓扶手、用拐杖）
	5	• 需要稍微幫忙或口頭指導
	0	• 無法上下樓梯
十、移位	15	• 可獨立完成，包括輪椅的煞車及移開腳踏板
	10	• 需要稍微協助或口頭指導
	5	• 可自行從床上坐起，但移位時需要他人協助
	0	• 需他人協助方可坐起或移位
總　分	（　　　　　）分	

※ 資料來源：衛生福利部(2021)・巴氏量表。http://www.mohw.gov.tw/cp-189-208-1.html

⊕ 表 5-4　Katz 量表

功能項目	獨立（1 分） （不需要監督、指示或協助）	依賴（0 分） （需要監督、指示、協助或完全協助）
進食 ＿＿＿＿＿＿分	可自行從盤中取食並進食	進食時需要部分或完全協助，或經腸胃道灌食
大小便控制 ＿＿＿＿＿＿分	可完全自行控制排尿或排便（部分失禁即不算）	小便或大便部分或完全失禁
移位 ＿＿＿＿＿＿分	可獨自上下床、坐椅子或站起不需協助（需要機械協助如助行器可接受）	由床或椅的移位時，需要部分或完全協助
如廁 ＿＿＿＿＿＿分	能自行前往廁所、完成如廁動作，並可自行清洗	需要協助至廁所、清潔或使用便盆、便器
穿衣 ＿＿＿＿＿＿分	能自己從衣櫥或抽屜拿取衣物，穿上外衣、上衣、拉拉鏈，完全不需協助	需要協助穿衣或完全協助穿衣
洗澡 ＿＿＿＿＿＿分	完全能自己洗澡，或只有單一身體部位需要幫忙，如擦背、生殖器	洗澡時超過一身體部位需要幫忙、需要協助進入浴缸或淋浴或完全需要協助洗澡
總分：		
等級	獨立程度	
0 級	完全獨立	
1 級	其中一項功能需要協助	
2 級	其中一項功能及洗澡需要協助	
3 級	其中一項功能、洗澡及穿衣需要協助	
4 級	其中一項功能、洗澡、穿衣及如廁需要協助	
5 級	其中一項功能、洗澡、穿衣、如廁及移位需要協助	
6 級	完全依賴	

※ 資料來源：Wallace, M. (1998, October 2). *Katz Index of Independence in Activities of Daily Living (ADL)*. http://therapeuticresource. ca/CVS/Katzindeptest. pdf

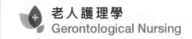
⊕ 表 5-5　工具性日常生活活動量表(IADLs)

項　目	情況描述	計　分
使用電話	問法：請問當您需要聯絡他人時，能不能自己打電話？	
	□1.獨立使用電話，含查電話簿、撥號等	1分
	□2.僅能撥熟悉的電話號碼	1分
	・ 只能撥少於 5 組的常用電話	
	□3.僅能接電話，但不能撥電話	1分
	・ 只能接聽電話，並聽懂內容	
	□4.完全不能使用電話	0分
購物	問法：請問您能不能自己一個人購物（買東西）？	
	□1.能獨立完成所有購物需求	1分
	・ 可以獨立購買任何想要的物品	
	□2.只能獨立購買日常生活用品	0分
	・ 僅能獨自在附近商店購買簡單日常必需品，較複雜的品項需要有人陪	
	□3.每一次上街購物都需要有人陪	0分
	・ 個案只要有人陪伴，就能完成購物	
	□4.完全不能獨自購物	0分
	・ 因身體、精神或智能因素完全無法購物，如長期臥床或心智功能障礙	
備餐	問法：請問您能不能自己一個人準備餐食？	
	□1.能獨立計畫、準備食材及佐料、烹煮和擺設一頓飯菜	1分
	□2.如果準備好一切佐料，能做一頓飯菜	0分
	□3.能將已做好的飯菜加熱	0分
	□4.需要別人把飯菜煮好、擺好	0分
處理家務	問法：請問您能不能自己一個人做家事？	
	□1.能單獨處理家事或偶爾需要協助較繁重的家事（如搬動家具）	1分
	□2.能做較簡單的家事，如洗碗、擦桌子	1分
	□3.能做較簡單的家事，但不能達到可被接受的清潔程度	1分
	□4.所有的家事都需要別人協助方能完成	1分
	□5.完全不能做家事	0分
洗衣服	問法：請問您能不能自己一個人洗衣服（含晾曬衣服）？	
	□1.自己清洗所有衣物	1分
	・ 不論個案用什麼工具洗衣服（洗衣機或手洗），可以洗（晾曬）所有的衣服，且可自行完成	
	□2.只清洗小件衣物（如需協助晾曬衣物或洗滌厚重衣物）	1分
	・ 只能洗內衣褲或襪子等貼身衣物（僅需泡水，沖一沖即可），或僅能洗	
	□3.完全依賴他人洗衣服	0分
	・ 所有衣服需要完全由別人協助及晾曬	

⊕ 表 5-5　工具性日常生活活動量表(IADLs)（續）

項　目	情況描述	計　分
外出	問法：請問您能不能自己一個人外出活動？	
	□1.能夠自己開車、騎車或搭乘大眾運輸工具	1分
	□2.能夠自己搭乘計程車，但不能搭乘大眾運輸工具	1分
	□3.有人陪同時，可搭乘大眾運輸工具	1分
	□4.只能在有人協助或陪同時可搭乘計程車或自用車	0分
	□5.完全不能出門	0分
服用藥物	問法：請問您能不能自己一個人服用藥物？	
	□1.能自己負責在正確的時間用正確的藥物（含正確藥量）	1分
	□2.如果事先準備好服用的藥物份量，可自行服用	0分
	・個案有時會忘記吃藥，需提醒時間或份量，或需他人準備好份量，依時間排好放進藥盒，或需在藥包上做記號，個案再自行服用	
	□3.不能自己服用藥物	0分
	・包含亂吃、拒吃、藏藥	
處理財務的能力	問法：請問您能不能自己一個人處理財務？	
	□1.可獨立處理財務	1分
	・指到郵局（銀行）提存款、支付房租、帳單、給錢、找錢等	
	□2.可以處理日常的購買，但需要別人的協助與銀行的往來或大宗買賣	1分
	・只能處理日常購買（給錢、找錢），無法處理與銀行或金額較大的財務往來	
	□3.不能處理錢財	0分

※ 資料來源：衛生福利部(2021)．工具性日常生活活動量表。https://reurl.cc/9XlVda

（四）營養狀態

　　營養不足會影響免疫功能使身體無法對抗感染，使身體產生負氮平衡、肌體蛋白缺乏，無法維持皮膚完整，更是影響傷口癒合的重要因素(Atkins et al., 2001; Ayllo et al., 1999, Carter & Pottinger, 2001; Cassy, 1998; Merck, 2002; Wakefield, 2001)。老年人常因慢性病需服用多種藥物，影響腸胃道對營養素之吸收，加上個案身體功能或認知功能障礙而進食困難；或因無法準備食物、限制食物選擇而影響營養攝取，或加重營養不良之程度，因此營養問題在老年人或長期臥床個案非常常見，尤其是機構安置個案，有 84%的個案熱量攝取低於所需熱量，甚至有 30%低於所需的基礎代謝率。如果個案有表 5-6 之狀況時，則須考慮是否有現存或潛在性營養不良狀況發生(Hashizume, 1991)。

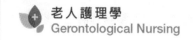

⊕ 表 5-6　營養不良危險因素

生　理	心　理	社　會
急慢性疾病	情緒壓力	不適當食物準備或儲存
制動	孤單	經濟困難
酗酒	隔離	社會支持缺乏
肥胖或惡病質	憂鬱	
使用多種藥物	無望	
脫牙或牙齒鬆動		

　　營養評估方式有血液生化檢驗、飲食評估或簡易評估工具（表 7-12），但老年人常因表達不清楚或記性較差，而無法收集到完整且正確的資料。因此，除了有時可選擇在老年人用餐時訪視，以了解其飲食、進食準備外，也可請照顧者或個案回憶過去 24 小時內飲食狀態，確定個案飲食質量攝取是否適當，並測量個案身高、體重等理學狀態（包括評估個案的體重、身高、體重變化、三頭肌皮脂厚度、上臂圍、臀圍、全身體脂肪率、生化檢查值、白蛋白等），或臨床表徵檢查（皮膚、毛髮、指甲、口唇、眼部、肌肉），當個案體重 1 個月內減輕 5%或 6 個月內減輕 10%，則為有意義的體重喪失（張、蔡，2003）。

　　營養評估的簡易評估工具中，最常見的就是瑞士雀巢營養研究中心所設計的「雀巢迷你營養評估表(Mini Nutritional Assessment, MNA)」（表 7-12），用於評估老年人營養不良的情況或發生營養不良的可能性，進而能夠及早補充，以防營養不良的發生。此評估表分成「營養篩檢」及「一般評估」兩部分，先依個案的食慾改變、體重變化、行動能力、壓力性疾病、神經精神狀態及身體質量指數等進行初步篩檢，滿分為 14 分，若營養篩檢分數大於或等於 12 分表示無營養不良之危險性，若小於或等於 11 分時，表示個案可能營養不良，則繼續完成後段之一般評估，以判斷個案是否有營養不良狀態存在。另表 7-10 亦可運用於老年人自我評估營養健康狀況。

（五）異常行為

個案的異常行為諸如在大庭廣眾下寬衣解褲、表現出性衝動，或是日夜顛倒、躁動不安、四處遊走，甚至出現攻擊等異常行為，使照顧者十分困擾。一般將問題行為分為「身體性」、「語言性」、「情緒性」三類。「身體性」問題行為如攻擊性行為、躁動不安、無目的遊走、暴露身體隱私、任意放置東西、任意大小便、不當的性行為等；「言語性」如威脅或咒罵他人；「情緒性」如出現不斷哭泣、恐懼、幻覺、妄想、發脾氣、懷疑被害、被偷等問題行為，常會增加照顧者負荷。

Zimmer 於 1984 年將護理之家個案的問題行為分為「危害他人行為」、「危害自我行為」、「困擾他人行為」、「不危害亦不困擾他人但需受關照的行為」等四大類，並發展為量表評估個案出現的問題行為（陳等，1995；張，2001），如表 5-7。在內政部「失能身心障礙者補助使用居家照顧服務計畫」中，對於慢性精神病失能個案之判定標準，除評估社會功能量表、巴氏量表、工具性日常生活活動量表外，並參考行為量能評估表、家庭支持功能評估表，以核定其補助居家服務所需時數。若個案最近一個月內有兩項以上問題行為出現時，建議個案應立即就醫，且不適合提供居家照顧服務。

⊕ 表 5-7　行為量能評估表

□無下列任一狀況（勾選此項者，本頁免填）

問題行為型態		行為發生頻率	行為持續時間	照顧者感受
（一）危害他人行為	身體攻擊	□ □ □ □ □ 0　1　2　3　4	□ □ □ □ □ 0　1　2　3　4	□ □ □ □ □ 0　1　2　3　4
	間接危害	□ □ □ □ □ 0　1　2　3　4	□ □ □ □ □ 0　1　2　3　4	□ □ □ □ □ 0　1　2　3　4
（二）危害自我行為	身體自我傷害	□ □ □ □ □ 0　1　2　3　4	□ □ □ □ □ 0　1　2　3　4	□ □ □ □ □ 0　1　2　3　4
	危險性行動	□ □ □ □ □ 0　1　2　3　4	□ □ □ □ □ 0　1　2　3　4	□ □ □ □ □ 0　1　2　3　4
	拒絕生理上的照護	□ □ □ □ □ 0　1　2　3　4	□ □ □ □ □ 0　1　2　3　4	□ □ □ □ □ 0　1　2　3　4
	其他可能的危害自我行為	□ □ □ □ □ 0　1　2　3　4	□ □ □ □ □ 0　1　2　3　4	□ □ □ □ □ 0　1　2　3　4
（三）困擾他人行為	言語困擾	□ □ □ □ □ 0　1　2　3　4	□ □ □ □ □ 0　1　2　3　4	□ □ □ □ □ 0　1　2　3　4
	不適宜的走動	□ □ □ □ □ 0　1　2　3　4	□ □ □ □ □ 0　1　2　3　4	□ □ □ □ □ 0　1　2　3　4
	破壞行為	□ □ □ □ □ 0　1　2　3　4	□ □ □ □ □ 0　1　2　3　4	□ □ □ □ □ 0　1　2　3　4
	取走他人財物	□ □ □ □ □ 0　1　2　3　4	□ □ □ □ □ 0　1　2　3　4	□ □ □ □ □ 0　1　2　3　4
	不合宜的便溺行為	□ □ □ □ □ 0　1　2　3　4	□ □ □ □ □ 0　1　2　3　4	□ □ □ □ □ 0　1　2　3　4
	性困擾	□ □ □ □ □ 0　1　2　3　4	□ □ □ □ □ 0　1　2　3　4	□ □ □ □ □ 0　1　2　3　4
	異常情緒反應	□ □ □ □ □ 0　1　2　3　4	□ □ □ □ □ 0　1　2　3　4	□ □ □ □ □ 0　1　2　3　4
	其他困擾他人行為	□ □ □ □ □ 0　1　2　3　4	□ □ □ □ □ 0　1　2　3　4	□ □ □ □ □ 0　1　2　3　4
（四）不危害亦不困擾他人但需受關照的行為	藏匿行為	□ □ □ □ □ 0　1　2　3　4	□ □ □ □ □ 0　1　2　3　4	□ □ □ □ □ 0　1　2　3　4
	儲藏行為	□ □ □ □ □ 0　1　2　3　4	□ □ □ □ □ 0　1　2　3　4	□ □ □ □ □ 0　1　2　3　4
	不合宜的行為	□ □ □ □ □ 0　1　2　3　4	□ □ □ □ □ 0　1　2　3　4	□ □ □ □ □ 0　1　2　3　4

（請以個案最近一個月內之情況為評估依據，若前二項評估中有單項勾選 2 者，請建議該受評者就醫或協助聯繫精神醫療院所協助，不建議提供居家照顧服務）

註：行為發生頻率：　0＝無此行為　　　　　　　　3＝上星期發生 3~6 次
　　　　　　　　　　1＝上星期未發生　　　　　　4＝每日發生
　　　　　　　　　　2＝上星期發生 1~2 次
　　　行為持續時間：　0＝無此行為或發生於 1 個月內　3＝已發生 12~24 個月
　　　　　　　　　　1＝已發生 1~6 個月　　　　4＝已發生至少 2 年
　　　　　　　　　　2＝已發生 7~12 個月
　　　照顧者感受：　　0＝一點也不　　　　　　　3＝重度
　　　　　　　　　　1＝輕度　　　　　　　　　4＝極重度
　　　　　　　　　　2＝中度

※資料來源：陳月枝等(1995)．長期照護服務對象分類系統之探討．衛生福利部委託研究計畫。

二、心理認知功能評估

（一）簡易智能量表(Mini-mental state examination, MMSE)

　　簡易智能量表是 Folstein、Folstein 及 Mc Huge 於 1975 年制訂，測試時間約需 10~15 分鐘，是目前最被廣泛使用來快速評估老年人認知狀態的工具（表 5-8）。評估過程並無時間限制，內容包括「定向感(orientation)」、「記憶力(recall)」、「簡易常識」、「語言使用能力(language trail)」、「建構力」及「思考能力」，總分由 0~30 分，分數越高表示個案認知功能越佳；若個案為國中以上教育程度者，當測試 MMSE 低於 24 分表示個案有輕度認知功能缺失，低於 16 分表示有重度認知功能缺失，但個案若教育程度較低時，對此量表較不敏感（陳等，1995；Lang, 2001），若小學程度者＜21 分，未接受教育者＜16 分時，均表示個案有認知功能異常（張、蔡，2003），而全民健康保險藥品給付規定診斷為阿茲海默氏症病人，須為 MMSE 10~26 分。

⊕ 表 5-8　簡易智能量表

0　1	(1)今年是哪一年？
0　1	(2)現在哪一個月份？
0　1	(3)今天是幾號？
0　1	(4)今天是禮拜幾？
0　1	(5)現在是什麼季節？
0　1	(6)我們現在是哪一個縣／市？
0　1	(7)這棟樓房／建築是做什麼用的？用途是什麼？
0　1	(8)這間醫院（診所）的名稱？
0　1	(9)現在我們是在幾樓？
0　1	(10)我們國家名字是什麼？
□／3	(11)請重述並記住以下三種東西，待會兒我會請你再把這三種東西再說一次（按第一次複述結果計分，最多只能重複練習三次；練習次數_____） 　　腳踏車　　紅色　　快樂
□／5	(12)請從 100 開始連續減 7，一直減 7 直到我說停為止 　　93_____；86_____；79_____；72_____；65_____；（對一個算一分）
□／3	現在請你講一次剛才三樣東西給我聽 _____ _____ _____（講對一個算一分）
0　1	(13)（拿出手錶）這是什麼？
0　1	(14)（拿出筆）這是什麼？
0　1	(15)愛拼才會贏（知足天地寬）
0　1	(16)請用左／右手（非慣用手）拿這張紙，把它折成對半然後再交給我
0　1	(17)請在紙上寫一句語意完整的句子（含主詞，動詞且語意完整的句子）

⊕ 表 5-8　簡易智能量表（續）

0　1	(18)這裡有一個圖形，請在下邊畫出一個相同的圖形

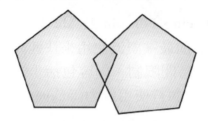

0　1	(19)（請唸以下五個字，然後照著字面的意思做出） 　　請閉上眼睛
總分	（0：錯誤　　1：正確）

※ 資料來源：Folstein, M. F., Folstein, S. E., & Mchugh, P. R. (1975). Mini-mental state. *Journal of Psychiatry Research, 12*, 189-98.

（二）簡易心智狀態問卷調查表

(Short portable mental state questionnaire, SPMSQ)

簡易心智狀態問卷調查表是由 Pfeiffer 所發展之操作簡易的評估認知方法，內容包含測試個案的意識、記憶力、定向力、注意力、思考及一般知識六個向度，再測信度為 0.82~0.83，較 MMSE 簡短、易使用，且不需任何輔助器具，敏感度約在 50~82%之間，特異性約在 90%。10 題 SPMSQ 測量項目中，如果答錯三題以上（含），即須做進一步的失智症檢查，但教育程度較低者，可以再多錯一題，若為高中以上程度者，則可少錯一題（表 5-9）（陳等，1995；張，2001；張、蔡，2003）。

⊕ 表 5-9　簡易心智狀態問卷調查表

錯誤請打×	問　題	注意事項
	1.　今天是幾號？	年、月、日都對才算正確
	2.　今天是星期幾？	星期對才算正確
	3.　這是什麼地方？	對所在地有任何的描述都算正確；說「我的家」或正確說出城鎮、醫院、機構的名稱都可接受
	4-1.您的電話號碼是幾號？	經確認號碼後證實無誤即算正確；或在會談時，能在二次間隔較長時間內重複相同的號碼即算正確
	4-2.您住在什麼地方？	如長輩沒有電話才問此問題
	5.　您幾歲了？	年齡與出生年、月、日符合才算正確

表 5-9　簡易心智狀態問卷調查表（續）

錯誤請打 ×	問　題	注意事項
	6.　您的出生年月日？	年、月、日都對才算正確
	7.　現任的總統是誰？	姓氏正確即可
	8.　前任的總統是誰？	姓氏正確即可
	9.　您媽媽叫什麼名字？	不需要特別證實，只需長輩說出一個與他不同的女性姓名即可
	10.　從 20 減 3 開始算，一直減 3 減下去。	期間如有出現任何錯誤或無法繼續進行即算錯誤

失智症初步評估參考標準

　　· 心智功能完整：錯 0~2 題　　　　　　· 輕度心智功能障礙：錯 3~4 題

　　· 中度心智功能障礙：錯 5~7 題　　　　· 重度心智功能障礙：錯 8~10 題

※　若病人只有小學程度，可多錯一題；若為高中以上程度，則可少錯一題

※ 資料來源：陳月枝等(1995)・長期照護服務對象分類系統之探討・衛生福利部委託研究計畫。

（三）臨床失智量表(Clinical dementia rating scale, CDR)

　　由華盛頓大學的 Hughes 等學者於 1982 年所研發，是透過家屬評估個案的「記憶力」、「定向力」、「判斷與問題解決能力」、「社區事務參與(function in community affairs)」、「居家活動與嗜好(function in home)」及「自我照顧能力」等，每一向度的範圍分別是從 0（正常或無變化）、0.5、1、2 到 3（嚴重變化）有五級，再來求整體量表總分，以評量失智症的嚴重度，0 分表示正常，0.5 分表示疑似或輕微，1 分表示輕度，2 分表示中度，3 分則表示有重度失智症（表 5-10）。全民健康保險藥品給付規定阿茲海默氏症病人須為 CDR 1 級及 2 級。

表 5-10　臨床失智評估量表

	記憶力	定向力	判斷與問題解決能力	社區事務參與	居家活動與嗜好	自我照顧能力
無 (0)	沒有記憶力減退或稍微減退。沒有經常性健忘	完全能定向	日常問題（包括財務及商業性的事物）都能處理的很好；和以前的表現比較，判斷力良好	和平常一樣能獨立處理有關工作、購物、業務、財務、參加義工及社團的事務	家庭生活、嗜好、知性興趣都維持良好	能完全自我照顧

➕ 表 5-10　臨床失智評估量表（續）

	記憶力	定向力	判斷與問題解決能力	社區事務參與	居家活動與嗜好	自我照顧能力
可疑 (0.5)	經常性的輕度遺忘，事情只能部分想起；「良性」健忘症	完全能定向，但涉及時間關聯性時，稍有困難	處理問題時，在分析類似性和差異性時，稍有困難	這些活動稍有障礙	家庭生活、嗜好、知性興趣，稍有障礙	能完全自我照顧
輕度 (1)	中度記憶減退；對於最近的事尤其不容易記得；會影響日常生活	涉及時間關聯性時，有中度困難。檢查時，對地點仍有定向力；但在某些場合可能仍有地理定向力的障礙	處理問題時，分析類似性和差異性時，有中度困難；社會價值之判斷力通常還能維持	雖然還能從事有些活動，但無法單獨參與。對一般偶爾的檢查，外觀上還似正常	居家生活確已出現輕度之障礙，較困難之家事已經不做；比較複雜之嗜好及興趣都已放棄	需旁人督促或提醒
中度 (2)	嚴重記憶力減退只有高度重複學過的事務才會記得；新學的東西都很快會忘記	涉及時間關聯性時，有嚴重困難；時間及地點都會有定向力的障礙	處理問題時，分析類似性和差異性時有嚴重障礙；社會價值之判斷力通常已受影響	不會掩飾自己無力獨自處理工作、購物等活動的窘境。被帶出來外面活動時，外觀還似正常	只有簡單家事還能做；興趣很少，也很難維持	穿衣、個人衛生及個人事物之料理，都需要幫忙
嚴重 (3)	記憶力嚴重減退只能記得片段	只維持對人的定向力	不能做判斷或解決問題	不會掩飾自己無力獨自處理工作、購物等活動的窘境。外觀上明顯可知病情嚴重，無法在外活動	無法做家事	需仰賴別人給予很大的幫忙；經常大小便失禁
小項記分						
臨床失智評估量表第三級以上失智症認定標準雖然還沒有訂出來，面對更嚴重的失智障礙程度時，可以參考以下的規則：						
深度 (4)	說話通常令人費解或毫無關聯，不能遵照簡單指示或不了解指令；偶爾只能認出其配偶或照顧他的人。吃飯只會用手指頭不太會用餐具，也需要旁人協助。即使有人協助或加以訓練，還是經常大小便失禁。有人協助下雖然勉強能走幾步，通常都必須需要坐輪椅；極少到戶外去，且經常會有無目的的動作					
末期 (5)	沒有反應或毫無理解能力。認不出人。需旁人餵食，可能需用鼻胃管。吞食困難。大小便完全失禁。長期躺在病床上，不能坐也不能站，全身關節攣縮					

　　　　　　　　0—沒有失智

目前的失智期：　0.5—未確定或人待觀察　　　3—重度失智

　　　　　　　　1—輕度失智　　　　　　　　4—深度失智

　　　　　　　　2—中度失智　　　　　　　　5—末期失智

※ 資料來源：Hughes, C. P., et al. (1982). A new clinical scale for the staging of dementia. *The British Journal of Psychiatry, 140*, 566-572.

（四）憂鬱評估

　　老年人因身體疾病或疼痛不適需長時間依賴家人照顧，而身體狀況又無法明顯改善的情況下，難免較易憂鬱、情緒低落、失眠或嗜睡、懶散、易累、自尊心差，易有罪惡感、注意力不集中、食慾差或暴飲暴食，甚至產生死亡及自殺念頭等。張及蔡(2003)指出社區老年人憂鬱症盛行率為 10~20%，住院或住在安養機構的老年人，重度憂鬱症的比率更可高達 12%。老人憂鬱量表(geriatric depression scale, GDS)是目前最廣泛用於評估老年人是否有憂鬱情形的自填式量表之一，原始 30 題 GDS 是由 Brink 等學者於 1982 年所發表(Montorio & Izal, 1996)，用於檢測老年人在過去兩星期內自覺的感受，而簡易老年憂鬱量表則於 1986 年在美國發表，如表 5-11，計 15 題，以是非（有無）題方式作答，因此較適合老年人作答，其中第 1. 5. 7. 11. 13 題答「否」者，及第 2. 3. 4. 6. 8. 9. 10. 12. 14. 15 題答「是」者，則獲得 1 分，總分若≧10 分表示有憂鬱症，5~9 分則有憂鬱可能，須進一步檢測。

⊕ 表 5-11　臺灣老年憂鬱量表(GDS-short form)

題　目	得　分	
	1	0
1. 您對目前的生活滿意嗎？	否	是
2. 您對日常生活或活動是否已不感興趣？	是	否
3. 您是否覺得生活空虛？	是	否
4. 您是否常感到無聊？	是	否
5. 您大部分時間都覺得精神很好？	否	是
6. 您是否會害怕不好的事情會發生在您的身上？	是	否
7. 您大部分的時間都會覺得很快樂嗎？	否	是
8. 您是否經常會感覺到很無助？	是	否
9. 您是否比較喜歡帶在家裡而不願外出嘗試一些新的事務？	是	否
10. 您是否覺得記性比別人差？	是	否
11. 您是否認為活著是一件美好的事？	否	是
12. 您是否覺得自己很沒有價值？	是	否
13. 您是否覺得自己充滿活力？	否	是
14. 您是否覺得自己處境沒有希望？	是	否
15. 您是否覺得大部分的人都過得比你好？	是	否
計分：回答與下列答案相同者給 1 分 1.否　　2.是　　3.是　　4.是　　5.否　　6.是　　7.否　　8.是　　9.是　　10.是 11.否　　12.是　　13.否　　14.是　　15.是		
結果：0~4 分是正常　　5~9 分輕度憂鬱症　　10~15 分重度憂鬱症		

※ 廖以誠等人(2004)依本國國情，發展本土化的臺灣老年憂鬱量表(Taiwan Geriatric Depression Scale, TGDS)（本表），更適合臺灣的老年憂鬱症之篩選，詳見表 14-5。

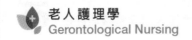

三、家庭環境評估

居家環境是否安全，攸關個案的健康及生活品質，尤其對於有活動或認知功能障礙的個案來說，環境中潛藏的任何危險都會使家中任何地方都可能潛伏著危害，往往照顧者只要一不留意，個案就發生跌倒或其他意外事件，故居家環境的安全要特別注意照明充足、色彩明亮開朗，地板、地毯或踏墊不能有滑動、電線橫越等情形，安全的居家環境能增進家屬照顧個案的方便安全性外，也預防個案受傷或發生意外，居家環境評估表如表 5-12。

四、社會支持

除了評估個案的照顧需求外，也必須考量照顧者的照顧負擔，特別是照顧有認知障礙或日常生活活動(ADLs)嚴重退化個案的照顧者，其照顧負荷更加沉重（有關照顧者的負荷與需求，請見本書第 21 章）。

（一）照顧者負荷(Caregiver burden)

照顧者負荷是指照護失能個案的家屬所經歷到的生理、心理／情緒、社會等層面的問題。可以照顧者負荷量表（表 5-13）來評估對照顧者的影響。

★ 身體負荷(Physical burden)

是指照顧者因提供照顧，而影響到自身身體健康、睡眠受到干擾、疲倦、注意力無法集中、胃痛、頭痛等，其中又以睡眠及疲倦對照顧者影響最大。

★ 心理負荷(Emotional burden)

是指因照顧個案引起的情緒反應，如感到厭煩、孤單、害怕自己無法長久照顧老人，對個案感到生氣、愧疚、無力感，有些照顧者責任感較重、自我要求高者，也會擔心照顧不好常內疚、自責，容易有挫折感、 罪惡感、心理壓力更沉重。

★ 社會負荷(Social burden)

許多研究都發現照顧者的社會負荷最為嚴重（呂，2005），因照顧個案而限制了個人時間、自由、無法外出活動、旅遊，甚至角色改變，常覺得被個案綑綁而影響照顧者的社交生活，即使有替代照顧者，外出時也擔心家中個案照顧狀況。

🔍 表 5-12　居家環境安全評估表

評估項目	評估結果			未改善原因	
	是	否	不適用	經濟考量	自覺不需要
樓梯 1. 扶手牢固、不會鬆動					
2. 光線足夠					
3. 樓梯附近乾燥、不濕滑					
4. 每一階梯平面有防滑裝置					
走道 1. 地板乾燥不濕滑					
2. 踏墊或地毯固定不易滑動					
3. 通暢、無障礙物					
家具 1. 桌椅、病床、輪椅等輔助器具完整無鬆動／損壞					
2. 家具無鋒利之轉角					
燈光 1. 浴室、走道及樓梯均有足夠之照明					
2. 有裝置夜明燈					
3. 電源的開關有指標，容易找得到或有明顯指示					
電器用品 1. 電器用品不用時，移除插頭					
2. 不使用破損的電線					
3. 電線固定、不可隨意散布地上					
4. 電器用品遠離水源					
病床 1. 病床高度適當					
2. 床欄維持拉上且無損壞					
3. 床輪保持固定三支床腳					
4. 正確操作病床					
浴室、馬桶 1. 浴缸內有防滑裝置					
2. 淋浴時使用穩固的座椅					
3. 在浴缸牆邊或另一邊裝有扶手					
4. 門鎖兩面均能開啟					
5. 使用墊高的馬桶座墊					
6. 馬桶周圍的牆上裝上扶手					

⊕ 表 5-12　居家環境安全評估表（續）

評　估　項　目		評估結果			未改善原因	
		是	否	不適用	經濟考量	自覺不需要
藥物	1. 儲存安全、小孩不易拿到					
	2. 過期的藥品丟棄或交由居家護理師繳回藥局銷毀					
	3. 殺蟲劑及清潔劑等放置安全處					
	4. 不同人的藥物分開擺放，不得放在同一藥盒中					
火災預防與緊急處理	1. 個案安置在最近出口的房間					
	2. 家中成員知道最方便最快的出口					
	3. 家中成員都知道 119 緊急電話					
	4. 電暖氣應遠離電線、窗簾或易燃物品					
	5. 氧氣筒或氧氣製造機應遠離火源並有「禁止吸菸」標示					
	6. 火災時能將個案以輪椅推出或用毛毯運出，並關掉煤氣、氧氣					
	7. 備有滅火器					
總結與建議：						

※ 資料來源：何瓊芳、林素香(2010)・居家護理安全與意外危機的管理・居家護理（二版，326-358頁）・新文京。

⊕ 表 5-13　照顧者負荷量表

項　目	內　容
主要照顧者身體健康之變化	□ 身體狀況與過去差不多，沒什麼變化 □ 因照顧個案而感到疲累、身體不適，但不需要看醫生 □ 因照顧個案而感到疲累、身體不適，而需要看醫生治療，但仍可繼續照顧 □ 因照顧個案太過勞累而需住院或無法繼續照顧，必須換人
照顧者的心理狀況之變化	□ 主要照顧者的心理狀況與過去一樣沒什麼變化 □ 因照顧個案而感到疲累、身體不適，但不需要看醫生 □ 主要照顧者因個案影響而情緒欠佳，致需藉助鎮靜劑、安眠藥或喝酒增加 □ 主要照顧者因個案而心理狀況受嚴重影響，產生精神症狀，需要看醫師或住院

⊕ 表 5-13　照顧者負荷量表（續）

項　目	內　容
家庭的互動關係	☐ 家人的互動關係，由於發生此變故而更能相互關心或沒什麼改變 ☐ 家人之間會因個案失能所引發的一些事，偶有小衝突，但尚能解決問題、維持和諧關係 ☐ 家人之間會因個案失能所引發一些事，而起衝突，有些衝突不易解決但尚不致嚴重破壞家庭的和諧 ☐ 家人會因個案失能所引發的一些事，常發生嚴重衝突，無法解決而嚴重破壞關係，或常處緊張狀態
總分	＿＿＿＿＿＿＿＿＿＿＿＿＿＿＿分

※資料來源：陳月枝等(1995)。*長期照護服務對象分類系統之探討*。衛生福利部委託研究計畫。

（二）家庭受衝擊程度

家中老年人失能需照顧，影響的不只是照顧者本身，全家也都會受到影響，戴、余及連於 1990 年為了解家庭成員中風後對家庭的影響，修改並制定家庭功能評估表以評估家庭結構功能因提供照顧所受的影響，評估項目包括「家庭成員健康狀況」、「家人心理情緒狀態」、「工作及求學狀況」、「社交活動」、「問題解決能力」、「家庭關係」、「經濟狀況」、「居住環境」、「家庭因照顧所需之改變」等九項（陳等，1995），從評估量表的結果可得知家庭在重大衝擊下產生的改變及其調適情形（表 5-14）。

⊕ 表 5-14　家庭功能評估表(ESCROW)

項目	分數	內　容
家人的身體健康之變化	1 2 3 4	☐ 身體狀況與過去差不多，沒什麼變化 ☐ 家人因照顧病人而感到疲累、身體不適，但不需要看醫生 ☐ 家人因照顧病人而感到疲累、身體不適，需要看醫生治療，但仍可繼續照顧 ☐ 家人照顧病人太過勞累而需住院或無法繼續照顧，必須換人
對工作的影響	1 2 3 4	☐ 家人的工作、求學、理家方面沒有受到限制，仍可以全時間投注於其重要活動，活動會受影響的時間，一個月不超過一天 ☐ 家人的工作、求學、理家方面會有些限制，包括若從事原來的工作，不能做的時間每月不超過五日；修改原來的活動、更改工作或上課時間或維持主要工作，但減少兼職 ☐ 家人的工作、求學、理家受到影響，每月受限的時間在一週以上或需請人幫忙家事，或改變或延後求學計畫少於一年，或全職改兼職或另找輕鬆工作 ☐ 至少有一位家人辭職或延後求學計畫在一年以上或取消求學計畫

➕ 表 5-14　家庭功能評估表(ESCROW)（續）

項目	分數	內　容
家人的互動關係之變化	1	☐ 家人的互助關係，由於發生此次變故而更能互相關心或沒什麼改變
	2	☐ 家人之間會因病人失能所引發的一些事，偶有小衝突，但尚能解決問題，維持和諧關係
	3	☐ 家人之間會因病人失能所引發的一些事，而起衝突，有些衝突不易解決但尚不致嚴重破壞家庭的和諧
	4	☐ 家人會因病人失能所引發的一些事，常發生嚴重衝突，無法解決而嚴重破壞關係，或常處緊張狀態
家人的心理狀況之變化	1	☐ 家人的心理狀況與過去一樣沒什麼變化
	2	☐ 家人的情緒偶會焦慮、擔心憂慮，但尚不至於影響生活、作息
	3	☐ 家人會因病人影響而情緒欠佳，至需藉助鎮靜劑、安眠藥或喝酒增加
	4	☐ 家人會因病人而心理狀況受嚴重影響，產生精神症狀，需常看醫師或住院
社交活動的變化	1	☐ 藉著拜訪、電話、嗜好和興趣等活動，家人和病人仍能與親友和社會維持適量的接觸，不受限制
	2	☐ 藉著拜訪、電話、嗜好和興趣等活動，家人仍能維持適量的社會活動，但病人沒有或幾乎沒有參與社交活動
	3	☐ 家人和病人的社交活動均受限制，但比較重要的活動仍能參與
	4	☐ 家人和病人的社交活動均受嚴重限制，幾乎所有的活動均停止
經濟狀況的變化	1	☐ 家庭原先收支狀況良好或因為有保險，不會因為病人失能而負債
	2	☐ 家庭原先收支平衡，但因病人的醫療照顧費用而負少量的債務，但在兩年內應可清償
	3	☐ 家庭因病人的醫療照顧費用而負債，在兩年內無法清償但尚在家庭的償還能力範圍
	4	☐ 家庭因病人的醫療和照顧費用而負債，目前已很難再借到款，生活也陷入困境，須靠外援
解決問題及尋求資源能力	1	☐ 家裡有問題或困難時會向社區、親友、家人尋求協助，甚或比過去好
	2	☐ 家裡有問題或困難時不易做決定，會向親友或其他家人尋求協助，或過去能順利解決的，現在偶會遭遇挫折但尚能解決
	3	☐ 家裡有問題或困難時，自己想辦法解決但因遭遇的挫折和困難增加很多，有一些事需擱置，且對生活有一點妨礙
	4	☐ 家裡有問題或困難時，總是覺得不知該怎麼辦，遭遇許多困難，事情必須擱置而且會影響到家庭的生活

※資料來源：陳月枝等(1995)・*長期照護服務對象分類系統之探討*・衛生福利部委託研究計畫。

結論

　　老年人因疾病、居家環境、照顧者個別差異性等不同，因此健康照護需求也各異，服務需求的評估主要包括個案日常生活活動、認知功能、家庭居住環境、和社會支持系統等內容，藉由完整老年評估，可使得醫療專業人員能有效且系統性正確評估出個案身、心、社會的照護需求，發現已存在或潛在性之健康需求，有助於擬訂適於個案個別性之身、心照護計畫及連結適當資源，以預防、早期診斷、早期治療來促進個案最佳功能狀態。

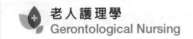 課後複習

Exercise

( )1. 下列何者不是老化影響語言溝通的因素？(A)視力退化對空間、深淺、物體移動的感知較差　(B)對低音頻的聲音敏感度　(C)記憶力及理解力退化或障礙　(D)慢性病造成老年人在肢體及感覺器官的障礙。

( )2. 下列何者不是老年人溝通的注意要點？(A)評估老人是否有配戴合適的眼鏡、助聽器或假牙等　(B)與老年人身體要靠近一點，講話才聽得到　(C)維持與老人同一高度，做雙眼的接觸　(D)説話速度盡可能緩慢。

( )3. 下列評估老年人重點何者為是？(A)了解老年人預防保健、疫苗注射　(B)評估是否有尿失禁、跌倒、譫妄　(C)加強老年人用藥評估　(D)以上皆是。

( )4. 下列對於老年人功能評估何者為是？(A)老年人照護需求主要是因其不同失能程度而引起　(B)不同的失能需要不同的長期照護服務　(C)要確認個案的照護需求，就必須先對個案做完整的功能評估　(D)以上皆是。

( )5. 柯氏功能狀態量表主要是在評估？(A)生理／日常功能　(B)家庭環境　(C)社會支持　(D)以上皆非。

( )6. 一位老年人經由巴氏量表評估後得分 85 分，請問其依賴程度為何？(A)完全獨立　(B)嚴重依賴　(C)中度依賴　(D)輕度依賴。

( )7. 下列何種評估表用於評估較複雜的社會生活及獨立生活能力的日常生活活動指標？(A)工具性日常生活活動功能(IADLs)　(B)Katz 量表　(C)巴氏量表　(D)柯氏功能狀態量表。

( )8. 下列何種因素是評估老年人營養時須注意的？(A)因慢性病需服用多種藥物，影響腸胃道對營養素之吸收　(B)因進食困難或因無法準備食物　(C)長期臥床　(D)以上皆是。

( )9. 簡易智能量表內容不包括？(A)定向感　(B)記憶力　(C)繪圖能力　(D)思考能力。

( )10. 下列何種評估表用於評估老年人是否有憂鬱情形？(A)臨床失智量表　(B)老人憂鬱量表　(C)簡易心智狀態問卷調查表　(D)居家環境安全評估表。

解答　參考文獻

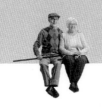

老年人的用藥問題

詹婉卿　編 著

本章大綱

6-1　老化對老人用藥的影響
6-2　老年人常見的用藥問題
6-3　護理評估
6-4　護理目標與措施

學習目標

研讀本章內容之後，學習者應能達到下列目標：

1. 說出老化對正常生理、藥物動力學及老人用藥的
   影響。
2. 說出老年人常見的用藥問題。
3. 說出老年人常用的藥物、藥物作用及使用上的注
   意事項。
4. 說出能解決老人用藥問題的護理措施。

Gerontological
Nursing

心智圖

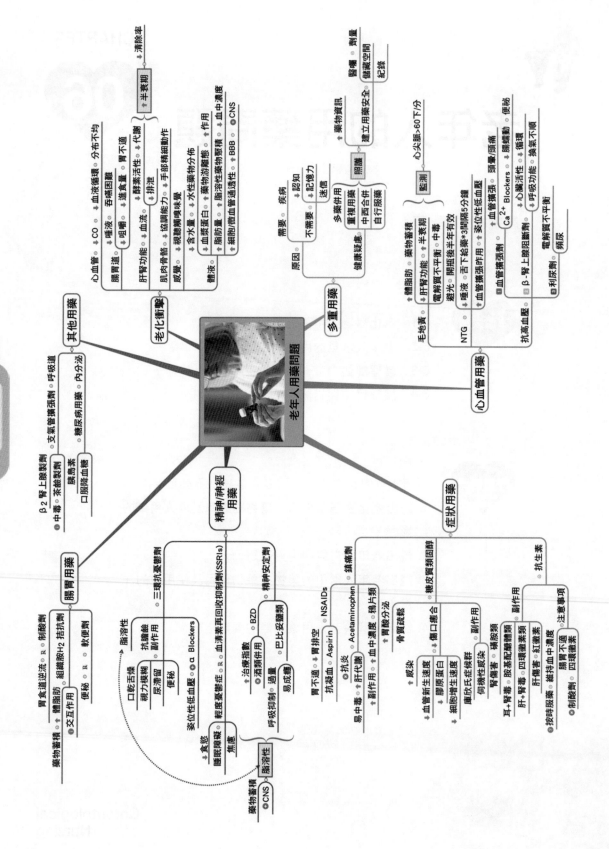

前言 *Foreword*

「藥即是毒」，用藥過量會造成嚴重的不良反應，但適當的用藥卻能救人無數。老年人因為身體老化、生理機能衰弱而產生多種慢性病，多種疾病常需要多種藥物治療，所以我們常常見到老年人一天吞服一大把的藥物，如此多重用藥的結果使得藥物可能出現不良的交互作用，又因為肝腎功能老化造成藥物半衰期延長，藥物更容易蓄積在體內造成中毒。老人用藥的問題不容忽視，護理人員應當觀察並仔細評估老年人的老化情形、疾病狀況及所有的用藥記錄，教導老年人正確服藥的觀念並減少用藥產生的不良問題。

 6-1 老化對老人用藥的影響

　　任何東西都有最佳的使用年限，身體組織也不例外，隨著年紀增長，超過 65 歲後，生理機能就漸漸的退化，以下就藥物動力學的角度分述老化的生理對老人用藥的影響，表 6-1 呈現老化造成的主要影響。

⊕ 表 6-1　老化造成的主要影響

老化造成的生理改變	對用藥的影響
肌肉組織減少、肌耐力下降	開啟藥物包裝困難
神經老化、視聽觸嗅味覺退化、平衡感變差	認知功能退化、看不清楚藥物標籤及說明書（仿單）、難以正確用藥、藥物副作用產生的可能性增加
接受體敏感度下降	藥物治療作用改變
心血管系統老化	藥物副作用產生的可能性增加
呼吸系統功能退化	藥物副作用產生的可能性增加
胃腸道蠕動變慢、消化能力變差、小腸吸收細胞減少	藥物吸收率降低、藥物副作用產生的可能性增加
肝腎功能降低	藥物代謝及排泄變差、藥物血中濃度增加、藥物副作用產生的可能性增加
血漿蛋白濃度降低	游離態藥物比例增加
身體含水量下降、脂肪比例增加	藥物血中濃度改變、藥物分布改變、脂溶性用藥容易蓄積
身體恆定功能降低	藥物副作用產生的可能性增加

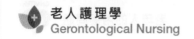

一、藥物吸收方面

藥物分子進到血液或體液之間就稱為「藥物吸收」，藥物的劑型、給藥的途徑及藥物本身的特性皆影響到藥物的吸收。因為藥物本身的特性（分子量及水溶性等）在成年人及老年人身上並無明顯差異，故在此僅探討藥物的劑型及給藥的途徑對藥物吸收的影響。

（一）口服給藥

口服給藥是最常見且最方便的給藥途徑，可用錠劑、膠囊劑、散劑及液態劑型給藥，需注意藥物應儲存在老年人能方便打開的容器中以利給藥。

老年人因為唾液減少，吞嚥藥物的能力較差，錠劑及膠囊劑型的吞服應先以適量的開水潤口後再進行，吞服後也應保持上半身直立至少 15 分鐘，以免藥物黏在食道壁。散劑的吞服則應避免不當的吸入而造成支氣管刺激。液態的劑型雖然服用較方便，但是計量上較為不易，需注意老年人是否因為視力不佳而誤用藥量。

老化造成咀嚼不良、攝食減少，有些老年人一天可能只吃二餐，若藥物需一天三次、飯後給藥需再三提醒老年人用藥的時間，並且給藥前需少量的進食。學者指出：胃排空變慢導致非類固醇抗發炎藥物(NSAIDs)更容易造成胃部不適，值得護理人員多加注意。

（二）注射給藥

老化造成身體含水量降低、皮膚彈性及血管彈性變差，老年人的靜脈注射是個難題，有些老年人因為運動量不足，血管不明顯，有些則是因為血管硬化而容易在注射時血管破裂。因為老化使得肌肉組織變少，肌肉注射時更需注意注射部位的安全性。皮下注射常用於注射胰島素，老化導致胰島素的分泌量下降，使得許多老年人因糖尿病而在家注射胰島素；老化使視力變差、肌肉協調度不佳、記憶力也不好，需各部位輪替的胰島素注射，常使老人家無法正確的注射；除了盡量改用長效性的注射劑型之外，需教導注射後記錄的重要性，以免因為記憶力不佳而重複注射；如果老年人真的無法獨立注射，請教導其照顧者協助給藥。

靜脈注射因為是將藥物直接送至血管中，所以老化對靜脈注射的藥物吸收率並無顯著影響，但肌肉注射及皮下注射則會因老年人的血液循環較差，而影響藥物吸收率。

（三）外用經皮給藥

　　軟膏、擦劑、貼劑、氣化噴霧劑也是老人家常用的劑型，老化使得皮膚變薄，敏感度增加，許多年輕時不會過敏的外用藥，年紀大了就容易呈現過敏狀況，除了應選購較不會過敏的外用劑型外，需教導老年人在初次使用外用劑型時先進行過敏測試，選擇手腕內部的一小塊皮膚給予少量軟膏或一小片貼布，確定不會紅腫過敏時才進行大部位的給藥。貼劑、貼片因為可能較不透氣，不可貼在皮膚上太久，以免皮膚因悶熱而紅腫。

二、藥物分布情形

　　藥物分子經由血流灌注到各個組織稱為「藥物分布」，血流的分布、藥物與血漿蛋白的結合率、細胞及微血管的通透性、藥物重分布（藥物由作用部位重新分布至其他組織）等皆會影響到藥物的分布。因為藥物重分布的特性在年輕人及老年人並無顯著差異，故僅探討血流的分布、藥物與血漿蛋白的結合率、細胞及微血管（包含血腦障壁）的通透性對藥物分布的影響。

（一）血流的分布

　　老化會造成心輸出量降低、血液循環不良、血管壁也變厚、變硬，因此，藥物經由血流分布到組織的速度會變慢，藥物的組織分布也較不均勻。加上老年人身體含水量降低（較年輕時減少約 5~10%）、脂肪比例較高（較年輕時增加約 15%），藥物進入脂肪後蓄積的情形也較年輕人明顯，脂溶性藥物在血流中分布的藥物比例會降低（血中濃度降低），但因為蓄積作用導致脂溶性藥物的作用時間延長，如：Benzodiazepine 類鎮靜安眠劑，常見老年人使用安眠劑後第二天一直有昏昏欲睡的感覺。原本分布在水分中的藥物會因為總水分減少而使得分布減少、血中濃度增加，如：抗生素 Gentamicin、H_2 拮抗劑 Cimetidine、鴉片類止痛劑 Morphine 等。

（二）藥物與血漿蛋白的結合率

　　藥物進到血流中會可逆性的與血漿蛋白結合，結合態的藥物將無法進行分布，會暫時留在血液中循環，直到藥物呈現游離態才能經由血流分布到組織，產生作用。老年人的血漿蛋白濃度降低，導致藥物的游離態增多，容易提早分布到組織、作用加強，特別是原本就有高血漿蛋白結合率的藥物，如：Furosemide、Phenytoin、Sulfonamides、Theophylline、Tolbutamide、Warfarin 等會受到影響，需特別注意這些藥物在老年人的使用劑量及不良反應，必要時需要減低藥量。至於軟便劑等血漿蛋白質結合率低的藥物，在一般成年人及老年人身上使用並無顯著差異。

血漿蛋白的結合率在藥物交互作用上扮演重要角色，二個共同競爭血漿蛋白結合部位的藥物併用時需要降低用藥劑量，因為老化造成血漿蛋白結合部位減少，會使得此種藥物交互作用的情形更容易出現，當醫生同時開立二個以上高血漿蛋白結合率的藥物時，護理人員應注意是否有不良的交互作用產生。

（三）細胞及微血管的通透性

一般細胞及微血管的通透性隨著年齡增加並無多大改變，但研究指出老化使得血腦障壁(blood brain barrier, BBB)的功能降低導致通透性增加，使得藥物更容易進入中樞神經系統，一些中樞神經用藥的作用可能增強，例如：鎮靜安眠藥物可能造成嚴重的嗜睡現象及呼吸抑制的作用，因此護理人員更需要注意老年人中樞神經系統用藥的不良作用。

三、藥物代謝作用

藥物的原型分子在體內發生化學結構的改變稱為「藥物代謝」，藥物的代謝又稱為「生體轉化」作用，主要是將藥物轉變成較具有極性的無活性物質以利尿液排除，少數是將藥物變成較具活性的物質（如：Levodopa）以利作用。藥物代謝在體內許多細胞都可進行，但最主要的代謝器官為肝臟，其次是腎臟，所以肝腎的功能對藥物代謝能力影響最大。老化導致肝臟血流減少、酵素活性降低，因而老年人肝臟代謝功能較差，加上老化導致腎臟功能降低，使得藥物在老年人體內就是代謝得比年輕人慢；因為代謝慢、排泄也變得較不容易，許多藥物在老年人體內的半衰期增加、清除率降低，整體而言，就是藥物停留在體內的時間較長；所以藥物在老年人體內更容易蓄積中毒，例如：Ampicillin、Cimetidine、Benzodiazepine、Digoxin、Gentamicin、Tetracycline。

四、藥物排泄作用

藥物分子排出體外就稱為「藥物排泄」。最主要的排泄器官是腎臟，大部分藥物經由代謝後將呈現高極性（高水溶性），經過腎小管過濾後由尿液排出體外；少部分的藥物經過代謝後極性仍然較低（如：Erythromycin、Doxycyclin），會經由肝臟分泌的膽汁排入糞便中；肺臟、汗腺、唾液腺、乳腺等為其他的排泄管道。老化導致腎血流減少，可用的腎元數量也明顯減少，腎臟過濾率明顯降低，藥物排除量因而降低，許多藥物在老年人身上使用都會有清除率降低的情形。

老年人常見的用藥問題

一、藥物不良反應(Adverse drug reactions, ADRs)

　　藥物能協助疾病治療與症狀控制以促進生活品質，老年人常因心血管疾病、關節發炎性疼痛、消化道不適、失眠、焦慮等病症需要用藥，以下就藥物分類、臨床用途、老年人使用常見的問題及注意事項等分別討論之，並將常見問題統整於表 6-2 中。

⊕ 表 6-2　老人用藥常見的不良反應

藥物不良反應	藥物種類	主要影響
認知功能障礙	抗膽鹼素性用藥	視力模糊
	鎮靜安眠劑及抗焦慮劑、第一代抗組織胺(anti-H$_1$)	鎮靜、嗜睡、注意力不集中
	三環抗憂鬱劑及抗思覺失調症用藥	鎮靜、嗜睡、視力模糊
	毛地黃強心劑	視力模糊、嗜睡、譫妄、混亂
	胰島素及口服降血糖藥	低血糖症狀導致的注意力不集中、暈眩、嗜睡
	亨利氏環利尿劑、胺基配醣體類抗生素	聽力損害
大小便異常	抗膽鹼素性用藥、三環抗憂鬱劑及抗思覺失調症用藥	尿液滯留、便祕
	利尿劑、茶鹼類支氣管擴張劑	頻尿
	含鈣鹽或鋁鹽的制酸劑、鴉片類止痛劑、鈣離子通道阻斷劑	便祕
	含鎂鹽的制酸劑、軟便劑	腹瀉
姿位性低血壓	有機硝酸鹽類心絞痛用藥、α腎上腺素型阻斷劑、抗憂鬱劑、抗思覺失調症用藥	頭暈、頭痛、臉潮紅、反射性心搏過速、不可突然改變體位
	鈣離子通道阻斷劑、血管收縮素轉化酶抑制劑	頭暈、不可突然改變體位
骨質疏鬆	亨利氏環利尿劑	血鈣下降、尿鈣上升（鈣質排出）
運動困難	鎮靜安眠劑及抗焦慮劑、三環抗憂鬱劑、第一代抗組織胺(anti-H$_1$)	疲倦、肌肉無力
	抗思覺失調症用藥	疲倦、錐體外症候群、遲發性運動困難
	β$_2$腎上腺素型作用劑、茶鹼	顫抖

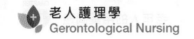
（一）心臟血管用藥

★ 毛地黃

毛地黃為最常用的強心劑，其作用為使心肌收縮力增強，用於治療充血性心衰竭。

1. 老年人使用常見的問題

(1) 體脂肪比例增加使得毛地黃更容易蓄積。

(2) 肝腎功能降低使得毛地黃不容易排除。

(3) 電解質不平衡使得毛地黃更容易中毒。

(4) 毛地黃中毒導致的初期症狀：食慾降低、視力模糊、嗜睡及譫妄混亂，很容易被誤認為老化的正常現象，因此忽略了毛地黃中毒的可能性。

2. 一般注意事項

(1) 監測心跳，若少於 60 次／分即需停藥。

(2) 監測藥物血中濃度、電解質及心電圖。

(3) 不可與 Verapamil 及 Quinidine 併用，以免血中毛地黃濃度增加。

★ 有機硝酸鹽類

有機硝酸鹽類為最常用抗心絞痛藥物，其造成血管擴張，可治療因冠狀動脈粥狀硬化導致心絞痛、心肌梗塞等症狀。硝酸甘油(Nitroglycerin, NTG)舌下含片為最常用製劑。

1. 老年人使用常見的問題

(1) NTG 需避光儲存，且開瓶後半年內有效，半年後需丟棄；老年人因為認知退化，常無法依有效的儲存法存放、常忘了密蓋、也常忘了藥物的有效保存期限；需再三提醒，並於瓶外標示有效日期，以免藥物失效。

(2) 緊急心絞痛發作時，每次使用 NTG 一顆，計時 5 分鐘，無效可再給一顆，最多不可超過三顆；老年人常忘記正確的使用法則。

(3) NTG 常以舌下給藥，老年人唾液量減少，用藥前需先以溫開水潤口，或先積聚口中唾液，以利藥物崩解吸收。

(4) NTG 造成明顯的血管擴張作用，老年人使用會有更明顯的姿位性低血壓副作用，需提醒務必坐著用藥，用藥後可坐著或躺著休息以免暈眩及跌倒的副作用。

2. **一般注意事項**：不可與其他血管擴張劑併用，尤其不可併用 Sildenafil（威而剛®，使陰莖海綿體擴張之壯陽藥），以免低血壓休克及心血管功能嚴重障礙。

★ 抗高血壓藥物

1. **α 腎上腺素型阻斷劑(Prazosin)等、鈣離子通道阻斷劑(Nifedipine)等及血管收縮素轉化酶抑制劑(Captopril)等**：會造成血管擴張，血壓因而下降。

   (1) **老年人使用常見的問題**

      A. 以上幾類高血壓用藥因擴張血管，皆容易造成頭暈、頭痛、姿位性低血壓的副作用，老年人因血管恆定功能較差，這些副作用會較年輕人明顯，提醒老年人務必坐著用藥，用藥後可坐著或躺著休息，以減少不適並避免暈眩及跌倒。

      B. 鈣離子通道阻斷劑在老年人較容易因抑制腸蠕動而導致輕微便祕的副作用，也比較容易抑制肌肉收縮，造成輕微的肌肉疲勞感。

      C. 血管收縮素轉化酶抑制劑 Captopril 容易有乾咳的副作用，如有嚴重不適情形則議改用其他藥物。

   (2) **一般注意事項**

      A. 注意姿位性低血壓的副作用，用藥後請勿突然改變體位，以免眩暈及跌倒。

      B. 需預防用藥過量造成的低血壓症狀，如：休息後仍感眩暈、無力、疲倦等，需與姿位性低血壓的症狀區分。

      C. 多種抗高血壓的用藥常同時併用，多藥併用時請特別注意是否有副作用及藥物交互作用產生。

2. **β 腎上腺素型阻斷劑（Propranolol、Atenolol 等）及鈣離子通道阻斷劑（Verapamil 等）**：使得心跳變慢、心臟收縮力變弱，血壓因而下降。

   (1) **老年人使用常見的問題**

      A. 以上幾類高血壓用藥因抑制心臟活性而達到降血壓的效果，老年人使用需特別注意心跳是否變得過慢；也需注意是否因心臟收縮力變弱導致末梢水腫、血液循環變差（四肢冰冷），若有以上情形則建議改用其他藥物。

      B. 非選擇性 β 腎上腺素型阻斷劑(Propranolol、Timolol、Nadolol)會影響支氣管擴張功能，老化使得呼吸道功能變差，老年人使用此種藥物更易出

現咳嗽及換氣不順的副作用，如有此不適的情形則建議改用其他藥物。慢性阻塞性肺部疾病(COPD)及氣喘的病人千萬不可使用此類藥物。

(2) 一般注意事項：多藥併用時請特別注意是否有藥物交互作用產生。

3. **利尿劑**（Furosemide、Hydrochlorothiazide、Spironolactone 等）：可促進鈉離子及水分排除，使細胞外液減少、心輸出量降低而達到降血壓的作用。

  (1) **老年人使用常見的問題**

   A. 利尿劑容易造成體液電解質不平衡的問題，常見的藥物如：Furosemide、Hydrochlorothiazide 會造成低血鉀，老年人的體液電解質恆定功能較差、體內水分比例較年輕人少、也不容易有渴覺，利尿劑容易造成低血鉀及輕度脫水的情形，進而影響心臟功能或導致血糖及尿酸升高。併用 Spironolactone（保鉀利尿劑）可避免低血鉀的副作用。

   B. 老化造成抗利尿激素的作用變弱，老年人會比較頻尿，再加上利尿劑的使用會讓上廁所的次數更頻繁，但因老年人的運動功能退化，膀胱的控制度也不好，需注意是否因為趕著上廁所而跌倒，或是因為來不及而有漏尿、尿失禁的尷尬結果，如果病人表示無法接受此藥造成的問題，建議改用其他藥物。

   C. 長期使用亨利氏環利尿劑（例如：Lasix®即 Furosemide）會使血鈣降低、尿鈣上升（鈣離子由尿液排除），故嚴重骨質疏鬆症病人應避免長期使用本類藥物。

  (2) **一般注意事項**

   A. 會造成低血鉀的利尿劑（Furosemide、Hydrochlorothiazide 等）請勿和毛地黃併用，以免造成毛地黃中毒。

   B. 亨利氏環利尿劑過量使用會損害聽力（耳毒性），與胺基配醣體類（Aminoglycosides，如 Gentamicin）併用會加重聽力的損傷。

（二）炎症徵候用藥

★ 鎮痛劑

1. **非類固醇抗發炎藥物(NSAIDs)**（例如：Aspirin、Diclofenac、Ibuprofen、Mefenamic acid）：能抑制發炎物質前列腺素的合成，降低發炎反應導致的紅腫熱痛，臨床用於解熱、鎮痛、抗發炎。統計顯示，有 40%老人服用 NSAIDs，故此藥常見問題不容忽視。

(1) **老年人使用常見的問題**

    A. 老化造成的胃排空變慢使得 NSAIDs 服用後更容易造成胃部不適的情形，統計指出約有 20%的老年人因服用此藥產生胃潰瘍，此情形可由併服制酸劑或 Misoprostol 改善，或改用 NSAIDs 的腸溶錠（腸衣錠）劑型。

    B. 短效型的 NSAIDs 常需一天服用 3~4 次，老年人可能會忘記服藥或重複用藥，現在已經有緩效釋放劑型(slow-release)，一天服用二次，可減少誤用，但請勿將此緩效釋放劑型剝半、咬碎服用，會造成短時間內的藥效過量。

(2) **一般注意事項**

    A. NSAIDs 容易造成腸胃不適，一般多在飯後服用，必要時需併服胃藥。

    B. Aspirin 有抗凝血作用，使用過後若有凝血功能異常情形，請停藥並詢問醫生。停止使用 Aspirin 後 7~10 天仍有抗凝血作用；開刀前 10 天務必停用。

2. **Acetaminophen**：為常用的解熱鎮痛劑，沒有抗發炎作用，也不會傷胃。

(1) **老年人使用常見的問題**

    A. Acetaminophen 為常見的成藥，廣告常宣稱其良好的止痛效果，老年人常有各式疼痛情形，可能會自行使用該藥物，造成與醫師處方重複用藥的情形。該藥雖然不會傷胃，但過量使用其中間代謝產物會傷肝，老化造成的肝臟代謝變差使得老年人用 Acetaminophen 更容易中毒。

    B. Acetaminophen 並沒有抗發炎作用，老年人可能因為認知錯誤而將其用於改善關節炎，不但效果不彰，還會延誤病情。

(2) **一般注意事項**：過量使用 Acetaminophen 會造成肝臟損傷。

3. **鴉片類止痛劑**（例如：Morphine、Meperidine、Tramadol）：可增加中樞痛覺忍受度的閾值，用於控制嚴重的疼痛，如：癌末的疼痛、重症疼痛、外傷疼痛等。

(1) 老年人使用常見的問題：老年人體內的總水分減少而使得 Morphine 分布體積減少、血中濃度增加，一般認為 Morphine 在老人體內的止痛作用會增強，便祕、尿液滯留、顱內壓增加、嗜睡及呼吸抑制的副作用也更明顯。

(2) **一般注意事項**

A. 其止痛作用有耐藥性，需按正確的使用頻率用藥，否則容易失效。

B. 長期高劑量使用會成癮；過量使用會造成呼吸抑制，需監測呼吸次數。

★ 糖皮質類固醇

糖皮質類固醇可以減少大量發炎物質生成，有強效抗發炎作用及免疫抑制作用。嚴重退化性關節炎、風濕性關節炎、器官移植、自體免疫疾病者需長期使用以改善病情。

1. **老年人使用常見的問題**

(1) 糖皮質類固醇俗稱美國仙丹，對許多發炎反應都有很強的療效，容易讓老年人認為是「特效藥」而要求醫生開立。

(2) 老年人使用糖皮質類固醇特別容易有胃部不適及骨質疏鬆加重的情形。

(3) 老年人因感覺神經退化，時常有小外傷而不自知，尤其是糖尿病人，足部傷口常被忽略；若有外傷又使用糖皮質類固醇，可能造成傷口癒合不良、傷口感染，甚至造成敗血症，故使用糖皮質類固醇時務必注意是否有表皮外傷。

(4) 有些老年人可能因為聽過糖皮質類固醇的副作用，而誤以為此藥對身體有害，雖然醫生已調整適當的使用劑量，老年病人還是自行停藥。向病人衛教時需同時強調糖皮質類固醇的治療效果及副作用，並且說明用藥的必要性。

2. **一般注意事項**

(1) 長期使用造成滿月臉、水牛肩、青蛙肚、四肢肌肉退化、水腫、骨質疏鬆、傷口不易癒合等副作用（庫欣氏症候群）。需觀察副作用的產生，是否有嚴重的骨質疏鬆、傷口是否過久未癒合及傷口是否出現感染症狀等。

(2) 糖皮質類固醇有免疫抑制效果，長期高劑量使用會抑制體內正常的免疫反應，導致感染發生而不自知，甚至可能造成敗血症。因為長期使用糖皮質類固醇也可能造成咽喉炎、念珠菌感染等伺機性感染，出現輕微的感染症狀就需要特別注意，例如：輕微發燒、局部紅腫、輕微疼痛等。

(3) 此藥對身體恆定、抗壓力及血糖調節有重大影響，長期用藥後需漸漸停藥（約 2 星期內劑量漸減），以免身體不適。

★ 抗生素

磺胺類(Sulfonamides)常用於泌尿道感染、青黴素類(-cillin)及頭孢子素類(Cephalosporins)、胺基配醣體類(Aminoglycosides)、四環黴素(Tetracycline)、紅黴素(Erythromycin)等皆為常用的抗生素。

1. 老年人使用常見的問題

(1) 抗生素需按時服用以維持血中濃度，並且需服用完整個療程才可中止，不可自行停藥。老年人因為認知退化，常可能忘記服藥；可以設定鬧鐘，配合藥盒及用藥記錄提醒病人用藥。老年人可能在症狀消失後就自行停藥或斷續服藥，如此容易產生治療無效並可能培養出抗藥性菌種；教導老年人使用抗生素時需特別囑咐用藥規則，並請其主要健康照顧者共同注意。

(2) 長期口服抗生素可能會造成噁心、嘔吐等腸胃道不適的副作用，老年人更容易出現不適的情形，出現此副作用時請與醫護人員反應，由醫護人員判定是否為藥物一般副作用或是藥物毒性作用，不可自行服用胃藥；尤其四環黴素(Tetracycline)會和制酸劑中的陽離子螯合失效，不可併服制酸劑。

(3) 老化造成更容易對藥物過敏，青黴素類(-cillin、Penicillin、Ampicillin)藥物常見過敏反應，即使年輕時病人無青黴素過敏史，老年期也可能會對其產生過敏，需特別注意抗生素的使用是否有嚴重過敏症狀，必要時需停藥及改藥。

(4) 磺胺類(Sulfonamides)藥物可能會造成結晶尿，需提醒病人多喝水；老年人因為渴覺不明顯、腎臟的排泄功能又較差，使用磺胺類更易產生藥物結晶傷害腎臟功能；若病人未限水的話，請準備一個適當的大水壺，提醒病人一天需喝幾壺開水才夠；若病人需嚴格限水，建議改用其他藥物，或請病人多吃鹼性物質（柑橘類、蘇打餅）以利磺胺藥物排除。

(5) 胺基配醣體類(Aminoglycosides)多以注射給藥，例如：Gentamicin、Tobramycin 等，本類藥物毒性較強，有耳毒性及腎毒性；因為老年人聽力本來較差，所以該藥的耳毒性很難評估；又老年人腎臟功能較差，該藥輸注時速度不可太快（血中濃度不可過高），否則在老年病人很容易就出現少尿、無尿等腎臟毒性。

(6) 四環黴素類(-cycline, Tetracycline)部分由膽汁及尿液排除，老年人肝腎功能較差，使用時需監測肝臟及腎臟功能。

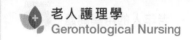

(7) 紅黴素(Erythromycin)主要由膽汁排除，老年人肝臟功能較差，使用時需監測肝臟功能。

2. 一般注意事項

(1) 抗生素需按時服用以維持血中濃度，並且需服用完整個療程才可中止，不可自行停藥，以免造成抗藥性菌種產生。

(2) 不可長期高劑量服用同一類的抗生素，以免造成嚴重副作用及重複感染(superinfection)。

(3) 頭孢子素類常與胺基配醣體類併用以達協同抗菌的效果，但兩藥有化學性的配伍禁忌，混合會沉澱失效，故輸注時先用頭孢子素類，滴注完後才加入胺基配醣體類（至少需滴注 30 分鐘，以免血中濃度過高），兩者不可同時給藥。

(4) 四環黴素會與食物及藥物中的金屬陽離子螯合，螯合後藥物的吸收率會大為降低，甚至失去藥效，故多建議此藥空腹服用，若病人空腹服用感到腸胃不適時，可改至飯後服用，但避免與牛奶、鐵劑及制酸劑併服。

(5) 肝臟功能不佳者請勿使用四環黴素及紅黴素。

（三）神經安定與精神性用藥

　　老年人因神經退化常有焦慮及睡眠品質不良的問題，常俗稱「腦神經衰弱」、「自律神經失調」相關症狀。造成焦慮及睡眠品質不良的原因有很多，需注意病人是否因為疼痛、呼吸不順、咳嗽、環境過冷或熱、睡前服用咖啡因或維生素製品、就寢時間不適宜等其他可改善的因素所造成；情緒及精神相關疾患應先以非藥物的方式治療，例如：心理諮詢、放鬆技巧、注意力轉移等，無效時才以輕度的藥物治療。

★ Benzodiazepine 類(-zepam, -zolam)及巴比妥鹽類(-tal)鎮靜安眠劑

　　Alprazolam、Diazepam 可抗焦慮，Lorazepam、Triazolam、Midazolam、Flunitrazepam 等及巴比妥鹽類(Pentobarbital、Phenobarbital)可鎮靜安眠。

1. 老年人使用常見的問題

(1) 相對於巴比妥鹽類，Benzodiazepine 類為治療指數較高的用藥，過量使用巴比妥鹽類會造成嚴重的呼吸抑制。老年人容易因為記憶力不佳而忘記自己已經服過藥物，若重複用藥的話，巴比妥鹽類比較容易產生難以挽救的生命問題；故臨床上已用 Benzodiazepine 類取代巴比妥鹽類用藥。

(2) 老年人身體含水量降低、脂肪比例較高，Benzodiazepine 類及巴比妥鹽類等脂溶性藥物在血中的濃度降低，但因為蓄積作用導致這些藥物的作用時間更加延長，老年人使用安眠劑後第二天常有昏昏欲睡的感覺。

(3) 老化使得血腦障壁(blood brain barrier)的功能降低、藥物通透性增加，導致鎮靜安眠藥更容易進入中樞神經系統，不但作用增強，用藥後可能造成嚴重的嗜睡現象及呼吸抑制，護理人員更需要注意老年人中樞神經系統用藥的不良作用。

2. **一般注意事項**

(1) 相對於巴比妥鹽類，Benzodiazepine 類為治療指數較高的用藥，過量使用巴比妥鹽類會造成嚴重的呼吸抑制。巴比妥鹽類也有較嚴重的成癮現象及戒斷症狀，故臨床上已用 Benzodiazepine 類取代巴比妥鹽類用藥。

(2) 長期使用有成癮性，中短效性藥物如：Alprazolam (Xanax®) 及 Triazolam(Halcion®)容易有依賴性，長期使用後突然停藥會有身體不適、焦慮及反彈性失眠的情形。建議間歇性用藥並漸漸停藥。

(3) 使用鎮靜安眠藥如：Triazolam (Halcion®)、Midazolam (Dormicum®)、Flunitrazepam (Rohypnol®)容易有健忘情形（短期記憶力喪失），病人常忘了用藥前後一段時間內所發生的事，但不影響長期記憶。例如 Midazolam (Dormicum®)常應用於加護病房，病人使用後會忘記插管、急救過程等侵入性醫療所造成的苦痛。

(4) 此類用藥會造成注意力無法集中（認知功能障礙）、肌肉鬆弛等作用，服藥後應避免從事需集中注意力的危險工作（包括開車、機械操作等）。

(5) 中樞神經抑制劑會加強鎮靜安眠藥物的作用，故 Benzodiazepine 類不可與酒精、第一代抗組織胺等中樞神經抑制劑併用。

★ **選擇性血清素再回收抑制劑(SSRIs)**

　　Fluoxetine、Fluvoxamine、Paroxetine 是輕度憂鬱症的首選用藥。

1. **老年人使用常見的問題**

(1) 較適合服用半衰期短的製劑，例如：Fluvoxamine (Luvox®)、Paroxetine (Seroxat®)等，以免藥物蓄積。

(2) SSRIs 偶有抑制食慾、睡眠障礙（失眠或嗜睡）、焦慮等副作用。需注意是否造成老年人嚴重體重不足及營養不良、是否造成嚴重睡眠障礙或加重焦慮症狀。

2. 一般注意事項

(1) 服藥後 2~4 週才會有改善情緒的藥效出現；持續用藥後，待情緒穩定即可漸漸停藥。

(2) 治療指數大、副作用小，偶有抑制食慾、睡眠障礙、焦慮等副作用。

★ 三環抗憂鬱劑

Imipramine、Amitriptyline、Amoxapine 為常用的三環抗憂鬱劑。

1. 老年人使用常見的問題

(1) 此類藥物脂溶性高，容易全身分布蓄積；因為老年人血腦障壁通透性較高，中樞副作用會較年輕人明顯，如：鎮靜、嗜睡、暈眩等，過量甚至會造成呼吸抑制，需特別注意老年人的中樞抑制副作用，必要時監測藥物血中濃度。

(2) 三環抗憂鬱劑容易產生抗膽鹼性作用（口乾舌燥、視力模糊、尿液滯留、便祕），老年人對口乾舌燥的忍受程度較高（渴覺退化），視力模糊的副作用也很容易被忽略（被誤認為是正常老化現象），但過度的尿液滯留容易造成排尿困難、餘尿過多及泌尿道感染問題；老年人腸胃蠕動本來就較慢，藥物也可能造成更嚴重的便祕狀況，必要時得服用軟便劑改善之。

(3) 三環抗憂鬱劑因阻斷 α 腎上腺素性接受體導致姿位性低血壓，老年人因血管恆定功能較差，姿位性低血壓副作用會較年輕人明顯，提醒老年人務必坐著用藥，用藥後可坐著或躺著休息以減少不適並避免暈眩及跌倒。

2. 一般注意事項

(1) 使用三環抗憂鬱劑常見副作用如下：鎮靜、嗜睡等中樞性副作用，姿位性低血壓、反射性心搏過速等心血管副作用，及抗膽鹼性副作用。

(2) 需依照病人的情緒表現、副作用及耐受性調整藥物劑量或更換藥物。

（四）腸胃道用藥

★ 制酸劑

1. 老年人使用常見的問題：老年人常有胃食道逆流等腸胃道不適情形，常聽信廣告或朋友建議自行服用胃散或制酸劑，未對症下藥可能造成病情延

誤，過量使用制酸劑還可能造成鐵質及藥物吸收不良、血鈉或血鈣過高等電解質不平衡的情形。

2. **一般注意事項**

(1) 過量造成胃酸缺乏、消化不良、鐵質及藥物吸收不良、電解質不平衡等副作用。

(2) 長期使用含鈣鹽及鋁鹽制酸劑容易產生便祕情形，含鎂鹽制酸劑則容易造成腹瀉。

★ **組織胺 H_2 接受體拮抗劑（Cimetidine 等）**

老年人常有胃食道逆流等腸胃道不適的情形，Cimetidine (Tagamet®)等可抑制分泌胃酸的組織胺 H_2 接受體，為常見的醫囑用藥。

1. **老年人使用常見的問題**：因體脂肪含量增高（總水分減少），Cimetidine 在體內的分布體積反而減少，導致血中濃度增加；老化導致的肝腎功能降低，使得 Cimetidine 的半衰期延長、清除率降低，藥物較容易蓄積中毒或產生荷爾蒙失調的副作用。此藥在老年病人應調降劑量。

2. **一般注意事項**

(1) 過量造成疲倦、肌肉痠痛、荷爾蒙失調（月經失調、男性女乳症、陽萎）等副作用。

(2) 此藥抑制肝臟代謝酵素的活性，與其他藥物併用時（如：Theophylline、Warfarin、三環抗憂鬱劑等）需注意藥物交互作用。

★ **軟便劑**

1. **老年人使用常見的問題**

(1) 老年人腸胃蠕動較慢、咀嚼不良導致纖維攝取量不足、渴覺不足導致水分攝取不夠，加上運動量減少，很容易產生排便問題，且常希望醫師能開立軟便劑協助其迅速的解決排便問題，但其實有些患者可從生活方式調整即可不需用藥。

(2) 有些老年人可能聽信廣告、過度相信人體的排泄能力，認為每日應該排便、不能有宿便、宿便會導致癌症等錯誤認知，導致對於自己的便祕問題感到罪惡，想盡辦法使用健康食品、甘油球等每日通便，習慣依賴軟便劑以達到正常的排便。需教導老年人正確的排便觀念，並且告知過度使用甘油球可能造成脂溶性維生素流失，且干擾某些藥物的吸收。

2. 一般注意事項

(1) 嚴重高血壓的病人，因為用力排便可能會造成血壓過高，故醫師常開立軟便劑以協助排便。

(2) 當便祕問題出現時應先尋求藥物之外的改善方式，例如：多吃青菜、蘆薈、多喝水、運動及腹部按摩等，直到這些方式不能解決，才以藥物輔助排便；且應先開立弱效的藥物，例如：氧化鎂、口服纖維錠劑或親水膠質液體，無效時才開立刺激性瀉劑(Senna、Bisacodyl)。

（五）其他用藥

★ 支氣管擴張劑

老年人因呼吸功能退化，支氣管敏感且分泌物多，慢性阻塞性肺疾病、氣喘等呼吸道問題相繼出現，β_2 腎上腺素型作用劑及茶鹼類支氣管擴張劑為常用藥物。

1. β_2 腎上腺素型作用劑（例如：Albuterol、Terbutaline）：為支氣管擴張的首選用藥，有口服劑型及噴霧劑型。

(1) 老年人使用常見的問題：雖然是選擇性 β_2 腎上腺素型作用劑，但藥物仍可能刺激交感神經，口服劑型使用後常有心跳加速及肌肉顫抖的情形，高劑量更造成周邊血管擴張，而致頭暈、頭痛。需注意是否因心搏過速產生心悸情形，心臟功能不佳的人使用需特別小心。老年人本來肌肉耐力就較差，很難以肌力來克制藥物造成的肌肉顫抖情形，用藥造成的顫抖可能會使手部運動困難，甚至造成全身肌肉痠痛的情形，需注意藥物的副作用是否妨礙日常生活功能。吸入的噴霧劑型並無特殊副作用，但需教導老年人正確的使用方式。

(2) 一般注意事項

A. 心血管功能不良者、甲狀腺機能亢進者、糖尿病病人需小心使用。

B. 不可和交感神經作用劑一起併用，以免造成嚴重的交感神經興奮作用。

C. 長期使用會有耐藥性。

2. 茶鹼類(Theophylline、Aminophylline)：口服錠劑亦為常用的支氣管擴張劑。

(1) 老年人使用常見的問題：茶鹼類容易產生噁心、嘔吐、頭暈、顫抖、心悸、腸胃道不適、利尿及失眠的副作用，劑量過高會導致痙攣發作。因為老年人的體脂肪比例較高，茶鹼容易蓄積在脂肪導致中毒。肌肉耐力不佳、心血管功能不佳及腸胃道功能不好，使得老年人較不能忍受茶鹼的副作用。其利尿的副作用也會造成老年人如廁頻率增

加，因老年人的運動功能退化，膀胱的控制度也不好，需注意是否因為趕上廁所而跌倒，或是因為來不及而有漏尿、尿失禁的尷尬結果。

(2) **一般注意事項**

A. 茶鹼類容易產生噁心、嘔吐、頭暈、顫抖、心悸、腸胃道不適、利尿、失眠等副作用，劑量過高會導致痙攣發作。

B. 茶鹼類的治療指數低，容易蓄積中毒，需注意副作用及監測藥物血中濃度。

★ **糖尿病用藥**

1. **胰島素**

(1) **老年人使用常見的問題**

A. 胰島素製劑未開封須冷藏（約 2~8°C）、使用中的須放置室溫下保存（約＜25°C 或＜30°C），由皮下注射給藥，且為了避免皮下脂肪萎縮而需注射部位輪替；老年人因認知退化，胰島素的自我注射學習困難，故護理人員必須確認病人能正確的取藥及注射，並且在給藥後確實的記錄給藥部位（確保下次注射時不施打於同一位置）、給藥後能將胰島素放回冰箱的原位置。為了減少注射次數，盡量使用中長效劑型的藥物。

B. 胰島素給予後 30 分鐘內務必進食以免低血糖休克，老年人常於注射完後忘記進食，造成生命危害。

C. 使用胰島素控制血糖者需能判斷低血糖症狀：飢餓感、冒冷汗、暈眩、顫抖、心悸（心搏過速），低血糖症狀出現時需立即補充糖分以免低血糖休克。老年人不容易有飢餓感，冒冷汗、暈眩、顫抖也常被認為是虛弱的症狀，常因輕忽而忽略低血糖症狀，甚至造成休克的危險。

(2) **一般注意事項**

A. 使用胰島素控制血糖者務必規律進食，不可不餓就不吃，也不可暴飲暴食。

B. 隨身攜帶糖果或果汁，需能判斷低血糖症狀並緊急自我處理。

2. **Sulfonylurea 類口服降血糖藥物**：例如：Chlorpropamide、Tolbutamide、Glipizide、Glibenclamide。

(1) **老年人使用常見的問題**：此藥也會造成低血糖症狀，用藥者需能判斷低血糖症狀：飢餓感、冒冷汗、暈眩、顫抖、心悸（心搏過速），低血

糖症狀出現時需立即補充糖分以免造成低血糖休克。老年人不容易有飢餓感，冒冷汗、暈眩、顫抖也常被認為是虛弱的症狀，常因輕忽而忽略低血糖症狀，甚至造成休克的危險。

(2) **一般注意事項**

　A. 服藥時間需規律，也務必規律進食，不可因為不餓就不吃，也不可暴飲暴食。

　B. 隨身攜帶糖果或果汁，需能判斷低血糖症狀並緊急自我處理。

　C. 酒精會加強 Sulfonylurea 類藥物的降血糖效果，增加低血糖休克的危險性，而且兩者併服會造成酒精代謝不良的宿醉作用，故使用 Sulfonylurea 類口服降血糖藥物應避免飲用酒精性飲料。

　D. 對於磺胺類藥物過敏者、孕婦及哺乳婦禁用 Sulfonylurea 類口服降血糖藥物，肝腎功能不佳者應降低用藥量。

3. **葡萄糖運送蛋白抑制劑**：例如：Empagliflozin（恩排糖®）。

(1) **老年人使用常見的問題**：此藥容易造成泌尿道感染，老年人飲水量少、免疫力差，更容易產生泌尿道感染，需提醒老年人多喝水，並且注意若有泌尿道感染症狀，應立即就醫。

(2) **一般注意事項**

　A. 注意泌尿道感染症狀是否發生。

　B. 腎功能不佳者勿服用此類降血糖用藥。

二、多重用藥

　　多重用藥，是指病人在同一段時間內服用多種藥物。因為生理機能的老化，老年人常具有多種慢性疾病，例如：關節炎、心血管疾病、糖尿病、慢性阻塞性肺疾病等，這些疾病又需長期服藥以達症狀緩解，導致老人家常有一大把的藥物需要服用，多重用藥就成了老人用藥的常見問題。

（一）多重用藥的原因

　　多重用藥的原因統整如下所述。

1. **病人同時具有多種疾病症狀。**

2. **錯誤的就醫及用藥習慣：**

(1) 同時看多位醫師，缺乏由家庭醫師或資深護理師統整用藥的習慣。

(2) 自行調整用藥的種類及劑量。

3. **認知不足：**

   (1) 認為醫師多開藥就是好。

   (2) 對藥物的作用及副作用不了解，又用另外的藥物治療藥物副作用，造成大量用藥。

4. **認知程度或記憶力的改變：**

   (1) 不完全了解用藥指示或與醫護人員溝通不良，使得用藥錯誤。

   (2) 忘了已經用過藥而重複用藥。

5. **迷信：** 認為藥物是萬能的，找尋特效藥、中草藥、偏方並與處方藥一起用；希望能用藥物換回原有的健康。

（二）多重用藥可能產生的問題

★ 多藥併用

　　目前各疾病皆有專門的醫師問診，藥物使用又強調以合併用藥達到協同效果並減少副作用，一種病症可能會有二合一或三合一的用藥。一般病人又迷信藥物的作用，認為好醫師一定會開很多好藥以達到藥到病除的功效，醫師被迫給予病人夠份量的藥物、甚至需要開些味素藥（維生素、胃藥、促進血液循環的用藥等）以安定病人的心情。如此一來，就診後的病人總能拿到大袋的藥物，不只造成藥物浪費、病人金錢損失、常常也造成病人用藥上的困擾。尤其老年人的慢性病多，老人家可能因為心血管疾病看心臟內科，醫師根據病況開立了強心劑、心律不整用藥、降血壓用藥；又因為呼吸道問題至胸腔科就診，醫師又開立了支氣管擴張劑、化痰藥、止咳劑；如果又有關節炎、糖尿病，那這位老人家可能一次就必須使用八種藥物，若每種藥物又有不同的給藥時間，認知退化、記憶力不佳的老年病人很難去記得每種藥物正確的給藥時間；多重給藥的結果，可能會造成藥物誤用的嚴重問題。

一站式服務，多重用藥最佳對策！ ⊗

　　多數老人因身體機能退化，大小病痛不斷，必須於各科來回看診取藥，也因此導致多重用藥問題且疲於奔波。如今已有一勞永逸的方法，你知道嗎？

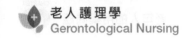

★ 重複用藥

　　醫療發達的今日，在都市內處處可見醫院、診所林立，經濟富足、行動力佳的老年人可能會到處求診，抱著貨比三家的心理，比較不同醫療院所不同醫師的好壞，也可能向不同醫師抱怨相同的問題，導致醫師重複開藥，國內的老年病人又缺乏由家庭醫師或由資深護理師統整用藥的習慣，常常就按照自己的想法用藥；日前就有病人因同時服用三位不同診所醫師所開立的降血壓藥而差點休克身亡。

★ 中西藥併用

　　廣告常強調中草藥溫和無副作用，也過度強化中藥對身體功能的調養效果，導致經濟富足的老年人希望能藉由中藥及西藥共同調理，使得身體功能回到年輕時代，期望疾病永遠不來。天然的不一定比較好，有些天然的成分是無效且具有毒性的，中草藥也常以複方來相輔相成，護理人員應提醒病人切勿以為天然的就一定好，也不可自行診斷並大量服用草藥。老化造成的肝腎功能退化使得老年人對藥物的代謝及排泄速率降低，過多的藥物只會造成肝腎過大的負擔，如果病人已服用必要的降血壓藥物、強心劑、降血糖藥物改善疾病，就不需要再使用調理心血管系統及代謝功能的中藥，更不可以將西藥停止而改用中藥。護理人員應向病人強調某些疾病是無法用中藥根治的，如：高血壓、糖尿病等，而且某些中草藥和西藥併用會有嚴重的交互作用，表 6-3 列出常見中草藥可能導致的副作用。若病人服用中草藥的意願很高，建議病人至合格的中醫診所由中醫師診斷後按醫囑用藥，不可自行用藥。若同時使用中西藥時，服用中藥及西藥之間應間隔 1 至 2 小時，以免影響彼此的療效。

🔍 表 6-3　常見中草藥可能導致的副作用

中草藥及坊間常見用途	過量服用可能導致的副作用	可能產生交互作用的西藥
人參（補氣、增強免疫系統）	焦慮、暈眩、血壓上升、子宮鬆弛、心搏過速、氣喘、降血糖、出血傾向、無尿	抗焦慮劑、降血壓藥、β_1 腎上腺素型作用劑、呼吸系統用藥、降血糖藥、抗凝血劑、利尿劑
大蒜（降膽固醇、增強免疫系統）	血壓下降、輕微降血糖、出血傾向	降血壓藥、降血糖藥、抗凝血劑
銀杏（增強記憶力、防老人失智）	出血傾向、降低癲癇發作的閾值	抗凝血劑

表 6-3　常見中草藥可能導致的副作用（續）

中草藥及坊間常見用途	過量服用可能導致的副作用	可能產生交互作用的西藥
山楂（降血壓、減肥、降血脂）	血壓下降、腸胃不適	降血壓藥
香茅（祛瘀通絡）	血壓下降、出血傾向	降血壓藥、抗凝血劑
鬼針草（清熱解毒、腹瀉、消炎）	便祕、唾液分泌、流淚	解熱鎮痛劑、軟便劑、止瀉劑
胖大海（別名：膨大海）（喉痛聲啞）	腹瀉、血壓上升、血壓下降、利尿	軟便劑、止瀉劑、降血壓藥、利尿劑
穿心蓮（降火氣、消炎）	噁心、腹瀉、血管擴張（頭暈、頭痛）	軟便劑、止瀉劑、降血壓藥
黑升麻（改善更年期症狀）	血壓下降、心跳變慢	降血壓藥、心律不整用藥
冇骨消（別名：臺灣蒴藋、接骨草）（活血散瘀、消水腫）	噁心、利尿、血管收縮，此藥有微毒、不可過量內服	降血壓藥、利尿劑
六味地黃丸（滋陰補腎）	腹漲、腹瀉、食慾不振	降血糖藥
杞菊地黃丸（滋腎養肝）	利尿、腸胃不適	降血糖藥

THINKING BOX

非主流醫學對老人用藥的影響

　　非主流醫學療法指的是西醫及中醫主流以外的療法，舉凡：瑜伽、冥想、催眠、禱告、整脊、按摩、芳香療法、草藥、健康食品等皆為常見的非主流療法，主要目的是藉由身體及心理健康的整合，緩解主流療法無法成功治療的症狀。雖然非主流醫學不一定經由嚴密的科學監督及驗證，但對人體不一定有害；護理人員應以開闊的心胸傾聽病人說明其採行的主流治療及非主流治療，並對病人分析這些療法的優缺點，盡量能在其中找出適當的平衡點。

　　不管在主流或是非主流醫學治療上，偏廢或是過度迷信都是不好的行為，例如：草藥及健康食品可能在非主流醫學上已經盛行多年，但使用者需要注意使用不可過量、不可誤用、不可過度迷信其功效。

　　對從事瑜伽、整脊、按摩的老年人，護理人員必須對其進行仔細的身體評估，例如：肌肉耐力、關節靈活度、骨質疏鬆程度等，曾經就有老年人因按摩、整脊而造成全身瘀青、關節疼痛甚至椎間盤突出。

雖然許多報導指出高纖維咀嚼錠或高單位維生素可能對老年人的排便型態或延緩老化有幫助，護理人員也不應主動建議老年人使用這些健康食品，多攝食蔬菜、水果或果汁也可達到相同效果；護理人員應先幫老年人評估這些非主流療法是否造成經濟負擔。

某些嚴重或罕見疾病的病人因為處方藥物昂貴，轉而尋求較便宜的非主流替代療法，護理人員應評估其可行性，必要時協助病人申請社會相關補助。護理人員應建議病人不要放棄主流療法，例如：癌末的疼痛除了使用冥想、催眠、禱告及按摩來緩解，也要使用醫生處方的鴉片類止痛劑。病人應先將其使用非主流醫療的想法與醫護人員討論，建議所有的非主流療法應經醫護人員評估可行後再行使用。

三、未依醫囑服藥

按醫囑用藥是藥物治療成功的關鍵，未依醫囑服藥是慢性病病人常見的問題，因為用藥很久，病人常感到厭煩；或是因認知程度或記憶力的改變，無法了解用藥指示，以下為未依醫囑服藥常見的原因及問題。

1. 肌肉力量退化，無法自行有效的打開藥物儲存罐或包裝。

2. 認知程度或記憶力的改變：
   (1) 認為自己沒有病，不需用藥。
   (2) 認知退化，無法正確的閱讀用藥指示、看錯藥物劑量，聽力不佳使得無法聽清楚醫護人員的用藥說明，記憶力變差又使得老年人不容易記住用藥說明。
   (3) 忘記在正確的時間用藥、忘記是否已經用過藥物。
   (4) 用藥後忘了將藥物放回原處、忘記藥物存放的地點。
   (5) 不了解用藥的目的及不完全了解用藥指示，按自己錯誤的理解方式給藥；將新舊藥物混用或誤用。
   (6) 誤認為長期服用藥物會對藥物產生依賴性及耐藥性，所以不可連續使用，止痛劑、類固醇、抗憂鬱劑及抗精神病用藥最容易出現此誤解。

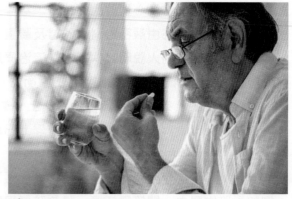

🔎 老年人因為記憶力衰退，容易忘記是否用過藥品

3. 錯誤的就醫及用藥習慣：
   (1) 同時看多位醫生，拿太多的藥，不知如何用藥。
   (2) 與他人共享藥物。
   (3) 上次沒用完的藥留至下一次再用。

4. 自行調整劑量：
   (1) 認為只有症狀出現時才需服藥，沒有症狀就自行停藥。
   (2) 誤認為加倍用藥會更有效。

5. 迷信：迷信特效藥、中草藥或偏方，故捨棄醫囑之用藥。

6. 長期多重用藥導致用藥困難，病人因厭煩或因藥物副作用多而不願遵照醫囑用藥。

7. 不信任醫生：認為醫生開的醫囑不一定是正確的。

8. 缺乏適當的家人照顧，導致就醫及用藥不便：
   (1) 無法正確注射胰島素。
   (2) 無法開啟藥瓶、無法取出正確的劑量。
   (3) 因就醫不便而需節省用藥。

9. 經濟因素：為節省醫藥費而節省用藥。

10. 與醫護人員缺乏溝通：
    (1) 病人與醫護人員因語言或教育程度懸殊而溝通不良，病人未告知不遵照用藥的原因，醫護人員也無法找出原因。
    (2) 病人擔心問問題會被討厭或被看不起，而假裝理解醫護人員的用藥指示。

 護理評估

一、影響因素與現況

　　影響老年人用藥的因素很多，在現今的醫療體系中，要精確得知老年人所有用藥及實際用藥的行為模式實在很困難。首先，護理人員沒有足夠的時間與病人會談或外出家訪、病人也沒有找固定的家庭醫師或資深護理師討論的習慣；國人的溝通又比較保守，很少主動表示問題，對於醫護人員的提問也常以簡單的句子回答，例如：還可以、還好、應該沒問題…這種模稜兩可的回話常讓醫護人員不知如何是好。對於護理人員主動關心老年人用藥時，

不見得所有病人都能領情並配合，除非對護理人員有很深厚的信任感，否則病人也沒有意願回答有關自己用藥的問題，不但不會提及其他非處方藥物的使用，更不會輕易承認自己未按醫囑用藥。

一個良好的護理人員應該善用護理專業知識、執行護理評估及護理措施，盡力發現並改善老年人的用藥問題。一般而言，藥物治療失敗的病人大多是有用藥問題的病人，在這個護理工作壓力超大的情況下，建議護理人員能由此下手；老年病人較需要人的關懷，也有比較多的時間與護理人員會談，相對於年輕病人，他們是比較容易談話及分享用藥資訊的人，只要從「關心身體健康問題」開始切入，經過幾次的觀察與會談，應能依下列方式評估老年人用藥的問題及列出改善的護理措施。

（一）評估藥物效能

1. **用藥前應完整評估用藥的適當性及用藥風險**：請病人將其所有的用藥一起帶來，仔細評估用藥史及病人目前使用中的所有用藥（包含處方藥、非處方藥及中草藥等），確認用藥的必要性，避免不需要的用藥及重複用藥，盡量採用非藥物的方式來改善病人的情況。有些病人的慢性病處方已經許久未改，需評估處方用藥是否符合病人的疾病現況。

2. **用藥後定期評估藥物的治療效能**：評估藥物是否達到預期的效果，若無，則需再次確定用藥是否適當、病人是否能正確的用藥，並且應懷疑病人是否未按醫囑用藥。

（二）評估用藥型態

1. **評估是否有正確用藥觀念及用藥知識**：要求病人用自己語言向護理人員說明藥物的用藥目的、藥物簡單的機轉說明、藥物的作用及副作用、按醫囑用藥的重要性及必要性等。

2. **評估病人是否能正確的給藥**：是否方便取用、吞服是否有困難、是否因太虛弱而無法口含藥物或口含液體、是否能按照指示的方式及時間給藥、是否常忘記用藥等。

3. **評估病人是否為使藥物更好吞服而自行將藥劑磨碎、剝半或將膠囊打開**：需注意腸衣錠、緩效釋放錠等特殊劑型不可隨意破壞，將硬膠囊破壞也可能使藥物起始作用變快。

4. **評估醫囑用藥時間及用藥模式是否已最簡化**：若病人經濟許可，盡量減少用藥量及每天用藥的次數（同一個藥物 qd 的劑型通常比 qid 劑型貴），是否已使用藥盒、藥袋分類以簡化用藥。

（三）評估潛在中毒危機

1. **評估藥物可能造成的不良反應及交互作用**：需定期監測藥物的治療作用及副作用；是否有可避免的藥物副作用及交互作用。

2. **評估用藥副作用是否影響用藥遵從性**：當藥物有令人無法忍受的副作用或用藥會影響正常生活時，病人常會停止用藥，例如：頭痛、腹瀉、排尿或排便困難等副作用常令病人停止用藥。

3. **評估是否已建立安全的用藥習慣**：是否按醫囑用藥、藥物用畢後歸回原位、用藥後確實記錄、過期藥物應丟棄、藥物不可互用、不可聽信偏方及自行調整藥量、避免多重用藥產生的藥物交互作用等。

4. **評估影響老年人多重用藥、用藥遵從性的相關因素**：生理因素、功能行為因素、情緒社會因素等，需與病人、家屬及主要健康照顧者共同討論是否有多重用藥及不遵從用藥的過去史。

二、身體評估

　　評估老化和疾病對老人用藥影響時，需收集身高、體重、營養及攝食程度、認知程度、自我照顧行為能力等一般生理功能老化程度，評估生理功能老化與用藥之間關係。

三、訪視與觀察

1. **環境風險評估**：評估是否需加強防護具使用以因應用藥副作用，例如：預防跌倒等。

2. **病人實際用藥評估**：實地觀察及評估病人的用藥情形。

3. **評估病人**、病人家屬、主要健康照顧者是否能與護理人員共同監測藥物的治療作用及副作用。

4. **評估經濟因素**：藥物是否過度昂貴、是否在病人經濟負擔許可範圍內、是否有其他等效的健保給付用藥可取代。

5. **評估就醫方便性**：評估就醫方便性是否影響用藥。

6. **評估社區可利用資源是否短缺**：評估社區衛生護理人員訪視次數、是否有社區藥師諮詢及醫院諮詢管道等。

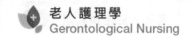

 6-4 護理目標與措施

一、強化藥物相關資訊與認知

1. **給予正確的用藥觀念及用藥知識衛教：**以病人能理解的語言或文字說明藥物相關知識，並且要求病人理解後用自己的語言向護理人員覆誦一次。讓老年人知道其所用藥物的藥名、用藥的目的、藥物簡單的機轉說明、藥物的作用及副作用，藥物與其他食物或藥物併用是否有交互作用、按醫囑用藥的重要性及必要性。務必使病人了解按醫囑用藥的重要性並認同醫師的處方、不可自行調整用藥劑量。

2. **用老年人可理解的語言及文字做解釋，確認病人能在正確的時間以正確的方式給正確的藥量：**有些藥物必須在特定的時間給藥才不會有嚴重的副作用，例如：可能造成胃部不適的藥物應在餐間服用或餐後服用；安眠藥應在睡前才用，以免發生跌倒的危險；威而剛等促進勃起的藥應在性行為前半小時至一小時服用。護理人員必須教導病人正確的服藥時間以提高病人用藥的成功率。可將藥物包裝上標示的字體加大，並加上語句簡潔的用藥說明。

3. **需鼓勵及提醒病人：**在確保自身用藥的安全性及有效性上，病人才是配合醫囑執行最重要的角色。

> **銀髮族「藥」注意！麥黑白吃藥喔~** ✕
>
> 你有關心過長輩都吃什麼藥嗎？不少老人家一拿出藥袋就是厚厚一疊，或是從醫院拿回一大堆藥，卻不知道如何正確用藥？老人用藥安全需要你我一起來把關。

二、降低中毒的危險性以促進用藥安全

1. 檢視病人的所有用藥，明確指出並記錄現在所需的用藥，協助病人將過期的用藥丟棄，減少多藥併用及重複用藥的情形。將用藥數量最簡化，盡量避免藥物副作用及藥物交互作用。

2. 建立安全的用藥習慣：以病人能理解的語言或文字說明按醫囑用藥的重要性，藥物用畢後應歸回原位、用藥後記錄、過期藥物應丟棄、不同病人的

藥物不可互用、不可聽信偏方及自行調整藥量，並且避免多重用藥產生的藥物交互作用。

三、協助維持良好用藥型態

1. 教導使用方便用藥的劑型、以容易開的罐子或方便取用的小藥盒存放藥物。

2. 將用藥時間簡化：在經濟許可的前提下，建議多用緩效釋放劑型，盡量減少用藥量及每天用藥的次數；使用藥盒、藥袋分類以簡化用藥。

3. 若用藥副作用已影響用藥遵從性，則建議醫生改藥或調整藥量：若病人無法忍受副作用，則建議醫生改藥或降低藥量，建議醫生由低劑量開始用藥，並且每次只改變一種用藥，以利護理評估。

4. 正確的用藥時間與用藥記錄：以病人能理解的語言及文字進行，若病人不識字，可使用有顏色的藥盒方便記憶，並且護理人員需協助規劃記錄表，讓病人以打鉤或畫圈的方式記錄用藥與否。

5. 提供個別性的衛教，增進與病人的溝通：請病人有用藥疑問時盡快與醫護人員溝通；護理人員應明確的表示歡迎病人與其討論所有的健康問題，並鼓勵發問；必要時可請病人每天或每星期與護理人員電話聯絡。

6. 請病人、病人家屬、主要健康照顧者需與護理人員共同監測藥物治療作用及副作用。

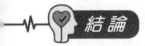
結論

　　老年人因身體老化、慢性病多，常見藥物不良反應、多重用藥、未依醫囑服藥等用藥問題，護理人員應盡力減少藥物副作用、減少藥物的用量及使病人按醫囑用藥。

　　在會談期間，護理人員需進行完整的身體評估、評估所有用藥，並確認醫師處方的必要性、評估醫囑藥物和老年病人實際使用藥物之間的差距，並且和觀察的資料一同併入護理評估結果。主要的護理措施是要運用良好的衛教技巧，教導老年病人在能力範圍內達到正確及良好的用藥習慣，並且懂得觀察並回報藥物副作用。定期監測藥物治療效果及副作用，確認病人的經濟狀況及就醫方便性，並且提供病人良好的溝通及諮詢管道。

　　總而言之，老人用藥的問題十分複雜，唯有醫護人員、病人、病人家屬或主要照顧者互相合作，讓病人自身意識到用藥的重要性，才能將老人用藥的問題減至最低、達到更完善的老人照護。

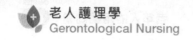
課後複習 | *Exercise*

( )1. 下列關於老年人口服給藥的敘述何者正確？(A)口服給藥藥效較慢，最好以注射方式給藥　(B)服藥前應先以適量的開水潤口後再服用，較好入口　(C)服藥後最好馬上平躺　(D)液態藥物的服用較方便且劑量較精確。

( )2. 老年人由於肝腎功能降低，使用藥物時會有哪些影響？(A)藥物代謝變差　(B)藥物排泄變差　(C)藥物副作用產生的可能性增加　(D)以上皆是。

( )3. 老年人使用毛地黃時的注意事項何者為非：(A)心跳若＜60 次／分即需停藥　(B)可與 Verapamil 併用以增加藥效　(C)監測電解質及心電圖　(D)監測藥物血中濃度。

( )4. 老年人使用非類固醇抗發炎藥物(NSAIDs)時的注意事項何者為非：(A)容易造成腸胃不適，一般多在飯後服用　(B)此藥不傷胃，可於飯前服用　(C)Aspirin 有抗凝血作用，使用過後有凝血功能異常情形，請停藥並詢問醫生　(D)臨床用於解熱、鎮痛、抗發炎。

( )5. 下列何者不是老年人使用抗生素時常見的問題：(A)老年人因為認知退化，常可能忘記服藥　(B)症狀消失後就自行停藥或斷續服藥　(C)自行服用胃藥以改善腸胃不適的副作用　(D)年輕時病人若無青黴素過敏史，年紀大了也不會對此藥過敏。

( )6. 下列何者不是造成老年人多重用藥的原因：(A)老年人同時具有多種疾病症狀　(B)自行調整用藥種類及劑量　(C)對於藥物的作用及副作用都非常了解　(D)同時看多位醫生，缺乏由家庭醫師或資深護理師統整用藥的習慣。

( )7. 對於老年人中西藥併用，下列何者正確：(A)中草藥溫和無副作用　(B)某些疾病是無法用中藥根治的　(C)天然的一定比較好　(D)久病不癒者最好改看中醫調養。

( )8. 下列何者不是老年人未依醫囑服藥常見的原因及問題：(A)高等教育程度的老年人　(B)肌肉力量退化，無法自行有效的打開藥物儲存罐或包裝　(C)認為自己沒有病，不需用藥　(D)忘記在正確的時間用藥。

( )9. 如何強化老年人對藥物的相關資訊與認知：(A)給予正確的用藥觀念及用藥知識衛教　(B)使病人了解按醫囑用藥的重要性並認同醫師的處方　(C)用老年人可理解的語言及文字做解釋　(D)以上皆是。

( )10.協助老年人維持良好的用藥型態，以下何者為非？(A)正確的用藥時間與用藥記錄　(B)提供個別性的衛教　(C)監測藥物治療作用及副作用是病人自己的責任　(D)若用藥副作用已影響用藥遵從性，則建議醫生改藥或調整藥量。

解答　參考文獻

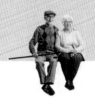

老年人的營養需求

彭巧珍　編　著

7-1　影響老年人營養攝取的生理因素與
　　　常見問題
7-2　影響老年人營養攝取的非生理因素
　　　與常見問題
7-3　護理評估
7-4　護理目標與措施

研讀本章內容之後，學習者應能達到下列目標：
1. 了解老年人老化與營養改變的生理原因。
2. 了解老年人疾病造成營養改變的機轉。
3. 說出一般老年人均衡飲食的份量。
4. 使用飲食評估方法估算出老年人營養素攝取狀況。
5. 正確使用營養篩檢或營養評估表。
6. 正確說出營養素缺乏所產生的表徵。
7. 說出口腔問題、嗅覺與味覺問題、吞嚥問題、消化問題、便祕問題發生時，可以介入的飲食處置。

Gerontological
Nursing

老人護理學
Gerontological Nursing

心智圖

老年人的營養需求

非生理因素

- 認知因素
- 情感社會因素

生理因素

咀嚼與吞嚥問題
- 食物選擇限制
  - 吸入性肺炎的危險
    - 血漿白蛋白
    - 身體質量指數
  - 營養不良
    - 總血清膽固醇

消化與排泄問題
- ↓食慾
- 消化不良
- 便秘

老化
- 身體組成改變
  - ↓肌肉
  - ↑脂肪
- ↓基礎腸率
- ↓血脂代謝
- ↓功能行為
  - 行動
  - 感覺

疾病
- 糖尿病
- 高血壓
- 腎疾病
- 高尿酸血症

- 味覺/嗅覺改變
- 口乾/便秘
- 腹瀉
- ↓食慾

藥物

治療
- 飲食
  - 潰瘍/出血
  - ↑血糖
- 處置
  - 手術
  - 復健

護理目標及措施

- ↓營養攝取的干擾
  - 口腔保健
  - 味/嗅改變處理
  - 吞嚥障礙處理
  - 預防便秘
- ↑營養攝取
  - 膳食設計
  - 慢性病攝食
  - 家庭支持
  - 文化尊重
  - 飲食環境
  - 疾病篩檢
- ★維持最佳狀態

護理評估

攝取
- 營養素
  - 調查法
    - 24小時回憶法
    - 典型飲食模式
    - 食食頻度
    - 食物日誌
    - 進食觀察法
    - 家庭食物進出評重法
    - 3-5天內
  - 簡算法
    - 蛋白質 10-14%
    - 脂肪 20-30%
    - 醣類 58-68%
  - 熱量
  - 推估
  - 比例建議

需要量
- 每日生活活度強度

營養狀態評估
- 迷你營養評估
  - 1.體位測量
  - 2.飲食行為
  - 3.整體評估
  - 4.主觀評估
- 身體評估
  - 視診叩觸
- 相關檢查
  - 抽血
  - 骨密度
  - 肌肉強度

- 膝蓋長度計算
  - 身高
  - 體重
  - 腰圍
  - 上臂圍
  - 三頭肌皮脂厚度

隨年紀老化，老年人生理機能的改變、疾病的發生、心理適應的不良、社會支持的減少，均會影響到老年人的飲食與營養狀態。反之，老年人營養狀態好壞又會影響到精神、心理、行動力、疾病復原力、體力等面向。在老年期，隨著工作減少，休閒娛樂與飲食成為一天生活的重心，因此了解老年人營養需求、學會老年人飲食供應的各項技巧與知識，可以協助老年人得到更充實與健康的身體和生活安排。

7-1　影響老年人營養攝取的生理因素與常見問題

　　老年人的生理機能退化與營養攝取有互相影響的關係。最常見的機能性生理退化問題包括咀嚼、吞嚥、消化、排泄、口腔疾病造成的攝食偏差，其他如各種急、慢性病或藥物，也帶來影響飲食與營養攝取的多重問題。再加上老年人的新陳代謝減弱，肌肉、骨骼與器官的功能細胞逐漸減少，因此老年人出現營養失衡的問題相當普遍。

　　營養不良的影響問題廣泛，包括蛋白質熱量不足與維生素 D 缺乏，引起衰弱症、肌少症、壓瘡（現稱壓傷）、骨質疏鬆或骨質軟化、骨折、跌倒機率增加、免疫力下降、傷口復原慢、生活品質降低、住院機會增加，甚至死亡率提高。老年期若有非預期體重下降，要回復困難；肌少症及衰弱症嚴重者，後續改善也較為困難。營養不良的問題，仍以預防和及早發現、及早改善為要。

一、咀嚼與吞嚥問題

　　隨著老化出現的牙齒鬆動、牙間縫隙變大、牙齒脫落、琺瑯質磨損及牙齦露出、齲齒，都可能造成老年人無法正常咬碎硬質食物、以及對於冷熱食物溫度過於敏感而無法正常進食的問題。假牙的裝置會導致咬碎食物的力量下降，不良假牙更會引起咀嚼食物時的疼痛，以及造成食物殘留不易清潔，引發更多牙齒口腔衛生問題。

　　正常老化造成味蕾的減少及嗅覺細胞功能的變差，會使老年人對於食物的感覺降低。口腔乾燥(xerostomia)、唾液減少，則會明顯影響吞嚥固體和乾性的食物。許多藥物會改變味覺與嗅覺敏銳度及加重口腔乾燥的問題。此外，老年人族群中普遍發生的視覺、聽覺退化問題，都可能影響進食的食慾和對食物的愛好。

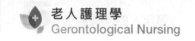

正常的吞嚥動作，包括三個動作階段：

1. **口腔期**：食物在口中被咀嚼成適合吞嚥的食糜團，當舌頭將食物往口腔後上方推送時，引發吞嚥反射。

2. **咽喉期**：咽喉必須要有足夠的蠕動收縮力，同時配合咽喉部上提的動作和食道頂部環咽肌的鬆弛，才能使食物順利滑入食道。

3. **食道期**：由食道的蠕動將食糜團逐步推送到胃中。

上述任何階段發生不協調，都會引起食物吞嚥障礙。吞嚥障礙常見的症狀包括：流口水、梗塞、餐間或餐後咳嗽、無法由吸管吸取食物、食物殘存於頰側溝、嘔吐反射消失、慢性上呼吸道感染、體重減輕、厭食、發聲時有咕嚕聲、吃食物或喝飲料後有濕咳反應等。老化過程吞嚥協調功能變差，若再加上神經系統疾病，更容易發生嚴重吞嚥障礙。

失智症（阿茲海默氏症）的發生，會引起記憶退化，老年人可能根本無法辨識食物，或者因為想張口卻無法張開，常被人認為是拒絕食物。巴金森氏病的老年人，因為肢體僵硬，進食的速度和動作變慢，吃一餐飯可能花上1小時，手部的顫抖或不協調常會使食物潑灑出來，因此病人會害怕進食。中風病人可能因為吞嚥困難，進食有無力感，享受不到進食的快樂。進食需要的時間長，若照護人員不耐煩地催促，將喪失自我進食的興趣。進行化學治療的病人，會因為藥物引起的食慾減退和味覺改變而不安，出現拒絕食物的現象。另外，尚有相當多治療慢性病的藥物，都可能會引起食慾改變、噁心、嘔吐、消化能力降低等消化道問題。

（一）食物選擇限制

由於食物需要從口腔、食道進入胃腸，此過程發生的問題足以導致老年人的飲食選擇改變，從而影響到營養問題。常見的現象如下：

1. 咀嚼不良的問題會導致老年人傾向於減少食用整塊的肉類、含纖維的蔬菜水果，而改以流質或軟質型態的食物，並且傾向於食用稀飯、麵條、麵包、餅乾等澱粉類易軟化的食物，和以絞肉、魚肉製作的軟質肉類菜餚。

2. 若感口腔明顯乾燥，老年人常見反應是改以煮得軟爛的食物、或加水軟化的食物進食。如此一來，使得一些重要營養素（如水溶性維生素 B 群和維生素 C）在久煮之後遞減，加水稀釋的食物造成整體營養素攝取量減少，慢性累積成普遍性營養缺乏可能發生。

3. 吞嚥問題出現時，老年人傾向用液體、容易吞食的食物取代乾性食物，並會出現對於原本愛好的食物不再喜好，對食物的整體興趣減低。但若是吞嚥不協調的問題導致經常嗆到，又將使老年人害怕喝水，形成水分攝取不足的另一項問題。

4. 味覺、嗅覺退化後，老年人會更喜好口味重的食物，例如加工肉製品、醬菜食物，並會將食物烹煮得過鹹、過甜而不自知。

　　上述的飲食行為，經常造成熱量偏低，蛋白質、鐵質、維生素 C、葉酸、纖維等重要營養素和水分的攝取不足；鹽分、糖分攝取過量的問題。

（二）吸入性肺炎的危險性

　　老年人若發生吞嚥障礙，除了影響到食物正常吞入的機制外，也可能造成吃進食物後落到氣管，引起吸入性肺炎(aspiration pneumonia)。臨床上如果出現一吃食物就引起咳嗽、嘔吐、聲音改變，就要懷疑是否為吸入性肺炎。老年人因為功能退化，食物掉落氣管可能不會出現嗆到後咳嗽的立即反應，此種現象叫做寧靜式吸入性肺炎。若老年人出現反覆、不明原因的發燒，就要將吸入性肺炎列入考量。

二、消化與排泄問題

　　人體要將食物消化及吸收，需要腸道有正常的生理功能及消化酵素協助食物分解。老化過程中，生理性與化學性的機能都逐漸退化，引起老年人常見的食慾不振、消化不良、便祕等腸道問題。

（一）食慾不佳

　　食慾的生理控制受許多身體荷爾蒙所調控。源自於與胃腸道功能有關的荷爾蒙，例如膽囊收縮素和類鴉片類(opioids)，皆會引起飽食感。老化過程中，這些荷爾蒙製造量逐漸增加，影響到腦部對於食慾的正常反應，此為許多老年人發生厭食的原因之一。其他全身性荷爾蒙也會有改變，例如老年人血中及腦脊髓液中刺激食慾的 β－腦內啡(β-endorphin)降低，帶來食後飽足感的「血清素(serotonin)」血液濃度增高，都會引起食慾減低的現象。許多老年人因腸道蠕動機能下降，出現經常性便祕，而便祕的腸道荷爾蒙反應，由降低食慾來減少食物進入體內。多種藥物亦會引起口乾，繼而造成食慾下降。此外，心理性因素如獨居、喪偶、親人疏離、經濟力不足、憂鬱等問題，是另一層面引起老年人食慾不佳的原因。黃氏(2014)利用 1999~2000 年我國老

人營養調查,得知老人食慾差加上飲食多元指數較低,總死亡率是食慾良好且飲食多元指數較高者的 1.77 倍,也證實了食慾本身就是推估總死亡率推估的獨立因子。

(二) 消化不良

胃部具有暫存食物、分泌胃酸、分解蛋白質的正常功能。胃酸可幫助殺菌、活化胃蛋白酶、產生內在因子幫助維生素 B_{12} 於腸道吸收,以及轉化鐵質、鈣質為易吸收的型態。隨年齡老化,胃酸的分泌減少,將影響蛋白質的消化分解,減低鐵、鈣和維生素 B_{12} 的吸收,以及造成食物殺菌力降低。一旦胃酸殺菌力降低,食物中毒的可能性即會提高。胃酸不足也可能造成食道與胃之間的賁門括約肌收縮力減低,造成食物容易逆流的問題。

腸道的消化酵素隨老化也有遞減的現象。減少幅度最大者為乳糖酶,此為老年人出現乳糖不耐症問題比年輕人普遍的原因。其他如蛋白酶、解脂酶的作用也均有降低的情形。在油脂豐富的一餐攝取後,可能有油脂消化不良、腸道不適、脂肪瀉(steatorrhea)的現象出現。老年人腸蠕動減慢,吸收維生素、礦物質的能力也變差,因此對於老年人,需要更加強調飲食中重要營養素供應的充足性。

(三) 便 祕

便祕的常見原因有三:一為水分不足,食物殘渣在形成糞便過程中,水分被充分吸收,使得糞便變得乾硬;二為纖維量不足,形成糞便的食物體積不夠,無法引起排便反射;三是腸道肌肉收縮功能減低或前後收縮不協調,導致蠕動速度變慢或混亂。老年人經常在此三項原因上出現多重異常,以致於便祕的問題在老年人群體中非常普遍。

一些老年人習慣服用軟便藥物改善便祕。但經常性刺激腸道蠕動,可能導致原本的腸道功能更趨不良。對於纖維量不足的老年人,應該增加其對富含纖維的食物之攝取量。但要注意過量纖維可能導致鈣、鎂等重要礦物質吸收受阻。此外,對於腸道蠕動已經減低的老年人,若短時間給予大量纖維,可能導致腸阻塞(intestinal obstruction)的嚴重問題。

三、疾病與治療的影響

老化引起的代謝問題隨年齡增加而越趨明顯。營養狀況良好的老年人,常見有基礎代謝、肥胖、血糖、血脂肪、腎功能出現的問題。營養狀況不佳的老

年人，則更易受免疫力降低、骨質疏鬆的問題所影響。當代謝性疾病面臨治療時，藥物與治療飲食又常成為交互影響代謝與營養狀態的因子。因此老年期疾病治療，在藥物和飲食上需要更多的監測與調整。

（一）常見影響老年人營養代謝的疾病

★ 基礎代謝率下降

老年人由於肌肉量減少，基礎代謝率隨之下降進而影響到熱量的消耗。當身體熱量需求降低，即便熱量攝取未增加，卻因為熱量來不及消耗而囤積於體內，形成老年肥胖。

★ 體組成改變

由於堆積的是脂肪而非瘦肉組織，一些老年人看似體型正常，卻面臨肌肉量減低、肌肉無力的情形。除了總體肌肉量減少外，肌肉代謝乳酸之酵素減少，導致身體容易疲勞、肢體血流量減少，導致體力和耐力下降，並容易有抽筋現象。骨骼與結締組織的膠原蛋白減少，會使得骨骼關節彈性降低。若要改善老年人肌肉張力和體力、減緩骨質疏鬆和跌倒的問題，除了供應老年人營養均衡的飲食外，強調老年人有充分的體能活動也極為重要。

★ 糖尿病

血糖的代謝速率隨年齡增加而減緩。正常老化下，估計年齡每多十年，血糖會增加 1.5 mg/dL。當血糖過高需要使用口服或注射的胰島素藥物時，又面臨老化引起的胰島素反應過低的問題。因此高血糖老年人在治療時，需要不斷地測試與調整藥物和胰島素用量。中華民國糖尿病衛教學會發表「臺灣糖尿病年鑑── 2022 第 2 型糖尿病」，統計我國糖尿病照護資料，以 2014 年而言，65 歲以上糖尿病患占總糖尿病人口 50.3%；又，65 歲以上族群，糖尿病盛行率為 29.9%。2021 年國內統計，糖尿病為死亡原因排行之第五位，且隨著年齡層越高，糖尿病的粗死亡率越高（衛生福利部，2022）。

★ 減緩血脂代謝

血脂的代謝也有隨年齡增加而減緩的現象。由於人體分解膽固醇的速率降低，導致老年人在營養狀態良好的情形下，血清總膽固醇值隨年齡增高而逐漸上升。過高的血總膽固醇(total cholesterol)（高於 240 mg/dL）或低密度脂蛋白膽固醇(LDL cholesterol)（高於 160 mg/dL），與老年人動脈硬化、血管栓塞和心臟疾病有極大的關係；不過若伴隨有營養不良的存在，則常見總膽

固醇偏低（低於 150 mg/dL）。而過低的血總膽固醇與免疫力不足、感染、憂鬱、老年人意識退化及死亡都有相關性。由此可知，監測與控制老年人膽固醇是公共衛生工作上重要的營養課題之一。「臺灣地區老年人營養健康狀況調查 1999~2000」顯示，高於 65 歲以上的老年人，男性、女性三酸甘油酯偏高的比率分別為 11%和 16%，總膽固醇偏高的比率分別為 43%和 61%，低密度脂蛋白膽固醇偏高者分別有 11%和 19%，我國「2017~2020 國民營養健康狀況變遷調查」的資料顯示 65 歲以上的男性，三酸甘油酯過高的盛行率為 28.3%、女性有 32%，血膽固醇偏高者，男性老人有 28.4%、女性老人有 39.1%。以上不同時期調查所得的國人健康資料顯示，老年期的高血脂問題，女性比男性更為嚴重。

★ 高血壓

高血壓的問題在老年族群中相當普遍。「臺灣地區老年人營養健康狀況調查 1999~2000」結果，若以收縮壓高於 140 mmHg 或舒張壓高於 90 mmHg 的標準評量，國人男、女性 65 歲以上之老年人，高血壓盛行率分別為 44% 和 48%。「2017~2020 國民營養健康狀況變遷調查」的資料則顯示男性老人有 60.6~70%、女性老人有 58.5~63.5%有高血壓的問題。血壓偏高的原因，除了老化引起的基礎血壓升高之外，還會受血管硬化、腎臟疾病、吸菸或飲酒、女性停經、老年期飲食口味偏重，鈉鹽攝取過多、鈣、鎂、纖維不足的飲食問題所影響。而血壓問題若不持續控制，過高的血壓將引起中風、血管硬化加速、腎臟疾病嚴重度加速等致命性問題。

★ 腎功能下降

隨年齡的老化，腎臟中血流量逐漸減少，估計每十年會降低 10%左右。血流量降低，導致腎臟小動脈硬化、血管內膜增厚、管腔狹窄等問題。有功能的腎元數量減少，部分腎絲球會產生代償性肥厚。若伴隨有高血壓的問題，腎絲球過濾率會快速下降。當腎臟整體功能降低時，連帶造成全身性許多問題更為惡化，例如：鈉、鉀的再吸收和排除障礙引起電解質不平衡、尿液濃縮功能障礙引起脫水和血容積量改變、腎臟調節碳酸根的能力受到影響引起代謝性酸中毒、維生素 D 的活化機制受阻，導致維生素 D 活性降低、骨折機率增高，還有紅血球生成素合成受影響而造成貧血等諸多問題。

　　造成老年人急慢性腎臟疾病惡化的原因，除了飲食、藥物、尿路感染、及未控制的高血壓等疾病原因之外，國人尚有服用不當中藥導致毒性成分危害腎臟的一類特殊原因。根據美國腎臟登錄系統(USRDS)最新公布之 2018 年報，分析全球 2016 年資料顯示，臺灣腎臟病發生率和盛行率分別為每百萬人口 493 人及 3,392 人，均為世界第一，顯示我國民眾罹患腎臟病之嚴重程度，相較於其他國家似乎偏高。

★ 高尿酸血症

　　高尿酸血症是老年人中相當普遍的慢性病。高尿酸血症除了約有 5%的病人會發作痛風外，尿酸結晶造成軟組織硬化問題的嚴重性也不容忽略。高尿酸血症也與心血管疾病、高血糖、高血壓、高血脂等代謝症候群有高度相關。以男性血清尿酸值高於 7.7 mg/dL、女性高於 6.6 mg/dL 為過高的標準時，「臺灣地區老年人營養健康狀況調查 1999~2000」調查的老年人中，高尿酸血症盛行率為 33%。男性、女性差異不大，原住民則比非原住民高出許多，顯示遺傳因素在高尿酸血症問題上扮演重要角色，而「2017~2020 國民營養健康狀況變遷調查」的盛行率則是 65 歲以上男性 18.5~24.4%、女性 16.3~31.7%，比起「1993~1996 年全國營養健康狀況調查」之盛行率 19.2% 明顯增加。

★ 蛋白質熱量營養不良

　　可以評估蛋白質熱量營養不良的指標有血漿白蛋白、身體質量指數和總血清膽固醇。營養不良引起的感染率增加、肌肉無力導致跌倒、骨折死亡率高、傷口復原率差、體力衰弱，造成醫藥資源浪費的問題明顯。臨床上白蛋白濃度的正常範圍是 3.5~5.0 g/dL，若白蛋白濃度低於 3.8 g/dL，會明顯增加衰弱、死亡和機能障礙、冠狀動脈疾病和中風的風險。「臺灣地區老年人營養健康狀況調查 1999~2000」調查顯示，臺灣居家老年人的平均白蛋白濃度約為 4.5 g/dL。低於 3.5 g/dL 的比率，男女性分別為 0.7%和 1%、低於 3.8 g/dL 的比率分別為 3.1%和 2.1%。此次調查亦顯示，老年人血漿白蛋白濃度和總膽固醇濃度、低密度脂蛋白膽固醇濃度均呈現明顯正相關，和年齡呈現明顯負相關。此外，全國營養調查顯示老年人白蛋白偏低比率並不高，但是若以護理之家或養護機構作為分母調查，白蛋白偏低的比率就明顯高出許多。以蘇、彭等(2003)於臺南市長期照顧機構（護理之家及養護機構）普查結果可見，白蛋白低於 2.8 g/dL 標準的機構住民有 7.7%，若將標準提高到 3.5 g/dL，則有 52.5%的住民低於此標準。

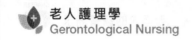

★ 肌少症及衰弱症

隨著年紀增長，肌少症及衰弱症此兩種老年症候群變得明顯。肌少症為肌肉的力量、質量、生理表現三者的下降；衰弱症則為個體多項生理系統儲備能力明顯降低，主要表現包括體重減輕、肌力不足，以及活動力變弱等。國家衛生研究院(2015)合併了臺灣 5 個大型社區老人世代研究資料，分析得知國人 65 歲以上老人的「衰弱症」盛行率為 5.4%，「衰弱前期」為 41.5%。另，吳(2014)等人追蹤 1996~2008 年臺灣 40 萬本土世代族群，測量肌肉量、手握力和走路速度三指標，報告國內 60 歲以上老人的肌少症盛行率達13.2%。目前國內大量推廣社區健康促進方案，即是想從社區著手強化高齡者營養補充與規律運動，以預防和改善衰弱症及肌少症。

（二）藥物與處置

★ 藥物對營養狀態的影響

藥物引起食慾、消化、代謝干擾的狀況甚多。老年人經常有多重藥物同時食用，此可能為營養不良的危險因子之一。臺灣 35.8%的社區老年人有長期服藥的習慣，機構老年人更有高達 74%的住民長期服藥（李，2004）。表7-1 為常見藥物造成干擾飲食或營養狀況的範例。若懷疑藥物引起的營養改變，可詢問醫師或藥師是否有替代藥物或修改藥物處方。老年人若長期服用藥物，並且有若干藥物共同使用，各類藥物是否有交互作用，也宜請醫師及藥師做個別診斷與建議。

🔍 **表 7-1 可能影響進食或營養狀況的藥物舉例**

影 響	藥物類別	藥品舉例
引起味覺或嗅覺改變	心臟疾病用藥	Quinidine
	高血壓用藥	Captopril, Acetazolamide, Propranolol, Clonidine, Nifedipine
	降血脂或膽固醇用藥	Statin, Cholestyramine, Gemfibrozil
	氣喘用藥	Beclomethasone, Terbutaline
	抗感染用藥	Ampicillin, Tetracycline, Amprenavir, Clarithromycin, Metronidazole, Pentamidine isethionate, Rifabutin
	中樞神經系統用藥	Clomipramine, Levodopa, Phenytoin, Carbamazepine
	抗癌用藥	Carboplatin, Cisplatin, Fluorouracil, Interferon, Methotrexate
	固醇類抗發炎藥物	Hydrocortisone

⊕ 表 7-1　可能影響進食或營養狀況的藥物舉例（續）

影　響	藥物類別	藥品舉例
造成口乾、便祕	抗憂鬱劑	Amitriptyline, Lithium, Imipramine
	抗組織胺劑	Diphenhydramine, Hydroxyzine
	抗痙攣劑	Oxybutynin
	巴金森氏病用藥	Benztropine, Trihexyphenidyl
	麻醉止痛劑	Codeine, Morphine
造成腹瀉	抗癌用藥	Cisplatin, Fluorouracil, Methotrexate, Paclitaxel, Interleukin-2, Aldesleukin
	抗生素	Azithromycin, Amoxicillin, Ampicillin, Cefixime, Cephalexin, Clindamycin, Levofloxacin, Metronidazole, Penicilin, Tetracycline
	口服降血糖用藥	Acarbose, Metformin, Miglitol
	腸道用藥	Lactulose, Magnesium gluconate, Metoclopramide, Misoprostol, Sorbitol, Bisacodyl
	痛風用藥	Colchicine
食慾減退	抗癌用藥	Capecitabine, Carboplatin, Fluorouracil, Hydroxyurea, Methotrexate
	心臟疾病用藥	Amiodarone, Quinidine
	血壓用藥	Acetazolamide, Hydralazine
	支氣管擴張劑	Theophylline
	抗感染用藥	Amphotericin B, Hydroxychloroquine, Sulfadiazine
	興奮劑	Amphetamines, Methylphenidate, Phentermine
	抗憂鬱劑	Fluoxetine
	失智症用藥	Galantamine, Rivastigmine
	中樞神經系統用藥	Naltrexone, Sibutramine
	關節炎用藥	Sulfasalazine
	癲癇用藥	Topiramate
引起潰瘍和胃腸出血	止痛藥	Aspirin, Celecoxib, Diclofenac, Ibuprofen, Indomethacin, Meloxicam, Naproxen
	抗感染用藥	Amphotericin B, Ganciclovir
	骨質疏鬆用藥	Alendronate
	中樞神經系統用藥	Levodopa, Donepezil, Trazodone

⊕ 表 7-1　可能影響進食或營養狀況的藥物舉例（續）

影　響	藥物類別	藥品舉例
引起血糖上升	利尿劑	Furosemide, Indapamide
	類固醇藥物	Cortisone, Prednisone
	中樞神經系統用藥	Olanzapine
	抗癌用藥	Interleukin-2
食慾增加	抗憂鬱劑	Amitriptyline, Imipramine, Isocarboxazid, Phenelzine, Mirtazapine, Paroxetine
	抗焦慮劑	Alprazolam, Haloperidol, Olanzapine
	抗痙攣劑	Divalproex, Gabapentin
	抗組織胺劑	Cyproheptadine
	類固醇藥物	Corticosteroid

★ 治療飲食對營養狀態的影響

　　老年人常見慢性病的處置，也包括治療飲食的衛教。治療飲食衛教的內容，除了疾病別之外，也強調衛教之個人化。營養師需要依照病人個別之生活環境或條件、飲食歷史、其他疾病等各類資訊綜合，做出營養診斷，發現飲食問題，設計逐一解決的順序，才能安排諮詢與衛教的內容。衛教過程中，尚需要依照病人吸收能力與執行狀況調整。對於執行不佳的病人，衛教需要停留於原階段並重複，直到執行狀況達到滿意程度，再進入下一階段衛教。

　　治療飲食的原則可能和病人原本的飲食習性不同，也正因為有不適當的飲食習性，成為疾病的危險因子，才會需要將飲食調整加入治療的計畫。一些老年人對於治療飲食遵從性非常高，但也可能調整過度，導致和家人飲食協調出現問題。醫護人員應該對於病人飲食詳加了解，並給予彈性建議。

★ 疾病處置對營養狀態的影響

　　疾病治療之處置，包括外科手術之矯正（如白內障開刀）、復健治療之加入（如膝關節復健）、輔具之使用（如拐杖、輪椅、戴支架），往往使得老年人開始心裡不安、自信心受損。生活上增加了上述改變，也可能在起居、就醫、日常時間安排上有調整之需要。一些復健活動會增加熱量消耗，因此需要給予老年人多一些熱量和營養，以確保不會因為體力不足而影響到復健進行。一些手術造成術後的行動受限，會使熱量消耗減少，此時需要在食物

熱量上酌減。但手術復原需要更多的蛋白質、維生素和礦物質，因此飲食調整需要特殊的指導。不論暫時或長期的功能受損，老年人的飲食製備能力、攝食能力降低、心情受到影響，都需要更多家人與照護者的協助和支持。

7-2 影響老年人營養攝取的非生理因素與常見問題

一、認知因素

　　認知功能包括的範圍有：注意力、記憶力、定向力、計算能力、語言能力、空間能力、精神動作的速度、問題解決能力和智力。記憶力變差的老年人，會忘記近期內發生的事物，包括上一餐飲食是否吃過、該日藥物是否已服用，語言能力差的老年人，無法表達自己飢餓、口渴的感覺，注意力差的老年人，進食到一半，會分心看電視或開始發呆，空間能力差的老年人，會看不到食物的存在。當認知程度受損到一定程度，老年人已經無法出門購物，也無法自我製備食物，此時極可能需要他人協助食物的採買、烹調、準備，甚至協助進食。

二、功能行為因素

　　與飲食相關的功能因素廣義的包括行動力、視力、聽力、味覺、嗅覺，還有出外採購食物能力、烹飪或準備食物能力、和他人共餐等條件。國內有數篇支持老人食物攝取與健康相關的證據，例如：羅(2017)追蹤 1,839 位老人，發現每天只吃 3 類食物、且有認知功能障礙者，比起每天攝取 6 大類食物、認知功能正常者，死亡風險是 2.24 倍。黃(2017)研究證實，老年人和他人共餐者比獨自用餐者熱量攝取較多，張(2012)亦發現，經常外出購物者比起幾乎不上街購物的老人，死亡率少了 27%，還以男性之效比女性高，此外，陳(2012)證明，在家烹飪次數是老人整體死亡率的保護因子，經常烹飪者比從不烹飪者死亡率減少 53%，又，女性所得到的保護效果比男性高。

　　任何五官感覺和行動力，都足以影響老年人準備食物與進食的能力和安全。現代醫療輔具及科技產品發達，可以協助老年人改善身體功能。以下舉例一些老年人出現的功能喪失問題和解決建議。

1. 行動力受損的老年人，無法提重物、出外購物、搬動廚具、清洗或烹調食物。食物採買方面，現代化郵購或運送服務可解決食物材料運送至家中的

問題。老年人若期望自己烹調，烹調器具宜放置於平面容易取得的位置。清洗碗盤或廚具可以請人協助。廚房設備需有人經常檢視，以免造成老年人因行動力不足產生的意外。老年人若開始使用拐杖、助行器，需評估廚房及餐廳空間動線，是否可以讓老年人行動順暢。

2. 視力影響到老年人辨識食物材料、食物與異物、餐具或用餐環境，因此發生進食時意外的機會增高。外科手術及眼鏡的配置可以解決一部分視力障礙。

3. 聽力變差的老年人，聽不到電話、門鈴、水壺沸騰的笛音、設定時間的鬧鈴響聲等，也同樣增加製備食物時的意外。助聽器的醫療器材發展快速，可以協助聽力變差的問題。

4. 味覺、嗅覺受損的老年人，對於食物烹調的口味、食物燒焦氣味、食物腐敗味、食物異味之辨識能力均會降低。如此發生烹調與進食的意外，甚至食物中毒，引起身體急、慢性疾病的機會增加。教導老年人使用食品量器，例如調味品使用固定茶匙、量杯計量，可避免調味品加入錯亂或過量的意外。教導老年人閱讀食物保存及安全期限標示、在存放食物時學習貼上自製食物日期標籤、食物取用前仔細察看外表異狀、烹調時不要離開廚房等技巧，可以避免上述功能喪失帶來的不良結果。

三、情感社會因素

　　情感及社會因素，影響了老年人對於疾病治療的意願、和對健康回復的信心與動機。生命態度正向的老年人，對於醫護人員建議的醫藥治療、復健、飲食控制，配合度較高。老年人心情舒坦，食慾也同樣會提高，營養狀況可預期會有較佳的改善。

 7-3　護理評估

一、營養素與熱量攝取評估

（一）營養素目標估算

　　老年人的營養與熱量攝取，依據年齡、身高、體重、性別、活動量的不同而有差異。約略而言，健康老年人每公斤體重的熱量需要與年輕時差別不大，均可用以下熱量估算表進行估算（表 7-2）熱量估算的方法，首先需要

用身高、體重數據計算 BMI 值，判定身材屬於過輕、理想、過重或者肥胖。依據參照表，將身體活動量和 BMI 判定的胖瘦取得交叉點，即為每日每公斤體重熱量需要(kcal/kg)估算值，將此數據乘以現有體重，所得即為該老年人每日應攝取的熱量(kcal)。

　　蛋白質的建議量也是依據 BMI 評估的胖瘦，每公斤體重在 1.0~1.5 公克蛋白質建議量之間（表 7-3）。蛋白質的每日攝取目標估算，依照表中，BMI 判定的胖瘦找出合宜的單位體重蛋白質需要(gm/kg)，再乘上目前體重，所得即為該老年人每日應攝取的蛋白質(gm)。

🔍 表 7-2　每日熱量估算簡表

單位體重熱量 (kcal/kg)	過重或肥胖 (BMI>=24 kg/m²)	標準 (BMI 介於 18.5~24 kg/m²)	不足 (BMI<18.5 kg/m²)
臥床	20	25	30
輕閒	25	30	35
中等	30	35	40
重度	35	40	45

🔍 表 7-3　每日蛋白質估算簡表

單位體重蛋白質(gm/kg)	過重	理想	過瘦
＜65 歲成人	0.8	1.0	1.2
≧65 歲	1.0	1.2	1.5

　　維生素和礦物質的攝取評估，須對照我國國人膳食營養素參考攝取量表(dietary reference intakes, DRIs)（2022 年第八版修訂版）（表 7-4），依不同年齡層找出重要營養素建議量了解目標攝取量。以 51 歲以上相較於 50 歲以下成年人，鐵質在女性停經後（每日 10 mg）較未停經前（每日 15 mg）減少、鎂在 50 歲前男性每日 380 mg、女性 320 mg，50 歲以後男性下降為350~360 mg、女性 300~310 mg、維生素 D 由在 50 歲前每日 10 µg 提高到 50歲以上者每日 15 µg，其餘營養素的每日建議攝取量，51 歲以上與 50 歲以下一般成年人沒有差異。不過由於老年人多有疾病在身，面臨到營養需求調整的機會大，個別營養素的需求，需要依據疾病類別和營養狀況的良好程度進行調整。

➕ 表 7-4　國人膳食營養素參考攝取量(DRIs)

營養素	維生素 A(1)		維生素 D(2)	維生素 E(3)	維生素 K		維生素 C	維生素 B₁	
單位	微克		微克	毫克	微克		毫克	毫克	
	(μg RE)		(μg)	(mg α-TE)	(μg)		(mg)	(mg)	
性別	男	女	—	—	男	女	—	男	女
51 ~ 70 歲	600	500	15	12	120	90	100	1.2	0.9
71 歲 ~	600	500	15	12	120	90	100	1.2	0.9

營養素	維生素 B₂		菸鹼素(4)		維生素 B₆		維生素 B₁₂	葉酸
單位	毫克		毫克		毫克		微克	微克
	(mg)		(mg NE)		(mg)		(μg)	(μg)
性別	男	女	男	女	男	女	—	—
51 ~ 70 歲	1.3	1	16	14	1.6	1.6	2.4	400
71 歲 ~	1.3	1	16	14	1.6	1.6	2.4	400

營養素	鈣	磷	鎂		鐵	鋅		碘	硒	氟
單位	毫克	毫克	毫克		毫克	毫克		微克	微克	毫克
	(mg)	(mg)	(mg)		(mg)	(mg)		(μg)	(μg)	(mg)
性別	—	—	男	女	—	男	女	—	—	—
51 ~ 70 歲	1,000	800	360	310	10	15	12	150	55	3
71 歲 ~	1,000	800	350	300	10	15	12	150	55	3

註：(1) R.E. (retinol equivalent)即視網醇當量。1μg R.E.=1 μg 視網醇(retinol)= 6 μgβ-胡蘿蔔素(β-carotene)。

(2) 維生素 D 1 μg= 40 I.U.維生素 D。

(3) α-T.E. (α-tocopherol equivalent)即 α-生育醇當量。1 mg α-T.E.=1mg α-Tocopherol。

(4) N.E. (niacin equivalent)即菸鹼素當量。菸鹼素包括菸鹼酸及菸鹼醯胺，以菸鹼素當量表示之。

（二）食物六大類均衡度評估

　　營養是否攝取均衡，先要從食物攝取量評估。食物攝取記錄分析後，對比每日飲食指南的六大類食物攝取量，判斷各類食物的均衡或缺乏程度。我國衛生福利部國民健康署於 2018 年公告修訂新版之老年期每日飲食指南，建議均衡飲食的三大營養素攝取量占總熱量之比例為：蛋白質 10~20%、脂肪 20~30%、醣類 50~60%。依照此均衡比例，再依據不同生活活動強度（低、稍低、適度或高），可以用表 7-5 對照找出建議的六大類食物攝取份數。

⊕ 表 7-5　65 歲以上銀髮族每日飲食建議攝取量食物活動強度

生活活動強度	低		稍低		適度	
性別	男	女	男	女	男	女
熱量（大卡）	1,700	1,400	1,950	1,600	2,250	1,800
全穀雜糧類（碗）	3	2	3	2.5	3.5	3
未精製（碗）	1	1	1	1	1.5	1
其他（碗）	2	1	2	1.5	2	2
豆魚蛋肉類（份）	4	4	6	4	6	5
乳品類（杯）	1.5	1.5	1.5	1.5	1.5	1.5
蔬菜類（份）	3	3	3	3	4	3
水果類（份）	2	2	3	2	3.5	2
油脂與堅果種子類（份）	5	4	5	5	6	5
油脂類（茶匙）	4	3	4	4	5	4
堅果種子類（份）	1	1	1	1	1	1

日常生活活動量可區分成四種強度：
1. 低：靜態活動，睡覺、靜臥或悠閒的坐著。例如：坐著看書、看電視…等。
2. 稍低：站立活動，身體活動程度較低、熱量較少。例如：站著說話、烹飪、開車、打電腦。
3. 適度：身體活動程度為正常速度、熱量消耗較少。例如：在公車或捷運上站著、用洗衣機洗衣服、用吸塵器打掃、散步、購物…等。
4. 高：身體活動程度較正常速度快或激烈、熱量消耗較多。例如：上下樓梯、打球、騎腳踏車、有氧運動、游泳、登山、打網球、運動訓練…等運動。

　　國內 1999~2000 年進行之「臺灣地區老年人營養健康狀況調查1999~2000」調查，採用 24 小時飲食回憶法分析老年人飲食攝取，老年男性平均每日攝取 3 碗五穀根莖類、3 份油脂類、5.4 份肉魚豆蛋類、0.8 份奶類、2.9 份蔬菜類、1.4 份水果類。女性老年人平均每天攝取 2.5 碗五穀根莖類、2.5 份油脂類、3.9 份肉魚豆蛋類、0.9 份奶類、2.9 份蔬菜類、1.1 份水果類。男性老年人的肉魚豆蛋類攝取偏多，而不論男女性，五穀根莖類、蔬菜水果類、奶類都偏少。以飲食調查分析的營養素攝取，平均老年人的維生素 B_1、B_2、C、A、鐵質攝取充分，但維生素 E、鈣、鎂的攝取偏低，三者平均攝取都在 70%的建議攝取量以下。此外，纖維的攝取，不論男女性老年人都嫌不足，而鈉鹽攝取則明顯超出健康飲食的鈉鹽量 2 倍以上。依據2017~2020 年國民營養健康狀況變遷調查，顯示 65~74 歲及 75 歲以上高齡族群，營養素缺乏最嚴重的維生素為脂溶性維生素 D 及維生素 E、礦物質則為鈣和鋅。

二、營養狀態評估

針對一般老年人身體評估的部分，可以分為體位測量(anthropometric measurement)、生化指標(biochemical test)、臨床表徵檢查(clinical evaluation)和飲食調查(dietary evaluation)。以下分別做說明。

（一）體位測量(Anthropometric Measurement)

簡易體位測量有：

1. **身高**

    (1) 直接測量：健康老年人可以站立時，可逕行以各種身高計直接測量身高。

    (2) 中指間長度：僅能以坐姿或臥姿測量時，替代身高測量方法可以用測者中指至胸骨直線長度乘以 2，或者二手臂伸直成一直線時中指指端間的長度作為身高替代測量。

    (3) 分段測量：僅能以臥姿測量時，可以軟尺分段將頭頸、軀幹、大腿、小腿長分別測量後加總。此種方式需要熟練技術才不會造成大的誤差。

    (4) 以膝長度換算：膝蓋至腳跟長度測量，可推算全身身長。各國人種膝長與身高比例不同，以下為國人實測數據導出之膝長換算公式 (Peng et al., 2000)：

    - 男性：身高(cm)＝48.523＋〔2.416×膝長(cm)〕－〔0.069×年齡(yr)〕($R^2 = 0.8116$)

    - 女性：身高(cm)＝52.033＋〔2.287×膝長(cm)〕－〔0.074×年齡(yr)〕($R^2 = 0.7691$)

2. **體重**

    體重是重要而基本的營養評估指標。體重的測量，可以使用法碼秤、彈簧秤、或平衡桿秤原理來直接秤量體重。目前電子儀器進展到利用紅外線反射技術就可以在一定高度測量到人體身高。臨床上病患常因為無法起身站立，於床上可進行的直接或間接秤量方法及工具較有迫切需要。一般醫院常使用的為吊秤、帶體重計的床，而長期照護機構較多採用輪椅秤、地磅秤（圖 7-1~7-4）。

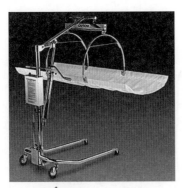

圖 7-1　吊秤

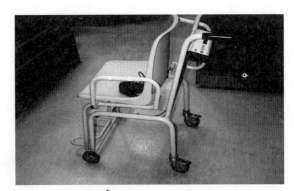

圖 7-2　輪椅秤

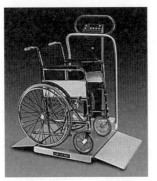

圖 7-3　地磅秤

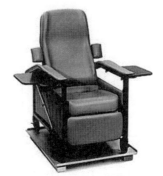

圖 7-4　洗腎椅秤

　　除了直接秤量外，還有替代測量體重方法。替代測量體重的方法，可以採用二人合秤後減去一人體重換算、或者利用其他體位指標推估。彭氏運用國人實測資料，導出可以運用臀圍和上臂圍來預測體重的推估公式(Peng et al., 2000)，公式如下：

- 男性：體重(kg)＝－72.41＋[1.12×臀圍(cm)]＋[1.27×上臂圍(cm)]
  (R^2 =0.8530)
- 女性：體重(kg)＝－51.35＋[0.82×臀圍(cm)]＋[1.08×上臂圍(cm)]
  (R^2 =0.8679)

　　老年人若有截肢情形，在評估體位時，需要調整體重資料。各截肢部位重量占總體重資料的比率如圖 7-5。

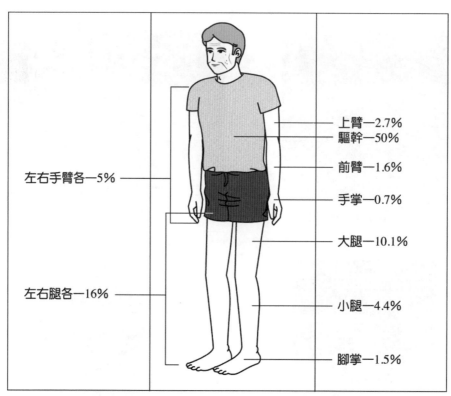

上臂─2.7%
軀幹─50%
前臂─1.6%
手掌─0.7%
大腿─10.1%
小腿─4.4%
腳掌─1.5%
左右手臂各─5%
左右腿各─16%

圖 7-5 人體各部位重量占全身體重百分比

資料來源：Osterkamp, L. K. (1995). Current perspective on assessment of human body proportions of relevance to amputees. *The Journal of the American Dental Association, 95,* 215-8.

3. 腰圍(waist circumference)

腰圍測量方法是利用軟尺測量腰部最小周長。腰圍過大，直接反映出尿酸、血脂肪、血糖、癌症的危險性提高。衛生署訂定國人腰圍異常的標準，男性超過 90 cm、女性超過 80 cm 者為高危險，以此輔助身體質量指數判讀肥胖。

4. 上臂圍(mid-arm circumference, MAC)

上臂圍測量是用軟尺測量上臂中環的周長。上臂圍包含了皮下脂肪及瘦肉組織，測量後與皮脂厚度計算出上臂肌圍，後者可專一地反映肌肉量。上臂圍和體重的相關性高，並且是非侵入性簡易測量指標，對於大量族群篩檢營養不良對象，或者長期追蹤老年人個體的營養變化時，上臂圍是相當簡便可用的評估指標。近年因為國內推廣使用迷你營養評估(MNA)指標組，而上臂圍為其中包含的體位測量指標之一，因此老人上臂圍數據更常被機構測量。

5. **三頭肌皮脂厚度**(triceps skinfold thickness)

　　利用測徑器(caliper)測量上臂中環皮下脂肪厚度，其所反應的是上臂脂肪量，也可代表全身脂肪大約含量。若能有多部位皮下脂肪厚度數據，推估全身脂肪的正確性更佳。三頭肌皮脂厚度測定是一種非侵入性簡易測量方法，對於篩檢營養不良對象，或者長期追蹤老年人個體的營養變化時，此指標是相當簡便可用的評估指標。

6. **小腿圍**(calf circumference, CC)

　　小腿圍測量是用軟尺測量小腿的最大周長。小腿圍可以反映局部肌肉量，也成為近年測量老人常用的肌肉量推估指標。迷你營養評估(MNA)評估中，以 31 公分為切點，低於 31 公分將增加 1 分的蛋白質熱量營養不良風險；在亞洲肌少症評估中，則是以男性少於 34 公分、女性少於 33 公分為肌少症高風險的篩檢切點。

（二）生化指標(Biochemical Test)

　　生化指標包含血液、尿液、汗液、指甲、毛髮等人體樣本化驗其中含量的檢查。由於檢驗儀器日新月異，可以檢測的項目變多，要用生化指標當成營養狀況評估的可能性變高。在選擇採用指標以反應營養狀況時，尚須注意各生化指標的正常濃度標準、異常濃度標準、生理存量多少、反應期或者半衰期多長、疾病、水分或體液造成的波動程度等。

1. 蛋白質熱量營養不良：若懷疑有蛋白質熱量營養不良，生化檢查指標可進一步觀察血漿白蛋白、血紅素、總蛋白質濃度、總膽固醇濃度。對於肌肉量是否嚴重耗損，可以用肌酸酐身高指數測定。

2. 營養素缺乏或過量：若懷疑維生素、礦物質、電解質過多或不足，可抽血檢查相關營養素。

3. 發炎指數。

4. 免疫力。

5. 若懷疑免疫力偏低，可監測總淋巴球計數(total lymphocyte count)。

　　除了血液或體液生化檢查外，也有機能性測量儀器可以輔助進行一些營養不良的診斷。骨質疏鬆的檢查為骨密度測定，最常使用之儀器原理為用雙能 X 光吸收做局部或全身骨密度掃描。

　　上述介紹之各項身體評估和檢查，各指標於人體的反應速度不一。大體上而言，血液生化值的改變較快、臨床表徵的出現較晚，體位測量指標的改變介於中間。沒有任何一項檢查可以完全反應個人的營養狀態，因此最好能靈活穿插各類評估方法，並多利用可以獲得的指標，減少特別檢查的需要。例如居家老年人要獲得近期內抽血檢查資料不易，就可以多利用飲食攝取記錄和臨床表徵做判斷。若老年人因為進出醫院頻繁，已經有多次生化檢查或體位測量的報告，就可多利用這些數據判讀。

（三）臨床表徵檢查(Clinical Evaluation)

　　臨床表徵檢查為觀察人體外表（五官、毛髮、指甲、皮膚、骨骼、關節等各處）是否有營養素缺乏或過多造成的徵狀，若有懷疑的營養不均衡問題，繼續比對生化檢查、飲食攝取記錄，做進一步營養評估。表 7-6 列出常見臨床表徵及可能懷疑的營養素問題。

⊕ 表 7-6　臨床表徵與營養素的關係

觀察重點	症　狀	可能影響的營養素
臉　部	顏色蒼白	鐵、葉酸、維生素 B_{12} 缺乏
	顏色呈鐵灰色、暗沉	鐵過量、血鐵質沉著症
眼　睛	夜盲症	維生素 A 缺乏
	鞏膜表面乾燥	維生素 A 缺乏
	眼瞼蒼白	鐵、葉酸、維生素 B_{12} 缺乏
結　膜	乾燥	維生素 A 缺乏
鼻　側	泛油脂	維生素 B_2、菸鹼酸、維生素 B_6 缺乏
舌　頭	顏色紫紅、表面光滑	維生素 B_2 缺乏
	顏色鮮紅、味蕾萎縮	維生素 B_2、維生素 B_{12}、葉酸、菸鹼酸缺乏
舌　部	味覺改變或遲鈍	鋅缺乏
牙　齒	白黃斑沉積	氟過量
	牙齦易出血	維生素 C 缺乏
	牙齦顏色淡白	鐵缺乏
嘴　唇	口角紅腫潰爛發炎	維生素 B_2、菸鹼酸、維生素 B_6 缺乏
	口唇紅腫潰爛發炎	維生素 B_2、菸鹼酸缺乏
頸　部	腫大	碘缺乏
肌　肉	肌肉無力	維生素 B_1 缺乏

➕ 表 7-6　臨床表徵與營養素的關係（續）

觀察重點	症　狀	可能影響的營養素
皮　膚	顏色蒼白	鐵、葉酸、維生素 B_{12} 缺乏
	破損、皮膚炎	必需脂肪酸、維生素 B_2、菸鹼酸缺乏
	剝屑性皮膚炎伴隨顏色變深	蛋白質缺乏
	內出血、瘀青、紫斑	維生素 C、維生素 K 缺乏
	乾燥、脫水	水分不足、脂溶性維生素缺乏
	彈性差、水腫	鈉過多，蛋白質、熱量不足
	粗糙、廣泛性毛囊突起	維生素 A 缺乏
	粗糙、黃色脂肪瘤出現	膽固醇過高
毛　髮	易斷落	蛋白質缺乏
	粗糙、無光澤、過細	蛋白質、必需脂肪酸、鐵、鋅缺乏
指　甲	湯匙型指甲	鐵缺乏
	無光澤、暗沉	蛋白質缺乏
	前緣內出血	維生素 C 缺乏
傷口、壓傷	不能癒合	維生素 C、鋅、蛋白質缺乏
	壓傷面積擴大	蛋白質熱量營養不良
體　溫	長期偏低	蛋白質熱量營養不良
心　跳	過快	貧血、脫水、咖啡因過多
	過慢	蛋白質熱量營養不良、慢性飢餓
血　壓	急性出現血壓過高	鈉過量
	急性出現血壓偏低	脫水
身　高	大幅減低	骨質疏鬆

（四）飲食調查(Dietary Evaluation)

若要進行飲食調查，了解老年人實際攝取的飲食，常用方法有：

1. **24 小時回憶法**：由專業人員詢問受訪者（可為意識清醒的老年人本人、家屬或照護者），有關老年人在之前 24 小時內所攝取的食物、飲料種類和份量。由於每日飲食差異大，可以增加詢問頻率，以提高飲食攝取狀況的代表性。

2. **典型飲食模式**：詢問老年人本人、家屬或照護者，有關老年人平日飲食大致的餐次、食物類別、份量、食物喜好、厭惡、禁忌、進餐時間、習慣等。詢問時間可為近期內或長期以來的習性。

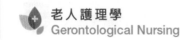

3. **食物頻度調查**：預先設計列有食物項目的問卷，由受測者或代填寫者順次將食物攝取之頻度勾選出。此方法可以設計為針對特定營養素調查之用。

4. **食物日誌**：老年人本人、家屬或照護者將老年人於 3~7 天內，所有進食食物及飲料種類、份量、烹調方法記錄下來。填寫者需先受過食物描述拆解及份量概念指導。方法雖然較為麻煩，但計算出的營養或食物攝取量較準確。

5. **進食觀察法**：由他人觀察並記錄受測老年人的飲食攝取情形。觀察者需將餐前的供應量及餐後剩餘量均記錄清楚，相減後所得即為老年人該餐的實際攝取量。

6. **家庭食物進出秤重法**：訪視者將受訪家庭（機構、團體）買入之食物秤重記錄之，一段時日後秤剩餘食物量，再計算每人飲食量。對於獨居、小家庭之老年人，或者老人機構多人共同用餐，但進食情況類似者較為適用。

三、營養狀態篩檢表

營養狀態的評估，可分為初步篩檢和詳細評估兩步驟。篩檢的用意，是在團體或大量族群中，以一般生活上影響因素做綜合判讀，找出群體中的高危險群。此步驟的判讀通常較為簡易，也不需要複雜的儀器設備或診斷工具，通常可以由照護者、家屬或護理人員完成。當發現高危險對象後，可循程序轉介給專業營養師做進一步詳細的營養評估，以確認營養狀態和做改善計畫。篩檢表通常集結了多項上述營養評估 ABCD 中的獨立項目，成為一種綜合表單，各有其適用性的差別。以下分別說明幾式常於社區或臨床評估或篩檢高齡族群的表單。

（一）營養不良通用篩檢工具(Malnutrition Universal Screening Tool, MUST)

MUST 工具為由英國營養醫學會所發展，運用 BMI、體重掉落程度、急症程度三項指標五個步驟，可快速完成篩檢。因含有疾病嚴重度的指標，因此適合用在住院病患評估是否需要積極由營養小組介入的臨床狀態。篩檢流程和判讀如表 7-7。如果計算 BMI 需要身高體重資料而無法測量時，建議採用替代指標，例如：測量上臂圍，低於 23.5 公分時，推估 BMI 可能低於 20 kg/m^2，上臂圍大於 32 公分時，BMI 推估大於 30 kg/m^2。

⊕ 表 7-7　營養不良通用篩檢工具(MUST)

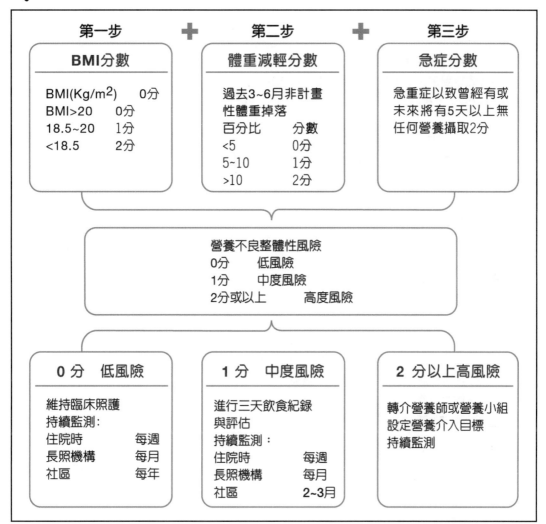

（二）主觀性整體營養評估(Subjective Global Assessment, SGA)

　　此表單概念為 Baker 於 1982 年首創，1987 年由 Desky 整理歸類後定名為 SGA。表單設計由醫護人員及營養師來執行，含括五項病史（前 6 個月體重變化、飲食攝取、持續超過 2 週的胃腸道症狀、身體功能，與營養需求有關的合併症）及簡易生理檢查（脂肪量、肌肉消瘦程度、水腫程度），以半定量方式做出評分，最後主觀勾選整體營養狀況好壞。原始設計是給予住院術後病人評估用，不過因為表單方便且評估層面廣，已經廣在臨床及照護機構使用、之後又有依據 SGA 調整設計的評估表，如 7 分 SGA、兒科用 SGA 等，目前在加拿大等國家推廣在臨床大量使用。以下表 7-8 為 Desky 整理的傳統版 SGA。

表 7-8　主觀性整體營養評估(SGA)

A.　歷史
　1.體重變化
　　過去 6 個月體重總減輕量：＿＿＿＿＿kg；減輕百分比=＿＿＿＿＿%
　　過去 2 週的體重變化：□增加　□沒變化　□減少
　2.飲食攝入量變化（相對於過去常態）
　　□沒變化
　　□有改變　　　　　持續時間：＿＿＿＿＿週
　　飲食型態：□半流質飲食　□全流質飲食　□低熱量液體　□飢餓
　3.胃腸道症狀（持續＞2 週）
　　□無　□噁心　□嘔吐　□腹瀉　□厭食
　4.身體功能
　　□無功能障礙
　　□功能障礙　　　　持續時間：＿＿＿＿＿週。
　　　　　　　　　　　類型：□功能下降　□可行走　□臥床
　5.疾病及其與營養需求的關係
　　初步診斷（特定）：＿＿＿＿＿＿＿＿＿＿＿＿＿＿＿＿＿＿＿＿＿＿＿＿＿
　　代謝需求（壓力）：□無代謝壓力　□低代謝壓力　□中等代謝壓力　□高代謝壓力
B.　身體檢查（每項特徵：0＝正常，1＝輕度，2＝中度，3＝嚴重）
　　＿＿＿＿＿＿皮下脂肪流失（肱三頭肌，胸部）
　　＿＿＿＿＿＿肌肉消瘦（股四頭肌，三角肌）
　　＿＿＿＿＿＿踝部水腫
　　＿＿＿＿＿＿薦骨水腫
　　＿＿＿＿＿＿腹水
C.　SGA 等級（單選）
　　□A＝營養良好
　　□B＝中度（或疑似）營養不良
　　□C＝嚴重營養不良

資料來源：Desky (1987)

（三）營養篩檢行動(Nutrition Screening Initiative, NSI)

　　由美國營養學會(American Dietetic Association)、家庭醫學會(American Academy of Family Physicians)，共同組成的營養篩檢行動(nutrition screening initiative, NSI)，制訂了針對老年族群篩檢的表單，在美國廣為推行，其用意是提醒醫護及民眾重視平日營養優缺、在社區大量採用後可統計老人營養不良盛行率、以及收集評估數據作為社區營養推廣活動前後評估成效的指標等目的。NSI 著重九項面相（表 7-9），由第一個英文字母縮寫拼湊，剛好成為

DETERMINE 的易記英文字，因此在推動時，NSI 民眾版篩檢表（表 7-10）會用 DETERMINE 作為口號，提醒民眾（或家屬、照護者）填寫決定自我營養狀況。另一方向，NSI 設計了專業人員版篩檢表，又分為：

1. **第一階段**(NSI level I)**表**（表 7-11）：可由任何照護或社工等人員進行。

2. **第二階段**(NSI level II)**表**：由醫護專業、營養師進行一些詳細評估後判定營養不量風險。此階段增加的測量項目有：(1)體位測量指標：三頭肌皮脂厚度、上臂圍(MAC)、上臂肌圍(MAMC)；(2)與長者確認有關臨床營養史（如社會環境、功能能力、用藥、飲食習慣等）；(3)收集生化指標（血總膽固醇和血清白蛋白）數據，確認營養不良風險。

⊕ 表 7-9　營養篩檢行動(NSI)九面相(DETERMINE)

疾病(Disease)	任何疾病，不論急性或慢性，都可能引起飲食改變、進食困難，引起營養危機。除了常見的慢性疾病在老年人口中出現頻率高之外，記憶力喪失、意識混淆、情緒問題等，也會影響疾病的惡化和表現
進食情況差(Eating poorly)	吃得過多、吃得過少、吃得偏差都可能引起營養問題。老年人常見的現象是蔬菜、水果和奶類的攝取量減少，或者未正常進食三餐。此外，有些老年人有酗酒習慣，其原因不論是年輕時即養成，或老年因心理或迷信因素引發的行為，都可能因慢性累積過量而造成健康傷害和進食障礙
牙齒不良或口腔疾病(Tooth loss, mouth pain)	牙齒掉落、牙齒鬆動、牙周疾病、口腔疾病、老化引起的吞嚥動作協調不良，常造成老年人咀嚼和吞嚥障礙，間接影響到食慾
經濟困難(Economic hardship)	經濟能力差是許多老年人不能購買和攝取充分食物的重要原因。潛在經濟問題是營養篩檢時重要的一環
社交減少(Reduced social contact)	許多老年人單身居住，不論由於行動力差、或由心理、精神或經濟因素所引起，常趨向於減少對外交往。對外接觸減少，會使老年人更加憂鬱、不安、厭世等心理，間接減少對食物的興趣和引起負面進食行為
多重藥物(Multiple medicine)	許多老年人長期服用多種藥物，缺乏醫護人員對其用藥的綜合評估，結果可能有藥物過量、合併症出現而未處理，或影響到進食。藥物常見會影響進食的合併症如：食慾改變、味覺改變、便祕、無力、昏沉、腹瀉、噁心，都需要在老年人營養篩檢時注意評估
未刻意而有體重增加或減少 (Involuntary weight loss/gain)	體重增加或減少，若在非刻意情形下發生，表示有潛在問題出現而未被解決。未刻意減重而體重減少，常見原因為疾病發生、藥物合併問題、荷爾蒙調節出現問題、不自覺食量減少等。未刻意增重而體重增加，常見原因為藥物引起、甲狀腺功能低下、不自覺食量增加、或食物內容改變，有較多高熱量食物出現等

➕ 表 7-9　營養篩檢行動(NSI)九面相(DETERMINE)（續）

需要輔助照護(**N**eeds assistance in self-care)	老年人若因行動力降低，導致需要他人協助進食、烹煮食物、採購食物，都可能在輔助出現問題時，造成老年人不能充分攝食的情形
老老年人(**E**lderly years above age 80)	年紀超過 80 歲之老老年人，行動力退化、生理能力下降、疾病、藥物問題等，都將比年輕時更為嚴重，營養危機也將更為提高。對於老年人的營養篩檢，應至少每年進行一次，遇到危險因子較多時，更要增加監控的頻率

➕ 表 7-10　營養篩檢行動(NSI)老年人自我營養篩檢表

營養健康狀態評估表

營養健康狀態不良，常會在生活上出現一些警訊，但這些警訊常被一般人忽視。以下勾選表可以幫助決定你的營養健康狀態。請研讀下列問題，若有此情況發生，即將右欄數字圈起來，最後將圈起的數字加總，用表下方的分數解讀表判讀。

項　目	有
1. 我有某些疾病或身體不舒適的情況，影響到我的進食種類和食量	2
2. 我每天進食兩餐或兩餐以下	3
3. 我不太吃蔬菜、水果和牛奶	2
4. 我每天喝啤酒、烈酒或葡萄酒的量是三份或以上	2
5. 我有牙齒或口腔問題，導致我的進食有困難	2
6. 我通常沒有足夠的錢來購買食物	4
7. 大部分時候我獨自進食	1
8. 我每天的藥物（處方及自購藥物）種類為三種以上	1
9. 我在沒有刻意增重或減重下，體重於 6 個月內增加或減少 4.5 公斤	2
10. 我生理上不太能獨立行動去購物、烹煮食物和進食	2
總分	

分數解讀表
• 0~2 分：非常理想！6 個月後再進行一次評估
• 3~5 分：有中度的營養危機。想辦法解決你的生活型態和進食情況。也可以赴就近的衛生機構或社會福利機構尋求協助。3 個月以後再進行一次評估
• 6 分或以上：你有非常嚴重的營養危機。請盡快向就近的醫療機構、衛生機構尋求協助，要盡快實施改善措施。需要進行藥物、心理、生理各類評估，並找社工人員協助經濟補助的申請

※ 資料來源：譯自美國營養學會、美國家庭醫學會。

➕ **表 7-11　營養篩檢行動(NSI)醫護人員進行之營養篩檢表**

營養篩檢表	
對象姓名：	日期：
A. 身體質量指數(body mass index, BMI) 　　體重：＿＿＿＿＿＿＿＿ kg 　　身高：＿＿＿＿＿＿＿＿ cm 　　BMI：＿＿＿＿＿＿＿＿kg/m^2 　　□最近六個月有超過 4.5kg 體重的改變 　　□BMI<24 kg/m^2 　　□BMI>27 kg/m^2 B. 飲食習性（多重勾選） 　　□不是每天都有充足的食物可吃 　　□通常一個人獨自進食 　　□一個月有一天以上整天沒有吃任何食物 　　□食慾不佳 　　□在吃治療飲食 　　□每日吃蔬菜的次數僅二次或二次以下 　　□每日喝牛奶次數僅一次或完全沒有 　　□每日吃水果或喝果汁僅一次或完全沒有 　　□每日吃穀類次數僅五次或五次以下 　　□一天飲酒：女性超過一份、男性超過二份 　　□有咀嚼、吞嚥的困難 　　□存在口腔、牙齒或牙齦疼痛的問題	C. 生活環境（多重勾選） 　　□低收入戶 　　□獨自居住 　　□幾乎不出門 　　□住家安全不良 　　□住家有需要但不具備冷氣或暖氣設備 　　□住家有需要但不具備爐具或冰箱 　　□沒有能力或沒有意願將錢花在食物上 D. 身體機能：經常或完全需要協助之生活 　　項目（多重勾選） 　　□洗澡 　　□穿衣 　　□盥洗 　　□上廁所 　　□進食食物 　　□調理食物 　　□購買食物或其他必需品 　　□走路或移動 　　□遠行，出門行動

資料來源：譯自美國營養學會、美國家庭醫學會。

（四）迷你營養評估(Mini-Nutrition Assessment, MNA)

　　迷你營養評估原來是發展用在醫院臨床、護理之家老年族群營養評估使用，以便及早找出營養不良和衰弱對象的一套工具(Guigoz et al., 1994)。完整的迷你營養評估表，可以由第一線護理人員來執行，填答 18 項問題，約可以在 15 分鐘內完成。使用迷你營養評估的好處，在於不需要昂貴的檢驗，因此可以重複經常進行。建議對於老年人使用頻率是每 3 個月進行一次。

　　完整版迷你營養評估的分數，如果在 17 分以下，視為高度營養不良，需要有立即的醫療介入，由醫師仔細評估疾病或生理問題，並配合採取口服營養補充品或鼻胃管灌食的方式加強營養補充。分數在 17~23.5 分之間為中度營養不良，應轉介醫護人員或營養師做進一步評估及建議。

迷你營養評估包括以下幾大項目（表 7-12）：

1. **體位測量**：體重、身高、體重減輕。

2. **飲食行為**：八個問題詢問進食餐次、食物和液體攝取量，以及進食能力。

3. **整體評估**：六項問題詢問居家狀況、藥物和行動力。

4. **主觀評估**：自我對健康或營養的認知程度。

⊕ 表 7-12　迷你營養評估表

姓名：＿＿＿＿＿＿＿　　性別：＿＿＿＿＿＿＿　　出生日期：＿＿年＿＿月＿＿日

體重（公斤）：＿＿＿＿　　身高（公分）：＿＿＿＿　　日　期：＿＿年＿＿月＿＿日

營養篩檢	分數	一般評估	分數
1. 過去三個月之中，是否因食慾不佳、消化問題、咀嚼或吞嚥困難以致進食量越來越少？ 0 分＝嚴重食慾不佳 1 分＝進食量明顯減少 2 分＝進食量無變化	☐	11. 蛋白質攝取量 ・每天至少攝取一份乳製品（牛奶、乳酪、優酪乳） 　是☐　否☐ ・每週攝取兩份以上的豆類或蛋類 　是☐　否☐	☐.☐
2. 近三個月體重變化 0 分＝體重減輕>3 公斤 1 分＝不知道 2 分＝體重減輕 1~3 公斤 3 分＝體重無改變	☐	・每天均吃些肉、魚、雞鴨類 　是☐　否☐ 0.0 分＝0 或 1 個是 0.5 分＝2 個是 1.0 分＝3 個是	
3. 行動力 0 分＝臥床或輪椅 1 分＝可以下床活動或離開輪椅但　　　　無法自由走動 2 分＝可以自由走動	☐	12. 每天至少攝取二份或二份以上的蔬菜或水果 0 分＝否 1 分＝是	☐
4. 過去三個月內曾有精神性壓力或急性疾病發作 0 分＝是 2 分＝否	☐	13. 每天攝取多少液體（包括開水、果汁、咖啡、茶、牛奶）（一杯＝240 c.c.） 0.0 分＝少於 3 杯 0.5 分＝3~5 杯 1.0 分＝大於 5 杯	☐.☐
5. 神經精神問題 0 分＝嚴重失智或抑鬱 1 分＝輕度失智 2 分＝無精神問題	☐	14. 進食的形式？ 0 分＝無人協助則無法進食 1 分＝可以自己進食但較吃力 2 分＝可以自己進食	☐

➕ 表 7-12　迷你營養評估表（續）

營養篩檢	分數	一般評估	分數
6. 身體質量指數(BMI)體重（公斤）／ 　 身高（公尺）² 　 0 分＝BMI≦19 　 1 分＝19≦BMI＜21 　 2 分＝21≦BMI＜23 　 3 分＝BMI≧23	☐	15. 他們覺得自己營養方面有沒有問 　　 題？ 　　 0 分＝營養非常不好 　　 1 分＝不太清楚或營養不太好 　　 2 分＝沒有什麼問題	☐
篩檢分數（小計滿分 14 分） ☐ 大於或等於 12 分：表示正常(無營 　 養不良危險性)，不需完成完整評估 ☐ 小於或等於 11 分：表示可能營養 　 不良，請繼續完成下列評估表	☐.☐	16. 與其他同年齡的人比較，他們認 　　 為自己的健康狀況如何？ 　　 0.0 分＝不如同年齡的人 　　 0.5 分＝不知道 　　 1.0 分＝和同年齡的人差不多 　　 2.0 分＝比同年齡的人好	☐.☐
7. 可以獨立生活（非住在護理之家或 　 醫院）0 分＝否；1 分＝是	☐	17. 上臂圍（MAC，公分） 　　 0.0 分＝MAC＜21 　　 0.5 分＝21＜MAC＜21.9 　　 1.0 分＝MAC≧22	☐.☐
8. 每天需服用三種以上的處方藥物 　 0 分＝是；1 分＝否	☐		
9. 褥瘡或皮膚潰瘍 　 0 分＝是；1 分＝否	☐	18. 小腿圍（CC，公分） 　　 0 分＝CC＜31 　　 1 分＝CC≧31	☐
10. 一天中可以吃幾餐完整的餐食 　　 0 分＝1 餐；1 分＝2 餐；2 分＝3 　　 餐	☐	一般評估（滿分 16 分）	☐☐.☐
		篩檢分數（小計滿分 14 分）	☐☐.☐
		MNA 合計分數（滿分 30 分）	☐☐.☐
		營養不良指標分數 ☐24~30 分：表示正常營養狀況 ☐17~23.5 分：表示有營養不良的風險 ☐＜17 分：表示營養不良	

資料來源：臺灣雀巢股份有限公司（無日期）*雀巢迷你營養評估量表*。https://www.mna-elderly.com/forms/MNA_chinese.pdf

注意事項：

1. 因中風等導致昏迷者，不算精神問題，可給 2 分。

2. 針對「一天中可以吃幾餐完整的餐食」，灌食者以「一天中可灌幾餐完整的配方」來回答，一餐量超過 3/4 才算完整一餐。如商業配方非屬均衡配方，則不算一餐。

3. 針對蛋白質攝取量，若灌食含蛋白質的商業配方，可視為蛋白質的來源。

4. 針對「每天攝取多少液體？」對灌食患者而言，灌食配方及沖管的水分應一併計入。

5. 「自我評估」部分的 17、18 題，若為昏迷患者無法回答，以「主要照顧者」代替患者評估並回答。

　　雖然各國採用 MNA 測量疾病或者老人都已經有許多信效度的驗證，但是因為各國人群體型和飲食量不一，MNA 各測量指標的標準仍需要國內研究加以確認。Rubenstein 等人(2001)將傳統迷你營養評估的問卷，18 題中選出最具代表性的 6 題，發展成為簡式迷你營養評估表(MNA-SF)，而所判讀的營養狀況與傳統式判讀結果相關性甚高，可正確有效且快速地篩檢出群體中營養不良的高危險病患（表 7-13）。因此現今使用 MNA 表，可採先進行篩檢6 題的評分，如果篩檢的分數達到 12 分以上，表示不需要進行完整 MNA 評估，反之，則繼續完成完整版 MNA 的一般評估。

➕ 表 7-13　簡式迷你營養評估

姓名：＿＿＿＿＿＿＿＿　　性別：＿＿＿＿＿＿＿＿　　年齡：＿＿＿＿＿＿＿＿

體重（公斤）：＿＿＿＿＿　身高（公分）：＿＿＿＿＿　日期：＿＿年＿＿月＿＿日

請於方格內填上適當的分數，將分數加總以得出最後篩選分數

篩選
A.　過去三個月之中，是否因食慾不佳消化問題、咀嚼或吞嚥困難以致進食量越來越少？ 　　0 分=嚴重食慾不佳 　　1 分=中度食慾不佳 　　2 分=食慾無變化
B.　近三個月體重變化 　　0 分=體重減輕>3 公斤 　　1 分=不知道 　　2 分=體重減輕 1~3 公斤 　　3 分=體重無改變
C.　活動能力 　　0 分=臥床或輪椅 　　1 分=可以下床活動或離開輪椅，但無法自由走動 　　2 分=可以自由走動
D.　過去三個月內曾有精神性壓力或急性疾病發作 　　0 分=是 　　2 分=否
E.　精神心理問題 　　0 分=嚴重失智或抑鬱 　　1 分=輕度失智 　　2 分=無精神心理問題

表 7-13　簡式迷你營養評估（續）

篩選
F1. 身體質量指數(BMI)（公斤／公尺²） 　　0 分=BMI<19 　　1 分=19≦BMI<21 　　2 分=21≦BMI<23 　　3 分=BMI≧23
若不能取得身體質量指數(BMI)，請以問題 F2 代替 F1 如已完成問題 F1，請不要回答問題 F2
F2　小腿圍(CC)（公分） 　　0 分=CC<31 　　1 分=CC≧31
篩檢分數（滿分 14 分） 　　12~14 分：表示正常營養狀況 　　8~11 分：有營養不良風險 　　0~7 分：營養不良

資料來源：雀巢營養機構 Société des Produits Nestlé S.A. (2004)

7-4　護理目標與措施

一、降低生理老化對營養攝取的干擾

　　老化過程發生的各類生理改變是無可避免的，但若能夠克服生理現象造成食物或營養攝取偏差的問題，就可以減少營養不良的發生。各類生理問題中，牙齒與口腔健康、味覺、嗅覺不良的處理、吞嚥問題的解決、便祕的預防是重要的介入主題。

（一）牙齒與口腔衛生保健

1. **牙齒問題的處理**：牙齒疼痛，可能是蛀牙或牙周急慢性發炎造成，應立即就醫診治。減少蛀牙的生活習慣，包括餐後刷牙、牙線清潔齒間縫隙、補充足夠水分讓口腔濕潤，或使用無糖口香糖咀嚼刺激唾液分泌，可以減少蛀牙發生。

2. **口臭的預防**：口臭的原因可能為牙周發炎、牙周齒垢過多未清潔、假牙清潔不良造成細菌孳生，也可能為消化不良的警訊。應注意刷牙動作，定期清除牙垢，治療慢性牙周病，假牙每日取下並使用專用清潔劑浸泡。若有

假牙不合以致於刺激牙齦發炎，應立刻就醫治療、修整或重做假牙。若口腔清潔沒有問題，但仍有口臭發生，則要懷疑消化問題。觀察老年人家腹部是否鼓脹，餵食食物是否過多或一次過於大量、是否有嘔吐傾向。若判定是食物量過多導致消化不良，但老年人又有營養不良需要增加營養，則應該請營養師協助，教導製備或選擇熱量密度高的食物。

3. **藥物調整**：若老年人經常口乾舌燥，又因慢性病使用多重藥物時，宜請藥劑人員評估是否有藥物影響唾液分泌，是否可以調整藥物以解決其引發的不良反應。

4. **脫水的預防**：老年人因頻尿與尿液濃縮機制退化，故害怕喝水。又由於味覺遲鈍改吃口味重的食物，脫水更為嚴重。如此造成口腔黏膜乾燥，增加口臭和蛀牙機會，也會使食物吞嚥更為困難。改善方法是指導老年人養成少量多次喝水，或常用水漱口的習慣。

（二）味覺、嗅覺改變的處理

味覺與嗅覺的遲鈍與改變，可能來自於疾病之生理因素、心理因素、藥物、營養素缺乏或不當飲食行為，並非全然視之為老化自然現象。排除可以克服的問題，可使一部分味覺、嗅覺的問題減緩，可增加老年人進食的興趣。

1. **補充礦物質**：避免或改善鋅缺乏造成的味覺遲鈍。

2. **若有影響嗅覺、味覺的藥物正在使用，詢問醫師是否有替代藥物**：可能造成味覺改變的藥物有：抗生素類如 Ampicillin, Tetracycline；鎮靜劑如 Phenytoin, Carbamazepine；抗憂鬱症藥物如 Fluoxetine, Amitriptyline；固醇類抗發炎藥物如 Hydrocortisone；巴金森氏病用藥如 Levodopa；高血壓藥如 Propranolol, Clonidine, Nifedipine；降血脂或膽固醇藥物如 Statin, Cholestyramine；肌肉鬆弛劑如 Baclofen；血管擴張劑如 Nitroglycerin；抗癌藥物如 Cisplatin, Methotrexate 等。

3. **烹調時增加香料的使用**：如五香、八角、蔥、蒜、咖哩、薄荷等香料植物，避免用重口味的一般調味品如醬油、鹽、烏醋、辣椒醬、豆醬、味噌等，以避免惡化高血壓和水腫的問題。

4. **食物以溫熱的溫度供應**：可以將味道強化，對於因味覺喪失而厭食的老年人很有幫助。但避免過燙的食物損傷味蕾。

5. **可利用商業產品的香味增強劑**：這一類調味品，是以天然食物香氣來源濃縮製成，不會造成胃部刺激。

6. **食物供應宜小量而多樣**：以免一樣菜餚在第二口之後感覺逐漸遲鈍。甜、鹹、軟、硬質地的食物穿插供應，可減少食物感覺遲鈍的情形。

7. **注意食物清潔衛生與新鮮**：預防老年人因嗅覺、味覺差，造成吃到腐敗變質食物機會。

（三）吞嚥障礙的處理

對於吞嚥出現問題的老年人，需先進行吞嚥測試，觀察吞嚥反射、判斷咽喉部位的功能，並要注意老年人進食的細節，包括進食前的口腔清潔、進食中避免說話、訓練細嚼慢嚥、小口進食等護理指導。飲食相關的常見問題處理原則如表 7-14、7-15。

如何進行吞嚥訓練？ ✖

對於吞嚥出現問題的老年人來說，吞嚥是一件費心費力的事，甚至還會出現流口水、嗆到等情形。若能透過吞嚥訓練，將有助於增進吞嚥能力，並恢復日常起居。

（四）預防便祕的飲食訣竅

腸道需要有足夠的食物殘渣以形成糞便。殘渣主要來自於植物性食物，另外有奶類的不完全消化之乳糖。腸道蠕動尚屬正常時，預防便祕應強調高纖飲食。正常飲食建議每日纖維攝取量達到 25~35 公克。腸道蠕動如果變弱，有腸阻塞的危險時，需要以低渣飲食供應，以減少腸道內容物。俟腸道功能改善，才能改為高纖維飲食。表 7-16 列出穀類、豆類、堅果類、蔬菜水果類及常用加工食品的膳食纖維含量，在設計及配製高纖維或低渣飲食時，可對照食物含量，計算膳食纖維的供應量。

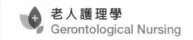
⊕ 表 7-14　吞嚥問題的飲食處理原則

問　題	飲食處理建議	理　由
吞嚥緩慢，吞嚥無力，吞嚥不協調	摻入香味重的食物。如加辛香料	增強吞嚥刺激
	摻入不同軟硬質地的食物。例如剁碎的熟蔬菜、剁碎的水果罐頭	增強吞嚥刺激
	維持可結成食糰的半固體質地	避免在咽部會碎落的食物
	避免過黏或體積過大的食物 • 要小心稀薄流體（水、果汁、牛奶、碳酸飲料） • 可用脫脂奶粉、水果乾或勾芡將稀薄液體變稠	減少阻塞氣管道的危險 可能在吞嚥反射發生前，液體就流至咽部而嗆入呼吸道
	少量多餐	減少用力過度、較利控制溫度及營養攝取
口腔肌肉控制無力或不良	維持可結成食糰的半固體質地	口腔動作較少
	避免滑溜、黏稠的食物	泥狀食物不好控制
	要小心稀薄流體	可能在吞嚥反射發生前，液體就流至咽部而嗆入呼吸道
	少量多餐	減少疲勞，有利於增加總營養素攝取
口腔感覺變差	將食物放於口中最敏感的區域	使感覺強化
	不要將軟硬質地不同的食物攪混	使吞嚥單純化、減少被稀薄液體嗆到的機會
	食物以較冷的溫度供應	• 使感覺強化 • 預防高溫液體燙到口腔黏膜
	用重口味、強烈香味的食物	使感覺強化
咽環狀軟骨功能不良	如無其他飲食限制的衝突，以液態或食物泥的飲食供應	液態及泥狀食物較易通過
喉頭升高不足	用稠度液中等到濃厚態液體，或軟質固體供應，避免稀薄液體	容易嗆入呼吸道
	避免太黏稠、體積太大或易碎開的食物	減少氣管阻塞
聲帶關閉不良	避免稀薄液體	容易嗆入呼吸道
	避免易碎開的食物	減少小塊物體穿過喉部的危險

⊕ 表 7-15　吞嚥困難病人適宜及不適宜食用的食物

適宜的食物	較不適宜的食物
1. 黏稠食團的軟質固體食物：例如飯糰、壽司、荷包蛋、炒蛋、沙拉醬拌製的沙拉、絞肉丸、魚肉、豆腐等，也適合做為訓練吞嚥刺激用 2. 濃厚態液體性的食物：例如酸乳酪、水果泥、冰淇淋、霜淇淋、麵茶等 3. 稠度液中等的液態性食物：例如新鮮蔬果榨的果菜汁、奶油或澱粉勾芡的濃湯、濃度稍高的商業灌食配方、奶昔、麥芽飲品等。也可經由添加濃稠劑，使較稀薄的食物稠度提高	1. 稀薄液態性的食物：例如水、果汁、清湯、咖啡、茶、牛奶、可可等，若要飲用最好添加黏稠劑增加稠度 2. 容易碎落的食物：例如乾而易碎的麵包、餅乾、堅果、乾飯、豆類、玉米、無醬汁的絞肉、沾芝麻粒的點心、洋芋片、酥皮點心、鳳梨酥等。如要食用，最好經過加工處理，如乾麵包沾濃湯後吃 3. 質地較黏密的食物：例如白饅頭、白吐司、香蕉，食用時宜切成小塊食用。麻糬、甜鹹年糕等糯米製品、加麥芽糖的黏質點心則不宜食用 4. 質地較滑溜的食物：例如果凍、鮮草、愛玉、牛奶凍、茶凍、整粒葡萄、櫻桃、魚丸、鵪鶉蛋等，對於吞嚥控制不良者不宜

二、協助老年人達成適當的營養攝取

　　老年人由於外在環境的條件、內在生理的問題，加上疾病等干擾，會造成許多飲食需求的改變，但又容易因為各種條件的限制，老年人實際攝食情形會與原本需求差異甚大，有些狀況也極不容易克服。對於每一位老年人，都可以使用護理照護或營養照護的基本手法，亦即「評估→發現問題→診斷→計畫改善方案→執行與供應→追蹤、再評估→發現問題」的循環步驟處理。當有多重問題出現時，宜排出優先順序，以一項問題解決再進行下一項的分項逐次步驟，較能夠達成目標。以飲食問題為例，當老年人同時有食慾不振、身體消瘦、糖尿病、易腹瀉問題時，先解決易腹瀉的問題，次為改善食慾，增加飲食攝取，血糖偵測若有偏高，以藥物調整幫助血糖控制。每一項問題都要以「實際能達成的目標」而非「理想」目標設計執行，例如長久消瘦的老年人，以恢復到體力夠好的體重即算良好，不要刻意要求達到體重升高至理想體重的程度。

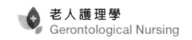
➕ 表 7-16　食物每 100 公克膳食纖維含量表

項　目	10~20 g/100 g	5~<10 g/100 g	3~<5 g/100 g	1~<3 g/100 g	<1 g/100 g
穀類	薏仁、大麥、燕麥、小麥	小麥胚芽	玉米	小米、糙米、甘薯、胚芽米、薏仁、馬鈴薯、山藥	白米、糯米粉、在來米、壽司米、西谷米
豆類	黑豆、花豆、黃豆、紅豆、綠豆	白芝麻	黃豆芽		
堅果類	黑芝麻、花生、松子、葵瓜子、腰果	南瓜子（白瓜子）、開心果			
蔬菜類	紫菜	豌豆、蓮子、皇帝豆、牛蒡、木耳、辣椒	毛豆、花蓮豆、香菇、青蒜、九層塔、白鳳菜、甘薯葉、紅鳳菜、菱角、海帶	金針菇、蠔菇、草菇、洋菇、菜豆、甜豌豆、青花菜、花椰菜、胡蘿蔔、蘿蔔、絲瓜、苦瓜、冬瓜、青蔥、玉米筍、綠蘆筍、筊白筍、甜椒、荸薺、韭菜、菠菜、空心菜、青江菜、芥藍、小白菜、洋蔥、芹菜、茼蒿、甘藍、高麗菜、油菜、芽菜類	包心白菜、花胡瓜、胡瓜、哈蜜瓜
水果類	無花果、黑棗、枸杞	紅棗、百香果、土芭樂	柿子、石榴、榴槤、香吉士、西洋梨、泰國芭樂	釋迦、奇異果、柳丁、桔子、棗子、海頓芒果、木瓜、水梨、李子、香蕉、水蜜桃、櫻桃、荔枝、甜柿、葡萄柚、枇杷、番茄、楊桃、龍眼	葡萄、香瓜、西瓜、美濃瓜、甘蔗
加工品		大麥片、花生醬、葡萄乾、全麥麵粉、養生麥粉、楊桃乾、綜合穀類粉	蒟蒻、高麗菜乾、豆漿、薏仁粉、燕麥片、意麵、芝麻糊、芒果乾、小方豆干、素火腿、全麥土司	低筋麵粉、麵茶粉、通心麵、黑糯米、麵線、豆干絲、麵包粉、白土司、麵包、麥片	米苔目、芭樂汁、楊桃汁、黑豆漿、仙草蜜、糯米漿、果凍、通心麵、糯米粉、白飯、香菇麵筋

（一）營養膳食設計

老年人的飲食設計不強調斤斤計較，而是朝向能維持或改善身體健康的目標邁進。飲食重點如下：

1. **強調多元化的重要**：當食物多元化受到限制時，營養不均衡的潛在問題就相對增加。老年人每日飲食最低標準，是每日六大類食物都至少達到飲食指南建議量的 70%，一日食物至少出現 15 種以上。

2. **不要對任何食物做「完全不准吃」的限制**：即便是慢性病需要治療飲食控制，都不應該有禁止老年人吃某些食物的要求。

上了年紀就得忌口？ ✖

　　老年人為了健康，飲食有很多限制，不能吃太甜，不能吃太油，也不能吃太鹹。過度限制飲食，會給老年人帶來什麼樣的影響呢？

---

3. **強調纖維的重要**：纖維的攝取，可以幫助控制血糖、膽固醇、調整胃腸功能、預防便祕、改善腸道疾病。然而大多數老年人攝取纖維的量不到建議量（每日 25~35 公克），甚至差距很遠。纖維的攝取技巧已於前述。觀察纖維攝取量是否充足，可以用糞便體積、氣味、形狀、排便次數、排便順暢程度做判斷。

4. **強調水分的重要**：水分的給予以每公斤體重 30~35 c.c.為估算標準。老年人對於口渴的反應變差，未必能主動反應水分缺乏。水分給予是否充足，可以用皮膚乾燥度、眼睛或口唇內膜乾燥度、尿液顏色和排尿量、甚至體重變化等指標觀察。水分盡量於白天供應，避免夜間頻尿干擾睡眠。避免餐前給予大量水分，稀釋胃液影響進食和消化。

5. **隨情況調整食物熱量密度**：食物熱量密度的定義是每單位食物重量中所含的總熱量，熱量需要增加，可以用奶粉或乾酪粉加入濃湯、飯上澆淋勾芡的湯汁，以蛋黃醬、美乃滋沾蒸煮過的蔬菜等，都是可以提高熱量密度的做法或以市售麥芽糊精加入任何飲料或食物中增高熱量密度。

6. **調整餐次**：隨作息三餐調整時間。需要增加營養者，可在餐間增加點心次數，每日 6~7 餐都是合宜的。即使營養狀況尚稱良好的老年人，也可以改成少量多餐的供應方式。

7. **注意點心的製備**：如果食慾不佳、進食體積受限，點心盡量用高熱量密度和營養密度的材料。市售管灌營養品也可以用來製作固體或變化口味的液體點心。

8. **注意食物型態的調整**：一些老年人無法進食過硬、過韌、過乾的食物。食物供應時，可考慮使用半流質、軟質、細切等質地的供應方式。半流質以烹煮類似粥的做法，可以維持正常食物的口感。若需要到攪泥的程度，盡量將食物分開攪泥，置放於不同碗碟內，不要將一餐所有食物全部混合攪泥，以免各種食物的味道和顏色混合後形成味道怪異、顏色暗沉的不佳組合。由天然食物攪打，要注意稀釋比例，如果過度加水稀釋，每 c.c.灌食熱量在 0.6 大卡以下，所有營養素及熱量將可能不足，建議可用天然攪打與商業配方（1 c.c.在 1 大卡以上）搭配運用。

9. **鼻胃管灌食可以作為暫時性加強營養補充的措施，但不宜作為長期灌食的方式**。超過 6 週的長期灌食，應該採用胃造口術建立的胃（腸）灌食管。目前國內大醫院皆有由內科內視鏡手術完成的經皮內視鏡胃造口(percutaneous endoscopic gastrostomy)技術，如此放置胃造口管，可灌入顆粒較粗的一般食物絞碎流質或較為濃稠的食物，增加營養攝取，又可減少鼻腔周圍不適、減少護理照護步驟，也可維持灌食老年人的尊嚴，應是長期需要管灌病人的優先考量。

10. **善用商業產品幫助老年人進食或喝水**：
    (1) 水分增稠劑：商業增稠劑設計為可用在任何冷或熱液體，將液體稠度增加，減慢流速，達到減少嗆咳的效果。依照老人需要，可以調製成不同稠度，達到臺灣飲食質地分類 1 號至 4 號等級程度。
    (2) 食物塑型劑：對於咀嚼或吞嚥問題需要將食物打製成泥狀質地時，可考慮食物塑型劑，將泥狀食物黏結塑型，增加食物變化性和美觀，預期可提高老年人進食食慾。
    (3) 均衡營養品：許多商用營養品原始設計為提供不能由口進食的各式鼻胃、鼻腸、胃造口管路灌入，熱量及營養均衡，熱量在每 c.c. 1 大卡以上，蛋白質大致在熱量的 15~20%，約 1,500 c.c.營養品可以提供每日建議攝取的微量營養素。近年商用營養品增加了口味變化，設計給

仍能由口進食者補充營養之用。由於產品繁多，且老年人常併隨其他疾病，故在產品挑選上，宜請營養專業人員篩選指導。

11. **熟悉老年人飲食質地級數**：我國國民健康署因應老年人咀嚼吞嚥問題處理的專業需求，建議食物質地分類成七級（圖 7-6），對於咀嚼或吞嚥出現問題時，及早會診復健科、老人醫學科醫師、語言治療師、營養師等專業人員，評定老人適合的食物質地級數，並指導老人或照顧者，挑選或者製備合宜質地的飲食。

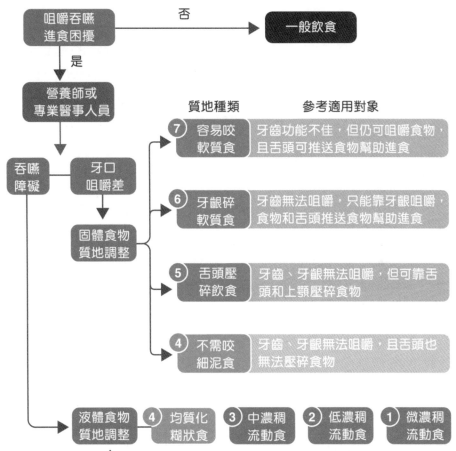

圖 7-6　臺灣飲食質地分類應用簡易流程

資料來源：國民健康署高齡營養飲食質地衛教手冊

（二）慢性病老年人應注意的攝食要點

　　糖尿病、高血脂、高血壓、高尿酸血症之類的代謝性疾病，可藉由飲食調整，加上執行營養師指導之治療飲食。代謝性疾病病人可以定期進行生化檢查的數據，或由體位測量得知疾病控制的好壞，依此繼續持續追蹤與調整

即可。以下敘述除了代謝性疾病外，還包含老年期常見疾病的飲食調整原則。

★ 中 風

中風病人進食方面會面臨到一些困難，困難的性質與程度是由中風程度及中風部位決定。以下舉例說明。

1. 雖然中風老年人常是營養良好甚至原本有肥胖、高血脂、高血壓問題者，但在復原及復健階段，並不需刻意強調低熱量飲食或減重，以免體力及精神狀況受到影響，減慢康復過程。

2. 半身麻痺者若以臥姿進食，易發生吸入性肺炎。最適當的進食姿勢是讓病人以坐姿進食。如病人必須臥床進食，可用枕頭支撐麻痺的一側。

3. 若病人發生半視盲，需要協助將餐盤或食物位置移動至視力健側。

4. 對於正在復健訓練的病人，進食時餐具使用尚不順利，可以尋找合宜的輔具幫助病人自我進食。例如：粗柄湯匙、夾手腕式湯匙、彎曲型吸管、吸盤式碗碟。

5. 食物的處理要視病情調整。咀嚼困難時以質地改變為最基本的處理。吞嚥困難發生時，食物的限制較多，特別需要防範吸入性肺炎。

6. 病人進食總量減少時，可以用流質、管灌營養品、高蛋白高熱量點心做補充。嚴重進食不良但意識清醒的病人，白天可照常進食及活動，晚間睡眠時給予鼻胃管灌食補充營養。

7. 維生素 K 會與抗凝血藥物 Warfarin 拮抗，因此注意不要過度攝食維生素 K 高之食物、多種維生素、營養補充劑。

★ 失智症

失智症程度由淺到深，影響飲食攝取的程度也不一。失智老人可能因為忘記進食，或忘記未進食，而將餐次弄得混亂。此外，病人可能忘記食物的味道，而失去對食物的食慾和喜好；不過有研究指出，失智老年人對於甜食、高鹽分食物較為喜好。當病情嚴重，病人可能會於進食後忘記咀嚼而吞嚥，引起食物嗆到、噎到。也可能終日走動不停，如此會消耗極大的熱量，因此有體重快速減輕情形。重症者已經不會分辨食物或非食物，而有吃進不是正常食物的東西，如此會增加感染、腸道問題、物理或化學毒性傷害的問題。

對於失智老人的食物供應有以下建議。

1. 固定用餐的時間和地點，讓老年人在熟悉的環境下維持願意進食的心情。

2. 選擇老年人尚熟悉的餐盤、餐具、布置。

3. 食物不要變化過多，不要混雜過多食物烹調。若知道老年人仍記得且喜好的食物，可增加供應頻率。

4. 少量多餐，給予餐間點心以增加熱量供應。

5. 食物切成小塊，避免過硬、過韌、過滑、過燙的食物。

6. 進食時旁人用心陪伴觀察，避免進食的意外發生。

7. 若病情加重至中重度失智，可能無法正常由口進食，此時宜考慮胃造口作為長時間灌食途徑。

★ 巴金森氏病

巴金森氏病疾病程度加重時，肢體的僵硬會干擾病人自我照顧和進食的能力。由於頭頸部和手部與進食有關的肌肉僵硬，進食速度會變慢，吃一餐飯可能需要一個小時的時間。如有需要二手動作，例如一手拿碗一手拿筷子，兩手的協調性也會變得很差。手部的震顫會使進食流體食物時易灑出，飲食的味覺、嗅覺也會有所改變。吞嚥困難更是巴金森氏病病人後期容易發生的併發症。

治療巴金森氏病的藥物 Levodopa，副作用包括：厭食、噁心、嗅覺不靈敏、便祕、口乾及精神方面症狀。食物中的蛋白質含量過高會影響 Levodopa 的吸收。實驗證實，減少蛋白質的攝取可以改善巴金森氏病的臨床症狀、提高藥物作用的效果。

目前對於巴金森氏病的飲食設計建議，是將蛋白質供應重分配，在白天時間食用低蛋白飲食，晚上再進行蛋白質的補強。此法可讓病人於白天時較有精神，不過晚上睡覺會增加僵直程度。要注意每日總蛋白質的供應量，避免蛋白質營養不良。維生素 B_6 會影響 Levodopa 藥物作用，切忌過量補充。其他各種維生素、礦物質，在巴金森氏病老年人的需要量比一般同年紀老人更多。醣類與脂肪提供的熱量是體力來源，維生素 B_1、B_2、B_3 也是產生熱能不可缺的輔助酵素。上述營養素都需要確認供應充足。

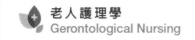
三、維持老年人的最佳營養狀態

　　除了飲食供應之外，老年人要維持良好的營養狀態，環境因素的改善也不能少。家人支持、文化尊重、飲食環境布置、和整體社會與醫療環境設施的配合，都是必要條件。

（一）家庭支持與文化尊重

　　家庭結構的變遷，使得很多老年人必須自行居住。親人的活動往來，在繁忙的社會很難再如以往密集。但是家人的支持是老年人心理健康重要的一環。成年子女往往負有經濟支援和協助生活安排的義務，年幼兒孫則是老年人希望與愉悅的來源。國人社會應該再強化家人互相照護的觀念。即便當老年人因需要住進照顧機構時，家人的探訪與關懷更不可少，因為此種關懷是老年人願意存活下去的支持來源。

　　社會環境方面，強調社區老年人增加互動的機制較多，政府社會福利的支援也有多重管道推行。例如老年人照顧老年人的活動推展，在年齡層較為老化的社區非常適用。社區也常見志工團體推行送餐服務、陪老年人過節活動。一些長期照顧機構與宗教團體、學校的合作活動，如帶老年人逛市場、端午節包粽子、元宵節搓湯圓、過年圍爐、開慶生會、供應可選式快樂餐、由可行動老年人參與每日餐食製作等，都足以讓老年人的心情愉悅、食慾改善。老年人們也常有懷念的古早食物和飲食習慣。照護者最好對於老年人的背景資料詳加了解及做成記錄，從飲食文化的層面上提供最合適老年人的餐飲。

（二）飲食環境

　　飲食供應不只限於食物本身，創造一個優質的飲食環境，可以提高進食的慾望和興致。飲食環境從盛裝食物的餐盤、進食用的餐具、餐桌布置、餐廳設施、燈光、音響、溫濕度、陪伴一起用餐的人、用餐時間、餐廳位置與大環境、用餐前後的安排，在在皆是影響進食的因素，以下略述幾點建議事項。

1. 雖然建議給予老年人規律的飲食，但在時間方面的安排應該多配合老年人原本習性。如果機構中有早起及晚起的老年人，應設立彈性供應早餐時間。如果冬天起床比夏天晚，供餐時間也應該配合做調整。

2. 餐盤選擇美觀具變化者。康寧瓷器、美耐皿、硬塑膠餐具皆為可接受的材質，免洗類、不銹鋼類餐具則不宜。餐具應有些變化，例如三餐不同套，每半年更換一套、假日採用特殊餐具等方式。如果是送餐至老年人住所，攜帶使用免洗餐具，最好也能更換為美觀餐具再給老年人進食。筷子選擇不滑溜的材質，避免塑膠、不銹鋼筷，最好為前端有環狀刻痕者幫助增加摩擦力，減少食物掉落的發生。

3. 食物整體色澤、香味宜多用心搭配。菜單設計時就應注意一餐內各食物的色澤，避免黯沉同色系菜餚。餐具的花色可以改善食物的顏色。食物溫度夠高，可讓食物香味出來，引起嗅覺刺激，增加食慾和促進消化液分泌。因此加熱設備相當重要。如在機構內供餐，盡量在進食前才分裝，或者用保溫餐車將以分裝之餐盤食物保持在足夠的溫度。若屬於食物外送至住所之供餐方式，在老年人住所盡量配置電鍋、微波爐、烤箱設備，進行食物的再次加溫。

4. 用餐處應與睡眠處隔開，用餐時勿著睡衣。長期照顧機構應另設用餐之餐廳或使用團體活動空間，不宜在床上、床邊、走廊就近供餐。老年人住所內若空間不足，也應於可用餐的平臺鋪上桌巾，改為用餐環境。若桌巾不易使用，可採用美觀具變化的餐墊。

5. 用餐處所的溫度、濕度與聲音盡量控制在舒適範圍內。用活潑輕快音樂取代電視節目，可避免分神和影響用餐心情。光線要充足，空調溫度可稍調降，適宜的用餐環境溫度是 22~25 度。

6. 不宜於用餐前進行復健或運動，至少間隔半小時。若餐前有賞花、種菜、下棋、團體活動，讓老年人於心情愉快之下進食，可提高食慾和食量。

7. 共同用餐者，以熟悉的同伴最佳。協助進食者也應該是已經熟識的人。陪伴進食時間要充裕，不要催促用餐，切勿因為老年人進食速度慢就立刻採取協助餵食的方式。自我進食是一種尊嚴，如要餵食也需說明獲得同意再進行。陪伴者在旁陪同可用聊天方式使老年人用餐時輕鬆愉快，也可以讓老年人們互相聊天增進情感。

8. 對於有憂鬱、沮喪、厭世等心理因素造成失去進食動機的老年人，可以嘗試多人共同進餐的方式。家中子女或小孩一同陪伴吃飯，可提高用餐熱鬧氣氛。年節時更需要安排與家人聚會的情境。如為獨居老年人，可由社區安排共同用餐時機，至社區共餐點活動及用餐。

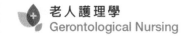

（三）減少疾病限制

　　現代醫療技術發達，疾病復原期所需的藥物及設備相當多元化。照護者應盡量尋找可減少老年人不適的輔助藥物、器具設備和治療。從飲食層面來說，減少因疾病而造成的限制方式如下：

1. 食慾不佳者可使用增進食慾的藥物。

2. 牙齒問題引起進食不良，宜盡快尋求就醫解決。各縣市政府訂有 65 歲以上老人、原住民、低收入或中低收入等對象經牙科醫師評估需裝假牙者，給予全口活動假牙、上顎活動假牙、下顎活動假牙或假牙維修不等的補助經費，可向縣市衛生局及社會局洽詢申請。

3. 因中風、神經系統性疾病引起的進食能力減低或控制不良，可以尋求職能治療師的協助，購買或製作進食用輔具。

4. 臥床者每日仍需下床活動，即使用輪椅，也可以推至戶外曬太陽及進行輕度被動式運動。運動有助於肌肉張力、心肺功能，也有助食慾和消化。

5. 因疾病而進食不良，導致衰弱後行動不便者，更應加強營養供應，提高體力。口服營養補充品、短時期鼻胃管灌食、夜間灌食、胃造口灌食都是營養不良者營養加強的方法。

6. 若老年人因疾病需有鼻胃管、氣切管、導尿管，都在以一段時間後能拔除管路為目標。

7. 現代醫療強調團隊之共同照護，以藥師提供藥物諮詢，避免藥物錯誤、過量引起的身體不適；心理師提供的心理輔導，改善心情面；社工人員提供社會資源的協助，讓老年人得到應有的工具與經濟來源；宗教團體提供的宗教面管道，也可讓老年人獲得心理支持。社區關懷團體、鄰里長與衛生局所均可以提供居家或機構老年人相關的資源與協助，不論是老年人的家屬或照護者，均應盡量獲取各方面訊息，讓老年人得到最佳的照護和支持。

8. 多利用政府 65 歲以上民眾每年 1 次成人健康檢查（附表一）、各項老人服務措施、及長照 2.0 方案規劃之長期照顧服務方案，如附表二「長期照顧（照顧服務、專業服務、交通接送服務、輔具服務及居家無障礙環境改善服務）給付及支付基準」，依照老人健康情形、社會經濟能力等尋求適當的服務。

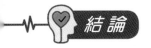
結論

　　飲食是生活的一環。老年人可能發生生理的、心理的狀況而影響進食，也可能因為進食情況不佳影響心理、生理的健全。老年人應受到更密集的營養照護。營養照護從營養篩檢、營養評估、營養與飲食供應到疾病限制的解決面，都於本文中有詳細介紹。護理人員經常是老年人面對生活與醫療的第一線人員，對於營養照護的各層面宜有深度了解，由此提供老年人與照護者營養的基本衛教及照護。護理人員亦應熟知社會各種資源系統，包括營養照會諮詢系統，於適當時機轉介營養人員，提供老年人所需的相關協助。

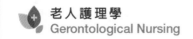

Gerontological Nursing

課後複習 *Exercise*

(　)1. 蛋白質熱量營養不良常用生化數據的哪一項為篩選指標？(A)血三酸甘油酯(TG) (B)血尿素氮(BUN)　(C)血紅素(Hb)　(D)血白蛋白(albumin)。

(　)2. 老年人常有體溫偏低的現象，其營養相關原因哪一項最為正確？(A)正常老化生理現象　(B)蛋白質熱量營養缺乏　(C)脂肪量過少　(D)運動不夠造成基礎代謝下降。

(　)3. 老年人若經常有傷口不能癒合的現象，要懷疑缺乏：(A)脂肪　(B)維生素 C　(C)維生素 A　(D)鈣質。

(　)4. 健康飲食每天宜攝取多少纖維？(A) 50 公克　(B) 25 公克　(C) 10 公克　(D)越多越好。

(　)5. 若老年人不能起身測量身高，還有什麼替代方式可以評估身高？(A)腰圍周長　(B)前臂長　(C)膝長　(D)手指長度。

(　)6. 國內飲食調查分析國人的營養素攝取，老年人常見攝取不足的營養素為：(A)維生素 B₁　(B)維生素 A　(C)鐵質　(D)鈣質。

(　)7. 若體重在標準範圍，活動量為輕度，以簡易法估算熱量時每日每公斤體重的熱量為：(A)20 大卡　(B)30 大卡　(C)40 大卡　(D)無法計算，需要知道體重及性別。

(　)8. 採用 MNA 迷你營養評估表篩檢時，分數在多少分時算為中度營養不良，應轉介醫護人員或營養師做進一步評估及建議？(A) 10 分以下　(B) 17 分以下　(C) 17~23.5 分　(D) 24~27 分。

(　)9. 若懷疑免疫力偏低，可以檢測的生化指標是：(A)血紅素(Hb)　(B)總淋巴球計數 (total lymphocyte count)　(C)白蛋白(albumin)　(D)膽固醇。

(　)10.味覺與嗅覺的遲鈍與改變，可能與哪一種營養素缺乏有關？(A)鈣質　(B)鐵質　(C)鋅　(D)維生素 E。

(　)11.當老年人有吞嚥緩慢、吞嚥無力、吞嚥不協調時，以下哪一種飲食調整增強吞嚥刺激是「不對」的？(A)參入口味、香味稍重的食物　(B)食物以較熱或較冷的溫度供應　(C)給予稀薄液體方便自動流入食道　(D)以黏稠劑、勾芡方式讓食物變得濃稠。

(　)12.老人若體重與腎功能尚稱正常，蛋白質應該給予每天每公斤體重多少公克？(A) 0.8　(B) 1.0　(C) 1.2　(D) 1.5。

解答　參考文獻

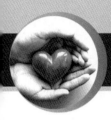

項目	對象	次數	補助金額	服務項目
成人預防保健「健康加值」方案	40 歲以上未滿 65 歲	每 3 年 1 次	原則每案補助 520 元（若符合 BC 肝篩檢資格者，另補助 200 元／案）	1. 基本資料：問卷（疾病史、家族史、服藥史、健康行為、憂鬱檢測等） 2. 身體檢查：一般理學檢查、身高、體重、血壓、身體質量指數(BMI)、腰圍 3. 實驗室檢查： (1) 尿液檢查：蛋白質 (2) 腎絲球過濾率(eGFR)計算 (3) 血液生化檢查：GOT、GPT、肌酸酐、血糖、血脂（總膽固醇、三酸甘油酯、高密度脂蛋白膽固醇、低密度脂蛋白膽固醇計算） (4) B 型肝炎表面抗原(HBsAg)及 C 型肝炎抗體(anti-HCV)：民國 55 年或以後出生且滿 45 歲，可搭配成人預防保健服務終身接受 1 次檢查 4. 健康諮詢：戒菸、節酒、戒檳榔、規律運動、維持正常體重、健康飲食、事故傷害預防、口腔保健
	55 歲以上原住民、罹患小兒麻痺且年齡在 35 歲以上者、65 歲以上民眾	每年一次		

資料來源：衛生福利部國民健康署 (2021)．成人預防保健。https://www.hpa.gov.tw/Pages/List.aspx?nodeid=189

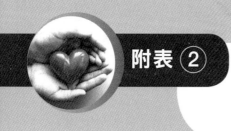
長期照顧（照顧服務、專業服務、交通接送服務、輔具服務及居家無障礙環境改善服務）給付及支付基準

109 年 12 月 10 日衛部顧字第 1091963056 號公告修訂

照顧組合	編號	照顧組合
照顧管理及政策鼓勵服務（A 碼）	AA01	照顧計畫擬定與服務連結
	AA02	照顧管理
	AA03	照顧服務員配合專業服務
	AA04	於臨終日提供服務加計
	AA05	照顧困難之服務加計
	AA06	身體照顧困難加計
	AA07	家庭照顧功能微弱之服務加計
	AA08	晚間服務
	AA09	例假日服務
	AA10	夜間緊急服務
	AA11	照顧服務員進階訓練
	AA12	開立醫師意見書
居家照顧服務（B 碼）	BA01	基本身體清潔
	BA02	基本日常照顧
	BA03	測量生命徵象
	BA04	協助進食或管灌餵食
	BA05	餐食照顧
	BA07	協助沐浴及洗頭
	BA08	足部照護
	BA09	到宅沐浴車服務--第 1 型
	BA09a	到宅沐浴車服務--第 2 型
	BA10	翻身拍背
	BA11	肢體關節活動
	BA12	協助上（下）樓梯
	BA13	陪同外出
	BA14	陪同就醫

照顧組合	編號	照顧組合
	BA16	代購或代領或代送服務
	BA17a	人工氣道管內(非氣管內管)分泌物抽吸
	BA17b	口腔內(懸壅垂之前) 分泌物抽吸
	BA17c	尿管及鼻胃管之清潔與固定
	BA17d1	血糖機驗血糖
	BA17d2	甘油球通便
	BA17e	依指示置入藥盒
	BA18	安全看視
	BA20	陪伴服務
	BA22	巡視服務
	BA23	協助洗頭
	BA24	協助排泄
日間照顧服務（B碼）	BB01,03,05,07,09,11,13	日間照顧（全日）--第 1~7 型
	BB02,04,06,08,10,12,14	日間照顧（半日）-第 ~71 型
家庭托顧服務（B碼）	BC01,03,05,07,09,11,13	家庭托顧（全日）--第 1~7 型
	BC02,04,06,08,10,12,14	家庭托顧（半日）-第 ~71 型
社區式服務（B碼）	BD01	社區式協助沐浴
	BD02	社區式晚餐
	BD03	社區式服務交通接送
專業服務（C碼）	CA07	IADLs復能、ADLs復能照護
	CA08	「個別化服務計畫(ISP)擬定與執行」
	CB01	營養照護
	CB02	進食與吞嚥照護
	CB03	困擾行為照護
	CB04	臥床或長期活動受限照護
	CC01	居家環境安全或無障礙空間規劃
	CD02	居家護理指導與諮詢
交通接送服務（D碼）	DA01	交通接送
喘息服務（G碼）	GA03	日間照顧中心喘息服務--全日
	GA04	日間照顧中心喘息服務--半日
	GA05	機構住宿式喘息服務
	GA06	小規模多機能服務夜間喘息
	GA07	巷弄長照站喘息服務
	GA09	居家喘息服務

MEMO

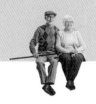

CHAPTER

08

老年人的排泄需求

胡月娟　編著

8-1 影響老年人排泄功能的生理因素與
　　常見問題
8-2 排泄問題與老年人社會心理層面的
　　相互影響
8-3 護理評估
8-4 護理目標與措施

研讀本章內容之後,學習者應能達到下列目標:
1. 陳述老年人尿失禁的種類。
2. 說出老年人排便型態的問題。
3. 了解影響老年人排泄功能的相關因素。
4. 陳述評估老年人排泄需求的項目及其運用原
　 理。
5. 因應老年人的排泄問題及擬訂護理目標與措
　 施。

Gerontological
Nursing

心智圖

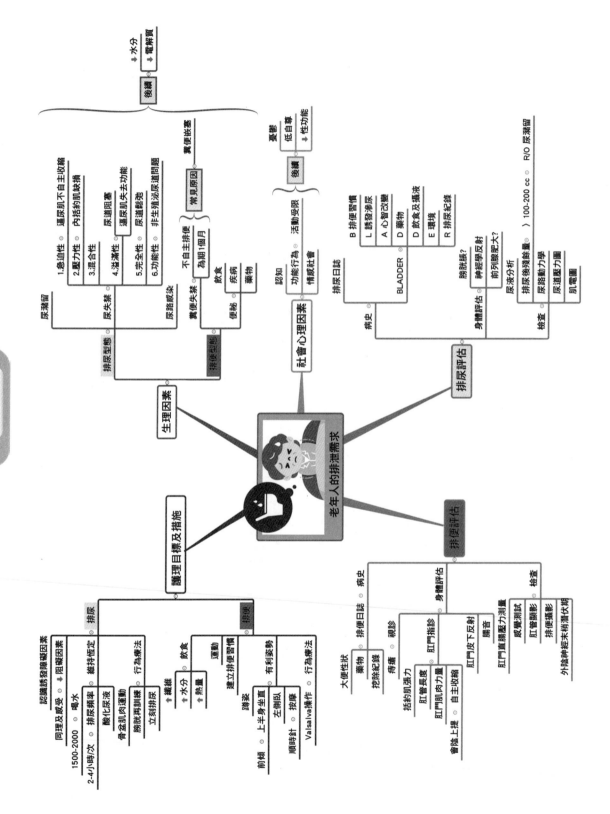

老年人的排泄需求

生理因素

排尿型態
- 尿滯留
- 尿失禁
  - 1.急迫性 ○ 逼尿肌不自主收縮
  - 2.壓力性 ○ 內括約肌缺損
  - 3.混合性
  - 4.溢滿性 ○ 尿道阻塞 ○ 逼尿肌失去功能
  - 5.完全性 ○ 尿道鬆弛 ○ 非生殖泌尿道閉問題
  - 6.功能性
- 尿路感染

排便型態
- 糞便失禁 ○ 不自主排便 ○ 為期1個月
- 便秘
  - 飲食
  - 疾病
  - 藥物
- 糞便嵌塞 ○ 常見原因

社會心理因素
- 認知
- 功能行為 ○ 活動受限
- 情感社會

後續
- 憂鬱
- 低自尊 ○ ↓性功能

排尿評估
- 病史
  - 排尿日誌
  - BLADDER
    - B 排便習慣
    - L 誘發漏尿
    - A 心智改變
    - D 藥物
    - D 飲食及攝液
    - E 環境
    - R 排尿紀錄
- 身體評估
  - 膀胱脹?
  - 神經學反射
  - 前列腺肥大?
- 檢查
  - 尿液分析
  - 排尿後殘餘量 ○ > 100-200 cc ○ R/O 尿滯留
  - 尿路動力學
  - 尿道壓力圖
  - 肌電圖

後續
- ↓水分
- ↓電解質

護理目標及措施

排尿
- 認識誘發障礙因素 ○ ↓阻塞因素
- 維持恆定
  - 喝水
  - 排尿頻率
  - 酸化尿液
- 骨盆肌肉運動
- 膀胱再訓練 ○ 行為療法
- 立刻排尿
- 纖維
- 飲食
  - ↑水分
  - ↑熱量
- 運動
- 建立排便習慣
- 有利姿勢
  - 蹲姿
  - 前傾 ○ 上半身坐直 ○ 左側臥
  - 順時針 ○ 按摩
  - Valsalva操作
- 行為療法

認識誘發障礙因素
- 同理及感受
- 1500-2000
- 2-4小時/次

排便評估
- 病史
  - 大便性狀
  - 藥物
  - 排便日誌
- 身體評估
  - 視診
    - 痔瘡
    - 挖除紀錄
  - 肛門指診
    - 括約肌張力
    - 肛管長度
    - 肛門肌肉力量 ○ 自主收縮
    - 會陰上提
  - 肛門皮下反射
  - 腸音
- 檢查
  - 肛管直腸壓力測量
  - 感覺測試
  - 肛管顯影
  - 排便攝影
  - 外陰神經潛伏期

前言 *Foreword*

大小便等排泄問題，對人們而言是非常自主與自然的生活事件，人們很少會花心思去注意自己的排泄過程。就人體而言，新陳代謝會產生一些廢棄物，身體必須將之排出。隨著年齡的增長，排泄過程的效能會漸漸變差，甚至需要協助方能發揮令人滿意的功能。本章即在探討老化現象對於排泄系統所造成的影響及其相關護理措施。

 影響老年人排泄功能的生理因素與常見問題

一、排尿型態問題

老化使得膀胱肌肉肥大、變厚，導致膀胱擴張與儲存的能力都下降，因此可能有失禁或夜尿現象；控制膀胱排空的神經功能變差，加上膀胱無力，而致尿滯留。肌酸酐廓清率 (creatinine clearance) 的公式為 $\dfrac{(140-年齡)\times 體重(公斤)}{72\times 血中肌酸值}$，所以隨年齡增加，其廓清率會下降。此乃因腎元的喪失、腎絲球過濾率減少、影響體內藥物排除，而易發生藥物不良反應，或血尿素氮濃度上升。腎小管功能變弱，會影響尿液濃縮，例如年輕人尿液比重是 1.032，但 80 歲時可能會變成 1.024。對濾過物再吸收減少，導致蛋白尿；或對葡萄糖閾值升高，而有高血糖的檢查數值呈現。

簡而言之，老化對人排尿生理有上述影響，故老年人在排尿上可能會有下列問題。

(一) 尿滯留

尿滯留乃指尿液無法自尿道排出，而滯留在膀胱內。尿滯留常伴隨其他泌尿系統疾病而出現。尿滯留的症狀諸如頻尿、用力排尿、尿液滴滴答答、膀胱可觸摸得到及感覺膀胱未排空。尿滯留易誘發老年人產生尿路感染。

(二) 尿失禁

尿失禁乃指尿液不自主的排出。雖然尿失禁不是老化過程必然的結果，但老年人發生尿失禁的比率通常高於年輕人。尿失禁不會危及生命，但會產生一些不良後果，諸如泌尿道感染、使用留置導尿管、皮膚炎、皮膚感染、壓傷、功能行使下降、尷尬及離群索居、影響生活品質等。

★ **尿失禁的種類**（陳、郭，2005；Chen et al., 2003）

1. **急迫性尿失禁**：逼尿肌不自主的收縮，此常稱為逼尿肌不穩(detrusor instability, DI)，而致尿急，尿液不自主的滲出。病人會突然想排尿，有中度至大量的尿失禁，不但頻尿，也會有夜尿、遺尿現象。

2. **壓力性尿失禁**：尿道的蠕動過快或內括約肌功能缺損，皆易引起尿液不自主的滲出。壓力性尿失禁常見於婦女及前列腺切除術後之男性。壓力性尿失禁的症狀是白天期間不斷地排出少量尿液，尤其是在做身體活動，或腹內壓增加時（如咳嗽、擤鼻涕、大笑、跳躍、跑步）。此種尿失禁的量較急迫性尿失禁少，病人可藉改變姿勢或減少腹壓來改善之。壓力性尿失禁可分成三級(Carpenito-Moyet, 2007)。

   (1) 第一級：腹內壓突然增加時，尿液就會滲出，但不會出現在夜晚。
   (2) 第二級：走路、站起來或在床上坐起來時，就會出現尿失禁。
   (3) 第三級：無關身體活動或姿勢改變，尿液就會外滲。

3. **混合性尿失禁**：老年婦女常見有壓力性尿失禁及急迫性尿失禁混合發生，故稱為混合性尿失禁。

4. **溢滿性尿失禁**：尿道出口阻塞或逼尿肌失去功能，會導致溢滿性尿失禁。病人會持續排尿或排空尿後仍滴滴答答、膀胱內有許多殘尿、排尿時有困難、尿瀦留或下腹部有飽脹感。良性前列腺肥大的男性，與子宮、直腸、膀胱脫垂的女性，會產生溢滿性尿失禁。

5. **連續性或完全性尿失禁**：尿道鬆弛，尿液不斷外流，病人膀胱內通常沒有太多的殘尿。

6. **功能性尿失禁**：此乃指非生殖泌尿道因素所引起的尿失禁，諸如認知或身體損傷，使個體無法入廁或排尿；或人在很開心時，大腦突然失去控制力，而產生排尿行為。

　　也有學者將排尿分成獨立性排尿、社交性排尿、依賴性排尿與部分性排尿(Palmer, 2002)。獨立性排尿與依賴性排尿不會出現尿失禁，社交性排尿與部分性排尿則會有尿失禁，如下所述。

1. **獨立性排尿**(independent continence)：乃指人可以在不需協助下，自行排尿。

2. **社交性排尿**(social continence)：乃指病人有認知損傷、活動受限、疼痛、末期疾病或昏迷，所以入廁協助或復健措施對其排尿功能皆無助益，只能用留置導尿或尿套的排尿方式。

3. **依賴性排尿**(dependent continence)：病人通常有認知損傷或無法活動，完全得借助照顧者的協助方能排尿。

4. **部分性排尿**(partial continence)：病人通常也有認知損傷、活動受限或其他疾病，但膀胱容積正常、在要求下可排尿、白天期間可做排尿動作，但尚無法做到完全控制排尿。

（三）尿路感染

尿路感染(urinary tract infection, UTI)是老年人常見的問題，其為門診與機構病人罹病、住院的重要原因。當人的年齡增加，與年輕人相比，其罹患尿路感染的比率會上升，特別是女性。一般而言，尿路感染泛指菌尿症(bacteriuria)，即每毫升尿液內至少有 100,000 的致病菌(colony forming units, CFU)，即 10^5 CFU/ml，可能伴隨症狀或無。

尿路感染可分成無症狀型（即無臨床症狀呈現）、症狀型、無合併症型（尿路感染但無泌尿道的構造或功能上異常）或合併症型。無症狀型的尿路感染，其罹患率會隨年齡增加而上升；無合併症型感染通常是由單一菌種造成；合併症型尿路感染則由多種菌種導致。尿路感染若經治療後未解除，易演變成菌血症或敗血症。尿路感染亦可區分為上泌尿道感染（如腎盂腎炎）及下泌尿道感染（如膀胱炎）。

（四）其他

老年人易罹患糖尿病、高血壓與慢性腎炎等慢性疾病，若未長期控制追蹤，會影響腎臟功能而致尿毒症。2021 年臺灣已有 9.4 萬人洗腎，故得留意之。男性則易衍生前列腺問題，故 40 歲以上之男性，在進行健檢時，宜加做血清前列腺特異抗原(prostate specific antigen, PSA)檢查。

二、排便型態問題

（一）糞便失禁

糞便失禁乃指復發性不自主地排出糞便，為期至少 1 個月(Tuteja & Rao, 2004)。正常排便需仰賴下列因素：直腸的感覺，直腸順服性與調節性，恥骨

直腸肌、肛門內外括約肌的及時收縮，個人活動度及維持排便的動機。上述任何因素有異常，皆可能導致糞便失禁。

就老化過程而言，肛門內括約肌的張力會些微減低，肛門外括約肌的張力則較明顯下降，特別是發生在婦女身上，但直腸本身的張力與感覺功能則未受影響。

就機構的老年住民而言，糞便嵌塞是造成糞便失禁的主因。雖然糞便嵌塞在直腸，使直腸擴張，但肛門內括約肌無法打開。直腸肛門抑制反射會適應直腸擴張，隨著直腸肛門的放鬆，直腸擴張會加劇。病人直腸內的感覺能力下降，加上肛門外括約肌失去適當的收縮力，導致液狀便不斷滲出。

老年婦女則因早年生產傷及肛門括約肌或骨盆神經病變，年紀越大，肛門內括約肌及骨盆肌漸呈無力，糞便失禁就會出現。有時老年人是因活動能力不好，一旦腹瀉，來不及入廁，也會造成糞便失禁。

糞便失禁一般是分成三種型態：(1)被動性糞便失禁：在未察覺下不自主的排便或排氣；(2)急性糞便失禁(urge incontinence)：儘管努力要憋住，仍無法阻止糞便排出；(3)糞便滲漏(faecal seepage)：在未察覺下，持續有少量糞便外滲。

（二）便 祕

雖然老化過程不會延長腸道傳輸時間，或減緩腸蠕動，人類發生便祕的情形還是隨年齡增加有上升的趨勢。

造成老年人便祕是許多因素的綜合效應。例如飲食（熱量攝取不當、低纖飲食、攝液不足、咀嚼與吞嚥問題）、神經病變（脊髓病變、巴金森氏病、中風、多發性硬化症）、代謝病況（糖尿病、甲狀腺功能低下症、電解質失衡）、阻塞（直腸脫垂、贅瘤、狹窄、前列腺肥大、巨結腸症）、功能性問題（排便習慣不良、缺乏運動、憂鬱症、認知損傷）、服藥（抗鬱劑、抗組織胺劑、肌肉鬆弛劑、麻醉劑、利尿劑、非類固醇抗發炎劑、鋰鹽、鈣阻斷劑）等。

長期服藥的老年人，常見其結腸傳輸時間延長；尤其是濫用瀉劑者，有時會造成腸內神經分布的缺損。

有便祕問題的老年人，其病理生理的變化包括脊髓狹窄導致薦髓神經功能受損，造成糞便嵌塞；或是骨盆神經失調，排便時，肛門外括約肌無法鬆弛，使得排便困難。

三、疾病與治療的影響

（一）尿瀦留

　　尿瀦留乃因膀胱排空能力受阻，在藥物治療部分，以嗎啡類藥物最典型，其他感冒藥、抗過敏藥也可能會誘發。糖尿病、脊髓損傷或疱疹，因可能會傷及負責正常排尿的神經，故會引發尿瀦留。淋病與其他的性傳染疾病有時會導致尿道狹窄；前列腺肥大、尿路結石皆可能導致排尿受阻，而引起尿瀦留。

（二）尿失禁

　　女性子宮脫垂、尿道括約肌受損、泌尿道疾病、中樞神經系統疾病，及服用抗乙醯膽鹼與抗痙攣製劑，皆可能誘發尿失禁。

（三）尿路感染

　　尿路感染則可能起因於女性的膀胱下垂、尿失禁，男性的前列腺肥大；或尿路結石、腦中風、長期使用導尿管等。

（四）糞便失禁

　　糞便失禁的疾病因素，諸如神經病變者（如失智症、中風、多發性硬化症、脊髓損傷、腫瘤、糖尿病），直腸順從性改變的疾病（如腸道炎症疾病、直腸缺血、放射性腸炎、直腸贅瘤、直腸受壓）等。藥物治療諸如瀉劑、抗生素也會引發糞便失禁。

（五）便　祕

　　便祕是許多胃腸系統疾病的症狀之一，例如直腸與結腸癌，服用含鋁制酸劑、成癮性止痛劑或抗膽鹼激素藥物也可能會誘發便祕。

四、排泄功能續發性問題

　　老年人因為脂肪比率較高，身體水分減少，加上細胞內液減少、尿濃縮能力下降，抗利尿激素(ADH)的代償機轉不敏感，故老年人的水分易失衡。若又發生排泄問題，如大小便失禁，則水分流失更加劇，伴隨鈉流失、鉀滯留，而易出現高血鉀症。若是已在限鈉的高血壓病人，則此問題會更加劇。故照護老年病人時，得特別留意有無脫水徵象。

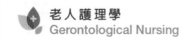

8-2 排泄問題與老年人社會心理層面的相互影響

一、影響老年人排泄功能的非生理性因素

（一）認知因素

　　有些老年人在發生腦血管事故傷害後，或因失智症、昏迷，使心智功能受損，也會導致排尿或排便的障礙。例如病人無法察覺直腸內有糞便，所以在直腸擴張誘發肛門內括約肌鬆弛後，肛門外括約肌亦無法做適當收縮，特別是在進餐後，由於胃結腸反射，結腸蠕動增加，將糞便擠入直腸，造成糞便失禁。

（二）功能行為因素

　　例如行動不便或活動受限（受約束），身體失能程度的影響，而產生排泄問題。

（三）情感社會因素

　　有些人因情緒上的重大衝擊，呈現急性精神混淆狀態(acute confusional state)，大腦突然失控，也會呈現排泄障礙。

二、排泄問題對老年人社會心理的影響

　　就失禁的老年人而言，為了避免令人尷尬的失禁事件意外出現，老年人會漸漸的不喜歡外出與人互動；在家也可能整天不敢遠離廁所。失禁老年人常伴隨發生憂鬱症、不當感、低自尊與性功能低下。一旦排泄功能喪失，社交孤立會造成憂鬱症惡化，憂鬱症惡化又會導致更嚴重的社交孤立，形成一牢不可破的惡性循環。此外排泄問題也會引發老年人身體上的不適，如會陰、肛門周圍皮膚的紅腫發炎、疼痛不適、影響睡眠；若需使用尿片、紙尿褲或就醫，更增添經濟上的負擔（林、陳，2007）。

8-3 護理評估

一、影響因素與現況評估

（一）排尿功能的病史評估

★ 尿瀦留

評估病人有無 8-1 節排尿型態問題中「尿瀦留」所陳述的症狀。

★ 尿失禁

1. **尿失禁情形**：護理人員若直接問病人「你有尿失禁嗎？」通常病人會說沒有。所以在問病史時可由下列幾個層面來問：

   (1) 「你有穿戴護墊嗎？」

   (2) 「你要去上廁所時是否曾經尿出來？」

   (3) 「你小便時，是否曾經把衣褲弄濕了？」

   (4) 「你小便時，是否曾經把地板弄濕了？」

   (5) 「你能否告訴我目前你排尿的問題？」

   (6) 「你不想要排尿，尿液卻排出的情形有多常見？」

   (7) 「在什麼情況或做什麼活動，你會出現尿液滲出情形？」

2. **尿失禁的誘發因素及處理情形**：一旦確認病人有尿失禁，則得集中心力找出尿失禁有哪些誘發因素，例如冷天、咳嗽、大笑。繼而詢問病人做了哪些處理，有效程度如何？尿失禁對日常生活的影響等。

3. **排尿日誌**(bladder diary)：請病人或照顧者做排尿日誌的記錄，可獲悉病人排尿型態、尿失禁情形、攝液種類、排尿習慣及尿失禁的嚴重度（表 8-1）。一般可將尿失禁的嚴重度分成極少、輕微及中度三型（陳、郭，2005；Chen & Lin, 2003）。極少乃指 1 個月內發生尿失禁少於一次，漏尿量很少，病人不需用護墊；輕微尿失禁只有在用力情況才會出現，不需用護墊；中度尿失禁只要輕微用力就會，且需用護墊。在此排尿日誌我們僅依時段與失禁量做主觀判定。

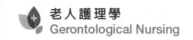
⊕ 表 8-1　排尿日誌

病人姓名 (patient name)：　　　　　　　　　　　　　　日期 (date)：

時間(time)	入廁(urinated in toilet)	失禁(incontinent)	服藥(meds)	活動(activity)
6~8 am	×		Lasix	喝水 240 c.c.
8~10 am		大量		
10~noon		中量		打噴嚏
noon~2 pm				
2~4 pm				
4~6 pm				
6~8 pm				
8~10 pm				
10~midnight				
midnight~2 am				
2~4 am				
4~6 am				

4. **其他病史**：導致尿失禁的因素還包括懷孕、分娩、生產情形、更年期、過去的手術病史、性生活情形、吸菸與否、排便習慣、服藥情形及功能、環境與心智狀態評估皆應含括在內。

　　總而言之，尿失禁問題的評估可以 "BLADDER" 來統括之。

(1) B (Bowel Habits)：排便習慣（如便祕易誘發尿失禁）。

(2) L (Laugh, Cough, Sneeze, or Exercise)：大笑、咳嗽、擤鼻涕或運動會誘發滲尿。

(3) A (Altered Mentation)：心智改變。

(4) D (Drugs)：服藥（如抗鬱劑、降血壓劑會降低膀胱收縮力）。

(5) D (Diet and Fluids)：飲食與攝液。

(6) E (Environment)：環境（如臥室離廁所太遠）。

(7) R (Recording Voids)：排尿記錄。

★ 尿路感染

　　尿路感染的典型症狀包括排尿疼痛、腰部或恥骨上不適、血尿、頻尿、尿急、尿液有異味及尿液混濁。老年人因伴隨其他疾病，故欲區辨尿路感染較困難，因此，護理人員的詳細問病史及仔細做觀察非常重要。

（二）排便功能的病史評估

　　老年人排便功能的評估始於完整病史的收集。許多老年人都知道每日排便可避免身體有害物質蓄積體內。欲徹底了解老年人排便情形，至少需做 2 週的排便日誌記錄，內容包括排便次數、量、顏色、質地、排便時有無任何症狀，加上老年人有無使用輕瀉劑、內褲有無沾染滲便（失禁次數），及是否需要手指挖除大便等。

　　若是新近才出現的排便習慣改變，得排除有無惡性腫瘤、黏連、狹窄等病況，或是現存的病況惡化。老年人的飲食，例如熱量、纖維質量及攝液量得做評估；還有其活動度、情緒狀態、服藥情形、咀嚼吞嚥功能、認知功能皆需一一做評估。

★ 便　祕

　　對於有長期便祕病史者，因為重點放在處置，所以病史收集應包括便祕的持續時間、病情的演變及緩解或惡化因素。醫療史應收集有無胃腸道疾病（如痔瘡、肛門直腸疾病），及有無服用會影響腸道功能的藥物（如有些抗生素會破壞腸道正常菌落，引發腹瀉）。此外，行動障礙、環境障礙、人際關係、心理壓力源、焦慮、憂鬱皆會影響排便。

★ 糞便失禁

　　糞便失禁的病人通常不願承認其症狀，故護理人員得先與其建立關係，只要病人有腹瀉、便祕或其他肛門直腸問題，皆應詢問其有無糞便失禁的情形，特別是糞便失禁的時間、為期多久、性質如何（例如是排氣或有液狀、固態狀便排出），及其對生活品質的影響。有無使用護墊也需記錄。若是婦女應詢問詳細的產科史。此外，得評估有無共存的問題，例如糖尿病、骨盆放射線治療、神經問題、脊髓損傷、飲食情形及有無尿失禁。病人需做每日的排便記錄。

二、身體評估

（一）排　尿

　　給予病人全身身體評估，以知有無會導致尿失禁、尿滯留的問題，例如水腫。腹部身體評估以察覺有無腫塊，恥骨聯合上方觸診有無膀胱脹；並評估腸蠕動音，以知有無便祕情形。神經學檢查（如肛門反射），以知有無控制排尿系統神經的問題；骨盆檢查則旨在評值骨盆肌力量、會陰構造、會陰皮膚情形。直腸

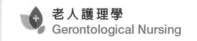

檢查則在評值反射強度、肛門括約肌張力、肛門直腸的感覺功能。男性則得檢查有無前列腺肥大，其可能導致尿潴留。

（二）排　便

　　排便問題得做肛門指診，檢查時請病人採左側臥，視診肛門口有無糞便、痔瘡脫垂、皮膚炎、瘢痕、皮膚破損、肛門周遭皺摺情形。肛門皮下反射(anocutaneous reflex)可檢查感覺神經與皮膚的連結情形，S_2~S_4神經元的完整性。肛門皮下反射受損或缺乏，意指傳入或傳出的神經元受損。

　　肛門指診則可評估括約肌張力、肛管長度、肛門肌肉力量及自主收縮會陰上提情形。

　　便祕病人的身體評估應包括口腔、腹部、肛門直腸區及評估脫水狀況。口腔檢查旨在檢視牙齒狀況及有無任何病變或腫瘤。腹部則重在聽腸音（正常腸音約 5~15 秒一次）、有無疼痛、局部腫塊、腹脹與先前手術的疤痕。肛門直腸區則旨在評估括約肌張力、有無直腸脫垂、痔瘡、肛門狹窄、瘻管、腫塊、肛門反射、前列腺腫大。

三、相關檢查

（一）排　尿

1. **尿液分析**：以確認有無血尿、泌尿道感染或其他異常。

2. **排尿後殘餘量**(post-void residual, PVR)：採導尿或膀胱超音波方式來測量排尿後殘餘量，如果排尿後殘餘量超過 100~200 c.c.，則得懷疑有尿潴留。若病人有慢性尿潴留，應進一步檢查有無水腎情形。

3. **血液檢查**：包括電解質、血中尿素氮、肌酸酐、甲狀腺功能、血鈣、血糖等。

4. **尿路動力學檢查**：例如膀胱內壓測量法(cystometry)，囑病人咳嗽、腹部用力，觀察逼尿肌是否會不自主收縮，以測量膀胱逼尿肌的知覺、收縮功能。

5. **尿道壓力圖**(urethral pressure profilometry)：可評估尿道在人休息與用力狀態下的尿道內壓力，以知其控制排尿的功能。

6. **肌電圖**(electromyography)：可記錄膀胱外括約肌與骨盆底肌肉在膀胱排空、充填、儲尿各期的電氣活動。例如排空期不應有電氣活動。

（二）排便(Tuteja & Rao, 2004)

★ 肛門直腸壓力測量

肛門直腸壓力測量(anorectal manometry)可客觀評估肛門括約肌的壓力與直腸肛門反射。休息狀態下的肛門直腸壓力降低，與肛門內括約肌異常有關，收縮時肛門直腸壓力減少則涉及肛門外括約肌的缺陷。肛門靜止壓力正常為 50~80 mmHg，收縮時會上升 2~3 倍。

★ 感覺測試

感覺測試(sensory testing)是以棉絮搔刮肛門附近的皮膚，會引發肛門瞬間收縮，若未出現局部收縮反應，表示排便反射已受損。以氣球充氣擴張直腸來檢查其感覺功能與順服性。直腸感覺功能的閾值可分成首次可察覺的閾值、急迫想排便的閾值及最大可忍受容積的閾值。直腸感覺的閾值升高，表示有神經病變或結構上的異常。

★ 肛管顯像

肛管顯像(imaging the anal canal)此可評估肛門內外括約肌的厚度與結構的完整性，以察覺有無瘢痕、括約肌變細、肌肉組織喪失及其他局部病變。

★ 排便攝影

排便攝影(defecography)將 150 c.c.的顯影劑（一般是鋇劑）灌入直腸，繼而囑病人收縮、咳嗽以排出顯影劑。在此放射性攝影的檢查，可評估肛門直腸角度、骨盆肌下降情形、肛管長度、有無直腸脫垂、黏膜嵌塞等。

★ 核磁共振攝影

核磁共振攝影(magnetic resonance imaging)是唯一不用暴露在放射線下，又可實際觀測肛門括約肌與骨盆底肌全面活動的檢查。

★ 外陰神經末梢潛伏期

外陰神經末梢活動潛伏期(the pudendal nerve terminal motor latency, PNTML)可測量外陰、神經終端功能的完整性。神經潛伏期的測量有助於區分括約肌力量變弱是源自肌肉或神經的損傷。神經潛伏期延長乃因外陰神經病變，一般是產科或外科創傷引起。

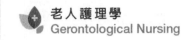

★ 其 他

其他診斷排便功能的檢查還有動態性的經會陰超音波檢查(dynamic transperineal ultrasound)、核磁外陰神經刺激(magnetic pudendal neurostimulation)等。肌電圖檢查可確定肛門肌肉無力的區域。

8-4 護理目標與措施

一、認識促發排泄障礙的危險因素

老年人常服用的藥物，諸如抗痙攣、抗鬱劑、鎮靜劑、抗組織胺、止吐劑、肌肉鬆弛劑與抗巴金森氏症劑等，皆有抗膽鹼激素藥效，易引發老年人全身的不良反應，諸如心搏過速、認知功能不良、嗜睡、疲累、咀嚼或吞嚥困難、乾眼症、譫妄、不安、攻擊行為、尿瀦留、便祕等。所以在評估老年人排泄問題時，需先考量服藥因素。

（一）排 尿

以尿失禁而言，可能的促發因素為 "DIAPPERS" 系統，這些因素皆是可加以矯治者，故得先做處置。

1. 譫妄、失智症與憂鬱症(Delirium, dementia, depression)。
2. 感染(Infection)（泌尿道感染）。
3. 萎縮性陰道炎(Atrophic vaginitis)。
4. 藥物治療(Pharmaceuticals)。
5. 心因性疼痛(Psychological pain)。
6. 攝液過多(Excess fluid)（多尿、水腫）。
7. 活動受限(Restricted mobility)。
8. 排便問題(Stool)（便祕）。

此外，尿失禁與分娩、創傷，更年期萎縮，肥胖引起的骨盆底肌與提肛肌無力皆有關，故應認知這些促發因素。

（二）排 便

1. **便祕**

   (1) 未定時排便。

　　(2) 藥物治療的副作用。

　　(3) 壓力。

　　(4) 運動量不足。

　　(5) 飲食不當。

　　　　換言之，了解便祕的促發因素，就應每日攝取足夠的纖維質、每日喝6~8 杯水、運動量得足以維持正常的排便型態；此外，個人必須建立定時排便的生活習慣。

2. **糞便失禁**

　　(1) 未定時排便。

　　(2) 液體與纖維質攝取量不足。

　　(3) 便祕。

　　(4) 缺乏排便技巧的知識。

　　(5) 活動量不足。

　　(6) 使用輕瀉劑。

　　(7) 無法辨識想排便的徵兆。

　　因此，一個人欲有正常排便，必須有動機想排便，肛門直腸的感覺功能健全，能用意識控制排便，能收縮恥骨直腸肌與外肛門括約肌，及易取得入廁設施。

二、降低阻礙排泄功能因素的影響

　　例如老年人便祕易產生大小便失禁，所以在照護上必須協助老年人減少便祕的發生，以降低其對大小便失禁的影響程度。又如大便失禁易出現在飯後半小時，所以護理人員在病人進食後，可帶領其入廁，以防大便失禁發生。排泄功能的受干擾或阻礙，會影響老年人的自我心像，引發低自尊或社交隔離。護理人員與照顧者在處理老年人的排泄問題時，應能同理老年人的感受，尊重、傾聽，共同找出問題的癥結，進而指導老年人自我評估與排泄的技巧，以減輕老年人的焦慮、羞愧感，使其勇敢面對排泄問題，並盡心力克服之(Garcia et al., 2005)。

三、維持恆常性的排泄型態

（一）排　尿

　　對於有排尿障礙的老年人而言，建立及維持一個規律的排尿習慣很重要。訓練排尿的行為治療，可參閱本章行為療法部分。

1. **記錄排尿日誌**：了解老年人排尿的問題，以做為修訂排尿訓練計畫的參酌。依尿失禁種類不同，所採的照護措施亦不同，壓力性尿失禁得採骨盆底肌肉運動；急迫性尿失禁較常用藥物治療；功能性尿失禁則得強化老年人下肢功能、環境改善、如廁方式改良等。

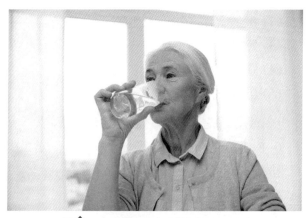

📷 適當攝液可預防尿路感染

2. **每日維持適當攝液**：每天至少喝水 1,500~2,000 c.c.，2~4 小時排尿一次，以維持膀胱的擴張收縮性。許多老年人因害怕尿失禁不敢喝水，而引發便祕，便祕又會加劇尿失禁。所以白天期間應多喝水，晚上 8 點後則停止喝水，以免夜尿，干擾睡眠。再者，適當攝液可預防尿路感染，定時排尿可減輕尿瀦留。

3. **酸化尿液**：例如 25%蔓越莓汁(cranberry juice)，其可抑制微生物粘連在泌尿道黏膜上。每天喝 300~700 c.c.，目前也有膠囊製，一天二次，一次一顆，以防尿路感染。

4. **其他**：冬天做好保暖，以免血管收縮、尿量減少；勿亂服成藥；不暴飲暴食，以免增加腎臟負擔；避免感冒或喉部鏈球菌感染等，以防併發泌尿道感染（特別是腎臟）；適量飲水勿憋尿；控制現存慢性病，特別是糖尿病與高血壓；不喝成分不明的井水、河水；泌尿道結石務必做處理，以防傷害腎臟；每半年至一年做健檢一次。

（二）排 便

便祕、糞便嵌塞與糞便失禁者首需恢復定時排便的習慣，可輔以肛門指診刺激、塞劑（如 Bisacody/Glycerol）、補充纖維質攝取量及使用輕瀉劑。

1. **增加飲食纖維攝取量**：飲食內纖維的攝取量宜漸增，以免造成脹氣不適，也讓結腸有時間做調適。可用米糠（麩）或麥糠（麩）二份，加蘋果泥（醬）二份，一份梅子汁混合食用，不但價廉，在補充纖維質上很有效，剛開始可每日服食 30 c.c.。不論是米糠或麥糠一定得加熱烹煮，以避免其妨礙身體對鈣、鐵的吸收。有研究顯示每日吃三茶匙米糠（或麥糠），可增加纖維質 25~40%，對於 60%的便祕病人有療效(Shua-Haim et al.,

1999)。巨結腸症或腸道狹窄者則不可添增纖維質攝取量。病人宜減少脂肪與精製食物的消耗量，因其會延緩結腸的輸送，且常盤據纖維質的空間。

2. **適當攝液**：飲食中纖維質含量增加，得伴隨攝液增加，以免形成纖維質的堵塞物。

3. **維持適當的熱量攝取**：此可確保營養分的足夠，以維護健康的腸道功能。

4. **規律的運動**：有助於腸胃道蠕動及加速排便。飯後散步 30 分鐘對維持正常的排便很有助益。限制臥床者應每日做站立運動，因此項運動可強化腹肌、骨盆底肌的力量，以促進排便。

5. **重建規律排便功能**：除了運動，維持適當熱量、纖維質與液體的攝取外，重建排便常規也很重要。此可自重建每日排便習慣做起，一旦每日有排便，再善用胃結腸反射，一般人是在早餐或晚飯後，胃結腸反射特別明顯，喝一杯溫開水可助長，以固定每日排便時間。有便意時，切勿壓抑；排便時應注意隱蔽性及足夠的排便時間（大約 10 分鐘）。

6. **排便的姿勢**：蹲姿較有利排便，若無法蹲姿，上半身可坐直；四肢麻痺者則得採左側。若病人腹肌無力，身體可稍往前傾，然後按摩下腹部，按摩的方向自大腸近端開始，順著升結腸、橫結腸至降結腸、乙狀結腸止。

四、維持適當體液平衡以避免續發性問題

老年人得採少量多次的補充水分，特別是在有大小便失禁、發燒、過度流汗時；電解質尤其是鈉流失，得留意以適時補充之。若為疾病因素，無法改善排泄問題，應協助照護會陰、肛門、臀部皮膚的清潔，以免皮膚遭浸潤，及發生其他合併症。若無禁忌，每日應攝液 2,000~2,500 c.c.，因為脫水會使膀胱喪失脹滿感，而致膀胱張力喪失。

五、運動療法

對於有尿液或大便失禁的個案，施行簡單的體能訓練，例如在輔助設備協助下，完成轉位、行走、平衡、肌力、耐力等訓練，加上穿插創意、娛樂性的活動，接受介入方案的老年個案與對照組做比較，其排泄問題皆能獲得改善(Schnelle et al., 2010; Vinsnes et al., 2012)。

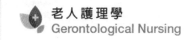

六、行為療法

（一）排　尿

行為療法包括骨盆底肌肉運動(pelvic muscle exercises, PMEs)、膀胱再訓練及立刻排尿勿壓抑。在教導骨盆底肌肉運動時，首先得向病人說明此運動之目的為強化骨盆底肌肉群，可改善壓力性與急迫性尿失禁。接著可藉由內診或肛診，囑病人收縮直腸或陰道以壓擠做內診或肛診的指頭，體驗骨盆底肌肉的收縮感，而非收縮腹肌、臀肌或大腿肌肉（這些肌肉收縮只會增加腹內壓）。可用鏡子觀察，骨盆底肌肉收縮時，陰蒂會向下移動，肛門會縮緊。最理想的狀況是每次收縮骨盆底肌肉 10 秒，繼而放鬆 10 秒。鼓勵病人每日做 50 次，可分段做完。連續做 6~8 週即可見療效（蔡、蔡，2005）。

尿失禁！Bye！Bye！

透過簡單又容易做的「骨盆底肌肉運動」，加強或重建骨盆底肌肉的強度和控制力，就可以改善「尿失禁」困擾的情形噢！

也可配合置入陰道圓錐物(vaginal weights)，當感覺陰道圓錐物要滑出時就收縮骨盆底肌肉，病人可在置入陰道圓錐物下做各種活動，可視病人進展情形來增加陰道圓錐物的重量。另一種是用體外磁波(extracorporeal magnetic innervation system, EXMI)，其可引發強而有力的骨盆底肌肉收縮，病人只要衣著整齊的坐在磁波治療椅上 20 分鐘，每星期二次，持續 6~8 週，即可見療效（陳等，2004）。

膀胱再訓練主要是配合行為修正技巧，即學習憋住尿意，改成定時排尿。剛開始可自每 30~60 分鐘排尿一次，繼而拉長排尿間隔。

（二）排　便

就糞便失禁而言，行為療法主要是骨盆底肌肉強化運動，加上視覺／言語的回饋訓練(Ozturk et al., 2004)。

第一次的訓練課程，旨在強調病人得在家做骨盆底肌肉強化運動，一次至少 20 分鐘，一天二次，持續 4 週。指導病人利用指診與內診（即將手指

置於直腸與陰道），以體會肛門括約肌與恥骨直腸肌的收縮，以強化這些肌肉的力量。當病人的糞便失禁次數至少減少 1/3，且直腸肛門在收縮時的協調性，肛門感覺的閾值改善 1/3，方可停止此訓練。

視覺的回饋可藉由生物回饋儀，顯示在螢幕上的肛門與直腸壓力的變化而察覺。言語的回饋則是在病人有進步時，治療師給予言語上的讚美與鼓勵。

總之，對上肢活動力自如，腹肌神經肌肉功能正常者，可教導促進排便技巧，如：

1. Valsalva 氏操作法：深吸一口氣，憋氣向下用力。

2. 坐著抬起上半身動作(sitting push-ups)。

3. 骨盆底肌運動。

4. 身體前傾。

5. 腹部按摩。

七、藥物治療

（一）排 尿

以尿失禁而言，若是停經後婦女發生壓力性、急迫性與混合性尿失禁，通常會使用動情素補充療法(estrogen replacement therapy, ERT)，其原理是生殖與泌尿道的胚胎發展同源，且尿道、下泌尿道有高密度的動情素受器存在。

男性與女性的壓力性尿失禁，可採 α 交感神經的競爭劑（如 Ephedrine）與三環抗鬱劑（如 Imipramine）。這些藥物可刺激尿道 α 受器，引起平滑肌收縮，增加膀胱外口的阻力，而改善壓力性尿失禁。只是若病人有高血壓，則得慎用此藥。

急迫性尿失禁與解尿頻繁者，可使用抗膽鹼激素劑與抗痙攣劑，其可抑制逼尿肌的收縮，而延緩尿意。服藥期間得密切觀察病人有無出現口乾、便祕、視力模糊、心智狀況改變等副作用。

滿溢性尿失禁則可用膽鹼激素性製劑或 α 腎上腺素阻斷劑，以促進逼尿肌的收縮，降低膀胱外口的阻力。但是老年人在服用這些藥後，可能會出現腹痛、腹瀉、支氣管收縮的副作用及姿位性低血壓。因此對於溢滿型尿失禁的老人，最好是採清潔性的間歇性導尿、Crede's 壓擠手法（擠壓膀胱、輸尿管）較安全。

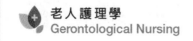

（二）排 便

以糞便失禁為例，可使用抗瀉劑如 Loperamide，其可減少排便次數與便意，延長結腸傳輸時間、減少糞便量及增加肛門括約肌的靜止壓。Codeine 也有效，但會有成癮性及造成病人嗜睡。Atropine 亦可使用，但會引起口乾。

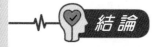
結 論

護理人員在處理老年人的排泄問題時，切記這些問題常會引發老年人的害怕與焦慮。維護老年人的尊嚴，切乎實際的說明病情，與承諾盡心力去協助其解決問題，以減輕老年人的困窘不安，提升其正向的自我概念。

課後複習

Exercise

( )1. 護理人員在閱讀病人的尿液分析報告時，下列何者為異常？(A)尿液清澈　(B) pH 6.0　(C)尿糖陰性反應　(D)紅血球：15~20 個。

( )2. 病人做完腎臟血管攝影術後，下列何者是病人評估的最優先項目？(A)血壓　(B)呼吸費力情形　(C)穿刺部位　(D)尿量。

( )3. 教導病人做凱格爾(kegel)運動時，主要是交替收縮、放鬆下列何群肌肉？(A)會陰底群　(B)恥骨尾區　(C)腹直肌　(D)逼尿肌。

( )4. 下列何項活動對失禁病人有害？(A)限液　(B)只喝水　(C)每日攝液 2,000 c.c.　(D)限制酸性果汁的攝取。

( )5. 若欲給予病人利尿劑(Lasix, Furosemide)，下列何者是最佳的給藥時間？(A)早上 9 點　(B)中午 12 點　(C)晚上 9 點　(D)半夜 12 點。

( )6. 病人自行排尿後立刻做導尿，發現餘尿量為 30 c.c.，接下來應採下列何項措施？(A)記錄執行程序與結果的資料　(B)繼續執行每次排尿後就導尿的常規　(C)晚餐後限液　(D)將結果立刻通知醫師。

( )7. 對於老年有尿失禁的病人，下列何項是最優先的照護計畫？(A)辨識有無尿急現象　(B)輔助移動以能獨立入廁　(C)失禁次數減少　(D)每日至少攝液 2,000 c.c.。

( )8. 腎臟的主要功能是：(A)調節酵素　(B)過濾水分與血液　(C)體內尿液的聚集　(D)腎上腺的控制。

( )9. 下列何者是泌尿系統疾病短程目標的最優先順序？(A)病人保密　(B)隱私性　(C)病人與家屬的衛教　(D)排尿的正常型態。

( )10.護理人員在巡房時，發現一位手術後病人，其導尿管中無尿液引流，護理人員首應：(A)確保尿管暢通　(B)灌洗直到尿液清澈　(C)通知醫師　(D)插入較大管徑的尿管。

解答　參考文獻

MEMO /

CHAPTER

老年人的活動運動
需求

09

巫曉玲、汪正青　編　著

本章大綱

9-1　影響老年人活動運動功能的生理因
　　　素與常見問題

9-2　影響老年人活動運動功能的非生理
　　　因素與常見問題

9-3　護理評估

9-4　護理目標與措施

學習目標

研讀本章內容之後，學習者應能達到下列目標：

1. 了解影響老年人活動運動功能的生理因素與常見
　問題。

2. 了解影響老年人活動運動功能的非生理因素與常
　見問題。

3. 學會評估老年人的日常活動功能。

4. 認識老年人的活動功能量表。

5. 訂定適合老年人的活動或運動目標及相關護理措
　施。

Gerontological
Nursing

心智圖

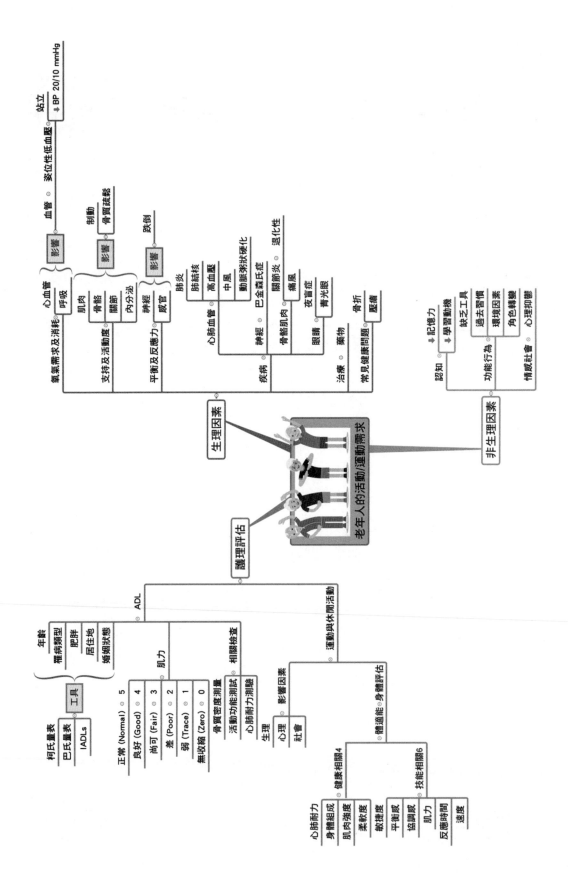

前言 *Foreword*

依據內政部(2021)統計年報指出，自 1993 年起我國已步入高齡化社會，65 歲以上人口比率不斷攀升，至 2021 年 1 月底已達 16.2%，老化指數為 128.7%，為全亞洲老化比例最高之國家。拜醫學昌明之賜，人類得以延長壽命，但卻也因老化所伴隨的體能衰退，依賴度增加，而無法享有高品質生活。預防醫學強調：透過運動可增強老年人肌力、延緩慢性病發生，進而延長壽命並與社會維持良好互動之最佳狀態。故為促使老年人從事運動且防範運動所帶來之傷害，即是身為健康把關者的我們所欲探討的課題與目標。

9-1 影響老年人活動運動功能的生理因素與常見問題

身體器官因老化所帶來之轉變，會間接或直接地影響老年人的活動，因而造成許多慢性疾病（如：心血管疾病）的發生，進而更加重影響老年人活動功能(Alvaro et al., 2019)。有關老化所帶來身體功能改變之影響已於本書「第 3 章老年人的生理變化與照護需求」中詳談，以下則簡要說明之。

一、氧氣需求與消耗問題

心臟血管與呼吸系統為負責人體主要輸送氧氣與血液之器官，隨著年齡增長，會使身體面對活動所產生氧氣需求與消耗有所改變，以下分述之：

（一）心臟血管系統

1. **心肌**：因心肌彈性下降、干擾心臟收縮功能，導致心室充血量降低與延長心室再充填時間。當心臟傳送血液時，心肌須更努力作功，導致左心室肌肉厚度較 25 歲時增加 30%，長時間對抗下，易使心臟出現衰竭，造成活動無耐力狀況。另心肌纖維數量降低，加上兒茶酚胺(catecholamines)與影響心臟收縮的酵素減少，亦也使心臟收縮力耗弱，造成心搏出量減少，而無法供應活動所需之能量。

2. **心臟電器傳導系統**：老化也可能使心臟竇房結、房室結、希氏束等傳導細胞數目減少，亦會造成心臟對交感神經衝動反應變為遲鈍，此反映出老年人無法應付運動所需增加之心跳速率。

3. **心臟瓣膜**：老化也會造成心臟瓣膜增厚且彈性變差，特別是僧帽瓣與主動脈瓣，其會形成血液逆流，進而降低心搏出量。

4. **血管系統**：老化會影響血管層變化，引起周邊阻力(peripheral resistance)增加，形成血壓增高現象。老化也造成動脈內膜會逐漸增厚，進而使纖維變性、脂肪與鈣質沉積，再加上內皮細胞形狀改變，使動脈壁易產生粥狀硬化，而影響血流量與速率。

5. **壓力感受器**：位於主動脈弓與頸動脈竇的壓力感受器(baroreceptors)會因老化而變得不靈敏，造成老年人對血管壓力改變較遲鈍。

　　當身體面臨壓力，如：發燒、劇烈活動或緊張等情況時，由於心臟無法相對迅速地加快搏動，以增加身體所需的血液循環供應量，因而導致最大心跳速率下降。另，由於老化所造成血管彈性變差、血管阻力增加，使得當老年人活動增加時，形成回心血量與心搏出量減少現象；統合研究分析也指出，心肺功能在 25 歲以後，每十年下降 10~15%，印證老人確實會影響活動能力。

（二）呼吸系統

1. **肺臟**：因肺泡回彈功能(elastic recoil ability)變差，而無法完全將氣體吐出，造成肺餘容積(residual volume, RV)較年輕時增加 50%。另也因肺泡的表面張力素(surfactant)、肺泡數目減少及胸壁硬化，也使肺活量下降。

2. **胸廓**：因老化產生骨質疏鬆或脊柱後彎變化，使胸腔的前後徑加大，進而侷限其擴張的能力。

3. **氣體交換能力**：因心輸出量減少、血管彈性變差及攜氧能力減弱，造成氣體交換不足，使血氧濃度約降至 93~94%，另再加上 25 歲後，每年攝氧量降低 1%情況下，也會加重活動後有嚴重疲憊狀出現。

　　當從事費力活動，因肺活量降低、肺臟擴張受限、氣體交換能力下降及肺餘容積增加，身體無法供應所需氧氣，造成呼吸困難、喘等現象。同時，因運送氧能力下降，造成運動時肌肉無氧代償，而易產生疲憊。

（三）對老年人活動的影響

★ 姿位性低血壓

　　因老化造成壓力感受器的感受下降、自主神經退化、血管硬化、左心室輸出量減少，加上身體活動減少所致。研究發現，約有 34%居住於家中的老年人患有姿位性低血壓(Hiitola et al., 2009)，其定義為當站立 1~3 分鐘後，收縮壓降低 20 mmHg 或更多；舒張壓降低 10 mmHg 或更多即稱之。

心血管、腎臟、神經、內分泌與肌肉骨骼等系統負責血液容積調節。當改變姿位時，因約有 500 ml 血液會快速注入下肢循環系統，引起短暫性血壓降低。加上站立的動作會使下肢肌肉收縮，造成前負荷增加，回心血量降低而更促發姿位性低血壓產生。臨床表徵包括：眩暈、昏厥與輕微頭痛等常見症狀；較不常見症狀可能為陽萎、視力模糊、便祕、異常出汗與其他自律機能不全症狀。

當老年人抱怨出現姿位性低血壓症狀時，皆需先測量血壓與心跳變化。最佳的測量方法是在仰臥時測量血壓及脈搏，坐起 1 分鐘後測一次、站立 1 分鐘和 3 分鐘後再各測一次。尤其老年人在用餐後血壓會下降，當突然起身時便可能會惡化而造成跌倒。

改善姿勢性低血壓的方法為：穿著彈性襪、站立前先坐幾分鐘而避免立即起身、避免吃大餐及在炎熱天氣進行激烈運動、執行抗阻運動（如踮腳尖動作）、藥物指導等，皆能防範姿位性低血壓發生。當上述措施無法改善姿位性低血壓問題時，則應考慮藥物治療。Midodrine 為常用的交感神經劑，其作用會促進血管收縮，進而改善低血壓狀況。但對於服用乙型阻斷劑或周邊動脈阻塞者，則較不建議使用。

二、支持功能與活動度問題

人體最大的系統為肌肉骨骼，負責身體移動；內分泌則負責生長，骨骼發育，身體對鈣、磷的吸收或影響體力衰退等新陳代謝功能。老化造成肌肉骨骼或內分泌受影響，進而阻礙身體活動，下列分別敘述之。

（一）肌肉骨骼系統

1. 肌肉
   (1) 肌肉細胞數目與大小會隨著老化而減少、萎縮。80 歲的老年人，其肌肉質塊較年輕時減少 30~40%。肌肉減少症(sarcopenia)係伴隨老化進展而提高罹病率，其使得肌肉質量與肌力流失增加，進而增加跌倒發生率（林等，2010）。
   (2) 纖維組織取代具收縮性的肌肉組織，造成肌肉力量減弱。
   (3) 肌腱因膠原變性而產生硬化，造成肌腱反射變慢。

2. **骨骼**

(1) 老化使椎間盤變薄、韌帶關節黏連或鈣化、彈性減少、脊柱變短變彎，產生身體前傾和駝背(kyphosis)姿勢。

(2) 40 歲以後，每年骨質約會流失 10%，進而造成骨質疏鬆現象。

3. **關節**

(1) 軟骨中的醣蛋白(glycoprotein)、硫酸軟骨膠(chondroitin sulfate)減少，加上膠原質不規則排列，使得不易保存關節液或分泌量降低，軟骨柔軟性降低，進而影響關節活動度或造成關節摩擦。

(2) 長期負重關節或過度使用時，會加速軟骨性骨化進展。

(3) 關節囊與結締組織鈣化，使得彈性降低。

骨骼退化會造成骨質流失，以致老年人易產生骨質疏鬆，加上活動時肌肉的無力、關節活動度僵硬，造成老年人容易發生骨折、步態不穩、跌倒、活動無耐力或活動時關節疼痛難耐等情況。

（二）內分泌系統

老化會造成多數內分泌腺萎縮及減少，茲就主要腺體分述如下：

1. **腦下腺**：其分泌多種荷爾蒙而影響其他腺體功能，其中生長激素(growth hormone, GH)會因年齡增加而下降，使其感到疲累、肌肉骨骼實質減少等情形。

2. **甲狀腺**：老化會使甲狀腺體積與重量減少，並有纖維化、脂肪浸潤與結節增生現象，進而影響基礎代謝率。70 歲時的基礎代謝率又下降中，故老年人對冷環境調適變差；另也影響降鈣素分泌量，造成老年人骨質減少或鈣、磷吸收受影響。

3. **腎上腺**：腎上腺髓質分泌腎上腺素(epinephrine)、正腎上腺素(norepinephrine)的量會隨年齡增長而減少，導致因應壓力能力變差。

4. **胰臟**：老年時因胰島素延遲的釋放，使醣分代謝的能力降低。血糖值建議維持在 100~200 mg/dL，以確保老年人活動安全。

5. **性腺**：動情素(estrogen)可刺激成骨細胞的活動，抑制骨質分解與耗損。當女性停經後，動情素量減少，導致骨質流失速率為男性的 4 倍。

（三）對老年人活動的影響

★ 制　動

　　因慢性病、服用藥物、疼痛、心智功能下降、身體活動度受限、抑鬱、自我滿意度低等因素，而造成老年人出現制動(immobilization)現象，制動的影響包括：

1. **皮膚**：因長期壓迫，造成血液循環不良，進而產生局部皮膚組織壞死。如：壓傷。

2. **肌肉骨骼**：因缺乏運動，造成肌肉質塊變少、肌肉張力與耐受力降低，進而導致肌肉萎縮。另，其也會增加骨質疏鬆現象。

3. **消化**：因活動量少，造成腸蠕動變慢，而出現食慾不振、便祕等問題。

4. **泌尿**：臥床不動所造成膀胱排空不易的情形，也增加尿道感染的機會。再加上不動會使氮、磷、鈣、鈉、鉀等物質由尿液中排出的量增加，而造成尿路結石或腎功能不全。

5. **心臟血管**：臥床不動易造成心輸出量降低，周邊血管阻力增加，而使血液滯留，進而產生下肢靜脈栓塞、姿位性低血壓等情況。

6. **呼吸**：平臥時，肺臟無法完全擴張，導致肺活量下降。

7. **感官**：因固定不動，造成接受環境刺激減少，而易出現知覺剝削。

　　制動可因種種因素引發，護理人員應注意制動合併症並採行復健內容，包括：提供感官刺激來源，如：音樂治療；進行主動或被動式關節活動或維持適當擺位，以降低肌肉萎縮、關節畸形、肌肉力量減少；教導深呼吸、咳嗽動作，以減少肺擴張不全、肺炎；攝取足夠營養與水分，以維持身體營養之需；維持皮膚完整性，降低因固定不動而產生的壓傷現象。

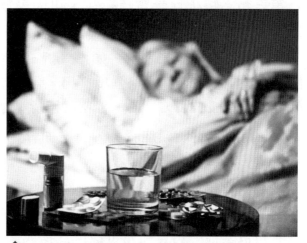

慢性病、服用藥物、身體活動度受限、抑鬱等因素，可能會造成老年人出現制動現象

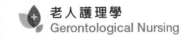

★ 骨質疏鬆症

骨質疏鬆症係指經雙能量 X 光吸收儀(dual-energy x-ray absorptiometry, DXA)，測量脊椎或髖骨的骨質密度。當密度等於或小於正常年輕女性骨質密度平均值 2.5 個標準差以下時稱之。女性在停經後會經歷一段骨質快速流失期，其因缺乏動情素所致，因此停經後女性較男性易罹患骨質疏鬆症。骨質疏鬆症與骨折發生率有著密不可分的關係，據國健署調查顯示：臺灣因骨質疏鬆所造成之骨折，占全亞洲之冠（國民健康署，2020），且 65 歲以上女性髖骨骨折發生率高於男性，增加 10~20%死亡率（吳、蕭，2013）。由此可見，骨質疏鬆症為國人老年健康刻不容緩解決之議題。

骨質疏鬆症分為三大類：

1. **第一類**：原發骨質疏鬆症，它是隨著老化而進展，又分為：第一型更年期後骨質疏鬆症(postmenopausal osteoporosis)與第二型老化型骨質疏鬆症(senile osteoporosis)。第一類與下列停經症狀影響相關：骨質流失加速、副甲狀腺素分泌增加、降血鈣素增加、維生素 D 代謝減弱伴隨鈣吸收減少所致，易發生於脊椎、遠端橈骨骨折。

2. **第二類**：主要因年齡導致造骨母細胞(osteoblast)減少，造成造骨細胞活性減退所致，其可因內分泌疾病、藥物、消化差、遺傳、臥床不動等因素誘發，易發生於脊椎、髖部骨折。

3. **第三類**：特化性骨質疏鬆症，可因家族遺傳所致，易出現在 8~14 歲族群。

骨質疏鬆症臨床表徵，如：骨折、駝背、全身性骨頭痠痛等。臨床上多依據骨質密度來評估骨骼強度。另，骨骼代謝的生化指標或 X 光片檢查，也可發現骨骼被破壞、代謝、骨密度及骨型態改變等現象。

為預防骨質疏鬆症發生，需增加骨質量並減緩或降低骨質流失因素，其措施如下：

1. **提高鈣質攝取量**：維生素 D 缺乏為導致骨質疏鬆症主因，當老年人血清 25 (OH) D (25-hydroxy vitamin D)濃度在 75 nmol/L 以上時，即可有效降低骨折危險性。鈣質補充可源自食物或藥物，然而並非每位老年人均適用高單位維生素 D 的補充。腎功能不全者，宜謹慎攝取維生素 D 以防增添腎結石之風險（中華民國骨質疏鬆症學會，2020）。食物中的鈣質主要來自奶、蛋、魚肉等，另攝取維生素 C 與 D 也可促進鈣質吸收。藥物部分則

為口服鈣片與維生素 D，建議應每日補充鈣質 1,000 mg，以促使骨質密度增加。51 歲以上的老年人，每日可補充 1,200~1,500 mg 的鈣。對更年期者而言，除鈣片與維生素 D 補充外，也需補充動情素或選擇性雌激素接受器調節劑(selective ostrogen-receptor modulators, SERM)，如 Raloxifene。因其對鈣離子調節有提升及增加骨質密度，進而限制骨質流失。

2. **運動**：透過運動可增強肌肉力量、維持身體柔軟度、平衡感並可提高骨質密度，當骨骼使用量越大或承受壓力越大時，則越能增加骨細胞的建構能力。像運動員因從事規律運動，故骨密度較非運動員來得高。適合老年人從事活動有：散步、跑步、爬山、游泳、太極拳等，其對於肌肉力量、關節、心臟、呼吸等都有助益，但骨質疏鬆症的病人應避免彈跳性及衝擊性活動。

3. **藥物治療**：為防止骨質疏鬆症或骨折發生，使用以下藥物治療：(1)雙磷酸鹽：可抑制蝕骨細胞活性，為目前治療骨質疏鬆症主流藥物；(2)抑鈣激素：可作用於成骨細胞，促進胃腸道和腎小管吸收鈣；(3)選擇性雌激素受體調節劑：可減少骨質流失並增加骨質密度；(4)鍶化合物：與鈣相似，可刺激成骨細胞前驅物及膠原生成，進而增加骨質密度；(5)細胞核 κB 受體活化因子配體抑制劑：可降低骨質流失及增加骨質密度。

三、平衡與反應力

隨著年紀增長，會影響老年人對刺激的反應以及維持平衡的能力。以下就神經系統、感官系統變化分別做介紹：

（一）神經系統

1. **腦血流減少**：老化會減少 30~40%腦血流量，進而影響老年人的學習能力。

2. **腦組織萎縮**：在 15~20 歲時大腦重量最重，自 20~80 歲其重量減少約 5~7%，以額葉及顳葉最明顯，會造成記憶力衰退。

3. **神經傳導的改變**：老化可能導致細胞組織的改變，包括：神經細胞數目減少、神經樹突萎縮與減少、神經細胞突處接合的減少、神經傳遞物質（如：dopamine, acetylcholine, epinephrine）的減少，這些變化會使神經傳遞速率減少約 10%，導致自主活動的動作變遲緩。

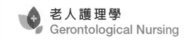
（二）感官系統

1. **視覺**：視覺可幫助監測身體位置以維持身體平衡。老化會影響瞳孔對光的反應、角膜對觸覺的敏感度衰退、視力的敏銳度變差，尤其是動態物體。另因老年人易罹患白內障、青光眼、老花眼等疾病，加上視覺老化，造成老年人易發生跌倒現象。

2. **聽力**：老年人因鼓膜變厚、中耳內聽小骨間的關節退化、內耳毛細胞與聽神經數目減少，加上對低頻或高頻的聽力減退，造成失聰、無法定位聲音來源等情況。

3. **平衡感**：隨著老化的進展，平衡感的衰退係因神經系統退化、關節內本體感覺接受器減少、前庭退化、視力減退、肌耐力降低等因素影響，因此平衡能力會逐漸退化，進而干擾高齡者控制身體動作的能力。

（三）對老年人活動的影響

★ 跌 倒

跌倒是指在清醒狀態下，因身體重心改變造成非意願性的姿勢失去平衡。對老年人而言，因動作反應力變慢，當身體失去重心跌倒時，常會過度反應而扭傷，或因反應不及而加重傷害情況。在聯合國醫院統計顯示：2004~2005 年中約有 27 萬 5 千人曾在住院中發生跌倒情形，且有 30%因跌倒而致身體受傷，其中約有 3~5%導致骨折情形發生(David et al., 2006)；國外文獻也有指出，社區中＞65 歲以上的老年族群，估計每年約發生跌倒率為 34%，且超過 80 歲以上族群更超過一半以上會發生跌倒狀況(Hirase et al., 2015; Li et al., 2018)。另臺灣病人安全通報系統 2020 年年報指出：跌倒事件占所有通報事件 21.5%（N=14,697 件），其中以 65 歲老年人發生率居多。

造成跌倒的因素可分為內在與外在因素兩大類（表 9-1）。

根據國民健康署 2017 年「國民健康訪問調查」3,280 位 65 歲以上老人中，每 6 人，就有 1 位在一年內有跌倒的經驗（495 人，占 15.5%）（國民健康署，2020）。跌倒會造成骨折、外傷、喪失自主與行動能力外，甚至影響生活品質、增加住院率，嚴重者會有死亡的危險。為防範跌倒的發生，可藉由下列方法預防：

1. **生理機能**：包括視力矯正、下肢肌力訓練、步態的再訓練、運動（如：練習太極拳）、使用助行器、穿著防滑且平底的鞋子或給予藥物指導（如：降壓藥）等，以預防跌倒發生。

2. **環境用物**

(1) 使用防滑地板、不打蠟，並於浴缸、水槽旁加裝防滑墊。

(2) 維持走道通暢，室內勿堆放雜物且地面勿纏繞電線。

(3) 勿讓長者居住於高樓。

(4) 浴室、走道應廣設扶手，且應避免使用門檻。

(5) 室內應維持足夠光線，夜晚入睡時也應裝設小夜燈照明。

3. **電氣療法：**文獻指出電器療法可以有效增加肌肉張力，及改善微血管血流，上述功能可改善中風病人所出現的廢用症候群，讓肌肉張力得以維持平衡功能，減少跌倒之風險(Mignardot et al., 2015)。

　　老年人的跌倒預防儼然已是公共衛生重要的議題，首先從簡單步態平衡測試，跌倒危險評估單找出跌倒高危險群。透過多重因子介入，可有效降低跌倒發生次數。此外，病人、家屬與醫藥人員間良好溝通與配合亦是有效降低院內跌倒發生率之良策。

🔍 **表 9-1　跌倒的相關危險因素**

內在因素
1. 視力：因水晶體、瞳孔調節力與視網膜感光度變差，加上白內障、青光眼影響眼睛對光的調節力
2. 神經：本體位置覺退化、反應變慢、肌肉僵硬、神經傳導物質改變等，易造成跌倒情形
3. 平衡感：平衡感衰退，加上內耳迷路老化、梅尼爾氏症、前庭或內耳迷路發炎，造成暈眩，進而影響步態
4. 心血管疾病：因心輸出量變化，造成姿位性低血壓，使老年人易發生暈眩、無力現象
5. 骨骼肌肉：老化造成肌肉無力，加上步態的改變或關節退化，皆會加重跌倒的危險性
6. 認知功能：老年人罹患抑鬱、失智症或注意力不集中情況，皆會干擾判斷能力造成跌倒
7. 藥物：如降壓藥、安眠劑、抗焦慮、抗精神病劑、輕瀉劑、降血糖劑等，皆會造成警覺度下降、低血壓、步態不穩、電解質失衡，而加重跌倒的危險（李等，2014）
外在因素
環境因素：如光線不足、陽光刺眼、濕滑的地面、障礙物過多、不適當的助行器、家具高度不適當、使用樓梯／電梯者等，皆有可能會造成跌倒

跌不償失，老年人居家防跌！ ✖

　　防跌要從生活小細節做起，規律運動、維持居家環境，都是防跌的好方法。大家一起來學習防跌的技巧，讓長輩做個快樂的不倒翁！

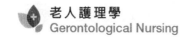

四、疾病與治療的影響

（一）常見影響老年人活動的疾病

表 9-2~9-4 就影響老年人活動之常見疾病作介紹。

表 9-2　影響老年人活動之心肺血管疾病

疾病名稱	相關因素	影響機轉	臨床表徵	治　療
肺炎 (pneumonia)	1. 年齡 2. 慢性病 3. 營養差 4. 使用藥物 5. 置入侵入性管路 6. 固定不動	老化導致咳嗽能力變差、纖毛清除異物效率下降、氣管分泌 IgA 的量減少、以及肺泡吞噬能力下降，因而易感染肺炎。面對激烈活動時，會產生呼吸費力、耐受力差，進而影響活動進行	1. 高燒 2. 咳嗽 3. 疲憊 4. 噁心、嘔吐 5. 呼吸加快 6. 聽診出現囉音或肋膜摩擦音	1. 藥物治療：抗生素治療 2. 支持療法： (1) 提供氧氣 (2) 解熱止痛藥 (3) 胸腔物理療法 (4) 疫苗注射 (5) 提供足夠營養與液體
肺結核 (tuberculosis)	1. 年齡 2. 免疫能力受損 3. 營養不良 4. 居住環境擁擠 5. 與開放性肺結核患者密切接觸	1. 疾病末期造成肺部空洞、鈣化、氣體交換障礙，無法供應足夠氧氣 2. 因炎症反應造成蛋白質分解、熱量消耗，進而營養不良、肌肉無力 3. 因痰液黏稠，進而影響氣體交換，造成攜氧能力下降 以上變化使得活動時易產生肌肉無力、虛弱、呼吸費力、因缺氧導致頭暈等現象	1. 咳嗽 2. 咳血 3. 肋膜性胸痛 4. 呼吸困難 5. 輕度發燒	1. 藥物治療：如 INH, RMP, EMB, SM, Capreomycin, Kanamycin 等 2. 施打卡介苗

⊕ 表 9-2　影響老年人活動之心肺血管疾病（續）

疾病名稱	相關因素	影響機轉	臨床表徵	治療
高血壓 (hypertension)	1. 原發性： (1) 遺傳 (2) 肥胖 (3) 壓力大 (4) 吸菸、嗜酒、嗜鹹者 (5) 血脂過高者 (6) 家族性及 A 型人格特質 2. 繼發性： (1) 內外科疾病（如：嗜鉻母細胞瘤） (2) 鉛中毒 (3) 藥物引起	1. 血壓升高會刺激壓力感受器，抑制交感神經之血管運動中樞、促進迷走神經反應，而降低心臟收縮力 2. 腦血管為因應高血壓而產生擴張現象，其會使腦部血流減少，造成頭暈 3. 高血壓會使小動脈血管受損，如：視網膜小動脈出血等，造成視力模糊不清 當活動時，老年人會因心臟無法負荷運動所需之需氧量，且因視力模糊加重跌倒發生	1. 頭脹感 2. 頭暈 3. 疲倦 4. 失眠 5. 視力模糊 6. 流鼻血	1. 藥物療法： (1) 利尿劑 (2) 腎上腺素刺激性抑制劑 (3) 血管擴張劑 (4) 血管收縮素轉換酶抑制劑 (5) 鈣離子拮抗劑 2. 非藥物療法： (1) 飲食治療（限鈉、酒精、高熱量飽和脂肪酸、高膽固醇攝取） (2) 養成規律運動習慣，如：太極拳 (3) 戒菸 (4) 壓力釋放（如：瑜伽、坐禪等） (5) 體重控制
中風 (stroke)	1. 高血壓 2. 動脈硬化性心臟病 3. 糖尿病 4. 血脂肪過高 5. 肥胖 6. 血液黏稠性增加 7. 脫水 8. 鐮刀性貧血 9. 家族遺傳 10. 不動、少動的生活型態 11. 慢性阻塞性肺疾病 12. 心臟病 13. 飲酒 14. 吸菸	1. 因腦血流量不足導致暫時性、神經回復功能失調。其會產生暈眩、視力模糊、運動失調、單側或雙側肢體軟弱無力 2. 中風會使自主活動喪失、統合性運動缺損、肌肉張力與反射變差，進而喪失活動能力	1. 右腦受損： (1) 左側偏癱 (2) 空間與認知缺損 (3) 行為改變 (4) 記憶力喪失 (5) 喪失左側視野 (6) 注意力短暫 (7) 無法辨認臉孔 2. 左腦受損： (1) 右側偏癱 (2) 語言障礙 (3) 行為改變 (4) 喪失記憶力 (5) 喪失右側視野 (6) 計算變差 (7) 無法分辨左右	1. 藥物治療： (1) 血栓溶解劑 (2) 抗凝血劑 (3) 血小板凝集抑制劑 (4) 類固醇 (5) 高滲透性製劑 2. 手術治療： (1) 頸動脈內膜切除術 (2) 顱內與顱外血管繞道手術

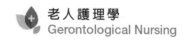

⊕ 表 9-2 影響老年人活動之心肺血管疾病（續）

疾病名稱	相關因素	影響機轉	臨床表徵	治 療
動脈粥狀硬化 (atherosclerosis)	1. 可控因素： (1) 吸菸 (2) 高血壓 (3) 高血脂 (4) 糖尿病 (5) 壓力過高的人 2. 不可控因素： (1) 老化 (2) 家族遺傳	因血管阻塞，使血流供應受阻礙，進而組織缺氧形成「間歇性跛行」。若缺乏側肢循環，會導致休息時出現疼痛，進而影響身體的活動	1. 急性期（6P 症狀）： (1) 疼痛(Pain) (2) 感覺異常 (Paresthesias) (3) 冰冷 (Poikilothermia) (4) 蒼白(Pallor) (5) 脈搏消失 (Pulse lessness) (6) 麻痺(Paralysis) 2. 慢性期： (1) 間歇性跛行 (2) 燒灼性疼痛 (3) 皮膚冰冷 (4) 缺血部位潰瘍 (5) 壞疽	1. 內科療法： (1) 藥物：Trental, Aspirin 等 (2) 經皮血管成形術(PTCA) (3) 雷射血管成形術 2. 外科療法： (1) 血栓切除術 (embolectomy) (2) 血管分流移植手術 (bypass graft) 3. 保守療法： (1) 戒菸 (2) 運動 (3) 飲食控制

⊕ 表 9-3 影響老年人活動之神經、肌肉骨骼疾病

疾病名稱	相關因素	影響機轉	臨床表徵	治 療
退化性關節炎 (osteoarthritis)	1. 老化 2. 先天性異常 3. 體重 4. 遺傳 5. 創傷	關節炎會使軟骨受損、變薄，造成不規則的關節表面，其會引起疼痛、關節僵硬、活動受限、關節發炎及腫脹等情形。因關節腫大而使運動受阻	1. 關節疼痛僵硬 2. 遠端關節出現赫布登氏 (Heberden's) 結節 3. 近端關節出現布吉爾氏 (Bouchard's) 結節 4. 跛行	1. 藥物療法： (1) 止痛劑 (2) 非類固醇消炎劑 (3) 葡萄糖胺製劑 (4) 局部施打類固醇 2. 非藥物： (1) 減重 (2) 物理治療 (3) 使用護套維持關節穩定度 3. 手術 (1) 關節鏡修補 (2) 人工關節置換術

⊕ 表 9-3 影響老年人活動之神經、肌肉骨骼疾病（續）

疾病名稱	相關因素	影響機轉	臨床表徵	治　療
痛風 (gout)	1. 高尿酸血症 2. 先天代謝嘌呤缺損 3. 後天疾病（如：白血病、骨髓瘤） 4. 長期使用利尿劑、阿斯匹靈 5. 創傷	1. 痛風石會沉積在滑液膜、滑液內 2. 痛風會造成關節腫脹、疼痛現象 以上變化會影響身體活動的進行	1. 末梢關節劇烈疼痛 2. 關節發炎、腫脹 3. 可能會併發發燒	1. 藥物療法： (1) 秋水仙素（Colchicine） (2) 黃嘌呤氧化酶抑制劑（如：Allopurinol） (3) 促尿酸排泄劑（如：Probenecid） 2. 非藥物： (1) 體重控制 (2) 避免飲酒及食用高嘌呤食物 (3) 增加液體攝取（3,000c.c.／天）
巴金森氏病 (Parkinson's disease)	1. 基因 2. 環境毒素 3. 創傷 4. 多巴胺缺乏	1. 因姿勢反射喪失，無法維持平衡。行走時，步伐會呈現急衝式而增加跌倒危險 2. 因基底核病變，影響神經傳導物質和外椎體徑路傳導，使自主活動無法執行 3. 因肌肉持續性收縮、阻力增加，無法進行屈曲或伸張動作	1. 震顫(tremor) 2. 僵直(rigidity) 3. 運動遲緩(bradykinesia) 4. 姿勢反射喪失 5. 自主神經症狀（如：吞嚥困難、姿位性低血壓、過度流汗等）	1. 藥物療法： (1) 抗膽鹼激性製劑（如：Artane） (2) 抗病毒製劑（如：Symmetrel） (3) 多巴胺製劑（如：Levodopa） (4) 單胺氧化酶抑制劑（如：MAOI） 2. 手術（如：切除後腹側蒼白核）

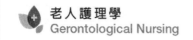
⊕ 表 9-4　影響老年人活動之眼睛疾病

疾病名稱	相關因素	影響機轉	臨床表徵	治　療
夜盲症 (night blindness)	1. 桿細胞(rod cell)或神經傳導異常疾病 2. 缺乏維生素 A 3. 糖尿病視網膜病變	1. 維生素 A 是構成感光細胞色素主要原料，在黑暗時，需更大量維生素 A 的輔助。缺乏時會影響視覺，因而易造成跌倒危險 2. 血管性病變導致眼底血液循環障礙，進而使視網膜感光細胞及色素細胞退化，影響視力	1. 夜間視力減退 2. 周邊視野進行性缺損 3. 視網膜電生理檢查有異	1. 勿照射過多紫外線 2. 攝取維生素 A 3. 血糖控制 4. 若有罹患白內障則會加重其症狀，因此需接受白內障切除手術
青光眼 (glaucoma)	因眼壓過高造成視神經受傷或視野缺陷情形，其導因包括： 1. 先天性青光眼：與遺傳有關 2. 外傷、出血、腫瘤、使用類固醇製劑所致	1. 因房水排放異常，使眼壓增加，產生流淚、畏光情形 2. 老化造成前房隅角過窄，使後房水無法經瞳孔流向前房 3. 當眼壓增加會造成暫時性視力模糊、周邊視野缺損等情形，當活動時易造成跌倒、干擾身體活動進行等情形	1. 單側偏頭痛 2. 噁心、嘔吐 3. 角膜水腫 4. 眼睛疼痛 5. 暫時視力模糊 6. 虹輪視覺 7. 周邊視野缺損	1. 藥物療法： (1) 縮瞳劑 (2) 利尿劑(Diamox) (3) β 阻斷劑 (Timolol) (4) Manmitol (5) 腎上腺素 2. 手術： (1) 周邊虹膜切開術 (2) 小樑切除術

（二）藥物與處置

　　不良藥物事件(adverse drug events)係因指使用藥而造成老年人產生譫妄、憂鬱、跌倒、行動力喪失與骨折等現象。老年人因為藥物動力學與藥效學改變，加上慢性病使用多種藥物，造成老年人易產生不良藥物事件。於急重症單位裡，約有 6.8%老年人曾發生不良藥物事件，進而影響其腸胃、內分泌系統等功能(Ocampo et al., 2008)，故我們更應防範不良藥物事件的發生。

　　以下針對老年人常用藥物產生不良事件之因素探討，分別論述之：

1. **抗生素**：胺基配醣體抗生素或青黴素係由腎臟所排泄，藥物於腎臟排泄量占 40%以上。因腎血流下降、腎元減少、腎臟廓清率變差，使得老年人易發生藥物蓄積、中毒現象。另，肝臟亦是代謝藥物的器官之一，其也會因老化影響肝臟血流加上肝實質體積變小，進而使得青黴素之藥物半衰期延長。

2. **抗結核劑**：如 Ethambutol、Isoniazid、Rifampin，會因年齡增加而加重肝、腎毒性產生。

3. **利尿劑**：如 Lasix、Thiazides、Triamterene，老年人使用此類藥物易產生脫水或電解質失衡現象。心衰竭患者合併使用 Digoxin 時，更應小心 Lasix 產生的低血鉀現象，進而加重毛地黃中毒徵象。

4. **抗凝血劑**：如 Aspirin、Warfarin 等，老化會改變血漿中白蛋白濃度，使抗凝劑在血中濃度增加，進而導致出血等副作用。此外，Warfarin 的藥物標的組織受體敏感性會增加，因而會加重藥物藥理作用。

5. **β 阻斷劑**：如 Propranolol、Timolol 等，老化造成心肌的藥物受體敏感性變差，為達治療濃度，因此需加重藥物劑量，其也提高藥物副作用或中毒的危險性。

6. **非類固醇抗炎藥**：本藥會增加鈉離子滯留體內，並且干擾抗高血壓藥物療效。

7. **促尿酸排泄劑**：如 Probenecid 與水楊酸鹽會產生拮抗作用，因老化造成肝、腎排泄與代謝能力下降，故易增加肝壞死、腎病症候群等副作用產生。

8. **多巴胺製劑**：Levodopa 與 Clonidine 會產生藥理拮抗，且 Levodopa 需使用數週後才會產生臨床症狀（如：早晨運動不能、僵硬、姿位性低血壓等），故需由低劑量開始小心使用。

9. **抗膽鹼激性製劑**：如：Artane 易產生幻覺、眩暈、運動失調與失眠等副作用。此外，老年失智患者對於抗膽鹼激性藥物較為敏感，應小心用藥。

五、活動功能續發性問題

老化造成身體功能退化，如：視力、肌肉、骨骼等，其不僅影響老年人身體活動的進行，也可能因而增加跌倒機率。為防範跌倒發生，醫護人員通常以限制老人的行動來降低跌倒發生率，但活動限制卻會剝削老年人與外界互動機會，加上活動範圍減少，肌肉張力變差，出現制動合併症的可能性也就變高。

一篇探討老年族群害怕跌倒認知與身體功能認知中指出，當老年人的身體功能差時，因害怕跌倒的心理因素會限制老年人活動，以致出現制動合併症(Li et al., 2018)。以下就老年人易發生之骨折、壓傷進行討論：

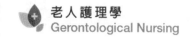
（一）骨　折

★ 發生原因

　　當中老年人因骨質密度低、肌力下降、平衡感不穩與反應變差關係，因此易造成老年人發生近端股骨頸骨折情形。

　　手腕骨折較髖骨骨折常發生在 65~75 歲的老人，但 75 歲以上的老人則較常發生髖骨骨折，其原因可能是反射變慢(slowed reflexes)及失去以手腕來破壞或防止跌倒的保護能力。當髖部骨折後，會增加老年人死亡率，其數據高達 15~20%。再者，亦會使原先具備獨立生活能力者，喪失原本獨立生活型態。

★ 臨床症狀

1. **疼痛**：因肌肉痙攣、骨的碎段重疊或鄰近構造受傷所致，通常在受傷處壓迫或移動會加重疼痛感。

2. **瘀血**：因組織不能快速吸收皮下出血所致。

3. **外形改變**：因排列或外形的改變，形成肢體彎曲、扭轉或變短。

4. **腫脹**：當漿液性液體侷限在骨折處或滲透至鄰近組織，促使水腫形成。

5. **感覺異常**：因受裂骨的擠壓、切斷，導致神經麻木感。

★ 醫療處置

1. **復位**：利用牽引(traction)、閉鎖性復位(closed reduction)或開放性復位(open reduction)方式，將受傷骨頭回復正常解剖位置，並使骨折碎段相接近以促進癒合。

2. **保持不動**：可使骨碎段維持在正確位置直至癒合，當固定不動也可將肢體抬高，以減緩水腫、充血等情形。

3. **復健**：可增加肌肉力量、維持身體功能。

4. **手術**：如：髖關節置換術。

（二）壓力性損傷（壓傷）

★ 危險因子

　　當局部皮膚承受外在持續性壓力、摩擦力、剪力，導致該區血液與淋巴通路阻塞，組織因而缺氧；另因血液灌流量減少，致使無法移除新陳代謝物質，造成酸中毒的發生，血管通透性增加，水腫繼而產生，進而形成壓力性

損傷〔舊稱為壓瘡，2016 年美國國家壓瘡諮詢委員會(National Pressure Ulcer Advisory Panel, NPUAP)考量部分受壓處皮膚外觀是完整的，故將原本的「壓瘡」(pressure sore)改為「壓傷」(pressure injury)〕。壓傷問題在急慢性醫院、長期療養或是居家照護所中，一直是威脅老年人健康重要議題(Berlowitz, 2016)。促使壓傷發生原因可分為兩大方面探討，包含壓力層面與組織耐受力層面兩種。以下即探討壓傷發生危險因子：

1. **壓力層面**：當組織受壓時，會產生麻木、壓痛感等狀況。正常時，個體會移動身體去緩解不適感，但當身體活動功能下降時，導致身體持續受壓超過 6 小時，即會造成皮膚完整性嚴重受損。

2. **組織耐受力層面**

   (1) 老化：老化造成皮膚各結構功能下降、細胞數目減少，造成組織受損。另皮膚皮脂腺、汗腺萎縮，使皮膚乾燥、搔癢，加上感覺變遲鈍，使得更易暴露於危險環境中。而皮膚的膠原蛋白、彈性纖維減少，致使老年人對抗外在衝擊的能力變差，因而加重壓傷的發生。

   (2) 知覺改變與罹患慢性病：像罹患糖尿病、腦血管病變、老年失智症或使用鎮靜安眠藥物時，會造成知覺受損，因而無法察覺皮膚壓力，進而造成壓傷。

   (3) 失禁造成皮膚浸潤：失禁者發生壓傷比例高達常人的三倍以上，因大小便失禁而使皮膚浸潤在殘存著消化液、細菌的排泄物中，致使皮膚發生局部軟化、糜爛現象，進而造成壓傷。

   (4) 剪力、摩擦力：當身體維持在半坐臥姿時，易發生剪力與摩擦力，進而形成薦骨處發生壓傷情形。

   (5) 營養狀況不良：當體內白蛋白過低使膠體滲透壓下降，水分滲透到組織間，皮膚彈性下降，讓組織無法對抗壓力而形成壓傷。

★ **壓傷的形成**

依據壓傷傷口形成的程序，可分為下列四階段：

1. **第一階段**：皮膚表面完整，但有發紅現象。

2. **第二階段**：皮膚有部分表皮或真皮的損傷。

3. **第三階段**：完全損失表皮，且深及部分皮下組織，但未穿透筋膜層(fascia)。

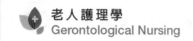

4. **第四階段**：完全損失整層皮膚組織，周邊組織嚴重損壞，且傷及肌肉、骨骼或其支撐組織（如肌腱、關節囊）。

★ **醫療處置**

1. **維持傷口清潔**：包含傷口清瘡、消毒。

2. **防範感染發生**：使用抗生素。

3. **維持足夠營養狀態**：包含蛋白質、熱量、維生素等的供應。

4. **預防壓傷的發生或惡化**：如每 2 小時改變姿勢、從事適當的復健治療，以減少臥床不動之合併症。此外，壓傷常見於長期臥床患者，減低床墊與人體組織間壓力。如：使用氣墊床，亦是可有效改善及預防壓傷事件之發生。

5. **物理療法**：如紅外線、紫外線療法。

9-2 影響老年人活動運動功能的非生理因素與常見問題

一、認知因素

在身體機能衰退以及多種慢性病的伴隨存在下，造成老年人學習新技能與接收新資訊的能力下降。影響老年人活動的認知因素包括：

1. **記憶功能減退**：老化造成腦容量減退 10~20%，造成記憶力衰退，而影響學習新技能能力，故建議可從事簡單易學之運動內容。

2. **學習動機下降**：因在活動時感到身體疲憊、關節痠痛、肌肉僵硬或反應慢造成學習困難、缺乏對運動自覺利益等因素，皆會導致老年人學習動機下降，因此建議運動過程可提供運動資訊、漸進式且簡易運動內容，以強化學習動機，進而養成規律運動習慣。

二、功能行為因素

老年人可因下列因素而影響執行運動意念或行為：

1. **缺乏輔助工具**：老年人因中風、關節炎等生理因素，而干擾活動執行，在缺乏輔具（如：助行器）下，影響活動意願。

2. **過去運動習慣**：當老年人先前有從事規律運動者，其日後持續運動行為比例越高。

3. **環境因素**：在擁擠的都市環境中，因缺乏安全運動場所而降低活動執行。

4. **角色功能轉變**：因退休或生病使角色面臨轉變，對老年人而言，退休造成工作角色喪失而產生退縮現象，與社會形成隔離，故建議透過運動養成，而與社會產生互動重新尋獲自我價值定位。

三、情感社會因素

　　一些老年的生活改變也會造成心理上衝擊。最具影響的失落即是配偶死亡所產生的落寞；另，抑鬱亦為一種常見心理失調。因久病而對照顧者產生罪惡感，同時，對周遭人、事、物失去控制力，而出現憤怒或無力感，以上種種因素皆能導致老年人缺乏支持、與社會產生隔離、不願與人群接觸、自信心喪失等現象。

　　支持是影響運動行為產生驅動因子，經由社會的情感支持（如：家人、朋友、團體），可使彼此分享運動經驗、獲得資源，因此建議老年人可多參與團體運動並選擇參加自己喜愛的活動，以便獲得更大的情感社會支持，進而養成規律運動習慣。

 護理評估

一、日常生活活動評估

　　了解老人衰退的身體活動功能可以幫助發展老人身體功能障礙之篩檢及預防計畫。根據美國的研究結果顯示，老人身體功能障礙的發生由活動功能開始逐漸衰退，接著是工具性日常生活活動(IADLs)，最後才是日常生活活動(ADLs)的喪失，所以此章節將從老人日常功能的影響因素及評估開始探討。

(一) 影響因素與現況評估

　　根據國外學者傅瑞曼(Freeman)與馬丁(Martin)於 1998 年所做的研究指出，老人活動功能極少因為生活環境影響而受限；反而可能會因為教育水準提升，有益於生活型態改善。同時學者也提出多數活動功能障礙疾病容易造成肢體功能的退化；至於肥胖對於下半身的活動功能一直有較為負向的影響。綜合文獻所言，老化活動功能變化的因素有下列幾點：

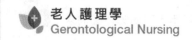

★ 年　齡

因為老化持續的進行，必然會造成身體功能越來越差。身體功能變差將造成活動的障礙。尤其 75 歲以上的長者常會有嚴重失能或依賴的問題，導致需要別人的照顧或需要拐杖及輪椅來協助活動；同時年齡越長，身體健康狀況恢復到較佳的可能性也越小。因為疾病的失能，老年人可能失去獨立生活的能力，並且發生憂鬱、低自尊進而可能影響老年人的生活滿意度(Blalock, 1992)。老年人在晚年生活常有憂鬱的情形，而且老年失智症的人口也逐漸增加中，故聯合國 2002 年提出面對 21 世紀人口老化現象，特別強調重視老年人心理衛生需求的重要性。由上述可知，老年人面對的問題多重且複雜，必須要先完全了解老年人的健康狀況及其對健康的需求，才能整合出適當的照顧計畫。

★ 罹病類型與種類

由於老年化是整個世界的共同現象，更因為醫療水準進步，而延長了人類的壽命。然而隨著身體的老化，老年人的身體功能也慢慢衰退，因此罹患慢性病的比例也隨著年齡逐漸提升。根據研究指出臺灣地區的 65 歲以上老人自訴罹患慢性病的比例為 64.88%，與 55~64 歲患有慢性病的 40.68%相比，顯示 65 歲以上的老年人罹患慢性病的比例更高，另外其住院天數也較長（衛生福利部，2018）。

隨著年齡的老化，不論在生理、心理、社會各層面上都受到影響，甚至可能導致長期的疼痛與失能（李，2004；陳，2004）。目前社區老年人口數越來越多，平均壽命越來越長，卻不保證老人生活得更快樂。由此顯示醫療經濟的發展對延長壽命的影響，卻不一定能幫助老年人解決其健康問題，提升老人生活品質。根據歷年來臺灣地區老年人十大死因統計，重要疾病包括惡性腫瘤、心血管疾病、糖尿病、肺部疾病、感染性疾病等。此外，骨骼關節疾病、聽（視）力障礙、失智症等也是影響老年人日常生活功能的主因，以上疾病皆是老年人預防保健的重點，同時也是老人健康檢查的重要項目（衛生福利部，2020）。

近年來成功老化成為老年學的新主流，在此觀點下，老年人的健康焦點不單單只在於減緩慢性病的影響或增加失能者的功能，而是希望在延長壽命及減輕死亡率的風險下，促進老年人的健康。而且健康不只是減少疾病與失能，更希望可以維持良好的身體與心智功能，進而促進社會心理層面的健康。

★ 肥 胖

目前資料顯示，臺灣地區至少有 1/3 的成人身體質量指數過高，其中肥胖者又占了 1/3（約全民的 10%）。老人的肥胖盛行率在各年齡層中最高。肥胖指標：「身體質量指數」(BMI)計算方式是身體重（公斤）除以身高（公尺）的平方。BMI 越高，代表越肥胖。由於亞洲人在同樣的 BMI 下，身體脂肪含量比白種人高，罹患代謝疾病的風險也較高（潘，2005）。所以在臺灣地區，衛生福利部的肥胖專家採取比較嚴格的數值切點，定義成人 BMI 大於 24 即進入到過重範疇，大於 27 則進入肥胖的範疇內。

如果檢視 BMI 與各種疾病發生的關係，會發現 BMI 過高的人容易罹患疾病，特別是心臟血管方面的疾病，醫療花費較大。Casperson 等人(1995)指出，體重超重者，通常總膽固醇(total cholesterol, TC)、三酸甘油酯(triglyceride, TG)、低密度膽固醇(low density lipoprotein cholesterol, LDL-C)等不好的膽固醇也較高。根據世界衛生組織發表的文獻中指出，肥胖所導致的併發症包括：第二型糖尿病（占所有糖尿病患的 90%）、冠狀動脈、心臟病、中風、癌症、膀胱疾病、骨骼肌病變、呼吸失調等，肥胖可說是現代慢性病之源。

此外，許多的肥胖老人，藉著大量藥物控制，雖未瀕臨死亡，但醫藥花費頗大，生活品質也因而不盡理想。目前臺灣肥胖方面的研究大都著重於與疾病（如糖尿病、高血壓、酒精性脂肪肝）、阻塞性睡眠呼吸暫停症候群或肥胖兒童、青少年族群的相關性探討，並沒有研究探討關於老人肥胖的相關議題（潘，2005；高等，2008）。世界衛生組織已於 1997 年宣布肥胖是世界性的疾病，預估於 2025 年全球肥胖人口將倍增，同時會對大眾健康造成嚴重的威脅。

★ 居住地區

老年人發生失能後通常會想回到原本居住的社區，或與子女及其他親友鄰近的地區居住，以便就近有人照料。所以有無親人照顧對於無自我照顧能力的老人而言是非常重要的影響因子。此外，若居住的社區有比較靜態的老人休閒活動，也可鼓勵老年人參加；因為身體活動受限，對於動態及長途的活動較無法勝任，若以靜態的休閒為主，如陶藝、書法、插花、園藝等等，將能培養興趣，且避免孤獨感。

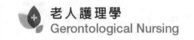

★ 婚姻狀態

老年人的伴侶與性別有極大的關係，因為女性比男性容易喪失伴侶。喪偶後獨居與否對於老年人的健康狀態會產生不同的影響。若能與家人同住，對老年人的情緒可產生較正向且穩定的影響。根據國民健康署針對老年人健康狀況所做的調查，老年女性有較差的健康狀況，但卻較男性來的長壽。

常用來評估老年人的活動功能量表有：

★ 日常生活活動(ADLs)：柯氏與巴氏量表

日常生活活動包括每天例行之自我照顧活動，是維持健康所必須從事的活動，稱之為日常生活活動(activity of daily living, ADLs)。此外，尚包括與環境互動、參與工作及社會角色所必須的較複雜的活動，稱之為工具性日常生活活動(instrumental activity of daily living, IADLs)。中央健康保險署長期照護服務補助的申請書收案標準是以柯氏量表(Karnofsky scale)（請見第 5 章表 5-2）和巴氏量表(Barthel index)（請見第 5 章表 5-3）為主。也因此，這兩個量表在臺灣使用的最頻繁，也較為人知。

巴氏量表共分為十個單元：進食、移位（包含由床上平躺到坐起，並可由床移位至輪椅）、修飾（個人清潔的維持）、如廁、洗澡、平地走動、上下樓梯、穿或脫衣褲鞋襪、大便控制與小便控制。每一個單元若可獨自完成得 10~15 分，若需要協助才能完成者則得 0~5 分。

1. **輕度依賴**：以巴氏量表評分得分為 91~99 分，且經工具性日常生活活動(IADLs)評估，上街購物及外出、食物烹調、家務維持、洗衣服等四項中，有二項以上需要協助者。

2. **中度依賴**：經巴氏量表評估為 61~90 分者。

3. **重度依賴**：經巴氏量表評估為 60 分以下者。

★ 工具性日常生活活動(IADLs)評估

工具性日常生活活動（請見第 5 章表 5-5）是另一項影響老年人極大的生活能力，指的是老人若單獨生活須具備的一些基本能力或要素；包含整理家務、準備食物、使用電話、洗衣服、使用大眾交通工具、服藥、財務管理、購物活動力與持家能力等。

臺灣對於老年人評估的重點大都放在日常性生活活動的評估，很少對獨居生活能力作評估。根據內政部統計處資料顯示，臺灣地區目前獨居老人比

例占了老人總人口數的將近 10%。其實一位老年人若要活的有尊嚴，是否具備了獨立生活的能力是非常重要的指標，因此醫護人員不可輕忽老年人的工具性日常生活活動能力。

（二）全關節活動度及肌力的測量

老化會持續影響到身體活動功能，所有的工作幾乎需要利用身體的動作來完成。動作是由身體多個關節的活動組合而成，因此身體關節活動度的評量是很重要的。包括主動關節活動度（自己可完成的活動度）及被動關節活動度（可以被動的關節活動度）。一般常見的關節動作有彎曲－伸直（如：肩、肘）、外展－內收（如：肩、髖、手指）、外轉－內轉（如：肩、髖）等。關節活動度是用來描述肢體能夠活動範圍的大小，舉例來說肩關節的活動度，就是指手能向前、向後、向旁舉的高度大小。一個關節的活動度受肌肉、骨骼、韌帶及筋膜的影響而有所不同。一般而言，功能性全關節活動所需的角度要比正常的關節活動度來的小，因此老年人的全關節運動至少要達到功能性的全關節活動度，才能夠應付生活上的需求。

老化也會使肌肉力量衰退、肌肉質塊消失，且肌肉力量消失發生於肌肉質塊消失前。因此肌力測試與訓練對老年人而言十分重要，肌力測試的目的主要在評估肌肉收縮時的力量大小，目前臨床上常將肌肉力量的評級標準列為 6 個級數，分別是：

1. **正常**（normal；5 分）：代表抗重力的情況下，施予全部的阻力，能夠完成關節全部的活動範圍。

2. **良好**（good；4 分）：是指著抗重力的情況下，施予部分的阻力，能夠完成關節全部的活動範圍。

3. **尚可**（fair；3 分）：意指著抗重力的情況下，不施予任何的阻力，能夠完成關節的活動範圍。

4. **差**（poor；2 分）：則是非抗重力的情況下，能夠完成關節的活動範圍。

5. **微弱**（trace；1 分）：表示非抗重力的情況下，僅有肌肉收縮現象，但是沒有關節的動作產生。

6. **無收縮**（zero；0 分）：完全沒有肌肉收縮現象。

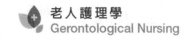

（三）相關檢查

★ 骨質密度測量

　　骨質疏鬆症本身不一定會引起問題，但是疏鬆的骨骼比硬密的骨骼還要容易折斷。其實骨質密度在年輕人身上隨著年齡增加，到 25 歲左右骨密度達到最高值，但在 30 歲左右便開始漸漸減少；在更年期間，因為雌性素分泌下降，骨質每年減少 0.5~1.0%，停經後，每年減少 1~3%。停經 5 年後骨質流失又漸趨緩。骨質疏鬆不一定會骨折，因此，骨質密度測量並不能預防骨折。一般而言，停經前的婦女沒有必要做定期的骨質密度篩檢，但已經停經、卵巢切除或長期使用類固醇的人則應更早做篩檢。

　　骨質密度測量可以用 X 光雙光子或超音波測量脊椎、手骨或腳骨的密度。不同儀器，還有測量的身體部位不同，所測得的骨密度會不同。怎麼樣才能知道骨頭夠不夠堅固呢？如果想要用 X 光線查出骨質減少其實就沒有那麼容易了，除非骨礦物質的已經減少 30%以上才能照得出來，因此想利用單純的 X 光線檢查來照出骨質的減少並不容易。不過仍可利用「骨礦物質密度測量法」來測定骨礦物質密度(bone mineral density, BMD)。除此之外，除了普通 X 光片外，光子骨骼密度測定、雙光子骨骼密度測定、雙能量 X 光骨密度檢查(dual energy X-ray absorptiometry, DEXA, DXA)、超音波、定量式電腦斷層掃描檢查(quanttive computed tomography, QCT)皆可用來檢驗骨質密度。

★ 活動功能測試

　　與身體活動獨立性的功能性身體表現有：下肢肌肉力量、平衡力、走路速度、手握肌力、與一般活動能力。因此臨床常用來評估老年人上述能力測試為：功能性伸取測試(functional reach, FR)、計時五次坐站測試(timed 5-chair stand, TCS)、一般步伐與快走測試(usual and fastest gait speed, UGS、FGS)、手握肌力測試(grip strength)與三公尺計時起走測試(timed up & go test, TUG)。

★ 心肺耐力測驗

　　一般的心肺耐力測試，是在實驗室中使用跑步機，持續不斷地提高運動強度，以得知受試者的最大氧氣量攝取情形。年輕人體適能測試項目中，是以1,600 公尺跑步的時間，為心肺耐力測試。而關於老年人的功能性心肺耐力測試，一般是以「6 分鐘行走測試」為準，要求受試者以他所能的最快速度持續走 6 分鐘，記錄其行走之距離、脈搏、血壓及是否出現費力不適症狀等。

二、運動與休閒活動評估

(一) 影響因素

　　許多研究發現，運動可以改善與促進老年人不論是生理、心理健康或是社會功能，規律運動可以預防及減低疾病發生與降低失能的機會(Elder, 2002; Young & Dinan, 1994)，並且減少焦慮、壓力、沮喪與憂鬱的現象，促進正面的情緒發展(Brehm, 2000)。儘管運動已經被證實有這些好處，但仍然有很多人不願意運動。根據美國的研究調查，發現美國成年人當中有 24~30%的人不運動(Heath & Stuart, 2002)，而且隨著年齡的增長，運動行為的比例跟著下降，65 歲以上的老年人僅有 30%的人規律在運動(Mouton et al., 2000)，也就是說有 70%的老年人未參與規律運動(Goggin & Morrow, 2001)。

　　許多研究指出老年人的體適能會隨著年齡增長而逐漸衰退（吳等，2001；Van Heuvelen et al., 1998），據 Demura 等(2003)針對 75 歲的老年人進行研究，結果證實年齡越大其體適能就越差。葉等(2017)進行老年人體適能檢測，檢測項目包括身體組成、肌肉適能、柔軟度、心肺適能、平衡及反應時間等，結果發現老年人在各項體適能的檢測項目皆與年齡呈負相關，就是說年齡越大其體適能就越差。教育程度的差異對個人的健康體適能也有顯著的影響，尤其在身體組成與肌耐力方面（周等，2004）。

　　簡等(2003)的研究依據老人身體質量指數分為正常體重及過重／肥胖兩組，結果發現過重和肥胖老年人之健康體適能比正常體重者低。研究同時發現規律運動對老人體適能如肌力、柔軟度、敏捷度、心肺耐力亦呈現正向的影響(Bravo et al., 1997)。綜合上述研究結果發現，年齡、性別、身體組成、規律運動與體適能呈現顯著關係。其餘請參考日常活動功能評估內容。

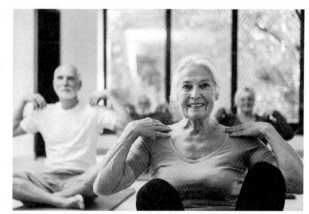

規律運動可預防疾病發生與降低失能，並可促進正面的情緒發展

(二) 身體評估

　　體適能(physical fitness)的定義，依據美國健康、體育、休閒、舞蹈協會(The American Alliance for Health, Physical Education, Recreation and Dance)的定

義是認為體適能是身體處在安寧幸福的狀態且具有下列三種特質：有活力從事日常生活的活動；少有運動不足有關之健康危險因素；擁有參加各種身體活動之基礎體能。體適能常見操作性定義，包括四種健康相關項目，包含心肺耐力(cardiopulmonary endurance)、身體組成(body composition)、肌肉強度與耐力(muscular strength and endurance)與柔軟度(flexibility)；六種技能相關項目，即敏捷度(agility)、平衡感(coordination)、肌肉(power)、反應時間(reaction time)及速度(speed)（陳、吳，2004）。另有六種針對老人所設計的體適能，包括上下肢肌肉強度(lower-and-upper-body muscular strength)、有氧耐力(aerobic endurance)、上下肢柔軟度(lower-and-upper-body flexibility)、敏捷／動態平衡(agility/dynamic balance) (Rikli & Jones, 2001)。

9-4 護理目標與措施

★ 了解造成活動與運動限制的相關因素，進而維持適當的活動運動型態，避免續發性問題

1. **首先護理人員要協助老年人了解活動或運動參與的阻礙因子**。例如根據彭台臨(2002)的臺灣地區國民運動研究中指出伴隨年齡增長，工作太忙與不喜歡運動比率則逐漸降低，然而太老與太虛弱的比率則大幅增長。尤以 61 歲以上因太老、太虛弱而不運動者居多。因此了解老年人活動或運動的阻礙因子、如何提供高齡民眾對於運動與健康的正確資訊、以及適合其身體特性的運動將是未來重要的護理措施。

2. **和老年人共同訂定適合的活動或運動目標**。當了解老年人活動耐受力和限制之後，便可以和老年人共同設計適合的活動。而活動設計必須要符合老年人的興趣，並且是老年人能夠做的到的活動。

3. **必須讓老年人了解持續的維持活動或運動是重要的**，例如：可以增加肌肉的強韌度與協調度；增加呼吸的速率與深度改善血液的循環作用；增加免疫系統功能；改善排泄功能，幫助體內廢物的排出；改善消化系統功能；增加自主能力的發揮與自尊心改善；生理與心理層面的狀態等等。護理人員同時必須適時的鼓勵老年人及其家屬維持良好規律的運動習慣。

遠離肌少症，只要六招！ ✖

　　你知道運動介入可以預防肌少症的發生嗎？但怎樣的運動適合老人家呢？跟著復健科醫師一起，利用家中小物，簡單做運動！

★ 降低骨質變化對活動的影響

1. **從運動方面著手：**儘管某些研究顯示在 30 歲前後，骨質密度開始出現緩慢且持續性的流失，因此建議選擇身體負重訓練（如快走、啞鈴操、爬樓梯、俯臥撐、拉彈性橡皮練習等）均可有效延緩骨質疏鬆問題。

2. **身體活動與骨折：**流行病學研究顯示出一直能夠保持較高活動頻率的女性，其股骨骨折的發生率較低，研究結果發現，下列這些原因皆可能可以降低骨折發生率，例如：經常性的肌肉負荷活動、快速走路、進行更多的戶外活動、更多站立和到處走動等等。

3. **飲食的注意事項：**日常生活中應該多注意鈣質與維生素 D 的攝取，例如牛奶、蝦米、黑芝麻等等，同時盡量減少酒精類與咖啡的攝取，避免影響鈣質的吸收。

★ 促進跌倒的認知與預防

1. 必須要獲得老年人完整的身體健康狀況，例如身體活動功能、步行能力、視力、營養狀況及是否有服用藥物。同時也必須了解老年人是否曾經有跌倒的情形發生？為何發生？是否有後遺症產生等。

2. 老年人所穿的鞋子是否合腳？是否有使用適當的助行器等等也是評估的重點。

3. 護理人員必須幫助老年人及其家屬審慎評估居住的環境安全，住家的擋光地板、樓梯、走道、浴室等等都必須注意詳細細節。

4. 老年人的心智狀況也是評估的項目之一。

5. 若是老年人的下肢活動功能較差，也必須與復健師詳細討論，進而針對老年人的健康狀態設計出符合其身體功能的下肢活動增強訓練計畫。

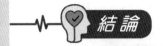 結論

　　在了解影響老年人活動運動功能的各種因素之後，學會評估老年人各項生理、心理、社會的功能，進而協助老人擬訂適合個人的活動型態，鼓勵老人多參與休閒活動、從事運動以預防疾病，進而促進健康，期望能使老年人減少因老化造成的身體功能退化。

課後複習

( )1. 影響老年人活動的生理因素中，下列何者不是心臟血管系統的老化現象？(A)心肌彈性變差　(B)心搏出量增加　(C)心臟神經傳導變慢　(D)瓣膜彈性變差。

( )2. 影響老年人活動的生理因素中，下列何者不是呼吸系統的老化現象？(A)肺泡回彈變差　(B)肺餘容積減少　(C)胸闊變大　(D)氣體交換不足。

( )3. 下列何者為改善姿位性低血壓的方法？(A)穿彈性襪　(B)站立時需快速起身　(C)增加食量，以補充營養　(D)炎熱時運動可增加血液循環。

( )4. 當老年人出現制動的現象時，會出現哪方面的影響？(A)肌肉肥大　(B)尿量增加　(C)皮膚組織循環不良　(D)肺活量增加。

( )5. 下列何種方法對於制動所產生的合併症無效？(A)提供感覺刺激　(B)進行關節運動　(C)教導深呼吸、咳嗽　(D)限制水分攝取。

( )6. 下列預防骨質疏鬆症的方法何者為誤？(A)多喝牛奶　(B)維生素 K 可促進鈣質吸收　(C)補充動情素　(D)多運動。

( )7. 下列何者因素不會造成老年人跌倒？(A)反應變慢　(B)室內光線明亮　(C)姿位性低血壓　(D)服用安眠藥。

( )8. 下列何種方法對於維持老年人活動型態沒有幫助？(A)了解參加活動的阻礙因子　(B)提供活動與運動的相關訊息　(C)請老年人自行設計一份適合自己的運動計畫　(D)讓老年人了解活動與運動的重要性。

( )9. 下列預防跌倒的方法何者為誤？(A)穿著防滑鞋子　(B)鞋子盡量寬鬆　(C)維持走道通暢　(D)室內光線充足。

( )10. 下列照護壓傷老年人的方法何者為誤？(A)每 4 小時翻身一次　(B)補充蛋白質、熱量　(C)定時換藥　(D)紅外線治療。

解答　參考文獻

MEMO

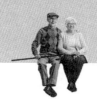

CHAPTER

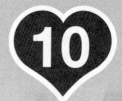

10

老年人的睡眠需求

楊其璇　編　著

10-1　影響老年人睡眠的生理因素與常
　　　見問題

10-2　影響老年人睡眠的非生理因素與
　　　常見問題

10-3　護理評估

10-4　護理目標與措施

研讀本章內容之後，學習者應能達到下列目標：

1. 了解老年人的睡眠品質與變化。

2. 了解老年人失眠的原因與種類。

3. 了解睡眠週期的變化過程。

4. 了解老年人與成年人睡眠結構的差異。

5. 了解影響老年人睡眠的生理因素與疾病。

6. 了解影響老年人睡眠之非生理因素。

7. 了解老年人睡眠障礙的護理過程。

Gerontological
Nursing

老年人的睡眠需求

老化改變

- 睡眠週期
  - NREM
    - 第1期 ●
    - 第2期 ↑
    - 第3期 ↓
    - 第4期 ↓
  - REM ↓
- 睡眠效率↓、總睡眠時數↓
- 入睡困難
- 睡眠中斷
- 日間瞌睡

護理

評估&照護

- 資料收集
  - 主觀
  - 客觀
- 影響因素
  - 現況評估、檢查
    - 睡眠腦波
    - 活動紀錄器表
    - 問卷
      - 睡眠日記
      - 睡眠問卷
      - 匹茲堡睡眠品質指標(PSQI) ── 0-3分/題 >5 睡眠品質不良
      - 福氏壓力失眠反應賦(FIRST) ── 1-4分/題．範圍9-36分 >5
      - Epworth 嗜睡量表(ESS) ── >10 有白天嗜睡、>18 嚴重嗜睡
      - 睡眠觀察者問卷量表 ── >18 高危險群、>5 有睡眠呼吸中止症候群
  - 睡眠環境
    - 音量
    - 通風
    - 光線
    - 溫度
    - 隱密

照護

- 認識導致睡眠障礙的危險因子
- 培養健康睡眠型態
- 正確使用助眠藥物

非生理因素

- 情感社會問題
- 環境因素
- 飲食習慣

常見藥物影響

- 巴比妥類
  - ↓慢波睡眠
  - ● REM
  - ↑入睡時間
  - ↑睡眠總時間
- BZD
  - 中毒性
  - NREM ●
  - REM ●
- 抗憂鬱
  - 入睡時間
  - 睡眠總時間
  - REM ●

其他疾病影響

- ↑胃酸分泌、腸胃不適
- 呼吸困難 COPD
- ↓疼痛 關節炎
- 利尿劑/高血壓
- 憂鬱、心理障礙
- 夜間混亂、失智症
- ↑睡眠中斷
- ↓潛伏期
- ↓睡眠效率

常見疾病&處置

失眠

- 暫時性
  - 短期
    - 與壓力有關
    - 上
  - 與疾病或心理因素有關
- 慢性(長期)
  - 持續達3星期
  - 身體內/外在情況所致
  - 持續超過1個月
- 可自然改善 無需治療
- 治療介入

睡眠呼吸障礙

- 打鼾
- 症狀
  - 中樞型 中樞神經病變
  - 阻塞型 呼吸道阻塞
  - 混合型 中樞+阻塞
  - 呼吸暫停
  - 呼吸變淺
- 干擾指數
  - <5
  - 發生總數量 >10 有臨床意義

間歇性四肢不自主運動症候群

- 症狀
  - 反覆踢腿不自主
  - 好發時間 NREM
- 診斷
  - 持續時間 0.2-0.5"
  - 間隔時間 20-40"
  - PLMS index >5次/小時、>100次/每晚
  - 下肢抽動次數/睡眠時數

神經系統疾病 相關

- 遺傳
- 代謝障礙
- 血管運動失應
- 藥物反應

不寧腿症候群

- 腿部灼熱感
- 像蟲爬行
- 症狀
  - 疼痛抽搐
  - 休息時症狀更明顯
  - 偶爾
- 分期
  - 輕度 1-2次/週
  - 中度 >2次/週
  - 重度
- 持續 10"-2' 10-100次/hr

晝夜睡眠節律紊亂

- 下視丘老化
- 其他生理節律功能退化 相關
- 外在影響
  - ↓褪黑激素
  - 光線
- 相位前移

藥物治療

- 多巴胺 促進劑
- BZD

前言 *Foreword*

睡眠(sleep)是一種重要的生理現象，正常人的睡眠與清醒週期(sleep wake cycle)在一天之中交替進行；白天清醒、夜間睡眠是一般人生活的基本規律，也是人類的基本生理需求；藉由睡眠，身體與心智狀態皆可獲得恢復。良好的睡眠品質，不僅是促進及維護個人健康的根本，更是良好生活品質的要素之一。許多老年人抱怨不易入睡、睡眠中斷、睡眠總時數不足而導致白天昏昏欲睡，甚至發生跌倒和功能障礙等長期問題；隨著年齡的老化，人類的睡眠結構(sleep architecture)會有所改變(Espiritu, 2008; Crowley, 2011)，但是睡眠障礙(sleep disorder)並不是老化的正常改變。國外研究顯示，社區老人有睡眠障礙的比例為33.7%~75% (Blay, & Leite, 2008; Jaussent et al., 2011; Wong & Fielding, 2011)，國內研究亦指出至少每四位老人中，就有一位對自己的睡眠感到不滿意（林等，2006），甚至有研究指出近四~六成的社區老人有睡眠障礙（曾，2007；Yang & Chiou, 2012）；近六成的機構老人不滿意其睡眠品質（林等，2003）。而無論中外，研究結果顯示，老年人口中女性有睡眠障礙的情形較男性更為普遍(Blay, & Leite, 2008; Chiu et al., 2008; Lin, 2016; Luca et al., 2015; Nogueira et al, 2018)。長期睡眠障礙也與老年人的死亡率、心血管、神經及心智行為合併症有關，也會影響個人的生活品質，增加憂鬱與焦慮的症狀，影響平衡能力而增加跌倒風險；此外，前述影響也對個案和醫療照護體系帶來沉重的負擔。因此，老化與睡眠的關係一直是令醫療人員關注的問題。本章旨在介紹老年人常見之睡眠問題，強調老年人常見睡眠障礙的成因、護理評估方法與照護原則。

 ## 10-1 影響老年人睡眠的生理因素與常見問題

老年人通常都會經歷睡眠結構的改變，要了解老年人的睡眠問題，首先要了解正常健康無任何疾病的老年人，他們在睡眠型態及睡眠週期出現什麼樣的老化現象。因此了解老年人神經生理對正常健康老年人睡眠型態及效率的影響就顯得格外重要。

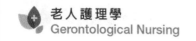

一、睡眠週期的改變

根據多波道睡眠腦波圖(polysomnography)的變化特徵，可將睡眠過程劃分為兩個主要的型態，也就是：非快速動眼睡眠(non-rapid-eye-movement sleep, NREM sleep)及快速動眼睡眠(rapid-eye-movement sleep, REM sleep)；而非快速動眼期又分為淺睡期（第一期及第二期）和深睡期（第三期及第四期）；這些不同的睡眠週期，交替循環出現。

1. 非快速動眼睡眠

NREM 睡眠又可分成四個由淺入深的階段；第一期為打盹淺睡，對外界的刺激仍有反應，很容易即可叫醒，有不少像是軀體麻木、顫動、沉浮等奇怪的感覺，此時腦中有片段的清醒後仍可回憶的思維活動；進入第二期的時候，對外界刺激已無反應，也沒有可回憶的精神活動，但仍可輕易的喚醒處於此睡眠期的人；第三期時則是中至深度的睡眠，第四期為深度睡眠；第三期及第四期又通稱為「慢波睡眠」，從第一期睡眠隨著睡眠之加深，來到慢波睡眠，此時呼吸、脈搏均勻，肌張力維持，臉部無肌肉活動，通常無夢。約經歷 70~100 分鐘後，然後轉入快速動眼睡眠(REM)。

2. 快速動眼睡眠

REM 是比 NREM 更為深沉的睡眠，所以也稱為深睡睡眠，其腦電活動的特徵與清醒時相似。此時腦波圖(EEG)呈現低幅快波，肌電張力明顯減弱，肌肉完全鬆弛，眼電張力顯著增強，伴隨出現 50~60 次／分的眼球快速轉動，歷時 10~30 分鐘。

睡眠由 NREM 至 REM 睡眠算是完成一個週期，如此約循環 4~6 個週期，而結束一個晚上的睡眠。圖 10-1 顯示一般正常之睡眠循環。不過，在下半夜之後，NREM 第四期會逐漸減少或消失，而 REM 增加。一般說來，在整晚睡眠中，NREM 大約占了將近 70~80%左右的時間；其中第一期占 20~25%，第二期占 50%，第三、四期共占 20%；而 REM 約占 20~30%（圖 10-2）。無論年輕或老年人的睡眠都不脫此種睡眠週期。

人的睡眠不似其他身體功能，睡眠需求並不一定隨著年齡增長而增加，但是隨著年齡的增長，睡眠型態逐漸改變，老年人會發覺晚上整個睡眠時間和有效的睡眠時間減少了。REM 的睡眠時間以及與總睡眠時間的比例會逐漸減少。每晝夜的睡眠總時間和 NREM 睡眠時間，亦會隨年齡增長而逐步減少。一般老年人睡眠時，腦波波幅明顯地降低，慢波睡眠比率減少，而相對的稍快波睡眠比率增加。甚至於部分老年人基本上沒有 NREM 全部四期睡眠

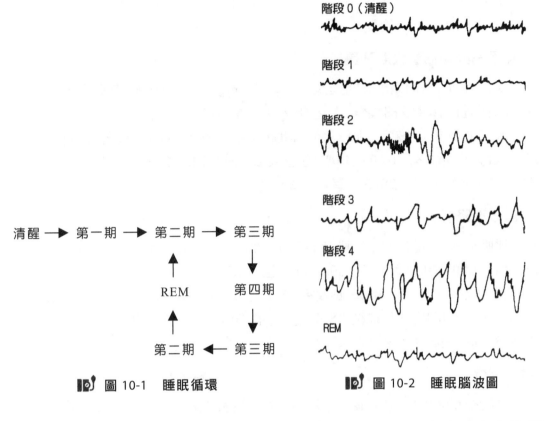

清醒 → 第一期 → 第二期 → 第三期

	REM	第四期
	↑	↓
	第二期 ← 第三期	

📢 圖 10-1　睡眠循環

階段 0（清醒）

階段 1

階段 2

階段 3

階段 4

REM

📢 圖 10-2　睡眠腦波圖

（可能只有到第三期或第二期而已），而這種情況的發生與夜晚自發性醒來次數增多有關。有研究發現，70 歲的老人比 20 歲的年輕人夜間醒來的次數多了 6.5 倍。表 10-1 呈現一般成人與老年人睡眠結構的比較。

🔍 表 10-1　成人與老年人睡眠結構的比較

	睡眠總時數 (小時)	睡眠效率	NREM				REM
			第一期	第二期	第三期	第四期	
一般成人	6~9	90%	20~25%	45~55%	13~23%		20~30%
老人	6~8	降低	20~25	增加	增加	減少	減少甚至消失

二、睡眠效率與品質問題

　　一般而言，老年人常抱怨之睡眠型態及效率的改變包括入睡不易、睡眠中斷、睡眠總時數不足、夜間醒覺、日間瞌睡和晨間早醒。雖然，實際上的

睡眠需求並不一定隨著年齡增長而增加，老年人的睡眠品質和睡眠時數在一天的分布上，卻有明顯的變化。

★ 入睡不易與睡眠潛伏期延長

不易入睡或是睡眠潛伏期延長(sleep latency)，是國內研究調查老年人自覺睡眠品質差的主要因素之一。老年人常主訴睡眠潛伏期延長，主要發生於剛就寢或夜間醒來之後，入睡不易。調查顯示，36.0~53.7%的老人無法在 30 分鐘內入睡，而約有 16.0~44.0%的老人表示此種情形一週至少有三次以上（林等，2006；林等，2003；蔡等，2000）。

★ 睡眠效率降低

「睡眠效率」是指真正睡眠所用的時間，和在床上所消磨時間的比率。由於所需入睡的時間增加了，睡眠效率也就相對的降低。相對於一般年輕人90%的睡眠效率，老年人的睡眠效率降低至 75%。換言之，如果以睡眠時間6 小時計算，則年輕人上床後 18 分鐘之內即可睡著，而老年人則會在床上輾轉反側達 108 分鐘之久。

★ 夜間醒覺

夜間醒覺的次數隨著年齡增長而加多，故夜間醒覺(nocturnal awakening)使得平均睡眠時數減少。夜裡醒來的睡眠中斷情形也是影響老年人主觀睡眠品質差及睡眠不足的因素。如果夜間醒來後不難再入睡，那麼對其睡眠時數的影響較小。但有些老人主訴其在夜間醒來後，就再難入睡。老年人夜間醒來的可能原因包括：為上廁所而起床，即夜尿(nocturia)，睡眠呼吸不順暢或停止(sleep dsypnea)；疼痛；作夢；覺得太冷或太熱（林等，2003）。

★ 日間瞌睡

老年人常有日間瞌睡(daytime sleepiness)情形，可能與夜間醒覺或其他睡眠障礙有關；日間瞌睡也可能是藥物的副作用所引起。然而，日間瞌睡也可能是其他潛藏高危險疾病的表徵，尤其是當日間瞌睡伴隨著心智功能的改變，可能代表著更嚴重的健康問題。

老年人實際上的睡眠需求並不一定會隨著年齡增長而增加，不過睡眠品質和睡眠時數在一天的分布上，卻有明顯的變化。林等(2003)指出睡眠品質是生理和心理安好狀態的重要指標，也是個人健康及生活滿意度的一個重要關鍵。研究指出老年人較易有主觀上的睡眠困擾；國內約有 38.0~69.0%的老年人睡眠品質差，而約有 26.0~59.0%的老人不滿意其睡眠品質或睡眠的量。

每天睡幾小時才健康？ ⊗

　　普遍認為每天睡滿8小時比較健康，但事實真是如此嗎？老年人的睡眠需求和年輕人有何不同？看看研究怎麼說。

三、疾病與治療的影響

　　一般醫療院所中的失眠特別門診裡，最常見的兩大族群是中年婦女及老年人。而老年睡眠障礙可分為兩大類：原發性睡眠疾患(primary sleep disorders)及次發性睡眠疾患(secondary sleep disorders)。原發性睡眠疾患包括睡眠引起呼吸障礙(sleep disordered breathing)、間歇性四肢不自主運動症候群(periodic limbs movement syndromes, PLMS)或稱夜間肌躍症(nocturnal myoclonus)，及晝夜節律性睡眠疾患(circadian rhythm sleep disorder)。另外常見的次發性睡眠疾患通常是起因於內科疾病、精神疾病、藥物或物質使用。

★ 失眠(Insomnia)

　　很多老年人抱怨晚上「睡不好」、「睡眠不足」或「失眠」。造成老年人失眠的原因很多，它可以是因為其他生理或心理疾病，甚至是藥物所導致的續發性睡眠障礙；也可能是原發性的睡眠障礙。失眠是一種複雜的現象；它通常是一種症狀而非疾病，可能有不同原因和病理意義；所以在治療前，必須先審慎評估失眠原因。老年人失眠的種類主要可分為暫時性、短期或是慢性。

1. **暫時性失眠**(transient insomina)：導因常和個人生活事件引起之壓力有關，比如輕微的病痛、旅行或新環境等。通常只會持續幾個晚上；暫時性的失眠通常可以自然改善，或在導因消失之後，其失眠狀況也會跟著改善。如同一般成年人，老年人通常也可以適應新的環境，或是因應一些壓力；藉著家人、朋友或其他照顧者支持，老年人通常可以避免陷入此種失眠狀況。

2. **短期失眠**(short-term insomina)：常因疾病或心理因素，如悲傷、焦慮等引起；可能會持續達 3 星期。親朋好友中有人死亡、社交隔離、身體活動功能欠佳，及過度憂心健康等原因，皆是引起短期失眠常見的導因。這種短期的失眠通常並不需要特別的治療，經由專業人員的協助或利用一些技

巧、小偏方,如睡前喝溫牛奶、聽可令人放鬆的音樂、閱讀等,通常可以改善此種失眠狀況。但另一方面而言,藉由小劑量的短效安眠藥,特別是Benzodiazepine 類的輔助,可以預防這種短期的失眠變成慢性失眠。通常在使用安眠藥 2、3 天之後,慢慢間隔式的停藥;同時應避免睡前進食刺激性食物。

3. **慢性失眠**(chronic insomnia)**或長期失眠**(long-term insomnia):指失眠情形持續超過 1 個月以上;主要是因為老年人身體的一些外在或內在情況所導致,常見的原因包括睡眠環境不佳、過於吵雜、慢性病、酗酒或濫用藥物;此外,其他的睡眠障礙、長時間的精神或情緒困擾,及老化引起之生理、心理的改變也是常見的導因。慢性失眠需要經過仔細的評估,找出真正的導因,並針對導因做處置,才能改善慢性失眠的情形。

(一)常見原發性睡眠疾患(Primary sleep disorders)

原發性睡眠障礙的盛行率隨年齡老化而增加,老人常見原發性睡眠疾患包括睡眠引起呼吸障礙、間歇性四肢不自主運動症候群、不寧腿症候群及晝夜睡眠節律紊亂,以下針對這三種疾病之相關因素與臨床徵象,及其對睡眠的影響作介紹。

★ 睡眠呼吸障礙

睡眠呼吸障礙(sleep-disordered breathing, SDB)是描述所有發生於睡眠中與呼吸關聯之睡眠疾病,小至睡時打鼾(snoring),大至睡眠呼吸暫停(sleep apnea)。睡眠呼吸暫停是指在睡眠中呼吸暫停或呼吸變淺(hypopnea),此種情形通常會持續約 10 秒鐘到 2 分鐘,每小時的發生頻率少則 10 次,也可能次數頻繁達 100 次之多。睡眠呼吸暫停症候群的盛行率隨年紀增長而增加,中年成人約 5~15%,社區中的老年人約 25%,老年人如有高血壓、肥胖和其他身體疾患,例如心律不整,則發生睡眠呼吸暫停症候群之機率也會提高;男性病人比女性多。一般睡眠呼吸暫停可分為三種類型:中樞型(central type)、阻塞型(obstructive type)及混合型(mixed type)。中樞型睡眠呼吸暫停通常並無呼吸道阻塞的情形出現,發生的主要原因為中樞神經病變,對中樞化學接受體的反應改變及大腦資訊傳遞延遲,導致病人橫膈膜及肋間肌的呼吸力降低。阻塞型呼吸暫停則是因為呼吸道不順暢,呼吸道阻塞缺乏氣流而引起,病人呼吸肌的效能沒有改變;發生於老年人的睡眠呼吸暫停多屬這一類。混合型呼吸暫停則二者都會出現。

　　患有呼吸暫停的老年人多不清楚自己有此種呼吸不規則情形，常會抱怨睡眠片段、睡眠時因換氣不足而醒來，或被自己的鼾聲吵醒、白天昏昏欲睡，睡醒時頭痛，甚至睡醒時感到一陣茫然的情形；旁人觀察到病人呼吸暫停之現象包括：大聲打鼾及睡眠時有大聲換氣情形；這些現象會隨清醒而消失。其他常見的症狀包括憂鬱、記憶減退、警覺性及注意力下降等。睡眠呼吸暫停之症狀請參閱表 10-2。此外，研究也指出睡眠呼吸暫停與一些高危險性的心血管疾病有關，這是因為橫膈膜企圖代償呼吸道阻塞，改善老年人睡眠時呼吸暫停，可是因為長時間的氧氣不足，造成系統性和肺部血壓過高或心律不整，長期下來則容易導致夜間的突然死亡、心律不整、心肌梗塞、心絞痛、高血壓、中風、腎功能不佳及心智改變。

　　呼吸干擾指數 (respiretory disturbance index, RDI) 是指睡眠中每小時發生呼吸暫停和呼吸變淺的總數目，一般而言，RDI 小於 5 對老年人來說頗為常見；RDI 若超過 10，即考慮有臨床上的意義，表示呼吸暫停的情形較嚴重而必須接受治療。除了 RDI 之外，睡眠呼吸暫停診斷的確立，多經由夜間生理監測儀 (polysomnography) 來記錄整夜睡眠時病人的腦波、肌電圖、心電圖、口鼻氣流感應、血氧脈衝等情況。

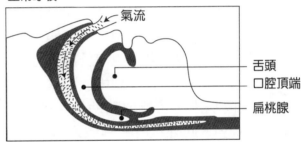

正常呼吸

氣流

舌頭
口腔頂端
扁桃腺

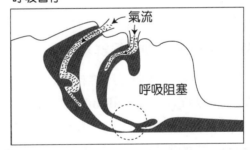

呼吸暫停

氣流

呼吸阻塞

圖 10-3　　正常睡眠與睡眠呼吸暫停之解剖位置圖

⊕ 表 10-2　睡眠呼吸暫停常見之症狀與表徵

1. 睡眠片段，夜間醒覺頻繁
2. 不正常的夜間活動，如睡覺時突然坐起、夢遊及跌落床外
3. 夜尿
4. 晨間頭痛
5. 半夜醒來感到呼吸困難，端坐呼吸(orthopnea)
6. 心血管症狀（高血壓、心律不整）
7. 精神及情緒症狀（憂鬱、記憶力減退、焦慮、警覺性下降、注意力無法集中）

對於阻塞型呼吸暫停最常用也最有效的治療法，是經鼻給予連續性陽壓呼吸(continuous positive airway pressure, CPAP)，或雙壓型陽壓呼吸(bi-level positive airway pressure, BiPAP)，兩者都可防止上呼吸道在夜間塌陷。CPAP 經鼻或口給予持續正壓，BiPAP 則在吸氣和呼氣期給予不同壓力。這種非侵入性的治療法，對老年人尤其適用，但是病人常覺得用起來很不舒服，遵囑性往往不佳。另外，有些口內裝置也用於減少打鼾和呼吸阻塞，以保持呼吸道通暢，對於不能忍受 CPAP 的輕度到中度阻塞型呼吸暫停病人最為有效。有呼吸道解剖構造異常的病人，可能要藉助於手術治療，如懸壅腭咽整型術(uvulopalato pharyngoplasty)。此外也應建議病人減輕體重、睡覺時避免平躺（採側臥或俯臥）、睡前避免喝酒和使用鎮靜性藥物，因為它們會使上呼吸道肌肉鬆弛，造成阻塞惡化。

★ 間歇性四肢不自主運動症候群

間歇性四肢不自主運動症候群(periodic limbs movement syndrome, PLMS)原稱夜間肌肉抽動症(nocturnal myoclonus)，然而由於肢體抽動的現象亦可發生在日間醒覺時，故以 PLMS 來取代之。約有 45%的老年人有此困擾。病人於睡眠中會有反覆的踢腿不自主運動，主要發生在 NREM；此不自主運動發生時常會造成睡眠中斷，使得老年人晚間睡眠不得安穩。有些病人通常不自知有此不自主運動，多抱怨夜間睡眠不安穩，反而是同床的人會抱怨半夜被病人踢到。PLMS 確切的致病機轉尚不清楚，但神經系統、循環系統疾病，或是兒茶酚胺(catecholamine)系統異常會使症狀惡化，也有人指出可能與 24 小時睡眠節律紊亂、周邊血液灌注不足、腰薦脊髓管受壓，或中樞多巴胺接受器(dopamine receptor)減少等有關。

PLMS 的診斷主要是陣發性之肌肉抽動，抽動時間一次持續約 0.2~0.5 秒，兩次抽動相隔 20~40 秒。PLMS 指數(PLMS index)是指所記錄到的下肢

抽動次數除以睡眠之時數,如果超過每小時 5 次或是整晚超過 100 次以上者,可診斷為 PLMS。確定診斷要靠整夜的多項睡眠記錄檢查。除了病人的主訴之外,向同床的人詢問病史會有幫助。

PLMS 一般用藥物即可控制,常用的藥物包括 Benzodiazepines (BZD)、Opiate（Acetaminophen 合併 Codeine）和多巴胺促進劑（如 Pergolide、Pramipexol、Levodopa）。但是這些藥物對於老年人的副作用及毒性較不易控制,因此用藥時需特別謹慎觀察可能的不良反應;而 BZD 及 Opiate 類藥物會有呼吸抑制的情形出現,對於患有睡眠呼吸暫停的老年人則需禁用。多巴胺促進劑雖是 PLMS 用藥首選,可同時改善下肢抽動和夜間醒覺之情形,但要小心病人下肢不自主運動從晚上轉移到白天,一段短暫藥物試用期是有必要的。

★ 不寧腿症候群

不寧腿症候群(restless leg syndrome, RLS)是一種神經系統的疾病。RLS 的病人常主訴入睡前靜坐或躺臥時,腿部有燒灼感、疼痛抽搐或感覺一種像蟲在爬行的不適感,需要間歇性地移動腿部,或站起來走動幾分鐘,才能消除腿部的不安感。RLS 最大的特點是當病人試圖躺下或放鬆休息的時候,症狀就會出現;由於 RLS 對病人的睡眠干擾甚鉅,因此將它歸類為睡眠障礙的一種。其臨床表現可分為三期（表 10-3）,病人的不適感可從輕微的燒灼感到一股無法抗拒的移動雙腳的感覺,嚴重時,病人感覺自己就像是在不斷地奔跑,無法休息,痛苦不堪。

⊕ 表 10-3　不寧腿症候群的臨床表現

臨床分期	發生頻率	臨床表現／症狀
輕度期	偶爾發生	先是輕微的睡眠期週期性或夜間肌肉抽動,有時往往只是單下肢運動障礙,病人常常總是得下床活動一番後,躺下再睡
中度期	每週 1~2 次	最大的特點是雙下肢運動障礙,嚴重影響睡眠品質
重度期	每週 2 次以上	雙下肢深部的異常不適感,如痠癢、痠脹、麻刺、蟲爬或瘙癢等感覺,症狀呈現明顯的晝夜節律模式,休息時或夜間為顯著,需要拍打、按摩患肢或下床活動才有一定的緩解,如此反覆發作,病人難以入睡;多數伴有 PLMS 症狀,嚴重影響生活品質

不寧腿症候群的病因至今不明,但可能的相關因素包括:(1)遺傳因素;(2)代謝障礙,如尿毒症、糖尿病及妊娠後期合併缺鐵性貧血的病人;(3)血管

運動功能失調，在受涼、勞累或外傷等情況下，交感神經功能亢進，導致下肢血管痙攣、局部組織缺氧及代謝產物堆積；(4)藥物反應，如長期使用 Diphenhydramine（抗組織胺藥之一）或 Phenothiazines（抗精神病藥之一）藥物後，可引起靜坐不能等類似不寧腿症候群的症狀。此外，研究也發現咖啡因、酒精及吸菸，也會引發 RLS 高危險群開始出現症狀。

目前尚無單一檢查可以用來確立 RLS 的診斷，一般 RLS 都是藉著詳細的詢問病史及其相關症狀來做確診。

★ 晝夜睡眠節律紊亂

「晝夜睡眠節律紊亂」(circadian rhythm sleep disorder)是指個人無法按照白天、晚上睡眠週期進行睡眠。許多正常生理現象都有 24 小時的節律變化，包括荷爾蒙分泌、血壓、體溫和睡醒週期。人體生理的節律變化來自下視丘，當此種節律和外界環境變化不同步時，便會造成 24 小時節律睡眠障礙。一般年輕人發生這種睡眠問題，主要的原因是時差、或是晝夜輪替工作者對時間無法適應。老年人易發生 24 小時節律睡眠障礙的原因主要有下列幾項：(1)下視丘老化，造成生理節律的調節能力降低；(2)其他的生理節律功能退化，例如隨著老化，人體在夜間分泌的褪黑激素(melatonin)濃度也會下降。由於褪黑激素對睡醒節律影響甚大，造成老年人的睡眠效率下降，容易發生 24 小時節律睡眠障礙；(3) 24 小時節律也會受外在刺激的影響，例如暴露於光線下、固定的用餐時間和活動等，都會影響 24 小時節律的變化。

晝夜節律更是隨著年齡老化而有相位前移(advance)的情形，一般老年人夜間睡眠時間減少、白天打瞌睡增加也可能是因為睡眠節律變化的影響。老人因為晝夜睡眠節律前移，且因體溫下降的影響，每天晚上約 19:00~21:00 入睡，約 8 小時後，也就是凌晨 3:00~5:00 即起床（圖 10-4）。但因為一般社會生活方式，許多老人儘管有睡眠—覺醒周期前移的情形，卻也選擇選晚些就寢，人卻在清晨時刻醒來，導致有限的夜眠時間和白天嗜睡的情形。

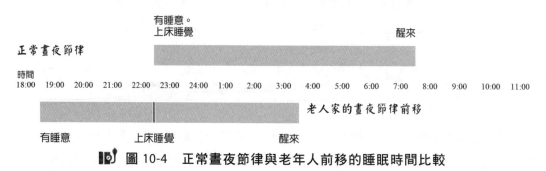

圖 10-4　正常晝夜節律與老年人前移的睡眠時間比較

（二）其他影響老年人睡眠功能的疾病

許多急、慢性病理情況可能打亂睡眠，進而引起續發性的睡眠障礙 (secondary sleep disorders)。老年人常見的一些病痛也會導致不易入睡或容易覺醒，甚至影響正常的睡眠週期。當急性疾病必須要長期臥床時，對睡眠型態可能產生嚴重的干擾。早期下床或盡早恢復正常的生活規律，則可避免不必要的睡眠障礙。

對許多老年人而言，慢性病是生活的一部分。老年人的睡眠品質會隨著慢性病的多寡而有所差異。許多老年人同時患有兩種以上的慢性病，因此，在老年人身上，次發於身體疾病的睡眠障礙尤其常見。心血管的疾病，如充血性心衰竭 (congestive heart failure, CHF)、心絞痛 (angina)、心肌梗塞 (myocardial infarction, MI)，皆會妨礙安眠，甚至於睡眠中發作。

因為人體生理 24 小時的節律變化，許多內分泌的分泌於夜間改變，也使許多疾病在夜間的情況比白天差；比如十二指腸潰瘍者，胃酸在夜間分泌增多，因此疼痛加劇；而慢性阻塞性肺疾病(COPD)的病人，在晚上比較容易出現呼吸窘迫情形，而治療所使用的支氣管擴張劑、中樞神經興奮劑，會使失眠情形更為嚴重。

睡眠時活動度降低，會使關節炎的疼痛與僵硬感加劇，進而導致老年人不易入睡或夜晚醒來次數增多，造成睡眠品質下降，進而造成日間嗜睡。

許多治療高血壓的藥物會影響睡眠，利尿劑的使用會使老人夜間起來使用廁所，而大大影響睡眠。一些神經科疾病如中風、巴金森氏病(Parkinson's disease)因為會影響病人的肢體活動功能，夜間睡眠時自行翻身的能力降低，使病人侷限於一個不舒適的姿勢，也會影響睡眠。治療或改善這些影響老年人夜眠的導因，則會明顯改善老人的睡眠問題。如要併用鎮靜安眠藥物，應使用有效的最低劑量，使用短效型藥物則可避免日間嗜睡。

再者，心理及精神障礙也會影響老年人的睡眠品質。憂鬱是老年人常見的問題，就憂鬱的老年人而言，入睡並不是問題，但較無法熟睡，也常有無法持續睡眠或睡眠片段，及天還沒亮就醒來又無法再睡著的情形。有憂鬱傾向的老年人，其整體的睡眠表現包括睡眠時數減少、睡眠潛伏期增加及睡眠效率降低；通常抗憂鬱藥物的使用，可以改善睡眠情形。患有阿茲海默氏症(Alzheimer's disease)或其他失智症的老人，也常有睡眠障礙的情形。這些老人一到晚上即可見其意識混淆的情形加重，夜眠時常有醒來並伴隨游走及躁動等干擾情形，而隨著大腦白質損傷嚴重度增加，失智症老人的日間睡眠情

形也會增加。失智老人睡眠障礙的導因，與一般影響正常老人睡眠的生理原因大致相同，但是由於這些老人的心智狀況不良，使得對他的評估、處置及評值更加困難。此外，焦慮與壓力也是睡眠障礙的原因，如能找出原因並加以改善，再配合支持措施，通常可以成功的改善睡眠。

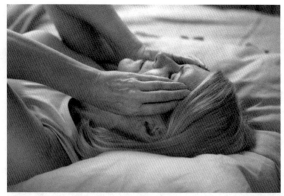

心理及精神障礙會影響老年人的睡眠品質

（三）常見藥物對老人睡眠的影響

老年人因身體各系統功能的衰退，產生了一些慢性病；而老年人對藥物治療的反應與年輕人不盡相同也較難預測。隨著老化而有的睡眠改變、疾病影響睡眠及藥物作用，三者合併，使老人成了失眠和日間瞌睡的高危險群。若是老年人於藥物治療後開始出現失眠和日間瞌睡情形，則可能是因為藥物所引起的睡眠障礙，應審慎評值，必要時應停藥或更改用藥。表 10-4 介紹對睡眠週期影響的常見藥物。

表 10-4 藥物及其對睡眠週期的影響

藥 物	作 用
Barbiturates	慢波睡眠減少、抑制 REM、入睡時間及全部睡眠時間增加、容易產生耐藥性(tolerance)
麻醉性止痛劑	抑制 REM、嗜睡、怪夢、有時會有失眠
Benzodiazepines	入睡時間及全部睡眠時間增加、NREM 及 REM 減少、日間瞌睡；長期使用應注意蓄積中毒之情形
酒精	REM 減少、夜間醒覺次數增加
鎮靜劑	日間睏倦(drowsiness)、短期記憶喪失
抗憂鬱藥物	
・ 三環抗憂鬱劑	間歇性四肢不自主運動增加、疲憊感增加、抑制 REM
・ 單胺氧化酶抑制劑(MAOI)	可改善憂鬱病人的睡眠
・ 興奮刺激劑	延遲入睡、提神
・ 選擇性血清素回收抑制劑(SSRI)	睡眠效率降低、第一期睡眠增加
・ 抗組織胺類	日間睏倦、混淆、精神亢奮
・ 利尿劑	給藥時間過晚可能造成病人夜間醒來上廁所的情形

表 10-4　藥物及其對睡眠週期的影響（續）

藥　物	作　用
β阻斷劑	
・ Propranolol	失眠、作惡夢、夜眠清醒次數增加、幻覺
・ Methyldopa	夜眠清醒次數增加、日間嗜睡
・ Clonidine	失眠、夜眠清醒次數增加、抑制 REM
毛地黃製劑	睏倦、作惡夢、幻覺
Disopyraminde	混淆，短期記憶減弱
類固醇類藥物	短期使用後，常出現睡眠紊亂
支氣管擴張劑	延遲入睡、提神
Levodopa	REM 增加、作惡夢

10-2　影響老年人睡眠的非生理因素與常見問題

　　影響老人的睡眠因素很多，除了前面所探討的一些疾病，會直接或間接影響老年人的睡眠之外，情感社會、環境因素及飲食習慣也會影響老年人的睡眠。

一、情感社會因素

　　情緒反應、焦慮、擔心及生活事件的困擾、居住環境的改變、退休或家人死亡、身體功能、社交活動、人際關係及角色的改變，均會改變原來的生活方式，進而影響老年人的睡眠。隨著退休，以往的生活作息跟著改變，而睡眠的習慣也可能不同；而對某些老人而言，退休不僅意味著生活型態的改變，也可能增加對未來的不確定而到憂心。多數老人對於退休後的生活常有負面情緒，另一方面也擔心自己的健康每況越下，活動功能越來越差，而這樣的情緒壓力在夜裡更加沉重。家人死亡或喪偶也是老年人常見的生活事件；除了因為喪失親人所帶來的情緒反應與心理壓力，對於一位習慣身旁有枕邊人的老年人，獨自睡覺也是一種睡眠習慣的改變。對於這些改變，老年人皆須慢慢適應，在未適應前，常會有失眠情形；如有適應不良之情形，則應特別注意老年人是否有憂鬱的情況。研究發現，憂鬱與睡眠品質有很強的相關性。

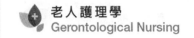
二、環境因素

環境因素對睡眠的影響也很大。一般而言,睡眠環境應力求安靜、通風良好、房間光線幽暗、床及寢具的選擇合乎個人需求。通常居家環境有助於老年人的睡眠,因為老年人在自家中,周遭都是熟悉的事務,自己的床及寢具、家人,甚至連噪音都是熟悉的聲音;如此可讓老年人在放鬆與自然的狀態入睡。然而老年人可能因疾病因素,必須住院或入住長期照顧機構;機構式的環境不僅讓老年人覺得陌生,而且機構中不論晝夜,常是燈火通明,再加上醫療儀器的吵雜聲及旁人的說話聲,幼小又缺乏隱私的空間、不舒服的床等都會影響老年人於住院期間的睡眠。此外,老年人於住院期間也常因各種原因而打亂正常的睡眠週期,如治療、翻身、測量血壓。長期住院的老年人可能因為上述原因導致睡眠與醒覺週期紊亂。

三、飲食習慣

飲食習慣也是決定睡眠型態的重要因素。體重較重的人通常會睡得較多,REM 的比率也較多,而體重較輕或厭食的人睡得較少,並且有比較多的睡眠障礙。含咖啡因的飲料(如茶、咖啡、可樂等),使一些老年人較不易入睡。研究結果指出,攝取咖啡因雖不會影響睡眠的總時數,但睡眠的頭三個小時會受影響,並且慢波睡眠減少。隨著年齡的增長,咖啡因對睡眠的影響也越大。

酒精對睡眠的影響也占了一席之地。許多老年人都有習慣小酌,少量的酒精可以讓人放鬆甚至引起睡意;但是大量的酒精則會減少 REM 及熟睡期,而影響夜眠品質。酒精的利尿作用,則會導致夜間醒來上廁所的次數增加。

飢餓與口渴皆有可能造成失眠。睡前一小份點心及少量的液體可提供一些慰藉,並增進睡眠。含蛋白質的熱點是睡前點心較好的選擇。此外,也有研究建議,由於老年人體內缺乏 L-tryptophan,補充溫牛奶、燕麥、好立克、阿華田等可幫助睡眠。

用食物吃出好眠~ ✕

　　除了吃藥以外還有什麼其他的方法能幫助入眠呢?如何用「吃」幫助長者入睡?其中又有什麼祕密?讓營養師為你說明。

10-3 **護理評估**

在失眠的評估和治療上，首先要釐清睡眠障礙的主觀成分和客觀證據。有時，失眠的主訴和檢查結果，例如多項睡眠記錄檢查(polysomnographic study)和活動量記錄表，或腕動計(actigraphy)，並不相稱；目前美國睡眠醫學學會對於失眠的診斷和治療守則，多著重於處理病人的主觀報告。在評估上，睡眠日記(sleep diary)有助於評估主觀的睡眠感受，目前也有睡眠問卷可供評估。另外，詳盡的身體和精神疾病病史及用藥記錄也很重要，有助於釐清導致失眠的多重病因。

一、影響因素與現況評估（主觀資料）

老年人的睡眠史應該是評估睡眠最重要的資料。收集老年人的睡眠史相關資料，必須周全並且涵蓋老年人對其睡眠的感受、過去與現在的睡眠型態、與睡眠相關的家庭史及整體健康狀況。收集睡眠史的過程當中，應特別注意老年人有關睡眠的任何主訴，包括睡眠時間的長短、影響其睡眠的因素等。表 10-5 提供收集睡眠史應包括之重點(Chasens et al., 2008; Schutte-Rodin et al., 2008; Qaseem et al., 2016)。儘管沒有標準化的失眠定量定義，但一般針對失眠建議的標準包括：(1)平均睡眠潛伏期超過 30 分鐘；(2)睡眠潛伏期超過 30 分鐘；(3)睡眠效率低於 85%或(4)總睡眠時間低於 6.5 小時。而如果每週失眠超過 3 次以上，且持續時間超過三個月以上，稱為慢性失眠。

⊕ 表 10-5　睡眠史收集的重要內容

1. 睡眠品質
・　老年人主訴睡眠品質為不良、尚可、好或很好

2. 睡眠總量
・　24 小時睡眠總時數，包括所有日間睡眠的時間 ・　就寢時間 ・　花了多少時間睡著 ・　起床時間 ・　期望睡眠時數

表 10-5　睡眠史收集的重要內容（續）

3. 睡眠習慣 　• 日常睡眠習慣 　• 睡眠習慣改變 　　(1)漸進式或突然發生 　　(2)發生睡眠習慣改變時伴隨的情況（例如：健康狀況、壓力源、壓力源、藥物的變化等）
4. 睡覺的環境，包括：睡覺的地點及睡覺的寢具
5. 傍晚及睡前的飲食
6. 是否飲用含咖啡因或酒精性的飲料
7. 藥物（包括處方與非處方之所有用藥）
8. 睡眠障礙的特性 　• 入睡不易 　• 睡眠片段 　• 夜間醒覺頻繁 　• 清晨醒來 　• 日間瞌睡 　• 高分貝鼾聲 　• 下肢不適感或下肢抽動
9. 過去 6 個月的重大生活事件
10. 慢性疾病史
11. 過去一週內的生活事件（包括情緒變化、人際關係等）
12. 老年人自認為影響其睡眠的原因

二、相關檢查

★ 多波道睡眠腦波圖(Polysomnography)

　　多波道睡眠腦波圖乃是結合腦波圖、動眼圖、肌電圖、心電圖、鼻及口腔的呼吸氣流、胸腹部呼吸肌肉的活動和血中氧氣飽和濃度的監測，所結合而成的一項檢查，有聲音及影像的全程記錄，配合病人平常上床時間，記錄病人整晚睡眠情況至病人起床為止。

★ 多次入睡潛伏時間測試(Multiple sleep latency tests, MSLT)

　　多次入睡潛伏時間測試，乃在測試病人白天的嗜睡程度。有些病人抱怨每天想睡覺，到底是真的想睡或者只是全身疲倦感、缺乏動力、無精打采，此項檢查能提供一個客觀的臨床證據。檢查方法為讓病人有一晚充足的睡眠，在起床一個半小時後，開始讓病人每隔 2 小時，連續 4~5 次，每次 20

分鐘左右，嘗試睡覺，並且記錄每次睡著的時間，然後求其平均值，以判定其嗜睡程度。平均的睡眠潛伏時間大於 10 分鐘為正常。發作性睡病(narcolepsy)的病人，常小於 5 分鐘。

★ 活動記錄腕表(Actigraphy)

活動記錄腕表是一個形狀長得像手錶的儀器（圖 10-5）而且它也像手錶戴在左手腕上（但如果是左撇子，則戴在右手腕上）。腕表中有一個震盪記錄裝置，它可按設定的時間，每隔一定的時間（2 秒或 60 秒）記錄一次手腕的活動。通常此儀器可用來診斷某些種類的失眠症（例如睡眠狀態錯覺症），及睡眠醒覺週期異常的疾患（例如延遲型睡

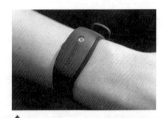

圖 10-5　活動記錄腕表

眠週期症候群）。此儀器除了洗澡外，必須 24 小時穿戴，連續記錄 1~2 星期（時間長短因病人而異）。

三、睡眠日記

睡眠日記(sleep diary)有助於老年人記錄其睡眠總時數、睡眠習慣及 24 小時內一些睡眠障礙的症狀。一般而言，連續 7~14 天的睡眠日記可幫助確立病人的睡眠分布情形、睡眠型態及睡眠的質與量。一份詳細的睡眠日誌，除了可提供醫護人員老人睡眠的狀況，也是幫助老人改善睡眠的第一步。表 10-6 呈現睡眠日記的內容。

🔍 表 10-6　睡眠日記的內容

第一部分：一日的活動情形
・是否從事任何運動？何時做？做了多久？
・白天是否有小睡？睡多久？
・是否飲用含咖啡因的飲料？何時喝？喝了多少？
・是否飲用酒精類飲料？何時喝？喝了多少？
・是否有吸菸？何時吸？吸了多少？
・是否服用藥物？藥物名稱及服藥時間為何？
・晚餐幾點吃的？吃了哪些東西？
・是否睡前吃宵夜？吃了哪些東西？
・當日的情緒如何？睡前的情緒如何？
・晚上的活動情形如何？

➕ 表 10-6　睡眠日記的內容（續）

第二部分：夜眠情形
・上床之前，是否會在其他地方睡著？（如電視看著就在沙發上睡著了）
・是否有睡前的習慣？（如吃點心、刷牙、聽音樂等）
・是否使用處方藥幫助睡眠？
・幾點上床？上床之後是否馬上關燈睡覺？
・上床之後，大概多久可睡著？
・如果很難入睡，是什麼原因？
・是否有半夜醒覺的情形？如果有，半夜醒來的次數？什麼原因？
・每次醒來大概多久才能再入睡？
・半夜醒來時，在想什麼或是做什麼事？
・早上幾點醒來？幾點起床？
・一天晚上的睡眠時間大約多少小時？
・睡眠品質如何？（如：很好、好、還好、不好、很差）
・早上起床時感覺如何？（如：疲勞全消、頭痛、昏昏沉沉、比前一晚上床前較好或更糟）
第三部分：早上醒來後的情形
・一般而言，心情如何？（如：很好、暴躁易怒、情緒低落等）
・一般而言，身體覺得如何？（無精打采、精神充沛等）
・一般而言，警覺度及工作表現如何？（認真工作、無法集中注意力等）
・其他

　　此外，臨床上也常用表格或圖示的方式，讓個案記錄每天睡眠狀況，以及對睡眠影響的活動情形，其內容與前述之睡眠日記大致相同。

四、睡眠問卷

　　除了上述的睡眠日記之外，臨床上也常用一些簡易的問卷來評估老人的睡眠品質及睡眠狀況，一份完整的老人睡眠護理評估，往往從睡眠品質及睡眠型態開始。

★ 匹茲堡睡眠品質指標(Pittsburg sleep quality index, PSQI)

　　不論是臨床或是研究，PSQI 可說是一份最通用的睡眠問卷，具有相當高的正確性(precision)、敏感性(sensitivity)及特異性(specificity)。PSQI（表 10-7）是由 Buysse、Reynolds、Monk、Berman 及 Kupfer 於 1989 年發表，可以有效的評量老年人的睡眠品質與睡眠型態。問卷中針對老年人過去一個月的自覺睡眠品質、睡眠潛伏期、睡眠持續時間、睡眠效率、睡眠障礙、是否使用安眠藥物及日間活動障礙等七個構面來評估其睡眠品質。計分是以每題

0~3 分為計算方式，分數越高表示其睡眠越不好；總分若大於 5 分即表示其睡眠品質不良。問卷中部分與室友或睡眠伴侶相關之問題，並不列入睡眠品質的計分，但這些資訊可提供作為其他睡眠相關疾病之參考與篩檢用。

⊕ **表 10-7　匹茲堡睡眠品質指標**

說明：下列問題是要調查您過去這一個月來的睡眠習慣，請根據您的平均狀況回答以下問題：				
1. 過去一個月來，您通常幾點上床睡覺？				
2. 過去一個月來，您多久才能入睡？ 　□15 分鐘以下　□16~30 分鐘　□31~60 分鐘　□60 分鐘以上				
3. 過去一個月來，您早上通常何時起來？				
4. 過去一個月來，您通常每晚實際可以睡多久（不包括在床上中間醒者與未睡著的時間）？				
以下問題選擇一個適當的答案打勾，請全部作答				
5. 過去一個月來，您的睡眠有多少次受到下列情況的干擾？	這個月從未發生(0)	每週至少 1 次(1)	每週 1~2 次(2)	每週 3 次或以上(3)
a.　無法在 30 分鐘內入睡				
b.　半夜或凌晨便清醒				
c.　必須起來如廁				
d.　覺得呼吸不順暢				
e.　大聲打鼾或咳嗽				
f.　會感覺冷				
g.　覺得燥熱				
h.　做惡夢				
i.　身上有其他疼痛（請說明）				
j.　其他狀況（請說明）				
6. 過去一個月來，您有多少次需要借助藥物（醫師處方或成藥）來幫助睡眠？				
7. 過去一個月來，當您在開車、用餐、從事日常社交活動，有多少次覺得很難保持清醒的狀態？				
8. 過去一個月來，要打起精神來完成您應該做的事情對您有多少困擾？	完全沒困擾(0)	很少困擾(1)	有些困擾(2)	很大的困擾(3)

表 10-7　匹茲堡睡眠品質指標（續）

9. 過去一個月來，整體而言，您覺得自己的睡眠品質如何？	非常好(0)	好(1)	不好(2)	非常不好(3)
10. 您有無室友或睡眠伴侶？	沒有室友或睡眠伴侶(0)	室友或睡眠伴侶睡在其他房間(1)	與室友或睡眠伴侶睡同一間房間但不同床(2)	與室友或睡眠伴侶共睡一張床(3)

如果您有室友或睡眠伴侶，請詢問他（她），您過去一個月來睡覺時是否有下列情況發生：

	這個月從未發生(0)	每週至少 1 次(1)	每週 1~2 次(2)	每週 3 次或以(3)
a.　呼吸暫停				
b.　腿部抽動				
c.　心神混亂				
d.　其他出現於睡眠中不安穩的情況，請描述				
e.　此現象發生的頻率為何？				

計分方式		得分
第一構面	第 9 題得分	
第二構面	第 2 題得分（≤15min=0；16~30min=1；31~60min=2；>60min=3）＋第 5a 題得分 （得分相加結果：0=0；1~2=1；3~4=2；5~6=3）	
第三構面	第 4 題（>7=0；6~7=1；5~6=2；<5=3）	
第四構面	〔每晚實際睡眠時間÷在床上所消磨的時間（包括在床上中間醒著與未睡著的時間）〕×100； （得分結果：>85%=0；75~84%=1；65~74%=2；<65%=3）	
第五構面	第 5 題〔5b~5j〕的總得分（0=0；1~9=1；10~18=2；19~27=3）	
第六構面	第 6 題得分	
第七構面	第 7 題得分＋第 8 題得分（0=0；1~2=1；3~4=2；5~6=3）	
總　分		

★ 福氏壓力的失眠反應測試

(Ford insomnia response to stress test, FIRST)

FIRST（表 10-8）是美國亨利福特醫療體系的睡眠研究中心的 Drake，及其團隊(2004)基於其臨床實務發展而來；主要是用來辨識易受壓力影響而致失眠的高危險群，常被用來測量壓力對於睡眠的影響。FIRST 量表共有 9 題，記分方式採用李克特 4 點尺度計分法；1~4 分由「不可能」至「非常有可能」，得分範圍由 9~36 分。得分高於 18 分則表示個案是屬於因壓力而失眠的高危險群；得分越高表示個案越容易受壓力影響而導致失眠。

★ Epworth 嗜睡量表(Epworth sleepiness scale, ESS)

ESS（表 10-9）可用來評值老人於日間嗜睡的程度；嗜睡總分若大於 10 分時，就有白天嗜睡的問題；總分若大於 18 分，則表示嗜睡情形嚴重。如果合併有夜間打鼾，鼾聲會中斷或呼吸停止等，就可能患有睡眠呼吸暫停症候群。

★ 睡眠觀察者問卷量表(Sleep observers questionnaire)

睡眠觀察者問卷量表（表 10-10）總分若大於 5 分時，就可能有睡眠呼吸暫停症候群，直接影響公共的安全、自身的健康、生活的品質；需要及時做篩檢（睡眠多項生理檢查），並尋求相關的諮詢及協助。

🔍 表 10-8　福氏壓力的失眠反應測試(FIRST)

當您經歷下列情況時，造成您難以入睡的可能性為何？請勾選適當的答案（即使您最近並未經歷這些情況）。				
情　況	不可能	有些可能	中度可能	非常可能
隔天有重要會議或重要事情要談之前	1	2	3	4
在白天經歷了讓我感到有壓力的事情之後	1	2	3	4
在傍晚時經歷了讓我感到有壓力的事情之後	1	2	3	4
看了恐怖畫面或電視節目之後	1	2	3	4
一整天做事不順之後	1	2	3	4
與人發生爭吵之後	1	2	3	4
在公開場合演說（致詞）之前	1	2	3	4
隔天要度假之前	1	2	3	4
總分				

註：得分越高表示個案越容易受壓力影響而導致失眠，≧18 分即表示個案是屬於易因壓力而失眠的高危險群。

➕ 表 10-9　Epworth 嗜睡量表

說明：請根據你最近的生活常態來評量，在下列場合中可能會打瞌睡或睡著（不單是覺得累）的頻率為何，選出各種情境中最適合你的數字；假使最近沒有經歷這些情境，請試著推想有這些情況時會如何。				
情　況	從不曾打瞌睡	偶爾會打瞌睡	很可能打瞌睡	經常要打瞌睡
坐著看書時	0	1	2	3
看電視時	0	1	2	3
坐在某些公共場合中不動時（例如戲院裡或開會中）	0	1	2	3
坐在連續開了一個小時的車上時	0	1	2	3
下午可以躺下來休息時	0	1	2	3
坐著與別人談話時	0	1	2	3
午餐後靜坐時（沒有喝酒）	0	1	2	3
塞車時陣中停頓幾分鐘時	0	1	2	3
總分				

註：總分＞10 分，就有白天嗜睡的問題；＞18 分，則表示嗜睡情形嚴重。

➕ 表 10-10　睡眠觀察者問卷量表

當被觀察者入睡時是否有下列情況：	不會	偶爾會（一週一晚）	常常會（一週二、三晚）	大多會一週四晚以上
會干擾到旁人的高分貝鼾聲	0	1	2	3
大聲的喘息並且掙扎吸氣	0	1	2	3
呼吸忽然停止沒有了聲響	0	1	2	3
手腳不自覺亂踢且會抽動	0	1	2	3
枕邊人受不了而需分房睡	0	1	2	3
開車開會時會不自覺睡著	0	1	2	3
總分				

註：總分＞5 分，就可能有睡眠呼吸暫停症。

五、睡眠環境

　　睡眠環境可以影響睡眠的質與量。睡眠環境中的音量、通風、光線及溫度是否合宜，甚至是床及寢具的選擇是合乎個人需求，這些都是在評估老人睡眠環境的基本要素。此外，入住機構中的老人，不論是急性住院或是長期照顧機構，機構中的環境也常讓老人的睡眠受到影響。表 10-11 呈現睡眠環境的評估重點。

表 10-11　睡眠環境的評估重點

居家環境	急性機構及長照機構
1. 溫度、濕度、通風、光線及音量（噪音）是否適當？ 2. 是否提供老人安全感？ 3. 如與家人同住，是否有足夠的私密空間？	除了居家環境的要點之外，再加上： 1. 醫療儀器的音量是否適當？ 2. 醫療照護的常規或檢查是否影響睡眠？

10-4　護理目標與措施

　　文獻中對於改善老年人睡眠的建議很多，但一般護理措施很多主要秉持三大原則：首先，必須確認導致老人睡眠障礙的危險因子；第二，協助培養健康睡眠型態；第三，正確使用助眠藥物。以下將針對此三大原則的具體護理措施做說明。

一、認識導致睡眠障礙的危險因子

　　確認導致老年人睡眠障礙的原因是所有改善老年人睡眠的首要措施。老年人睡眠障礙的危險因子很多，而且這些危險因子通常是並存發生的。先教導老年人有關老化與睡眠型態改變的關係，如此可以減少老年人對其伴隨老化而來的睡眠型態改變有不符實際的期待。此外，醫護人員可以運用睡眠史所獲得的詳細資料，協助老人認識導致其日常生活中可能影響其睡眠品質的危險因子。導因確認後，醫護人員可以協助老年人去除或改善這些導因，進而達到改善老年人的睡眠品質。

★ **護理目標**

　　老年人與其家人可以確認影響其睡眠之相關因素。

★ **護理措施**

1. 教導老人及其家人有關老化對睡眠的影響。
2. 教導老人及其家人可能影響睡眠的因素。
3. 收集並評估老人的睡眠史、疾病史。
4. 確認老人的睡眠型態。
5. 確認影響老人睡眠的因素，包括心理、生理、藥物及環境等因素。
6. 去除或減少影響夜眠的因素，如疼痛或夜尿情形。

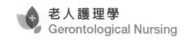

二、協助培養健康睡眠型態

　　健康的睡眠型態是良好睡眠品質的基礎。睡眠與清醒是正常生理週期的變化，因此養成健康的睡眠型態有助於老人改善其晝夜節律(circardian rhythm)的調節能力。建立健康睡眠的常模亦可以改善老人的睡眠品質。

★ 護理目標

　　養成健康睡眠型態。

★ 護理措施

1. 固定的作息時間，避免在床上躺太久（不超過 7~8 小時）。

2. 有睡意才就寢；睡不著時應避免躺在床上過久，可暫時離開臥房，做安靜或輕鬆的活動，帶有睡意時再回到床上睡覺。

3. 非睡覺時間，不躺在床上。

4. 養成只在床上睡覺的習慣，避免在椅子或沙發上等其他地方睡覺。

5. 建立睡前放鬆的習慣，如洗溫水澡使肌肉鬆弛，但須避免洗熱水澡而致反效果。

6. 睡前 4~6 小時避免菸、酒、茶或咖啡等刺激性飲料或食物。

7. 改善睡眠環境，包括減少燈光的強度及噪音，適當的溫度及通風等。

8. 如有需要，可於睡前吃一些含高蛋白的小點心，但不可大量進食。

9. 晚餐後減少攝取液體，以避免夜間頻尿而影響睡眠。

10. 限制白天午休或小睡的時間。

11. 養成規律、適度運動的習慣，但避免於睡前 3~4 小時的劇烈運動。

12. 避免使用床或臥房從事非睡眠的活動，如看電視或工作。

13. 適度的曝曬在自然的陽光下，可以幫助維持健康的睡眠節律。

14. 可以使用燈箱以模仿自然採光，使老人可以每天在特定時間點，得以暴露在光線下，有助於提前或延遲睡眠一覺醒節律。

三、正確使用助眠藥物

　　針對老人睡眠障礙的處理，應先考慮非藥物的治療方式，助眠藥物是非必要時盡量避免使用。臨床上處理老人的睡眠障礙，卻常使用安眠藥物。由

於老化的生理改變，老年人的用藥安全必須特別注意，以避免不必要之不良反應。

★ 護理目標

正確使用助眠藥物。

★ 護理措施

1. 評估個案所有的處方用藥及成藥，尤其是助眠藥物；表 10-13、10-14 列舉國內失眠常用的藥物（包括非處方用藥、處方用藥及其他具睡眠特性藥品）治療及表 10-14 中介紹 Benzodiazepines 及 Non-Benzodiazepines 藥物的副作用。

2. 衛教個案正確的用藥知識：
   (1) 避免自行到藥房購買助眠藥物，應有醫師處方並慎選安全性高、副作用少與效用短暫之藥物。
   (2) 助眠藥物只適合短期使用；長期使用後，其效果會漸漸減退。
   (3) 長期使用助眠藥物，可能會產生耐藥性及依賴性。
   (4) 長期使用助眠藥物可能會產生不良的反應，反而使睡眠品質更差，甚而影響日間的活動功能。
   (5) 使用助眠藥物時，不可與酒精併用，可能會導致嚴重的不良作用。
   (6) 與其他藥物併用時，應特別注意藥物的交互作用。

3. 持續評估個案用藥的反應。

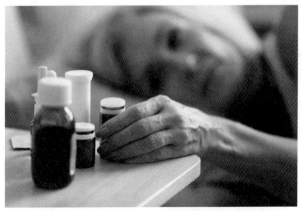

可正確使用助眠藥物來幫助睡眠

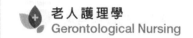
🔍 表 10-12　國內常用改善失眠的 Benzodiazepines 及 Non-Benzodiazepines 藥物

種類／藥物名稱	常見商品名稱	建議劑量(mg)	作用
苯二氮平類安眠鎮靜劑(Benzodiazepine hypnotics)			• 作用於 gamma-aminobutyric acid (GABA) 接受器，因此使用後可抑制神經細胞活性而產生安眠作用 • 半衰期範圍相當大，可預料臨床的作用，半衰期短的藥物減少進入睡眠時間，半衰期長的藥物有助於長時間維持睡眠
Triazolam	Halcion	0.125~0.25	• 屬短效藥物，可快速發生作用，適用於入睡困難的人，可避免影響第二天的生活功能
Temazepam	Euhypnos	15~30	• 屬中效藥物，可用於清晨過早醒來的人
Estazolam	Eurodin	1~2	• 屬中效藥物，可用於清晨過早醒來的人
Flurazepam	Dalmadorm	15~30	• 屬長效藥物，有較長的鎮靜作用，可用於白天過於焦慮的人
Lorazepam	Ativan	0.25~1	• 屬中效藥物，可用於清晨過早醒來的人
Clonazepam		0.5~3	• 通常使用於不寧腿症候群
非苯二氮平類安眠鎮靜劑(Nonbenzodiazepine hypnotics)			• 大多數此類的藥物能有效用於開始睡眠(sleep-onset)，對隔天造成的影響較小且和其他藥物發生交互作用機率較低
Zolpidem tartrate	Stilnox Ambiem Sublinox（舌下錠）	口服：5 長效型：6.25 舌下含錠：1.75~3.5	• 減少入睡期，增加睡眠總時數，增加慢波期，增加入睡後到快速動眼期所需的時間(latency to REM sleep)，不影響 REM，對睡眠結構影響很小 • 可用於難以入睡及睡眠中斷 • 長效型於口服後 3~8 小時濃度較高，對於維持睡眠較佳
Zaleplon	Sotalon	5~20	• 可用於難以入睡及睡眠中斷，因半衰期較短，因此也可於半夜使用
Eszopiclone	Runesta	1~3	• 減少入睡潛伏期，改善睡眠效率
選擇性退黑激素受體作用劑(Selective melatonin receptor agonist)			
Ramelteon	Rozerem	8	• 主要作用於睡眠潛伏期 • 依照服用的時間改變循環的節律，增加睡眠間期 • 在夜間服用褪黑激素，可使睡眠節律的時程提早，有助於無法入眠的狀況 • 在早上使用褪黑激素，可延遲睡眠節律的時程，對晚間太早有睡意，但早上太早醒來的人有幫助

⊕ 表 10-13　其他用於安眠的藥品

種類／藥物名稱	常見商品名稱	建議劑量(mg)	作　用
選擇性退黑激素受體作用劑(Selective melatonin receptor agonist)			• 調節晝夜節律 • 在早上使用褪黑激素，可延遲睡眠節律的時程，對晚間太早有睡意，但早上太早醒來的人有幫助。高脂肪食物會減少藥物吸收 • 在夜間服用褪黑激素，可使睡眠節律的時程提早，有助於無法入眠的狀況 • 沒有濫用可能性，而且不限於短期使用 • 肝腎疾病者須小心使用
Melatonin	－	0.5~3	• 睡前及飯後 1~2 小時服用 • 美國藥物及實務管理局(FDA)定義為膳食補充劑(dietary supplement) • 副作用：頭痛、咽炎、腰背痠痛、乏力、煩躁不安、精神緊張、頭暈、嗜睡、腹痛、便祕
Ramelteon	Rozerem	8	• 主要作用於睡眠潛伏期 • 依照服用的時間改變循環的節律，增加睡眠間期 • 與 Fluvoxamine 有交互作用 • 副作用：嗜睡、頭暈
抗組織胺藥物(Antihistamine drugs)			• 常被用來誘導睡眠 • 潛在的副作：抗膽鹼特性的副作用，像是尿滯留、口乾、便祕、視力模糊、記憶力減退或是心悸等；老年人尤其敏感，因此通常不建議用於治療老年人失眠
Diphenhydramine	Vena, Benadryl	25~50	－
Doxylamine	Antica	25	－

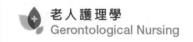

⊕ 表 10-14　國內常用之 Benzodiazepines 及 Non-Benzodiazepines 安眠藥的副作用

分類 （半衰期）	藥品名	商品名	宿醉感	反彈性失眠	耐藥性	成癮及濫用
Benzodiazepine						
短效型* （<6 小時）	Brotizolam	Lendormin	−	+++	+++	++
	Triazolam	Halcion				
	Midazolam	Dormicum				
中效型** （6~24 小時）	Estazolam	Eurodin	+/++	++/+++	++/+++	++
	Lorametazepam	Loramet				
	Temazepam	Euhypnos				
	Flunitrazepam	Rohypnol				
長效型*** （>24 小時）	Flurazepam	Dalmadorm	+++	−	+	++
	Nitrazepam	Mogadom				
	Nordazepam	Calmday				
	Diazepam	Valium				
NonBenzodiapzeine						
短效型* （<6 小時）	Zolpidem	Stilnox	−	+	−	−
	Zopiclone	Imovane	++	++	++	+
	Zaleplon	Sotalon	?	−	5 週後	?

註：“ − ”=無效果；“ + ”=輕微效果；“ ++ ”=中等效果；“ +++ ”=明顯效果

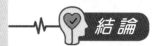 結論

　　睡眠是身體及心理保持健康的必要條件之一。良好睡眠對老年人是不可輕忽的。造成老人睡眠問題的原因很多，它可能是一種自然的老化過程，也可能是其他生理或非生理因素引起；其中生理因素包括睡眠結構的改變、與睡眠相關的疾病、其他慢性疾病與其藥物治療，而情感社會因子、睡眠環境、飲食習慣等則屬於非生理因素。

　　為能改善老人的睡眠問題，健康照護人員應先了解正常的老人睡眠型態與特性，釐清老人睡眠障礙的主觀成分與客觀證據，並審慎評估老人的睡眠史。控制睡眠的干擾因素、協助培養健康睡眠型態及正確使用助眠藥物三大原則同時並用，期能改善老人睡眠問題，促使老人能獲得較好的生活品質。

課後複習 *Exercise*

( )1. 老人睡眠型態的改變包括：(A)睡眠潛伏期延長　(B)睡眠效率增加　(C)平均睡眠時數增加　(D)以上皆是。

( )2. 入睡不易或睡眠潛伏期延長是指一個人就寢後，無法於 (A)15　(B)30　(C)45　(D)60　分鐘內入睡。

( )3. 一般的睡眠週期可分為 (A)兩個　(B)三個　(C)四個　(D)五個　階段。

( )4. 有關老人的睡眠週期的改變，下列何者正確？(A)淺睡期減少　(B)熟睡期增加　(C)REM 期減少　(D) REM 期增加。

( )5. 引起老年人 24 小時睡眠節律障礙的原因包括：(A)下視丘老化　(B)褪黑激素濃度下降　(C)白天打瞌睡增加　(D)以上皆是。

( )6. 發生於老人呼吸暫停症候群多為：(A)中樞型　(B)阻塞型　(C)混合型　(D)不規則形。

( )7. Benzodiazpines 類藥物對老年人睡眠的影響包括：(A)日間瞌睡增加　(B)總睡眠時數增加　(C)蓄積中毒　(D)以上皆是。

( )8. 大量酒精對老年人睡眠的影響包括：(A)減少 REM 及熟睡期　(B)入睡時間增加　(C)睡眠效率降低　(D)疲憊感增加。

( )9. 改善老年人睡眠品質的首要措施為：(A)評估導致睡眠障礙的原因　(B)培養良好的睡眠習慣　(C)正確使用助眠藥物　(D)以上皆是。

( )10. 下列何者是睡前點心的較佳選擇？(A)一小碗燕麥　(B)一份吐司　(C)一小碗餛飩湯　(D)一小碗稀飯。

掃描　解答　參考文獻

MEMO

老年人的性生活需求

郭慈安　編　著

本章大綱

11-1　人口老化與老年人性生活
11-2　影響老年人性生活的生理因素與常
　　　見問題
11-3　影響老年人性生活的非生理因素與
　　　常見問題
11-4　護理評估
11-5　護理目標與措施

學習目標

研讀本章內容之後，學習者應能達到下列目標：
1. 了解影響老年人性生活的生理因素與非生理因
　素。
2. 認識常見的老年人性生活問題。
3. 如何做性功能的評估與治療。
4. 了解性生活評估涵蓋的層面。
5. 認識正確的性功能與性生活概念。
6. 認識藥物與疾病對性生活的影響。

心智圖

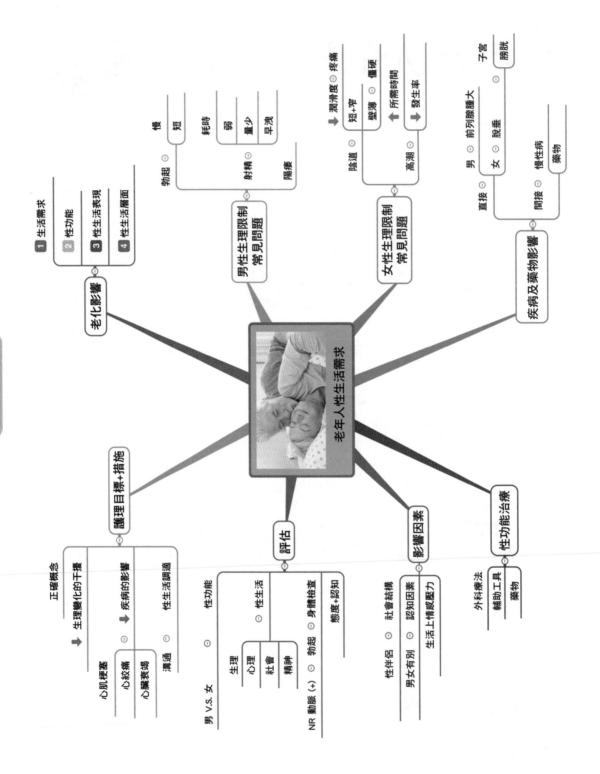

老年人性生活需求

老化影響
- 1 生活需求
- 2 性功能
- 3 性生活表現
- 4 性生活層面

男性生理限制常見問題
- 勃起 ○
  - 慢
  - 短
- 射精 ○
  - 耗時
  - 弱
  - 量少
  - 早洩
- 陽痿

女性生理限制常見問題
- 陰道 ○
  - ↓潤滑度 ○ 疼痛
  - 短+窄
  - 壁薄
  - 僵硬
- 高潮 ○
  - ↑所需時間
  - ↑發生率

疾病及藥物影響
- 直接 ○
  - 男 ○ 前列腺腫大
  - 女 ○ 脫垂
    - 子宮
    - 膀胱
- 間接 ○
  - 男女有別
  - 慢性病
  - 藥物

護理目標+措施
- 正確概念
- ↓生理變化的干擾
  - 心肌梗塞 ○
    - 心絞痛
    - 心臟衰竭
- ↓疾病的影響 ○
  - 溝通
- 性生活調適 ○

評估
- 性功能
  - 男 V.S. 女
    - 生理
  - NR 動脈 (+) ○ 勃起
- 性生活 ○
  - 心理
  - 社會
  - 精神
  - 身體檢查
  - 態度+認知

影響因素
- 社會結構
  - 性伴侶 ○
- 認知因素 ○
  - 生活上情感壓力

性功能治療
- 外科療法
  - 輔助工具
  - 藥物

前言 *Foreword*

隨著人口老化與老年人口的增加，老年人的性生活逐漸成為一個學術研究與臨床專業的議題。老年人的性生活與需求在過去是不被重視，甚至是不被談論的隱私議題。一般人普遍上有一個錯誤的觀念，那就是老年人沒有性生活或性需求。在社會上或臨床工作裡，不管是在家庭裡或機構中，老年人性行為都可能被認為是不應該、不正常、不會發生或不被社會接受的。

實際上性生活的需求並非隨著年齡增加而消失。根據美國針對老年人的一項研究顯示(Lindau et al., 2007)，老年人擁有性生活的頻率相當普遍。從 55~64 歲的年齡層中，有將近 3/4 的人，在一年內尚有和性伴侶有性生活。65~74 歲的年齡層中有一半的老年人有性生活，而在 75~84 歲的年齡層裡，也有 1/4 的比例有性生活。不但如此，性生活活躍的老年人，也表示他們在 1 個月中會有 2~3 次，甚至更多次的性行為。如此可見性生活是人類親密行為的一種表現。它在任何年齡層都會發生，不同年齡層對性行為的表現與感受會不一樣，而且性生活可以是藉於兩者之間或一人自行。

舉例來說，有些人在年紀較輕時比較沒有性行為，他／她年老後就可能較沒有性生活的需求。相反的，有些人性行為頻繁，他／她年老後就可能比較需要維持性生活。這是一般所說的「不常用就消失」的理論。但是也有相反的說法，有些老年人到年老才開始享受性生活，因為年輕時養兒育女賺錢養家的壓力太大了。有些人年老時失去性伴侶，所以性生活可能是對自我的性行為。因此，正確的觀念是，性生活在老年人口中並沒有一定的標準。因為不管在哪一個年齡層，每個人對性生活的需求是不一樣的。

11-1 人口老化與老年人性生活

　　討論老年人的性生活需求，首先要區隔年齡老化產生的認知與變化。第一，老年人的性生活需求和較年輕的年齡層不一樣；第二，老年人性功能因年齡會有所變化；第三，老年人對性生活的表現方式比較複雜；第四，老年人要擁有性生活必須考慮的因素和層面比較廣泛。同時，「性生活」涵蓋的意義因人而異；一般來說學術上與臨床上，專家都會用最廣的意義看待。性生活包含了一個人的自我看法，和他人產生親密關係的能力、行為、動作、情感與需要。性行為、性需求、性的慾望、性的價值觀，是否該有「性」的想法，也可能因性別而有所差異。

　　舉例來說，性行為對男性來說有可能是一種荷爾蒙因素表現出來的突發慾望，一種「機械動作」後能夠得到滿足的感覺。性愛讓男性感到有能力(power)，一種男子氣概的表現。但是對女性來說，懷孕因素除外，女性的性行為可能需要是一種結合心靈、肉體與精神上的感受。於是男女之間對性生活的需求可能從原先以生理為主轉移到心理社會層面。性生活可能從原先以性交動作為主，轉移到全身觸感與心靈的滿足。另外，隨著年齡的增加，性功能也有可能因疾病、藥物或身體的變化而有所改變(Low et al., 2005)。性生活可能受很多家庭因素、情緒、社會觀念與生活壓力所影響。因此老年人的性生活需求，必須從一個生理、心理與社會的角度來討論。

　　相對的，專業人員對老年人性生活的了解也有限。一般醫護人員不常把性生活的需求與評估，列入日常健康檢查或諮商項目。因為一方面怕碰觸老年人的隱私，老年人可能也不願談論此話題；二方面可能認為老年人性行為的發生率不高。因此針對老年人性生活需求的話題與治療，醫護人員一般採取「被動」的方式。如果老年人不問，醫護人員就不提。

　　因此，就像青少年性生活教育一樣，老年人的性生活也必須受到學術、臨床與社會輿論所討論、重視。因為性生活是老年人生活的一部分，它可以影響老年人的生活品質，生、心、靈的發展。醫護人員也應對於老年人的性生活有基本認知，以幫助有需求或疑問的老年人與其周遭相關人士。

11-2　影響老年人性生活的生理因素與常見問題

　　隨著年齡的成長，身體很多變化都可能影響性生活。雖然這種變化因人而異，沒有一定的標準，但是可以確定的現象是性行為反應可能遲緩了，需要達到興奮的時間增長了。特別是性別上因生理變化不同也會產生不一樣的反應、需求或結果。因此，了解老年人生理因素變化與性生活的關係是很重要的。不然老年人可能因為認知不清楚，而對自己的性生活產生懷疑、沮喪或焦慮。這對自我或性伴侶都有不必要的影響。

一、男性的生理限制與常見問題

　　男性在 18 歲左右達到性功能的最高點，之後勃起與射精的能力有緩慢減弱的現象。當男性 30 歲左右，男性荷爾蒙製造量開始減弱，一些生理反應也逐漸產生。到了 40 歲，大部分的男性會感覺到他的性慾有緩和，性功

能也可能開始退化。雖然因人而異,這樣的變化會持續到 50 歲。所以和青少年時或 20 初歲相比,大部分男人到了 50 歲時的性活躍程度可能減少了 50% (Discovery Health, n.d.)。

但是性生活的需要與活躍程度,絕對沒有一定的標準。即使是老年人,有些男性的性慾望或需求很強,有些可以較少或可有可無。但是一般來說,男性 40 歲過後可能有時會經歷勃起困難或射精需要時間較長,射精感覺較弱(或沒有以前強烈),射精量較少。一般男性到了 60 歲時,這些現象明顯都會經歷到。但是不同於女性,雖然男性的精子質量可能較少,精蟲活動力較弱,老年男性的精子還是可以受孕。

老年男性因生理變化產生的常見問題包括陽萎、早洩、勃起速度較慢、勃起時間較短。由於一般男性大多比其配偶年長,所以比起女性,有配偶的老年男性比較不會缺乏性伴侶的問題。沒有固定性伴侶的男性可能會不定期有性需要,這時他們必須對自己進行性行為或找對象進行性行為。

 THINKING BOX ✕

案例一

江先生身體向來硬朗,夫妻性生活也算滿意。但是江太太發現即將要面臨退休的江先生,最近總是特別注意一些性功能藥物的廣告,喜歡在網路上看色情的小說,甚至開始使用壯陽的補品。

江太太發現每次他們性交前,江先生總是在浴室待很久。她懷疑江先生可能在服用幫助勃起的藥物。除此之外,江先生會要求江太太性行為時變換各種不同姿勢與激情語言。江太太認為以前他們都不用這樣,江先生也從不嘗試新的性交變化,所以江太太認為江先生在性生活上不正常了。

討論問題

1. 護理人員應該如何用生理、心理與社會的角度幫忙江先生與江太太認識此情況?
2. 江先生的行為是老化現象的反應嗎?

二、女性的生理限制與常見問題

隨著年齡的改變,女性對性的體會也有不同的變化。一般來說,青春期的女生對性有很多幻想,同學之間互相也有競爭。除了好奇外,青少年期的

女性可能把發生性關係當成是男生最愛對方的表現。到了適婚年齡或婚後，女性必須面對性行為可能發生的懷孕或避孕問題。對很多這階段年齡層的女性來說，發生性關係不見得是為了自我的需求，有時可能是為了懷孕生子，面對傳宗接代的期待或壓力。等到更年期，這個年齡層的女性沒有懷孕的壓力，因此許多女性認為她們此時才可以真正體會和享受性生活。

然而隨著年齡的變化，老年女性生理變化最常見的問題就是陰道潤滑度降低以致性交疼痛，影響性慾。停經後過了更年期的女性不再懷孕，荷爾蒙減少甚至停止製造了，陰道開始變短變窄，陰道壁也會變薄，減少伸張力變得較為僵硬；陰道的潤滑度降低（可能因身體器官的自然老化現象或是女性器官手術的關係）。性交時也需要較長的時間達到高潮，或者高潮較溫和，發生率也會變少。

THINKING BOX ⊗　　⌐o　　　　⊕

案例二

　　彩雲60歲那一年動了乳房和子宮切除手術。在手術前，她和她先生一直維持不錯的性生活。但是手術後，彩雲很擔心未來的性生活該怎麼辦。

　　彩雲有時也會想要有性交的慾望，但她不敢講。先生在手術後也很少和她親密了。於是彩雲時常透過手淫自己解決她的性需求。但是每次手淫，她都感覺刺痛。她變得很憂鬱。一方面想要繼續擁有性生活，但是二方面卻覺得自己不正常。

討論問題

1. 你會如何輔導彩雲與她的先生？
2. 你會如何建議彩雲繼續她的性生活？
3. 是否有方法能讓彩雲減輕性交的疼痛？

三、疾病與藥物對老年人性生活的影響

　　除了生理因素，疾病和藥物也是影響老年人性生活另外兩個重要的原因。疾病方面分為直接和間接的影響。一般老年人生殖器官方面的疾病可能會直接影響性功能或減低性慾。例如：前列腺腫大、陰道感染、子宮脫垂、膀胱脫垂等。間接影響老年人性生活的疾病包括許多常見的慢性病，而某些治療慢性病的藥物也會影響性功能。

　　影響老年人性功能的疾病，很多都和慢性病有關，例如：關節炎、糖尿病、高血壓、慢性心臟病等（表 11-1）。許多疾病或治療這些疾病的藥物（表 11-2），會直接或間接影響老年人的性行為。舉例來說，老年人的關節炎往往會讓女性在性交前後感到肢體疼痛，身體不舒服。一些和膀胱有關的疾病會造成性交後老年人下體的不適，滲尿可能讓人感到羞恥或害怕弄髒床被。還有中風的老年人雖然仍有性慾，但是也可能因為身體某些部位的不方便而有性交困難。因此，即使有性慾或性的需求，這些疾病會帶給老年人生理上的影響（如勃起遲緩或困難）、身體上的不方便（如改變較不習慣的姿勢），或心理的畏懼（如害怕不能如從前一樣性交或性交帶給性伴侶不便）。

⊕ 表 11-1　常見影響性功能或性生活的老年疾病

疾病／症狀	如何影響性功能或性生活	治療方法
關節炎	關節疼痛會造成性交上身體的不舒服	使用止痛藥、關節手術或試用不同的性交姿勢
前列腺問題	頻尿、尿液減少、壓迫射精	藥物治療、手術
子宮脫垂	下腹重墜感、腰酸或陰道內有膨脹感	手術、人工網膜修補
糖尿病	（常見於男性）雖然不會直接影響性交但有時會造成陽萎	藥物治療
心臟病	動脈硬化症可能會影響身體血液的流動，因此可能會影響男性的勃起	徵詢醫師意見（特別是心臟病患者是否可有性交及其須知）
高血壓	可能造成男性的勃起遲緩，藥物也可能造成陽萎	徵詢醫師意見做適當的藥物治療
尿失禁	因為膀胱功能的控制能力減弱或滲尿，而在發生性行為上有更大的壓迫，因此不想性交（常見於女性）	藥物治療
中風	一般性行為的能力不會因為中風而破壞。但是勃起可能因為身體的虛弱或癱瘓而受影響	試用不同的性交姿勢或徵詢醫師意見
酗酒、酒精中毒	影響男性勃起，女性高潮遲緩	戒酒或減少酒精攝取
性病	皮膚潰爛、排尿疼痛、免疫力受損	徵詢醫師意見、藥物治療

※　資料來源：Web M. D. (n. d.). *Sex and aging.* http://www.webmd.com/healthy-aging/guide/sex-aging

⊕ 表 11-2　影響老年人性功能的常見藥物

疾病或症狀	藥品
焦慮(anxiety)	Benzodiazepines
癌症(cancer)	Chemotherapy agents
感冒(colds/flu)	Antihistamines
癲癇(epilepsy)	Carbamazepine
白內障(glaucoma)	Metoclopramide HCl
高血壓(high blood pressure)	Clonidine HCl, Methyldopa, Prazosin HCl, Spironolactone
憂鬱症(depression)	Antidepressants
巴金森氏病(Parkinson's disease)	Carbidopa/Levodopa
思覺失調症(schizophrenia)	Antipsychotics

※ 資料來源：Hillman, J. L. (2000). *Clinical perspectives on elderly sexuality*. Kluwer Academic/Plenum Publishers.

（一）醫學對性功能的治療與利弊

隨著科學的進步，醫學上有三種不同的治療方法(Galindo & Kaiser, 1995)。第一，陰莖的移植手術；第二，輔助性功能的工具；第三，幫助性功能的藥物；這些方法用於不同的情況且費用也大有不同。

陰莖的移植手術大部分是用來幫助脊髓受傷、有血管或腦部疾病的人。當然，這是一項在醫療與費用上都比較浩大的方法。手術也可能影響其他部分的性器官，移植後的持久性也不定。所以一般非不得已，這一項方法比較不被普遍考慮。

第二項方法是藉助工具來幫助性器官達到興奮或勃起的階段。許多女性會藉助按摩器刺激陰道（若陰道乾澀者可另加潤滑劑）。一方面幫助自己達到興奮期，二方面減輕勃起陰莖插入時可能造成的疼痛。另外，男性也有勃起的工具，例如，一種真空吸引的工具(vacuum device)將陰莖包著幫助它的充血勃起。這種工具可以讓患有血管疾病或糖尿病的老年人維持性生活，但是在使用上有時會傷到皮膚，造成瘀血等，視力不好或患有關節炎的老年人不方便使用。另外，一些男性心理上會抗拒使用，因為他們不願藉由一個很明顯的工具來達到勃起的效果。

第三項方法是服用防止陽萎的藥物。近年來所發明的「藍色小藥丸」─威而剛(Viagra®)，是最具代表性且最流行的藥物。它可以延長放鬆陰莖平滑肌，讓血液流入。老年男性可以藉由本藥在性交前短時間（半小時至 4 小時內）達到勃起、射精。這種方法深受老年男性喜愛，因為它很方便，不需手

術或使用工具，並可以默默使用，很有隱私。對於一些因為患有性功能障礙或疾病（高血壓、糖尿病等）而性交困難的老年人特別有幫助。

根據製造威而剛藥廠的研究(Hillman, 2000)，88%服用威而剛的男性表示性交有所改善。男性每一個月的平均性交次數，有服用威而剛的是 5.9 次，沒有服用的是 1.5 次。服用威而剛明顯改善並維持了男性的性生活。但是本藥近年來也被發現對於心臟病有危險的副作用。威而剛的發明對性愛關係也可能產生變化。因為女性抱怨在還沒有準備好的情況下，她的性伴侶因服用此藥已躍躍欲試。另外有女性案例因為她的性伴侶服用威而剛而有外遇。因為性功能加強了，男性可能會去尋找刺激或偏愛年紀較輕的女性。

（二）性傳染疾病的危機

人過了 50 歲後，特別是老年人，進行性行為時比較不會去做任何防止性病傳染的保護措施。因為一般人會認為這個年齡層的女性已經不會懷孕，男性的性功能也可能會因為要做保護措施而有所影響。夫妻或性伴侶間往往不會去考慮對方是否會跟第三者發生性行為，所以老年人在進行性行為時，大部分都不會做任何的防範措施。

但是，性傳染病是不分年齡的。常見的傳染性性病，例如：梅毒、淋病、疱疹、愛滋病等，在任何年齡都有可能發生。這些性病通常透過性交，由帶原者傳染病菌給性伴侶。隨著年齡增長，老年女性在性交過程比年輕人更容易在陰道上發生撕裂損傷，病菌也較容易進入血液中。舉例來說，梅毒(syphilis)的傳染是由梅毒螺旋體的病菌，由血液循環擴散到全身。梅毒病人通常在手掌與腳底出現紅斑，嚴重者皮膚潰爛。還有，更讓人憂心的是人類免疫缺失病毒(HIV)的傳染。因為老年人較不常採防範措施，造成感染人類免疫缺失病毒的案例正在快速成長。依照統計顯示，新發現的愛滋病案例中，每 10 位就有一位是 55 歲以上的人，其中老年人占了大部分。

在老年罹患愛滋病的患者可能更需要同時考慮其慢性病共病所產生的長期照顧需求，特別是在疾病與醫療照護議題、社會的偏見與歧視、心理與身分的調適與反省、人際關係的調整等（鐘，2009）。

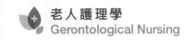
 影響老年人性生活的非生理因素與常見問題

　　除了影響老年人性生活的生理因素之外（如性功能的退化、疾病和藥物），許多非生理因素對老年人性生活的影響也同樣重要。非生理因素比生理因素複雜，因為它涵蓋了心理因素、生活狀況、社會支持系統與兩性情感關係(Nappi et al., 2007)。例如，一位長期照顧者可能因為性伴侶身體的衰弱加上照顧的壓力，身心疲憊並要付龐大醫藥費，心情沮喪又無人投訴而產生性冷感。認識影響老年人性生活的非生理因素，可以幫助老年人維持性關係或了解問題的來源。因為能夠維持親密關係的老年人，即使是基本的撫摸或親熱，都會影響壽命的長短，生活滿意度與自我的生存價值(Low et al., 2005)。

　　根據美國一項研究顯示(Johnson, 1998)，90%的老年女性認為她們在50歲後的性生活仍是美好的。雖然有1/3的老年女性說他們對性生活的興趣減少，但是大部女性在停經後還繼續維持性生活。這項研究以質性分析的方法發現50歲後女性對性生活仍有興趣、需求，並且想維持。一位83歲女性認為性生活不是只是身體上的滿足而已。對於一位80幾歲的老年人而言，性生活包含了擁有一位知心的伴侶，陪伴著你度過許多寂寞的夜晚，擁抱你、安慰你，甚至傾聽你。

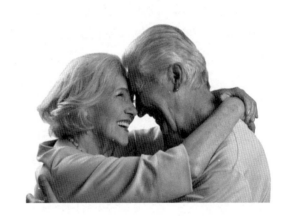

🔊 對一些老年人而言，性生活包含了擁有一位知心的伴侶，可以有人陪伴、擁抱、安慰，甚至傾聽

一、社會結構因素

　　老年性生活面對兩個現實的問題，第一是擁有性伴侶的機會；第二是老年人口性別年齡的落差。想要在老年生活中擁有性行為，擁有性伴侶是最現實的問題了。在老年人口中，特別是夫妻間，很多照顧者也是被照顧者的性伴侶，其年齡層較輕的一方，老年人比較需要面對失去性伴侶或性功能退化的問題。因此，很多老年人並不是不想有性生活，而是他們沒有性伴侶。

第二，老年人口中女性的平均壽命比男性高。因為老年女性人口數遠超過老年男性，許多女性即使有性需求，她們可能因為沒有性伴侶而只好放棄性生活。另一方面，以夫妻為例，通常妻子的年齡都比丈夫小，因此男性即使進入老年期，他要繼續擁有性伴侶的機率較女性高。況且以現在的社會文化來講，沒有性伴侶但有性需求的男性，較女性容易找到暫時的替代（如性交易）。

二、認知因素

傳統社會對性生活的觀念是封閉、隱私、男性為主、女性服從的。對現在老一輩的人來說，過了懷孕生子的年齡後，性生活就隨著時光而消失。老年人不會在家人、朋友或公開場合談論性生活的需求。他們甚至會認為性關係是一種奢侈品。但是隨著時代的改變，自由主義的普遍，自我意識的提高，性別的平權，教育的普遍，老年身體、心理與行為的認知所影響，性生活的方式雖然因人而異，但是每個人對自己的性需求可以有所控制，擁有性生活者大部分也都繼續維持到老年人的階段。

基本認知上，首先必須了解老年人擁有性生活是正常的。老年人的性生活不一定是性交，它涵蓋的意義很廣，包括許多微小的親密動作（如擁抱、撫摸、親密的對話等）。另外，在性別方面，男性和女性對性生活的認知也有些許差異。許多女性會有一個錯誤的觀念，那就是更年期往往讓女性停止了性行為，對性的興趣也減少。其實不然，女性的性慾或性功能不會因停經而停止。

更年期後「性」趣缺缺？

更年期就像是第二個青春期一樣，都是人生的過渡期，因為荷爾蒙的變化，連帶影響了性生活。是什麼原因影響了更年期女性的性生活？該如何解決？聽聽專家怎麼說。

再者，常困擾女性的是外表的變化。老年女性容易覺得自己已失去年輕的外表而沒吸引力了，所以她的伴侶可能不再喜歡和她有性關係，自己因此也不想有性需求或性的想法。對男性而言，隨著年齡的增長或許性功能不像年輕時表現的勇猛，因此老年男性會害怕昔日雄風不再而不想有性行為。

三、生活上的情感壓力

周遭生活中許多無形的壓力容易影響老年人的性生活。家庭關係、財務狀況、嗜好不同、長期照顧等因素都可能影響性生活，因為這些壓力可能使人心情低潮，因而沒有想要親密行為的感覺，嚴重者甚至會造成憂鬱症，造成長期影響性生活。舉例來說，許多夫妻從空巢期開始，會發現彼此因為長期忙於兒女的教養、工作，而忽略了對性生活的需求，也不察覺對方對性生活的需求。在這個階段，夫妻間也可能產生身體的生理變化，性器官與性功能都受影響。久而久之因為長期累積下來的壓力未鬆綁，或溝通而對性生活產生畏怯。

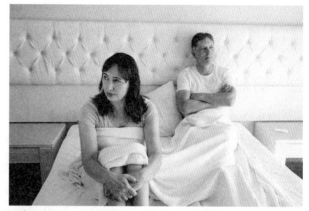

📷 隨著年齡增長，兩性之間的性需求可能會有所變化

兩性之間針對生活壓力的不同也影響性生活。在傳統的夫妻結構裡，男主外女主內，進入退休老年生活後，許多男人選擇較靜態的嗜好與生活作息。但是女性長期在家教育子女整理家務，可能會選擇走出家庭，從事自我成長學習或較動態的生活作息。兩性之間的性需求也許在此時會有所變化。

另一方面，進入長期照顧階段的夫妻，很多照顧者因為生理和心理的因素不得不選擇放棄性生活。舉例來說，被照顧者可能因生理因素無法性行為或對性生活產生畏懼。照顧者想要有性生活但對方生理不允許，或是因為要承擔許多生活瑣事而沒有心情享受性生活。另外，在失智症的家庭當中，照顧者必須承受逐漸失智的伴侶忘記其夫妻關係，心理上對性行為感受不同，生理需求也不一致。更嚴重的問題是，若是一方進入養護機構，他（她）的性生活需求是什麼？倘若有性生活的需求，機構的處理會是如何？

結合社會結構、性生活的認知因素與生活壓力，老年人的性生活需求因此變得複雜許多，醫護人員要考慮的處理方法與態度因而也不一樣。傳統上醫護人員偏重生理上性功能與疾病的評估與治療，往往忽略了社會支持系統與心理層面的性生活問題。身為一位護理人員，不論在臨床上是長期或短期，都是老年人最常也最直接會接觸到的醫護專業人員。因此，如何扮演一個老年人對性生活的諮商者是很重要的。

11-4 護理評估

一、影響因素與現況評估

（一）性功能評估

男性與女性在性功能評估上有一些不同。相對於男性在性功能評估的發展，女性的性功能評估大概落後了 15 年以上(Shen & Sata, 1990)。性功能評估在性別上有如此差異最大的原因來自於兩性在評估上的複雜度與普遍性。一般男性的性功能評估大部分就針對勃起困難程度與器官做診斷，在國際上以男性在勃起的硬度、頻率、持久性、過程為主（陳等，2006）。但相較男性的性功能評估，女性的性功能評估較複雜，一般女性也鮮少被評估性功能。直到 1994 年由美國精神醫學會編著的第四版「精神疾病診斷準則手冊」(DSM-IV)，訂定了女性性反應的三個過程（性慾望、性興奮、性高潮），將女性性功能障礙做分類。第五版(DSM-5)則將女性性反應分類之性慾望及性興奮整合成女性性趣／興奮，而性高潮未改變分類。

蕭、杜、沈(2004)就女性性功能評估訂定了一個評估表，其中包含了 16 項的問題評估，例如針對性慾的產生、性慾的次數、與興致維持與失去、性高潮的次數、性的期待與愉悅感、性慾維持的方法以及性生活品質、滿意度（表 11-3）。這篇研究報告同時也發現臺灣女性對性生活的被動行為，即使服用憂鬱藥物可能會減低她們的性慾，女性對於性活動大多採取只是為了配合性伴侶的需求，或履行做妻子的義務，而尋求性功能障礙的解除。更重要的，文化上與醫病性別的關係，在評估是否有性功能障礙之後，通常女性病人不會再深入討論有關性功能障礙之致病原因及治療方法。

（二）性生活評估

相對於性功能的評估，性生活評估通常涵蓋的層面較廣，也包含了生理、心理、社會精神層面的評估（表 11-4）。評估者也不一定是醫護人員，有時可能會是社工或心理諮商師。在生理層面上，性生活評估檢視個人隨著時間與疾病發展是否影響了性行為，性行為造成什麼樣的生理感覺（例如疼痛或舒適）。在心理層面，性生活評估檢視個人隨著時間對性生活的期待、價值觀、定義、心態、表現、適應力及顧慮。另外，社會精神層面檢視個人在生活上是否擁有親密對象，若要維持滿意的性生活所需的支持系統、輔助工具或藥物的可近度。

⊕ 表 11-3　女性性功能評估量表（蕭等，2004）

A. 您通常多久有引發性慾的感覺？ 　1.從未　2.很少（一個月一次以下）　3.有時（一個月一次以上，四次以下） 　4.經常（一週兩次以上）　5.每天
B. 您容易被引發性慾嗎？ 　1.從未　2.很少　3.有時　4.經常　5.每天
C. 從事性行為過程中您的陰道有適當的潤濕嗎？ 　1.從未　2.很少　3.有時　4.經常　5.每天
D. 您通常多久被引發性慾後卻失去興致？ 　1.從未　2.很少　3.有時　4.經常　5.每天
E. 您認為您的障礙是在某些情況才發生的嗎？（如只有在和某性伴侶一起時才發生） 　1.是　2.否
F. 您通常多久經歷過一高潮？ 　1.從未　2.很少（一個月一次以下）　3.有時（一個月一次以上，四次以下） 　4.經常（一週兩次以上）　5.每天
G. 您能夠達到您想要的高潮嗎？ 　1.從未　2.很少　3.有時　4.經常　5.每天
H. 若您無法達到您想要的高潮，您是經歷了？ 　1.早發性高潮　2.遲發性高潮　3.多次高潮
I. 當達到高潮時您感受到多大的愉悅感？ 　1.沒有愉悅感　2.很少　3.一些　4.許多　5.很大的
J. 您通常多久有疼痛性的高潮？ 　1.從未　2.很少（一個月一次以下）　3.有時（一個月一次以上，四次以下） 　4.經常（一週兩次以上）　5.每天
K. 您通常多久透過自慰達到高潮？ 　1.從未　2.很少（一個月一次以下）　3.有時（一個月一次以上，四次以下） 　4.經常（一週兩次以上）　5.每天
L. 您通常多久有很強烈的性慾望？ 　1.從未　2.很少（一個月一次以下）　3.有時（一個月一次以上，四次以下） 　4.經常（一週兩次以上）　5.每天
M. 您需要透過物品或較強的性刺激來激發性慾嗎？ 　1.從未　2.很少（一個月一次以下）　3.有時（一個月一次以上，四次以下） 　4.經常（一週兩次以上）　5.每天

⊕ 表 11-3　女性性功能評估量表（蕭等，2004）（續）

N. 性功能障礙帶給您重大壓力且影響您和性伴侶關係的建立？
1.不會　2.很少　3.有時　4.經常　5.總是
O. 您對您目前的性生活滿意度為何？
1.非常不滿意　2.不滿意　3.尚可　4.滿意　5.非常滿意
P. 您覺得您目前的生活品質如何？
1.極不好　2.不好　3.中等　4.好　5.極好

⊕ 表 11-4　性生活的基本評估（郭慈安編）

1	你是否有一個固定的性伴侶？若沒有，你是否還有性需求？
2	你對自己的性生活有任何顧慮嗎？
3	每一個人對性行為的定義不同，有人認為是做愛，有人是親密的撫摸、口交或手淫。對你來說，你認為性行為是否包括任何上述行為？
4	當年紀越大，有時發生性行時會感到痛苦或無力。你有經歷過類似的情形嗎？
5	你是否會使用一些幫助你性交的工具或藥劑、潤滑劑？
6	在你的人生過程當中（過去與現在），是否有任何不愉快的性生活經驗？
7	對你來說，和你的性伴侶討論性生活的問題是否很困難？
8	你需不需要任何改善性生活的協助？
9	你對自己有任何性生活表現的期待嗎？
10	生活中是否有很多壓力讓你不能擁有性生活？
11	你是否因為心情沮喪而不能有性生活？
12	你是否因為一些生理因素或外表的變化而不敢有性生活？
13	離上次發生性行為是多久以前？
14	你自己會去尋找有關老年人性生活的認知嗎？
15	你是否認識任何醫藥人員或心理輔導師能幫你解決性生活的問題？

二、身體檢查與評估

　　除了上述兩種針對性生活或性功能的評估，在臨床上最直接的檢查與評估方法就是針對男性生殖器官的視診。男性生殖器官的視診，以夜間陰莖勃起試驗與陰莖動脈功能檢查最普遍。這兩種方法主要檢查男性勃起的情況，辨別這基本的性功能是因為生理或心理因素造成的困難。

一般正常男性在晚間通常有 4~5 次的勃起，每次勃起平均 20~40 分鐘不等。夜間陰莖勃起試驗就是利用晚上人在睡眠狀態時，身體放鬆且大部分精神活動在靜止階段，壓抑情況達到最低情況下，觀察其陰莖勃起狀況如何？若是勃起的組織有動脈、靜脈、海綿體方面的問題，那夜間勃起會呈現不完全現象甚至不存在。藉由此試驗可得知性功能是否是生理器官上的問題。

另外，陰莖動脈功能檢查運用了勃起血液動力的基本理論來測量陰莖血壓與血流狀態的評估是否正常。這是一個從 60 年代醫師以觸診的方式來判斷陰莖動脈的狀況。醫師從陰莖海綿體的兩側仔細觸診來感覺陰莖動脈血管的搏動，建立動脈和動脈內壓力的初步印象。但是如果觸摸不到動脈搏動時，勃起功能可能有所困難。

三、評估老年人性問題應有的態度與認知

一般人往往只會將性生活想成性行為的次數多寡、性功能是否仍然強健。護理人員在做老年人性功能或性生活評估時，應該先認識正確的性功能與性生活概念。首先，護理人員在了解老年人的身體機能與疾病後，護理人員要評估老化過程的生理變化、親密關係和心理層面對老年人的影響。另外，老年人在性生活的需求與認識，也是護理人員和個案都必須了解的一環。

 THINKING BOX ⊗　　　○━┓　　　⊕

案例三

王先生在安養院裡是個精神較好動的中度失智症病人。有一天，當社工人員帶大家做椅上運動時，王先生忽然間起身把褲子脫了下來。在工作人員和一群病患面前露出他的下體，他卻一點也沒有表情。旁邊的病人有的看了在嘲笑，有的錯愕，有的低著頭不知如何是好。

社工人員嚇了一跳臉色發白。旁邊的工作人員露出一臉噁心並且大聲嚷嚷要王先生趕快把褲子穿上。因為有中度失智症的王先生，一時不清楚自己做了什麼也不知要把褲子穿好。所以社工人員找來了護理人員，大家連哄帶騙地把王先生的褲子穿回去。

討論問題

1. 護理人員應該如何幫忙其他的工作人員認識此情況？王先生的行為是生理反應、無意識的或挑釁呢？

2. 一個養護機構是否可以制定標準措施處理類似的情形？對於工作人員的態度、在旁病人的處置、事後的討論應該如何？

　　護理人員可能是最直接接觸，或評估老年人性生活的專業人員，護理人員對於老年人的性行為必須以中立的角度，不帶個人價值判斷的看待每一個案。一般護理人員在做老年人健檢時，就應包含基本的性生活評估。根據 Hillman (2000)的說法，性生活的評估可以讓護理人員發現許多老人家他們對自己健康的認知與需求，醫療知識與親密關係的狀況。特別是面對需要長期追蹤的老年個案來說，老人家的個性、宗教信仰、價值觀、男女角色的定義或責任、自我與對家人的期許、面對老化的態度與性生活知識等，都可透過性生活評估得以了解。

　　但是護理人員可能會因為不習慣詢問性生活方面的問題，或以假設的方式跳過性生活的評估。加上老年人不方便或不好意思開口，性生活的需求或困擾因此自然被省略掉了。倘若要評估性生活，必須面對老年人卻難以開口，或怕嚇壞了老年人時，護理人員應該有什麼態度和認知呢？

　　首先，醫護人員本身要有老年性需求的認知，將性功能評估當成生理、心理評估的一部分。護理人員可以告訴個案，你必須詢問一些有關他親密生活或性生活的問題。個案可選擇答不答覆，若是不答覆，你可以提醒他可以等到未來方便答覆，或是有任何有關性生活問題時再答覆或詢問。另一種方法，你可以把一些基本的性生活問題，當成一般普通的健康生理評估問題來處理。

11-5 護理目標與措施

一、認識正確的性功能與性生活概念

　　阮(2009)在「老年性生理學和老年的性生活」一書，提起中年過後如何擁有正常的性生活，其中很重要的是認識正確的性功能與性生活的概念。隨著年齡增長，男性在性功能上可能因為勃起功能的衰退，或心理壓力的影響造成對性生活的信心減弱。女性也可能因為生理器官的變化，加上傳統觀念對女性性需求的規範，對於擁有性生活感到退卻。其實兩性之間仍是可以保有適當的性生活，例如以下的建議都是中老年人對於親密關係應該擁有的觀念（阮，2009）。

1. 保持性生活的主動性。

2. 重情不重慾。

3. 力求變化。

4. 保持樂觀。

5. 保持浪漫。

6. 利用軀體接觸。

7. 互相關懷，互相體貼。

8. 關心身體健康。

二、減少生理變化對性生活的干擾

　　一般人中年過後可能產生肥胖、高血壓、骨質變化或性器官功能的衰退。兩性之間在生理的變化也有所差別，例如男性勃起較為困難，女性陰道乾燥較無彈性造成性交疼痛等。在日常生活中，老年人需要認識生理變化所帶來的正常影響。但是同時也可以積極尋求藥物、輔具或潤滑劑來幫助性交。與醫師溝通，做最好的身心靈層面的性生活準備也是必要的。

　　除了了解男女老化過程生理的變化之外，擁有性生活需要一個正面的態度。這個態度必須出自於老年人本身的認知、感覺、慾望與現實面的狀況（如擁有一位性伴侶、兩者身體生理上允許）。重要的是老年人的性生活，已不是多久有一次性行為、一次性交有多強烈。老年人的性交需要較長的準備時間（如前戲階段），其過程像是一種藝術，需要慢慢體會、細心調整、好好享受。

三、降低疾病對性功能性生活的影響

　　常見的慢性病對老年人的性功能有相當程度的影響，這些也會影響性生活的品質。心臟病、高血壓與糖尿病是老年人想要擁有性生活時最擔心的三種慢性病。心臟病與性生活的分類有三：心肌梗塞、心絞痛、心臟衰竭。通常一般人有個常見的錯誤觀念，就是害怕性交會造成心肌梗塞或復發。雖然這不是不可能，但是真正的發生率遠比想像來得少。所以建議患有心肌梗塞的病人，應與醫師討論做適當的藥物治療與運動。

　　至於心絞痛與心臟衰竭，心絞痛可以用硝酸甘油來預防發作，心臟衰竭的人通常應禁止太過激烈的性交，需治療後視耐受力而定。但是這兩種心臟疾病在性交時，可採用坐式或立位姿勢來減輕負擔。

　　高血壓對心肺與神經系統都是一個負擔，它可以使血壓升高導致腦血管破裂或中風甚至昏迷死亡。患有高血壓的病人應與醫師討論是否可以性交。在性交時若有不適或頭昏、頭痛現象，應停止性活動並考慮就醫。糖尿病帶給許多老年人有關性機能上的障礙，最明顯的是男性的陽萎。在 60~65 歲的年齡群中，陽萎的發生率是 75%（阮，2009）。但是陽萎是漸進式的，通常會讓病人因為陽萎感到自己是否喪失性功能。在醫療上可採取營養上的治療加上心理輔導，但目前尚未有藥物上的有效治療。

　　其他女性上的疾病，如子宮、乳房、卵巢的病變，雖然在治療上會影響性慾或性行為，但是長久並不代表女性不能擁有性生活。在現代的醫療上也有許多突破，例如整形、雌激素、藥物等，醫師可以依照需求做適當的診視與治療。

四、促進美好性生活的調適

　　擁有美好的性生活需要不斷地和性伴侶溝通，讓對方知道什麼方法是舒適的、被喜好的。雖然一般直接的方法是在醫療上做加強性生活的改善，這樣或許很快能達到生理的快感。但是若透過心理和感官系統（如利用視覺、嗅覺、聽覺、味覺、觸覺）去體會享受自己的性生活，對老年生活更能增進生活品質。因此，美好性生活認知必須涵蓋下列幾項：

1. 減少生理變化對性生活的干擾。

2. 降低疾病對性功能性生活的影響。

3. 向專業的醫護人員尋求適度的醫療治療。

4. 認識老年人性行為是自然且正常的，性生活的意義也涵蓋甚廣。

5. 性行為可以讓老年人維持他的自主性，感到快樂並有自尊。

6. 性功能的減退並不代表性行為產生的樂趣會減少。

7. 加強溝通。不要怪罪性伴侶，告訴性伴侶自己對性的需求。

8. 認識自己壓力的來源，不要讓壓力影響性生活。

9. 擁有美好的性生活必須做好該有的保護措施。

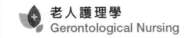
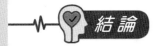

　　人類即將面臨人口大量老化，老年人在生理、心理、社會系統都將有新的變化和調適。對目前的老年人來說，他們成長於較清苦的時代背景，家庭結構較單純，教育程度也較不及後世代。所以現在的老年人對性生活的需求態度比較保守、被動、隱密不公開。但是隨著時代的變遷與科學的進步，性生活的需求普遍化，超越年齡框架。性生活的話題討論或研究在社會上被認同。展望未來，隨著人口結構繼續老化、有關「性」的社會問題複雜化（如性侵害或性疾病）、老年人機構對性生活的態度或處理、兩性之間對性生活的認知與需求，以及未來嬰兒潮出生的老年人對性生活需求態度等，這些都將是影響人與其家庭社會支持系統的重要議題。

　　因此，醫護人員不但有義務充實自己對老年人性生活的認知，更有責任提供老年人在醫療上與社會情感上對性生活的認識與協助。

課後複習

Exercise

(　)1. 請問什麼是 60 年代醫師用來評估男性性功能的評估檢查？(A)陰莖動脈搏動的觸診 (B)夜間陰莖勃起試驗　(C)彩色普勒超音波檢查　(D)陰莖海綿體內注射。

(　)2. 男性到了幾歲其性活躍程度可能減少了 50％？(A) 40 歲　(B) 60 歲　(C) 50 歲 (D) 80 歲。

(　)3. 下列何者治療疾病的藥物不會影響老年人性功能？(A)高血壓　(B)憂鬱症　(C)關節炎　(D)肝炎。

(　)4. 下列何者說法是不正確的？(A)男性的性功能評估中以生理功能的診斷為主　(B)女性和男性的性功能診斷是同年代一起發展的　(C)醫護人員往往對老年人的性功能評估抱著被動的態度　(D)女性的性功能在第四版「精神疾病診斷手冊」(DSM-IV)有詳細記載。

(　)5. 以下何種性傳染疾病是近年來老年人口中增長迅速的？(A)梅毒　(B)愛滋病　(C)淋病　(D)疱疹。

(　)6. 下列有關女性性生活的說法，何者正確？(A)女性停經之後應該不會有性需求　(B)女性往往因為年齡的關係忽略自己對性生活的需求　(C)女性和男性得到性伴侶的機會是平等的　(D)女性因為傳統觀念的規範因而受限其性生活的渴望。

(　)7. 在 60~65 歲的年齡群中，陽萎的發生率為多少？(A) 10％　(B) 75％　(C) 35％ (D) 80％。

(　)8. 下列何者是影響老年人性生活的非生理因素？(A)生活壓力　(B)角色認知　(C)人口結構　(D)以上皆是。

解答　　參考文獻

MEMO

CHAPTER

老年人的靈性需求
與護理

12

杜明勳、林貴滿　編 著

本章大綱

12-1　靈性與健康

12-2　靈性層次與老年人靈性問題

12-3　老年人的靈性護理

學習目標

研讀本章內容之後，學習者應能達到下列目標：

1. 認識靈性與健康的關係。

2. 認識並能列出老年人理想之靈性健康。

3. 認識並能列出常見的靈性層次和表現。

4. 認識並能列出老年人常見靈性需求與問題。

5. 了解老年人靈性護理內涵與方式。

6. 明白末期病人的靈性需求。

7. 明白家庭對老年人靈性困擾應有的認知。

8. 認識並能列出老年人靈性護理重點。

9. 認識並能列出老年人靈性護理之展望。

Gerontological
Nursing

心智圖

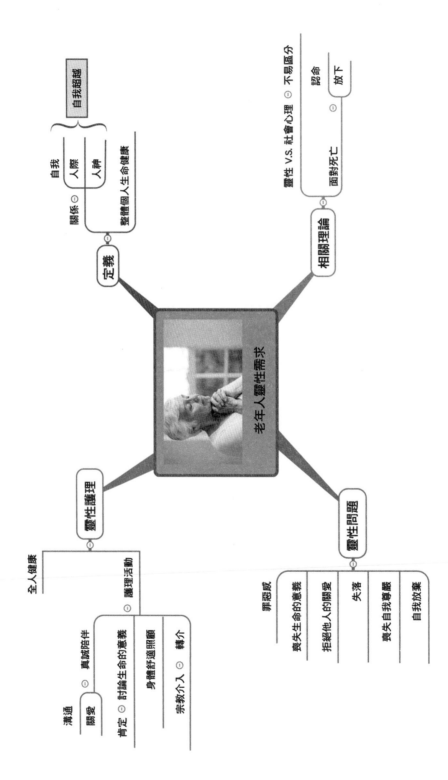

老年人靈性需求

定義
- 關係 ①
  - 自我
  - 人際
  - 人神
  └ 自我超越
- 整體個人生命健康

相關理論
- 靈性 v.s. 社會心理 ① 不易區分
- 面對死亡 ①
  - 認命
  - 放下

靈性護理 ①
- 全人健康
- 護理活動 ①
  - 溝通
    - 關愛
  - 真誠陪伴
  - 肯定 ① 討論生命的意義
  - 身體舒適照顧
  - 宗教介入 ① 轉介

靈性問題 ①
- 罪惡感
- 喪失生命的意義
- 拒絕他人的關愛
- 失落
- 喪失自我尊嚴
- 自我放棄

前言 *Foreword*

每個人都具有靈性，靈性是與生俱來的能力，它無形中浮現於個人日常生活態度與行為中。當人生遇到重大挫折或喪失身邊重要親友、財物時，更容易顯現。靈性的成長則是個人處於困難環境時，在調適過程中個人心靈力量的提升，找尋個人生存意義與生命的定位。它有助於個人生活態度之整合與生命意義之實踐。在臨床病人照顧中，特別是重大疾病或長期慢性疾病，除了身體機能的照顧與維持，病人心理之焦慮與憂鬱，都可能與個人生病後自我調適時所抱持的態度有關。在醫學與護理訓練過程中，我們經常提及全人照顧，但是我們最常見到的還是疾病的處置，或許加上些許心理的安撫，但真實的心靈照顧卻仍不足。本文的目的乃希望學生能夠了解病人照顧中很重要的一環～「靈性照顧」，並運用到臨床上老年人的照護。

12-1 靈性與健康

　　靈性雖然不容易定義而且個別差異性也很大，易受個人主觀因素的影響，卻是人類與生俱來追求生命意義及價值的內在動力，它來自於個人傳統文化、宗教、教育及生活經驗的學習與融合（杜，2003）。它可以影響個人日常生活的生命態度與人際關係，甚至生病時的調適能力與身心健康，於個人人格的完整性及生存核心中，它提供了個人生存的意義(Burkhardt, 1994)。靈性需求獲得滿足的老人，能藉由緬懷過去、接納現在，維持生命正向的態度，並達到生活的充實(Young, 1993)。個人靈性的成熟圓融程度可以影響個人心靈對其希望、生活品質、疾病過程、焦慮、不確定感、孤獨、負向情緒及心理社會等之調適（李、于、黃，2006）。

一、靈性健康的定義

　　靈性是個人在人生過程中自我超越能力的表現，是一種在自我關係、人際關係，與人神關係間透過自我超越，體會到人生意義與價值的過程(Reed, 1992)；也是一種「個人對生命最終價值所堅持的信念或信仰」，是個人看待人生的哲學觀與價值觀，會影響個人處世的態度及行為，也會影響個人生活的調適技巧與人際關係，甚至身心健康（杜，2004；曾、杜、陳，2007）。因為靈性含括範圍廣泛，概括了個人的理性和感性內涵，當然也會影響個人的醫病關係與就醫行為（例如相信符咒或傳統醫療之行為），因此也會影響

個人對疾病照顧模式的選擇（身體範疇）與情緒表現（心理範疇）。如此，廣義的靈性其實包含了個人身心靈的整體範疇（杜，2004）。而健康的靈性則可以比照國際北美護理診斷學會的定義，就是「沒有心靈的困擾」(spiritual distress)。依照該診斷的定義，心靈困擾就是指貫穿個人整體、統合並超越個人生物、心理、社會內涵的生命原則受到干擾。本此定義，即摒除了身體疾病及心理社會的領域，而著重於整體個人生命原則的健康(Tu, 2006)。而個人靈性平安的指標則包括：感到內心平安、有希望、敬重、喜悅、勇氣、幽默、能隨遇而安、或是在困境及苦難中找到意義等。

二、理想的老年人靈性健康

心靈健康的老人，其行為自然表現出幽默、寬容、快樂、誠信、耐心、接受改變及主動關懷周遭的人事物、正向看待及解釋事情，具創造力，能維持健康生活模式（曾、杜，2007；Roberts & Messenger, 1993）。

 ## 靈性層次與老年人靈性問題

一、相關理論

老化過程中，「靈性」與「社會心理」經常是緊密結合的，兩者非常相似不易區分；然而，臨床上需要考量造成其情緒及行為困擾的根本，例如心理焦慮或憂鬱問題背後的罪惡感，需要被原諒及調解，才可以平撫其內心並達到平靜。老化的過程本身就是心靈的旅途，當肉體逐漸衰退，心理及靈性卻可以持續滋長（曾、杜，2007）。希望是老年人生活意志的泉源，如果沒有希望，他們可能會以自殺了結自己。

在面對死亡時，若要繼續前進，就必須學會認命及放下(let go)。老年早期，可能就需要面對生命意義的危機。此危機就是生命即將受到剝奪，角色及形象的剝離(Clements, 1990)。個人生命的重點由個人的「存在感」，取代了以往事業戮力的「成就感」，佛家名利四大皆「空」的感受慢慢浮現。此時，個人可能必須經歷「放棄過去角色」的痛苦及掙扎（曾、杜，2007）。

二、老年人的靈性問題

Emblen 和 Halstead (1993)指出病人可經由六種方式來滿足其靈性需求，即宗教信仰、價值重整、關係建立、超越現況、表達感受與溝通。O'Brien

(1999)亦指出病人靈性需求的內涵有：需要意義與目的、需要原諒、需要希望和力量來源、需要與他人的人際關係、需要靈性的儀式或活動、需要表達對神祇的看法。而學者 Hermann (2001)研究指出瀕死病人的靈性需求有：需要宗教、需要陪伴、需要自主、需要完成未竟之事、需要感受自然及需要正向的態度。

　　老年人生命意義及價值受到許多現實的挑戰，例如自職場退休、喪失工作能力、減少被肯定及認同的機會，並可能面臨角色地位的改變，甚至喪失尊嚴及不被重視；另外還可能面臨喪失親密的朋友、配偶或事物，以及因為身體功能的衰退，可能病痛纏身而必須接受生活上的改變甚至機構的安置。若無法超越或接受上述的情況，可能因而喪失生存的意義及奮鬥的決心，出現心靈不安。

陪伴的溫度~　　　　　　　　　　　　　　❌

　　身體，每個人都一樣；心靈、想法，每個人都不同。老人家需要被了解、給予關心以及陪伴，有人聽他們說話，有人噓寒問暖。陪伴照顧，才是長輩真正的需要！

　　老人出現靈性問題時，可能產生：

1. **罪惡感**：表現對他人敵意或攻擊行為，以及退縮、焦慮、憤怒、憂鬱、哀傷等情緒反應，例如表現犯錯行為、譴責歸咎他人、停止參與宗教活動、角色關係變差、容易生氣等。

2. **喪失生命的意義及目的**：對自己的存在及生活產生疑惑或絕望的感覺，表現出痛苦和煎熬的行為徵象、拒絕討論宗教信仰、對生命表示不滿、感到空虛及無價值感。

3. **拒絕他人的關愛**：不見訪客或拒接電話、拒絕求助他人、喪失對神的虔誠並拒絕參與宗教活動，產生孤獨及被遺棄感。

4. **失落**：身體功能退化、朋友減少、身分地位及經濟能力衰退，呈現失落及空虛。

5. **喪失自我的尊嚴**：疾病造成的挫敗或形象毀損，認為是上天的懲罰，自覺無用。

6. **自我放棄**：被動地接受死亡，以消極態度忍受身心病痛，不尋求解決，認為早點死亡是解脫方式，對醫療團隊採不合作態度，難和醫療團隊建立關係，常會出現憂鬱症狀及自殺傾向（劉，1999；Loftis & Glover, 1993; Ross, 1995; Lane, 1987; Goddard, 1995）。

另外，就末期病人而言，老年病人也可能發生以下的情形：

1. **無法放下**：不能接受重病的事實（將最後的時間及大量金錢耗費在尋找無實質益處的偏方上）、不放心（無法停止擔心子女或其他家人往後的生活細節）、戀棧（仍然對財物或名利權位的牽掛）、懊悔（對過去生命中的錯誤決定或行為感到後悔及歉疚）。

2. **恐懼死亡**：擔心死後世界及去處，害怕死亡時是否會感到劇痛或將來會下地獄。

3. **心願未了**：未完成的心願或情感，來不及補償而造成罪惡感，抱憾而終。

4. **對宗教正法認識不清**（不同宗教對何謂人生價值和意義的正確法義，其定義和內容都不相同）：不願面對而且逃避死亡，終究無法學習正確的因應方法和態度，最後造成病人和家屬的遺憾（陳，2004）。

12-3 老年人的靈性護理

一、靈性護理的發展

現在護理學的奠基者佛羅倫斯‧南丁格爾認為靈性是每個人本身即具有的內在，是疾病復原時深入與潛在的重要資源(Macrae, 1995)。而心理學家 Maslow 論述人類需求之自我實現中，也認為每個人都有開發自己潛能的傾向，而靈性就是人類潛在能力，它存在於宗教之前(Fadiman & Frager, 1994)。

Mayer (1992)指出靈性照護是一個護理人員對病人的全面性照護，並且是以人為中心的照護；Taylor (1994)指出靈性照護是一種促進全人健康的照護，尊重且支持病人的信念，提供面對痛苦時的情緒支持、促進或提供卓越品質（如平安、意義、美及力量）、分享自我、促進關係，並可提供宗教活動來滿足病人及家屬的需求，須在整個照護過程中不斷地與病人互動。

二、老年人靈性照護的現況

(一) 老年人的靈性護理措施與目標

護理人員從事病人靈性照顧的目的，是藉由照顧中，了解病人的不安，參與其對「生命意義與目的、希望的感覺、對自己與超能力信念」之探討，了解傷害並探索原因，以協助病人達到另一個心靈的完整及平衡。

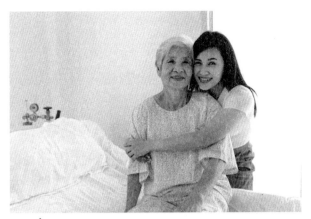

ID 真誠關心老年人，多問、多聽、多陪伴

針對老年人的靈性護理，楊氏曾提出三點意見(Young, 1993)：

1. 應真誠陪伴老年人，傾聽並以開放性不批判態度，運用同理心，鼓勵老年人表達心理問題。

2. 引導並討論其生命的意義與價值，安排安靜的環境並提供個案適當場所以進行宗教儀式，例如念經拜佛或祈禱等，以協助老年人在苦痛中找到生命的慰藉。

3. 提供身體舒適照顧，協助老年人減輕苦痛，並提供需要的靈性資源。

另外，Price、Stevens、LaBarre (1995)亦曾指出護理人員於提供靈性照護時，應注意三個層面：

1. **關係層面**：醫療人員要能確認病人與家屬間心靈的連結是否穩固，幫助家屬表達被關愛及支持的需要，同時協助病人表達情緒與感受，讓家屬與病人彼此間關係能夠因為疾病及關愛再度緊密連結，進而達到心靈間良好的互動。

2. **意義層面**：當病人向醫護人員表達對生命意義相關議題深沉的感受時，我們應該成為一位忠誠的陪伴者及傾聽者。

3. **自我價值層面**：面對病人的困境，適時適當地協助病人與家屬主動表達生病的經驗，並增強病人的信心與自尊。

臨床實務上，Brush 與 Daly (2000)兩位學者亦提出靈性照顧方法，包括：

1. **肯定個人的價值觀及心靈**：不論其宗教信仰或種族、教育程度，要肯定個人的生命對家人或社會具有正面的影響。

2. **良好的溝通技巧**：傾聽病人故事來了解其靈性需求。

3. **運用生命回顧的方法**：個人生命中具有重大意義的人、地、事，不論正面的或是負面的，都可以是會談的內容。

4. **轉介**：當自己無法處置時，護理人員應將個案轉介給適當醫療專業人員或宗教人員。

　　在講求快速有效率的急性病房護理人員，處處需要依循標準作業流程，沒有太多的時間與病人溝通並仔細地評估病人的靈性問題時，護理人員必須學習掌握病人表達需求時無意中所呈現的靈光。靈性的話題可能包含各種情況，例如：哀傷、罪惡感、憤怒、焦慮、憂鬱、害怕、需要關心或希望對他人表達關懷、與神及人的和諧、與疾病診斷及生命末期的共存等，而在各種心理反應的背後，可能都蘊藏著靈性的困擾。

　　當病人入住醫院或長期照顧機構時，也是一個關鍵的時刻，因為那代表身體情況惡化或死亡的前兆。對老年人來說，因為疾病引起生命的失控與失去的生活意義均會造成心靈危機，例如失禁，除了尷尬外，也呈現因無法控制自己身體所感受的恥辱。我們應該以敏感及尊重的心來關懷他們，因為身體的依賴會加重個人脆弱的感受（曾、杜，2007）。

　　臨床上，護理人員在評估病人的靈性需求及施行照顧之前，應該先了解自己的宗教觀、明白個人對生命意義及生活目的的信念與價值觀、希望與意義的來源，並以尊重包容的態度接受病人，避免不適當地誤導或加諸病人自己的想法或宗教觀，這也是靈性照顧的基本倫理。而在照顧互動中，不只是病人及家屬在苦難中得到成長，醫護照顧者也可以從中認識自己並重拾以往遺忘的傷痕，引起感動與成長。一般而言，靈性護理照顧應該設法協助病人滿足以下四項靈性的需求（杜，2004）：

1. **協助找尋個人的生命意義與目的**：透過傾聽與陪伴，鼓勵病人說出過去的生命經驗，生病的歷程及疾病對他（她）們生活的影響與帶來的體會，亦可藉由生命回顧（懷舊治療）或其他音樂繪畫等活動，思考目前生活所帶來的意義，同時對其過去的生命價值貢獻給予肯定，並分享其意義的重整及新的觀點。

2. **給予關愛**：鼓勵和家人及朋友互動以分享愛的感覺，使其感受到生命有意義、人間有溫情，有信教者可以鼓勵參與宗教活動，以產生個人與其信仰

的神之間緊密相連的感受，協助其了解死亡並不是黑暗無聲的終結，而是一種生命的轉型。如此才能放下心中怨懟、憤怒不滿，最後接受自己、寬恕他人。

3. **罪惡感的消弭**：人在生命歷程中，難免會有堅持己見或與周遭人士意見不合而得罪他人（家人或同事朋友），輕者內心產生短暫的愧疚，重者抱憾一生，甚至終生贖罪。人在老化及價值重整的過程中，為了內心真實的澄淨平安，會尋求救贖及告解，要求原諒與寬恕。醫護人員可以鼓勵及協助病人與他人及神的溝通，並鼓勵表達感覺，進而學習如何寬恕或取得諒解。

4. **維持病人的希望**：希望是人的第二生命，特別對於老年人，當身體機能逐漸衰退，心靈力量及對剩餘生命中的希望就更顯得重要。老年人喪失希望的表現可能包括：

   (1) 無法設定期望：自覺處在逆境，無法思考未來，只能表達過去或現在。

   (2) 缺乏具體目標的計畫：表現被動退縮、缺乏興趣及意志力，對自己的角色及人際關係不滿意。

   (3) 缺乏自發性動機：對自己失望，悲觀、厭世及退縮。

   (4) 缺乏精神信仰或寄託。

   (5) 人際關係障礙：對自己及家人失望，不滿意他人對自己的協助。

   (6) 對未來欠缺信心：老年人容易有人老失志，感覺自己沒有用的感嘆。

   當瀕死來臨時，病人一樣是內心充滿希望及期待的，依據趙(1995)對臺灣安寧病人的調查，瀕死病人的希望包括：

1. 希望減輕疾病及其帶來的身體不適，並保有對自己身體作主的權利。

2. 希望完成未了的心願。

3. 希望有創造力、美感、智能及娛樂，如創造藝術品留給後代憑弔。

4. 希望被視為有感覺、思想、價值、與尊嚴的個體。

5. 希望對親人以後的生活可以妥善地安排，並交代對他們將來彼此相處之道的期望。

6. 渴望回家走完人生最後的一段路。

7. 希望以自己所期望的宗教儀式舉行喪禮。

8. 過一天算一天，能夠很平靜的活在當下。

9. 當死亡來臨時，希望可以在睡夢中辭世，以避免對死亡的恐懼及不捨。

10. 早日解脫的希望。

　　至於對於臨終病人（大部分為末期老年人）的靈性需求及護理照護措施，Hermann (2001)認為包括：

1. 滿足其宗教的需求。

2. 家屬的關懷。

3. 完成病人的人生使命。

4. 期望與大自然的連結。

　　Chao (2001)指出臺灣安寧病人常見的靈性困擾，可以分為五個方面期待的滿足：

1. 是否具有相依相繫的家人或朋友，或是孤單的感受。

2. 愛與被愛或是自憐。

3. 認命或是不甘心。

4. 個人的一生是有意義的或是荒謬的。

5. 心靈潔淨或是帶有罪惡感。

（二）提升家庭對老年人靈性照護的認知

　　靈性是每個人生命成長過程中隨時發生的體會與成長，也是從小到大在反省與自我檢視中，對生命的體認與意義的追尋。如果我們能夠了解老化的過程及樂觀面對，那麼老化可以是具有創造力並且能夠實踐個人的生活；相反的，老化也可能只是一個警告的訊息，並使生活更加困難。因此，健康促進及發展有效增進自我照顧的策略是改善老人生活的重要工作。

　　極度老化的特徵就是脆弱與生病，同時還會因無法控制自己的身體與心靈而產生恐懼。老化過程中個人的健康實際上是依附在整體功能的完整上，即身、心、靈三者。有時候，個人身體的衰退可藉由靈性來超越其肉體的限制；然而，有些人則會因為失去希望及生存意志，而弱化了身體的功能（曾、杜，2007），因此對有老年人的家庭而言，平時的家庭互動與關懷，了解老人的健康狀況、機能限制、內心的關注與焦慮是很重要的。

　　每個老年人都可能碰到的問題—「面對死亡」，絕大部分的人焦慮的是死亡的過程，多於害怕死亡本身。因此家屬可以在適當的時機及場合，例如參加長輩朋友的喪禮或探視病人時，與他討論對生命及生死的看法。如果那

一天可能來臨時,他的期望與做法,是否需要預立遺囑、是否急救、有無醫療委任代理人等。家屬應該知道,平日對長輩的陪伴關懷及和老人家的心靈溝通,才是了解對方及靈性照顧的根本,包括他的喜惡及期望。

另外,關於生命末期善終的問題經常也是年長者的關注,家屬需要有所了解,並適時地與他們討論。

依趙(1997)調查,臺灣民眾認為的善終包括:

1. **身體能夠平安**:將身體痛苦減至最低、臨終過程不要太長、身體完整及清潔、儀容整齊並能自由活動。

2. **心理能夠平安**:可以認命、放下、不孤獨、心願已了、無牽掛、在喜歡或熟悉的環境中走完人生。

3. **思想平安**:有意義的一生、將結束苦海的人生。家屬若能清楚病人對善終內容的認知期待及需求,才能協助病人在身心靈都平安的情況下走完人生,劃下完美句點。

三、老年人靈性護理的展望

依據調查,腫瘤科及安寧病房護理人員對個案靈性的關注,比一般病房護理人員多,而安寧及腫瘤科護理人員對自己靈性有關注者,她們對病人的靈性關懷也會比較多(Musgrave & McFarlane, 2003)。護理人員無法從事靈性評估及關懷的原因大致有三:(1)沒有時間;(2)教育不夠;(3)自己缺乏靈性的認知及修為(Brush & Daly, 2000),因此,不知道應該如何發問,或將它歸納為個人的隱私問題,或認為病人應該自己提出才對,而醫護人員主要的工作應該以解除病人身體症狀才是首要。

依據調查,自己曾經歷靈性成長的護理人員,比較具有靈性的敏感度,也比較會提供靈性照顧並與病人建立治療的合作關係(Montgomery, 1996)。因此,照顧者要提升照顧能力之前,應該先對自己的心靈有所了解,並願意與人分享自己成長的心路歷程,同時接受教育訓練。

為提升靈性照顧品質,除配合行政管理要求外,相關醫療人員對靈性的自覺與成長(Pesut, 2002)、病人評估及指引、與支持技巧等課題教育(Hunt, Cobb, Keeley, & Ahmedzai, 2003),仍然有待大家共同努力改進。當然,生活在健康保險體制下(Cressey & Winbolt-Lewis, 2000),我們也期望主管當局與護理高階主管,能提供靈性照顧的生存空間。

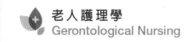

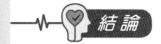 結論

　　對於每個人成長的過程，生命是完整的或是絕望終點的議題，始終與人類老化過程中找尋生命意義的路徑是一致的。一如希臘哲學家亞理斯多德所言「人類是為幸福快樂而活的」。人類在找尋自我生命意義的同時，也是在追尋自我的幸福，而「希望」、「關愛」及「寬恕」的獲得就是個人幸福，是至少可以獲得安心的基本要素。每個人在遇到重大挫折（例如重病或殘廢）或老化過程，都可能面對生命意義的危機，此危機也是轉機；當不得不面對嚴重喪失如死亡時，若要繼續前進，就必須學會「認命與放下」及具有與自然同化的智慧。大家在提供病患靈性照顧同時，自己也應反省與成長，這也是生命教育重要課題；臨床上，除了提供病人身體照顧外，也希望我們照顧的病人可以達到心靈平安的境地。

課後複習 *Exercise*

( )1. 臺灣民眾認為善終不包括下列何者？(A)身體能夠平安 (B)心理能夠平安 (C)思想平安 (D)社會平安。

( )2. 接受安寧照護之瀕死病患其希望中不包括下列何者？(A)減輕身體不適 (B)完成未了心願 (C)延長壽命 (D)早日解脫。

( )3. 臨終病患之靈性需求包括：(1)滿足宗教需求 (2)家屬關懷 (3)完成人生使命 (4)期望與大自然連結：(A)(1)(2)(3) (B)(2)(3)(4) (C)(1)(3)(4) (D)(1)(2)(3)(4)。

( )4. 老人靈性照護方法包括：(1)肯定社會價值觀 (2)良好溝通技巧 (3)運用生命回顧法 (4)轉介：(A)(1)(2)(3) (B)(2)(3)(4) (C)(1)(3)(4) (D)(1)(2)(3)(4)。

( )5. 何謂靈性護理？(1)對病人全面性照護 (2)以疾病為中心的照護 (3)尊重及支持病人信念 (4)分享自我：(A)(1)(2)(3) (B)(2)(3)(4) (C)(1)(3)(4) (D)(1)(2)(3)(4)。

( )6. 當老人出現靈性問題時可能會產生：(A)罪惡感 (2)喪失生命意義及目的 (3)拒絕他人關愛 (4)自我放棄：(A)(1)(2)(3) (B)(2)(3)(4) (C)(1)(3)(4) (D)(1)(2)(3)(4)。

( )7. 依據 Emblen 和 Halstead 的理論，以下哪一個方式並非此理論提出病人可以滿足其靈性需求的方式？(A)融合東西文化 (B)價值重整 (C)宗教信仰 (D)關係建立。

( )8. 以下何者非為學者 Hermann 研究指出瀕死病人的靈性需求？(A)需要自主 (B)需要規劃長遠的人生目標 (C)需要完成未竟之事 (D)需要陪伴。

( )9. 心靈健康的老人其行為自然會表現出下列哪些？(1)幽默 (2)寬容 (3)耐心 (4)正向看待及解釋事情：(A)(1)(2)(3) (B)(2)(3)(4) (C)(1)(3)(4) (D)(1)(2)(3)(4)。

( )10. 靈性平安指標不包括：(A)無奈 (B)喜悅 (C)勇氣 (D)在困境中找到意義。

 掃描
 解答
 參考文獻

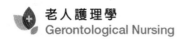
MEMO

老年人的瀕死與醫療倫理議題

杜明勳、林貴滿　編　著

本章大綱

13-1　與瀕死相關的理論

13-2　老年人瀕死調適指引

13-3　老年人瀕死與醫療倫理

13-4　安寧療護的概念

13-5　瀕死老人的護理

13-6　瀕死老人家屬的照護

13-7　醫護人員面對瀕死病人的調適

13-8　死亡教育

學習目標

研讀本章內容之後，學習者應能達到下列目標：

1. 認識病人面對死亡的心理反應。
2. 認識瀕死老人的心理調適與其影響因素。
3. 了解安寧療護基本精神與概念。
4. 了解常見的倫理原則及瀕死倫理議題。
5. 認識並了解瀕死老人的護理原則。
6. 了解家屬的哀傷反應。
7. 了解護理人員面對病人死亡的壓力與應有的態度。

Gerontological
Nursing

心智圖

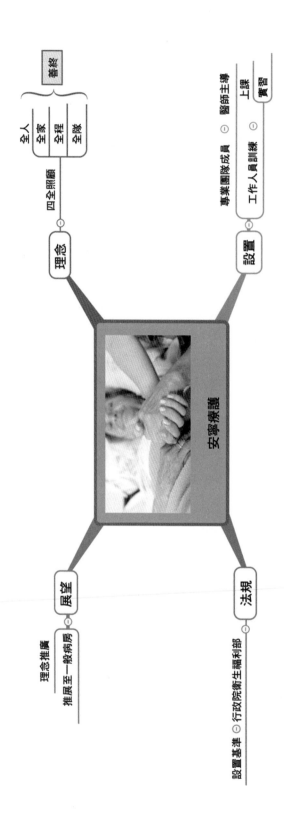

安寧療護

理念 － 四全照顧 ┬ 全人 ┐
　　　　　　　　　　├ 全家 ├ 善終
　　　　　　　　　　├ 全程 │
　　　　　　　　　　└ 全隊 ┘

設置 ┬ 專業團隊成員 － 醫師主導
　　　　└ 工作人員訓練 ┬ 上課
　　　　　　　　　　　　└ 實習

展望 － 理念推廣 － 推展至一般病房

法規 － 設置基準 － 行政院衛生福利部

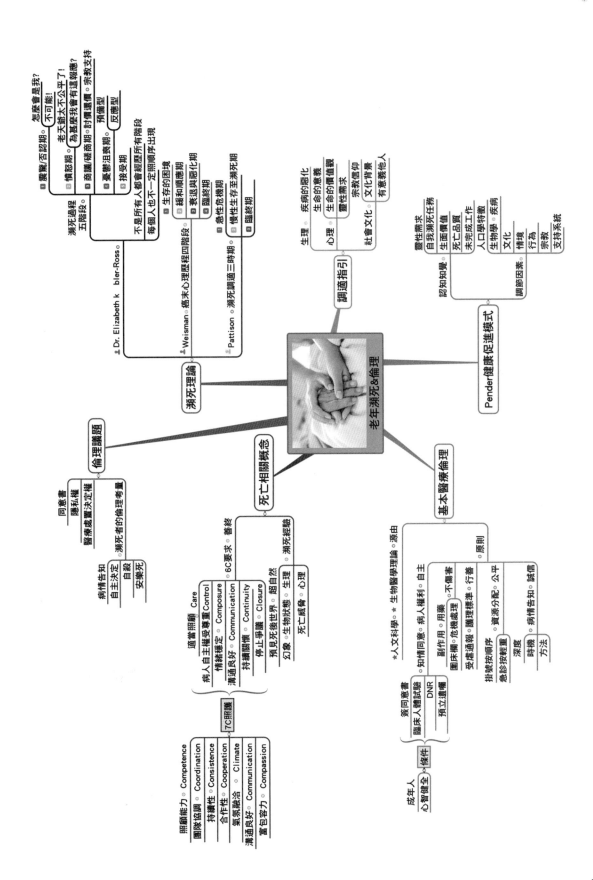

老年人瀕死&倫理

瀕死理論

- Dr. Elizabeth k bler-Ross。（瀕死過程五階段）
  - 震驚/否認期。怎麼會是我? 不可能!
  - 憤怒期。老天爺太不公平了! 為甚麼我會有這報應?
  - 商議/磋商期。討價還價。
  - 憂鬱/沮喪期。預備型 反應型
  - 接受期。宗教支持
- Weisman。（瀕末心理歷程四階段）不是所有人都會經歷所有階段 每個人也不一定照順序出現
  - 生存的困境
  - 緩和順應期
  - 衰退與惡化期
  - 臨終期
- Pattison。（瀕死調適三時期）
  - 急性危機期
  - 慢性生存至瀕死期
  - 臨終期

調適指引

- 生理 疾病的惡化
- 心理 生命的意義。生命的價值觀。靈性需求 宗教信仰 文化背景
- 社會文化 有意義他人

Pender健康促進模式

- 靈性需求 自我瀕死任務。生面價值。死亡品質。未完成工作
- 認知知覺 人口學特徵。生物學。疾病
- 調節因素 文化 情境 行為 宗教 支持系統

倫理議題

- 同意書 隱私權。醫療處置決定權。瀕死者的倫理考量
- 病情告知 自主決定 自殺 安樂死

死亡相關概念

- 適當照顧 Care
  - 病人自主權受尊重 Control。情緒穩定。Composure 溝通良好。Communication 持續關懷。Continuity 停止爭議。Closure
  - 6C要求。善終
  - 預見死後世界。超自然 幻象。生物狀態。生理 瀕死經驗。心理 死亡威脅
- 7C照護
  - 照顧能力。Competence 團隊協調。Coordination 持續性。Consistence 合作性。Cooperation 氣氛融洽。Climate 溝通良好。Communication 富包容力。Compassion

成年人 心智健全 條件
- 簽同意書 臨床人體試驗 DNR 預立遺囑

基本醫療倫理

- ★人文科學 ★生物醫學理論。源由
- 知情同意。病人權利。自主
- 副作用。用藥 不傷害 圖床欄。危機處理
- 受尊重。護理標準。行善
- 原則
- 資源分配。公平
- 掛號按順序 急診按輕重 病情告知。誠信 深度 時機 方法

心智圖

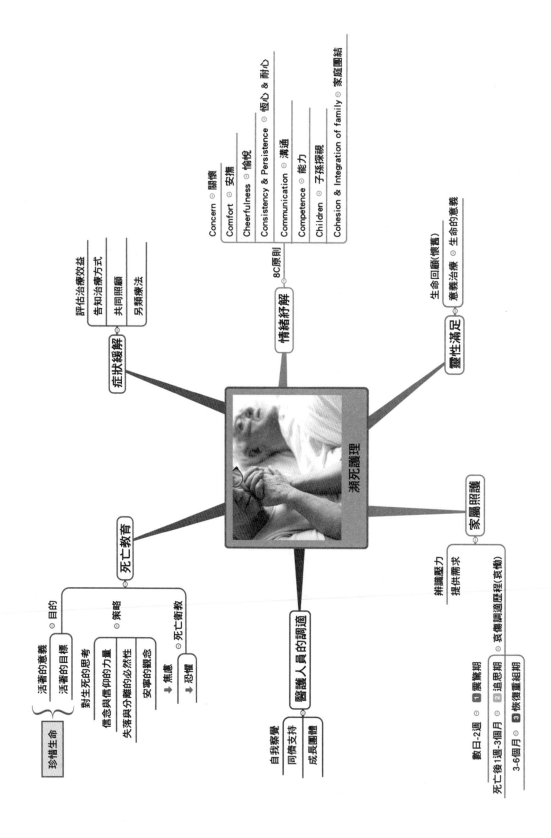

瀕死護理

症狀緩解
- 評估治療效益
  - 告知治療方式
  - 共同照顧
  - 另類療法

情緒紓解
- 8C原則
  - Concern ⊙ 關懷
  - Comfort ⊙ 安撫
  - Cheerfulness ⊙ 愉悅
  - Consistency & Persistence ⊙ 恆心 & 耐心
  - Communication ⊙ 溝通
  - Competence ⊙ 能力
  - Children ⊙ 子孫探視
  - Cohesion & Integration of family ⊙ 家庭團結

靈性滿足
- 生命回顧(懷舊)
- 意義治療 ⊙ 生命的意義

死亡教育
- 珍惜生命
  - 活著的意義 ⊙ 目的
  - 活著的目標
  - 對生死的思考
    - 信念與信仰的力量 ⊙ 策略
    - 失落與分離的必然性
    - 安寧的觀念
      - ↓焦慮
      - ↓恐懼 ⊙ 死亡衛教
    - 恐懼

醫護人員的調適
- 自我察覺
- 同儕支持
- 成長團體

家屬照護
- 辨識壓力
- 提供需求
  - 哀傷調適歷程(哀慟)
    - 數日-2週 ⊙ ❶ 震驚期
    - 死亡後1週-3個月 ⊙ ❷ 追思期
    - 3-6個月 ⊙ ❸ 恢復重組期

前言 *Foreword*

個人對於死亡的認知會隨著年齡及個人的際遇而有所不同，老年人對於死亡的焦慮及害怕不只是死亡本身，還有死亡的過程及結果，例如死亡來臨時是否會疼痛、是否會被家人遺棄孤獨的離開，或是死後其他家人的經濟狀況是否還能夠維持、家人間能否相互扶持和平相處。因此，照顧瀕死病人的目標應該有個別化差異，對不同的人在不同的階段提供適切的照護，以符合病人及家屬所期待的善終。

13-1 與瀕死相關的理論

一、瀕死過程理論—庫伯勒羅斯

依庫柏勒羅斯(Kübler Ross)的臨床經驗，病人從獲知自己罹患重大疾病到瀕死臨終的過程，大概會經歷五個階段，即震驚與否認(denial)、憤怒(anger)、商議(bargaining)、憂鬱沮喪(depression)與接受(acceptance)。但並不是每個人都會經過這五個階段，而且每個人所經歷的順序也可能不同，也可能幾種情緒行為同時發生，例如否認、憤怒及憂鬱沮喪同時出現。病人的性別、人格特質、文化背景、教育程度、人生歷練、與生活環境等都可能影響他們在這五個階段的表現(Kastenbaum, 1978)。Kastenbaum 也指出病人的否認與憤怒反而有助於其情緒的宣洩及穩定，是病人疾病調適的方式之一。趙可式認為瀕死病人的心理有十種情境：病人始終有「不確定感」；過去未消化的恩怨情結浮上心頭；害怕成為家人的累贅與負擔；害怕失去自主能力而任人擺布；病人會有突然之間被淹沒，無法再承受的感覺；害怕孤獨；捨不得及放不下心愛的人；希望交代未了心願；希望交代遺志及遺物；道別（趙，1998）。

茲就庫柏勒羅斯的五個階段分述如下：

(一) 震驚與否認期

當第一次聽到醫師告知自己得到絕症時，大多數的人會出現震驚不可置信的反應。有些病人可能到處求醫並尋求其他專家的意見，要求更多的檢查以確定是否罹病的事實。有些病人為了降低診斷的心理衝擊，則可能將這件事完全隔離開來好像不曾發生這麼一回事，給予擱置不予理會。在未確認診斷或震驚之際，或因病人的防衛機轉，不願面對或逃避的情況下，常常會發

生拖延而延誤治療的時機。此時，家屬應該給予支持鼓勵，認同否認是必然發生的自我保護，同時協助病人討論他們的想法與心情，不要讓指責、孤立及遺棄，再度打擊病人，並讓病人有思考及找尋協助的機會。

（二）憤怒期

對於罹病的不幸或因為疾病而造成生活的失控紊亂，病人會出現「挫折、不公平、無助的感覺」，並開始怨天尤人、怨恨神明、上帝，甚至嫉妒周遭的人所擁有的健康與快樂。病人可能變得不安、易怒，也可能將憤怒轉移到家屬、朋友甚至醫護人員的身上。此時，可以接受病人表達他們的憤怒與不滿，並和他們討論憤怒的原因。不要將他們歸類為不合作或無理取鬧而放棄了他們，因為孤立將會造成更大的憤怒與惡性循環。只有在情緒宣洩後，病人才可能恢復理性的面對。

（三）商議期（討價還價期）

商議是在無奈的情況下病人找尋可以解釋現況的理由，或找尋希望及嘗試妥協的過程。此時，病人可能會懊悔求醫過程中未全然配合醫囑，或未改善生活習慣如菸酒、運動或飲食等，甚至懊悔自己信仰不夠虔誠，或沒有做足夠的善事積陰德，以致落得如此下場。態度上，他們可能開始考慮接受治療，並尋求不同意見，改變生活習慣及飲食，希望能對病情有所助益。這時候，可以鼓勵病人朝向正面思考，轉化為積極面對及接受治療的態度，但切忌給予不切實際的希望。

（四）憂鬱沮喪期

治療過程中，病情時好時壞，噁心、嘔吐、無力、疼痛、氣喘等症狀時而穩定時而復發，病人及家屬情緒隨之起舞，這些情況隨時提醒著病人疾病的存在與惡化。這時全家的氣氛都籠罩在低沉哀傷的靜默中。有些人的憂鬱源自於病人對治療的過度期待（有時候這些是醫師給予的錯誤期待，例如你沒有嘗試新的化療，一點機會都沒有，試了至少還有機會），而實際結果卻距離預期太遠，這時病人甚至可能會出現強烈的自殺意念，此時應防範自殺行為的發生。在憂鬱氛圍中，長期受難的感觸會讓病人思考人生的苦難與意義，這時候也是病人及家屬心靈成長的時機。

（五）接受期

歷經長期痛苦折磨後，越來越虛弱的身體及病痛持續地提醒著病人來日無多的事實，即使無奈但無法不接受。真正接受事實的病人，其心態是平和

的，生存的感受才是生活的重心，不再在乎功名或成就。病人的期待及工作都會逐步地妥當安排，例如未了的事或未完成的夢想，甚至後事。他們只想要有親密的家屬及朋友的陪伴，不再參與世俗名利的事項。此時，還是需要護理人員的持續支持。

二、癌末心理反應歷程—衛斯曼

衛斯曼(Weisman, 1972)研究癌症末期病人的心理歷程，發現會隨著病程出現四個主要的階段：

（一）生存的困境(Existential plight)

當獲悉罹患重大疾病，開始感受生命受到威脅，隨後震驚與恐懼、焦慮與否認會持續地影響病人的生活。這種反應也可能出現在其他家屬的身上，其強度會隨著病人調適的狀況及家庭的互動而起伏。

（二）緩和順應期(Mitigation and accommodation)

病人在接受治療及症狀控制過程中，當症狀得到緩解時，病人可以恢復日常工作，及分擔簡單家務；然而，當症狀惡化時，病人獨立性變差，甚至需要他人照顧。病人的角色隨著病情起伏而改變，病人會思考與疾病並存的調適方法、調整家庭及工作角色、如何幫助自己避免症狀復發，並參與家庭生活與生產，保持與外界互動，希望可以獨立並且受到尊重，尋求並維護自我存在的意義與價值。

（三）衰退與惡化期(Decline and deterioration)

隨著疾病進展，造成體能衰退及症狀加劇，獨自處理事情的能力降低而依賴加重，種種都會讓病人意識到病情的惡化。此時病人多呈現沮喪、抑鬱、對周遭人事物不再感到興趣，此時家屬及醫護人員應該尊重病人的決定並傾聽他們的希望。除促進舒適外，更要維護病人的自主權和自我控制感，協助他們對於生活事物的安排。

（四）臨終期(Preterminal and terminal)

日漸惡化的病情致使病人停止一切活動，僅剩維生與舒適療法，食量日減、虛弱無力、終日臥床，家屬與病人只能面對死亡的來臨。此時主要目標為維繫家人關係、完成遺願，讓病人能夠獲得身心靈的平安。

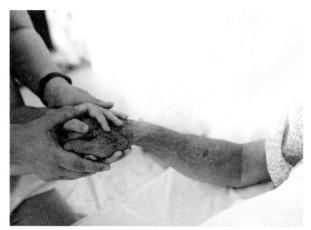

 尊重臨終病人的決定並協助完成遺願，讓病人能夠獲得身心靈的平安

三、瀕死調適過程理論—帕德森

對於身體健康可以自由活動的人來說，死亡是難以想像及不可預期的，即使曾經探視過罹患重病的朋友，雖會感嘆人生的無常，但因不曾經歷過面對死亡降臨的過程，所以很少人會思考死亡是怎麼一回事。由感受到死亡會對自己產生威脅開始，隨著病程變化到最終死亡的心路歷程，帕德森 (Pattison, 1977)也提出了三個時期。每個時期的反應及期待都與個人以往的生命經驗有關，現就這三個時期分述如下：

（一）急性危機期

從感受到死亡威脅開始，病人及家屬都會出現震驚、否認、氣憤及討價還價等情緒。但是因為死亡對每個人來說都是從未有過的經歷，完全毫無經驗可供參考，也無從準備起。因此只能從以前其他不同的生活經驗中，結合現在對疾病病程及嚴重度的了解，揣摩自己死亡時可能經歷的過程及痛苦，如此可能過猶不及，而對未來的不確定性深感焦慮與恐懼。依據 Glaser 及 Strauss (1968)兩位學者的分類，常見的疾病病程與死亡的發生，大致可以分為四種型態：

1. **超乎預期的快速死亡**：死亡經常發生於無預期的疾病快速惡化，例如車禍或感染併敗血症送醫後，病人及家屬還沒有充分準備或預期死亡的發生，事件卻發生了；此時因家屬未有充分的心理調適，可能會一直處在否認的階段。

2. **慢性反覆的疾病與無法掌握的死亡**：器官衰竭的後期或轉移性癌症的病人，雖能明白死亡的必然性，但過程中卻又充滿不確定感，症狀時好時壞，在疾病反覆拖延中，病人及家屬一直生活在死亡可能降臨的陰霾中；商議、憂鬱和生氣的情緒可能反反覆覆的出現；此刻需要不斷地解釋及支持。

3. **等待死亡的宣判**（不知是否會死亡的診斷）：在診斷初期或治療追蹤的過程，等待診斷的確定，等於是等待是否會死亡的宣判；此時，全家人焦慮、不安、失眠，甚至出現心身症。當然，這種情形的嚴重度也與個人的生命經驗及期待有關。

4. **無法掌握是否死亡的疾病**：慢性復發性疾病獲得良好的控制時，就像健康的人一般，但當復發可能有致命危險，例如全身性紅斑性狼瘡或其他免疫性疾病的復發，此類病人及家屬會持續生活在希望與絕望中交替受折磨。

（二）慢性生存至瀕死期

隨著疾病的進展及治療過程，病人的症狀在緩解及復發中輾轉，情緒在焦慮及恐懼中更迭，預期性的失落卻不曾消失，反而隨著症狀的加劇，絕望緊跟在後。在此過程中，病人常見的恐懼有：

1. **對未知的恐懼**：對未來的不確定性充滿焦慮。身體將如何的敗壞？斷氣的一剎那會不會很痛苦？死後是否有來生？將往何處？有無地獄？

2. **對孤獨的恐懼**：害怕被隔離、遺棄，沒有價值的一生將孤單地走完人生。

3. **對失落的恐懼**：名望、財富、親朋好友都將不再擁有，甚至尊嚴及尊重也將喪失。

4. **對形體喪失的恐懼**：逐漸消瘦，變得不敢面對鏡子裡的自己，覺得人的形象不復見。

5. **對失去自我控制的恐懼**：無法支配自己的身體，即使大小便也需要依賴他人協助。

6. **對痛苦的恐懼**：怕痛不怕死，希望遠離苦痛。

7. **對失去尊嚴的恐懼**：除了身體的不堪外，也害怕失去家人朋友對自己的尊重，沒有給後人留下典範或意義。

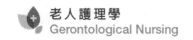

（三）臨終期

由以往生命中追求擁有的成就感，轉化為能夠生存活著的踏實感之期待；由對形體能夠長久活著及沒有疾病或缺陷的期待，轉變為欲擁有價值和有意義的一生。

13-2 老年人瀕死調適指引

有生就有死，死亡是人生必經道路的終點。在人生的成長過程中，對於壓力挫折或喪失的調適，原本就是在不斷地刺激中學習，而死亡只是其中一項最後最嚴酷的挑戰，也是人生最後的學習。面對死亡威脅的調適，如果處置得當，可以讓個案有朝聞道夕死可矣的感悟，對病人生命價值的統整也具有提升的作用。

影響病人瀕死調適的因素包括：

1. **生理方面**：疾病的惡化及對生活品質的影響。

2. **心理方面**：
   (1) 個人身體或相關的失落對病人生命意義的影響。
   (2) 個人以往慣用的調適方式是否足以面對現在的情況。
   (3) 人生未完成工作的項目與重要性。
   (4) 個人對生命的價值觀。
   (5) 靈性需求是否得到滿足。
   (6) 支持系統的強弱。

3. **社會文化方面**：
   (1) 宗教信仰的適用性：宗教或信仰是否能夠減少病人的焦慮恐懼。
   (2) 文化背景：可能影響彼此哀傷的表達方式。
   (3) 家屬或有意義他人的影響（邱，1995）。

為正確了解老人臨終過程的認知和期待，及其可能實踐的能力，潘德的健康促進模式(Health Promotion Model) (Pender, 1990)可以作為評估的工具。其中，認知知覺因素(cognitive perceptual factors)與調節因素(modifying factors)，為影響老人執行能力的決定因子（表 13-1）。

➕ 表 13-1　潘德的健康促進模式

認知知覺因素	調節因素
1. 瀕死與死亡過程中支持與滿足靈性需求對老人的意義與重要性為何？過去的因應方式與能力如何？是否覺得具有控制的能力？ 2. 瀕死過程中必須自我完成的任務其執行狀況如何？ 3. 對身體狀況的認知和對生命與死亡品質的定義及價值的看法為何？ 4. 是否知道何謂有品質死亡的內容？ 5. 是否知道自己無法達到有品質死亡的因素有哪些？ 6. 其人生未完成的工作及失落感為何？	1. 人口學特徵：性別、年齡、種族、教育、宗教信仰、婚姻狀態和經濟狀況等 2. 生物學特徵：疾病的嚴重度 3. 文化影響：傳統及習慣的影響 4. 情境因素：當關係到瀕死抉擇時，擁有自主的機會與可行性 5. 環境因素：現在居住的環境，及其期望瀕死的理想環境 6. 行為因素：先前疾病的調適機轉是否足以影響到善終的行為 7. 宗教信仰與儀式：是否虔誠及滿足 8. 支持系統：照顧者、家人、或其他重要關係人對臨終老人可能需求之了解及支持之強度

　　優質的臨終促進可藉由內在自我或外在環境來引導，配合老人現有的準備程度、經歷臨終過程的成長經驗，以及完善的護理評估來達成。

　　臨床上，病人對死亡的調適是否恰當，可由其身體症狀或心理靈性的表現得知，除了身體症狀可能加重不易控制外，情緒上常會出現孤獨、矛盾、愛恨、焦慮、不甘、內疚、哀傷、恐懼、退縮、形象改變、角色改變。蔡(1998)將末期病人常見的反應類型分為：就緒、尋求解脫、孤獨承受、痛苦等待、怨天尤人、討價還價、維持自尊、衝動易怒、失落絕望、悔恨虧欠、及混亂彌留數種；其中很多都可以看到病人調適不良的徵兆。總體而言，臨終病人的調適不外乎希望可滿足以下的需求：生理的需求（減輕疼痛及症狀控制）、安全的需求（放心的接受照顧）、歸屬的需求（被他人接受及肯定）、愛的需求（需要關心保護）、了解的需求（疾病變化及症狀治療、瀕死過程的了解）、尊嚴的需求（受到尊重含自主權及隱私權）、心理社會的需求（家人調適及財務問題、交代身後事及完成未竟之事）。

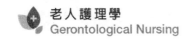

 13-3 老年人瀕死與醫療倫理

一、基本醫療倫理與死亡相關概念

（一）基本的醫療倫理

倫理(Ethics)是有關風俗或道德的概念，包含人類生活中有關是非裁判時，引用不同道德標準之優先順序是否合適的考量，是個人或團體在某個特定時空條件下，對不同適用道德標準優先順序的選擇，以增加個人或團體的利益或減少其損失。常用來處理瀕死醫療倫理困境的原則有：

★ 自主原則

尊重病人自己做決定，使其有自我選擇及付諸行動的權利。例如在告知及了解治療的目的、益處及危險性或可選擇其他替代療法之情況下，由病人自行提問並決定處置的方式。臨床上，常用的同意書簽署即是此原則之表現，常見的表單有各類手術治療同意書、拒絕施行心肺復甦術意願書(DNR)、預立遺囑、預立醫療委任代理人等。

自主原則適用的對象為心智功能健全的成年人，若智能有障礙或用藥情況導致意識有問題、未成年或精神病人則須由其法定代理人決定，以符合個案之最大利益。病人及家屬的考量，經常不是醫療必要性的依據，他們還需要考量整體家庭經濟情況、照顧人力、生活品質、剩餘價值、宗教風俗信仰等，而醫療人員應該尊重其決定，不應只站在我們醫療的立場，更不應該為了醫療利益而誘導其決定。末期病人經常要面對「不施行心肺復甦術」的簽署，茲就該處置及其意願書簽署規定介紹如下：

1. **不施行心肺復甦術同意書(DNR)**：是指生命垂危瀕臨死亡，依目前醫療技術沒有治癒希望的個案，當發生心跳停止時，不施予包括氣管內管插管、心臟體外按摩及急救藥物注射之意願。因國內醫療法第六十條規定「醫院、診所遇到危急病人，應先予適當之急救，並依其人員及設備能力予以救治或採取必要措施，不得無故拖延」，因此心肺復甦術常使用於心臟、呼吸停止的病人，也經常使用在末期病人身上。

因為末期病人的急救效果極差，而插管、心臟按摩等處置只會增加病人的痛苦及家屬的哀傷。依據統計，心肺復甦術使用於意外猝死的情況下效果最顯著，例如：溺水、急性突發性心臟病或氣喘、車禍休克等緊急情

況，若病人先前並沒有器官衰竭的病史，其急救結果可能讓病人回復到之前的健康狀態。

安寧緩和醫療條例就是用法律明訂臨終末期病人可以停止救治的時機，但需符合下列條件：

(1) 在病人及家屬了解及同意下（即醫療人員應善盡告知的責任）。

(2) 有明顯的醫學證據顯示，病人之死亡已臨近（由二位相關專科之醫師診斷確為末期病人）。

(3) 瀕死病人被特別醫療措施拖延著，同時造成病人的痛苦時。

病人於臨終前若能了解自己不可避免即將來臨之死亡，而且不願接受心肺復甦急救時，即可簽立該意願書。關於安寧緩和醫療法條之運用，臨床上比較重要的還有一項，就是當末期病人意識昏迷或無法清楚表達意願，而病人事前又沒有簽具意願書時，其最近之親屬可以使用「同意書」代替之，但不得與末期病人於意識昏迷或無法清楚表達意願前明示之意思相反。最近親屬的範圍及順序依序如下：(1)配偶、(2)成人直系血親卑親屬（即成年子女、孫子女）、(3)父母、(4)兄弟姐妹、(5)祖父母、(6)曾祖父母或三等親旁系血親、(7)一等親直系姻親。依據姜(1993)的看法認為國內執行不予急救的困難在於民眾對急救施行於瀕死病人的期待錯誤、病人或家屬隱瞞病情導致無法與病人討論是否接受急救之意願、及醫師沒有與病人及早討論急救意願的習慣。

2. **意願書的簽署**：有決定能力的成人表達當自己於疾病末期或發生無法回復之昏迷的情況下，所希望與不希望接受的醫療方式，讓親屬能了解個人於此情況時，對醫療處理的選擇。本簽署須在還有決定能力之情形下完成，並須有二位見證人簽署方有效力。依安寧緩和醫療條例之規定，此見證人不得為醫療機構的工作人員。

3. **醫療委任代理人**：有決定能力的成年人於狀況發生前，對某項醫療措施的同意權，事先表達意願做出指示，當自己無法做出醫療自主決定時，委託他人替自己做出適當決定。

生命的最後一哩路，由我決定~ ❌

2019年正式施行《病人自主權利法》，病人將可自主選擇臨終醫療的處置方式，讓醫、病、家屬三方為善終一起努力，使人生更加圓滿。

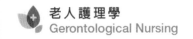

★ 不傷害原則

　　醫療執業的基本道德要求就是要服務病人，對病人有助益，不能加害病人。但實際上醫療的決定卻是可能有益與可能傷害間的抉擇，例如降血壓藥物對病人血壓有幫助，但血壓也可能太低而引起老人全身無力，或因姿位性低血壓而跌倒受傷。對沒有併發症的年輕人與已發生中風的老人，其用藥考量可能就不同，應如何選擇，就面臨本原則的挑戰，因為在希望有利病人的情況下，醫師常出現傷害病人的情形。另外，照顧病人中對其信仰的輕蔑或不當的使用言語，也可能造成病人的傷害，我們不能不謹慎。

　　末期病人的細菌感染，是原發可治癒的或為癌病續發的感染，例如膀胱癌合併反覆性泌尿道感染，是否應該重複使用第三線的抗生素治療，是否真的對病人有利抑或會產生抗藥性的問題，種種之照護選擇都需要考量是否會牴觸本原則。

★ 行善原則

　　或稱有益原則，即醫療及照顧都要對病人有好處。而醫護專業的要求本來就是要有益病人，不論是身體的康復或心理及靈性安適方面。醫護人員要注意的是我們認為對病人或家屬有益的，是否真正對他們有利呢？如果醫療對醫護人員自己也有好處時，例如醫師開刀可以因而出名、或廠商出錢的試驗用藥拿病人來試驗寫文章等，此時應考慮其真正的好處哪個居多，在治療前與病人討論利弊得失，並取得其同意，才可執行所謂的有益治療。

★ 公義原則

　　即公平及正義原則。在有限的醫療資源裡（健保總額管制下），如何最有效的運用資源給最需要的大多數人。例如就醫順序而言，應該像門診就醫一樣先掛號的先看診，或依照急診作業以疾病嚴重度可能致死性來考量，重病的先處理，哪一個才算公平？為了醫院總額及收入考量，給病人用國產便宜有效的藥即可，抑或一定要使要國外廠價格較昂貴，但作用可能比較穩定效果稍微好一點的藥？再把剩餘節省的藥費使用於更多的病人？美容消費性的醫療是否也應該列為疾病納入健保給付才算公平？吸菸而造成癌症或肺氣腫，或酗酒造成的肝病及意外車禍等醫療費用，健保是否也應該支付，若納入給付而侵蝕了其他疾病的醫療費用，這樣又是否公平呢？只是為了病人或家屬的期待，癌末病人是否適合持續使用高貴的化學治療或放射線治療以求治癒，這些都挑戰著公義的原則。

★ 誠信原則

　　基本上誠信應該屬於為人的基本道德問題，於醫病或護病關係中對病人誠實是應該的，並沒有任何理由欺騙病人。於末期病情的告知時，只要病人明白表示想要知道實情，醫師就不能隱瞞，當然告知的深度、時機及方法則是溝通技巧的問題。

（二）死亡相關概念

★ 善　終

　　Weisman (1972)指出善終是指將瀕死過程的痛苦減到最低，並保持病人的尊嚴與生命意義。善終的四大徵象包括：知情（了解病情與所剩時間有限）、尊嚴（雖然瀕死階段身體衰弱，但人格及決定仍須受到尊重）、坦然接受、死得其時。善終的歷程理想上應該達到 6C 的要求：(1) Care：適當照顧；(2) Control：病人自主權受到尊重；(3) Composure：情緒穩定；(4) Communication：溝通良好；(5) Continuity：持續關懷；(6) Closure：停止爭議。而照顧者應能夠提供 7C 的照護，即：(1) Competence：有照顧的能力；(2) Coordination：團隊協調性好；(3) Consistence：具持續性；(4) Cooperation：具合作性；(5) Climate：氣氛融洽；(6) Communication：溝通良好；(7) Compassion：富包容力(Downing, 1993)。表 13-2 為不同的學者對於善終的詮釋。

⊕ 表 13-2　不同的學者對於善終的詮釋

趙 (1997)	楊 (1999)	程 (1996)
1. 身體平安：身體痛苦減至最低、臨終過程不要太長、身體完整、外表清潔、可自由活動 2. 心理平安：放得下、接受死亡、認命、不孤獨、完成心願、了無牽掛 3. 思想平安：活在當下、覺得一生沒白活有意義	1. 能與常人一般過日子 2. 無痛苦 3. 對家人有妥善安排而了無牽掛 4. 對死亡有充分準備	1. 了解死之將至 2. 心平氣和接受 3. 交代後事 4. 安適的臨終過程

　　綜合學者對善終的看法，好死的境界可以包含以下幾項特質：

1. 疼痛及不適症狀減到最輕。

2. 病人心理與社會需要得以滿足。

3. 擁有自主權，可以自我照顧不依賴他人。

4. 不愉快的人際衝突得以化解。

5. 心願及期待可以實現。

6. 保持身體及儀容清潔，形象得以維護。

7. 不受到無人性非必要的醫療處置。

8. 感覺到自己的存在對社會及他人具有意義。

9. 有機會安排身後事及向親友告別。

簡單而言，影響末期病人善終品質的指標可包括身體是否疼痛、身體依賴性、經濟問題、擔心及感傷、生活是否具有意義、是否害怕無法控制的將來及缺少情緒支持等七個項目(Tu, 2007)。

★ 瀕死經驗

經歷瀕死經驗的理論有三：

1. **超自然理論**：認為瀕死經驗為預見死後的世界。

2. **生理理論**：是一種伴隨死亡而產生的生物狀態，腦內缺血時的幻象。

3. **心理理論**：因為意識到死亡威脅而產生的心理反應。

瀕死老人可能會出現以下幾種現象，代表意識到死亡將近：

1. 感到靈魂出遊。

2. 看到已經去世的親人或好友，並可能與他們交談。

3. 看到要去的地方。

4. 看到天使、神明、或不認識的人。

5. 看見自己在另一個世界。

6. 預知死亡時間：要求要在特定時間回家或見到特定的人。

7. 迴光返照：突然清醒或精神變好、想吃東西或做某事。

8. 回憶過去：不斷訴說過去。

9. 用手在空中抓我們看不見的東西，或點頭、揮手、打招呼、面帶微笑等等（鄭，1996）。

二、常見醫療倫理議題

（一）同意書

同意書的簽署是尊重病人自主權的具體表現，其主要精神為「知情同意」(informed consent)，是指當個人被充分告知且了解病情後，表現自願性

同意或依從。因此，需要考慮病人是否「能了解含意、及有做決定的能力」，而了解含意就與專業人員是否告知並提供「充分及所需的訊息」有關 (Kemp, 1995)。知情同意具有下列意義及目的：增進病人自主權、保護病人、避免病人遭受欺瞞及威脅、提醒醫護人員謹慎行事、促成合理的決定、間接保障社會大眾權益（盧，2004）。

同意書的前提是在「知情」下再簽署同意，知情同意是指在執行醫療措施或參與研究前，向病人或法定代理人解釋其目的及潛在危險性，以確定是在被告知之情況下，所做出的有效決定。知情同意的功能有二：一為尊重病人自主權，二為保護病人避免受傷害。獲得知情同意的方式則為「同意書」之填寫。其中，最重要的成分是醫療人員「告知」的部分，否則儘管病人在非被告知情況下簽了同意書，但發生醫療糾紛時，醫師仍然要負法律責任。因為病人和家屬非專業人員，其對醫療項目的涵義不可能完全的了解，所以其所下的決定及簽署並不符合知情同意的精神。另外，「同意」則須為有完全行為能力之成年人才可以自行決定，其他未成年、或精神病人、戒護中或更生保護人等，都另有法律規定。而「醫療委任代理人」亦有依其委任人委託代理決定之權利。但當病人處於車禍意識不清而又無法找到家屬的緊急情況，或病人事先表明無須再告知他們病情或不願再聽到負面的情況時，醫師得以免除告知同意的義務 2013 年 5 月 15 日衛生福利部公告及更新後的安寧緩和醫療同意書之參考範例如附表一至附表五。表一、預立安寧緩和醫療暨維生醫療抉擇意願書；表二、不施行心肺復甦術同意書；表三、不施行維生醫療同意書；表四、醫療委任代理人委任書；表五、撤回預立安寧緩和醫療暨維生醫療抉擇意願聲明書。

（二）隱私權問題

保護病人的隱私根本上是醫療人員的基本道德要求，除非有法律上的規定，例如法定傳染病必須通報衛生主管機關納入管理，此時無須經過病人同意可直接通報，以維護社會大眾的安全。倫理規範均明訂護理人員有義務尊重病人的隱私權並保守其祕密，其祕密包括疾病史、檢驗結果及診斷，甚至與疾病無關的個人資料和社會網絡等；醫院亦不得為了行政管理的方便而無意中洩露了病人的隱私，例如於大家都可以看到的病歷封面寫上病人為愛滋病的註記，如此即違反為病人保密的原則。醫院應該要更主動積極的保護病人的隱私才對。

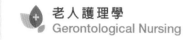

（三）醫療處置決定權

在傳統以醫療人員為主導的父權體制下，醫療的處置權都掌握在醫師的手裡，只要醫師決定的，即使他們對決定的原因並不是很了解，病人或家屬都會認為是對病人有利而給予同意。目前，除非是在緊急救命狀況下，例如昏迷或急性出血時，醫病的關係才以父子模式互動，即以醫師的決定為主，家屬只能被動配合。由於國內人口平均壽命延長，老人比率及慢性病逐年增加，民眾的教育水準提高，對醫療品質的要求也提升，醫療人員與病人間關係逐漸朝向師生或朋友的關係發展，慢性病的處理及病人的健康照顧也不只是醫療人員的責任而已，而是醫療人員、病人及家屬三方面共同的合作。醫療人員專業的角色除了疾病的處置外，病情的診斷及處置的內容，都需要取得病人或家屬的同意，才可以執行，即使是驗尿或抽血驗肝功能的原因，也需要告知並取得同意。至於告知同意的細節，在本章「自主權」及「同意書」中已提過，請參考前文，但同意意思的表示不一定都需要寫同意書才算數，只要病人沒有意見的捲起袖子接受抽血即為同意的明示，重點還是在告知的內容及過程。

三、瀕死者的倫理考量與議題

如果能用心地照顧瀕死病人，其實可能遇到很多的倫理議題，例如在英國常見的倫理困擾有：次發性代謝異常之處置，照顧過程中水分及營養的給予問題，藥物使用如抗生素、類固醇、止痛藥、化療或放療，如何有彈性的調整安置地點，突發狀況時緊急醫療之策略，中止治療及雙重效應的困境，及病人的事前意願未明等(Finlay, 1996)。而在美國常見的困擾則有：醫師評估 6 個月存活期、告知實情的程度、擔心嗎啡過量、人工營養的給予、靜脈注射水分的給予、以及無法了解有認知問題病人的要求及滿意度(Kinzbrunner, 1995)。以下僅就一般照顧中比較常見瀕死病人的倫理困境提出討論(Gavrin, 2007; Schaffer, 2007)。

（一）瀕死者之病情告知

大部分病人對於自己病況不樂觀或可能無法治癒，會有高度的認知及懷疑，而且大都期望能有坦誠討論的機會。隱瞞雖然可以維護病人免於受到刺激或傷害，但卻剝奪了病人知的權利，妨礙了病人與家屬間真誠的互動，阻礙了病人遺願的安排，甚至耽誤了醫師的治療計畫(Freedman, 1993)。唯有確切認知實情，病人才可能為自己做最妥善的計畫，沒有遺憾地為自己生命的終結劃下完美的句點（表 13-3）。

⊕ 表 13-3　告知病情的理由與原則

告知病情真相的理由 （嚴，1988）	告知病情的原則 （趙，1996；Beauchamp & Childress, 2001）
1. 病人有權知道自己的病情 2. 絕大多數病人願意知道實情 3. 身處絕症或疾病末期患者，對自己狀況多少會有所察覺，告知能削減恐懼及疑慮 4. 知道病情後較願意配合治療進行 5. 有充裕時間安排後事及與親友共度剩餘的人生	1. 病人已明白表達想知道病情時，方考慮告知 2. 先找出支持病人活下去的力量後再告知 3. 告知者須與病人有良好信任關係 4. 以委婉方式告知 5. 選擇適當時機告知（如身心狀況較佳或病人主動詢問時） 6. 注意告知後病人的情緒反應：面無表情、如釋負重、哀傷、震驚、怨恨、不甘心

　　臨床上病情告知的困難經常發生在：

1. 家屬要求不要告知。

2. 不知如何開口告知。

3. 不知何時告知較適當。

4. 擔心告知實情後會出現強烈的情緒反應，而影響治療進行或發生拒絕治療的情形。

5. 病人要求不要討論病情。

6. 醫護人員忙於症狀之處理而無暇或不忍告知（陳，1999；蔡，2002）。

　　在告知技巧方面，大多數的專業人員都認為應以溫和漸進的方式進行 (Seals, 1991)。告知的藝術需要注意 5W 及 1H：

1. **Why**：需先找到告知的理由，對病人心理上、倫理上或人際關係上有何助益？

2. **When**：什麼時機告知較恰當？當病人主動詢問或表達要交代遺願時，應予聆聽，勿打斷或岔開話題，並尊重其決定。

3. **Who**：由誰告知病情較恰當？這個人必須得到病人相當的信任。

4. **Where**：應選擇一個隱私安靜而且舒適的環境。

5. **What**：針對病人的需要來決定告知的內容，並解答他們提出的疑惑。

6. **How**：告知時態度要溫和誠懇，可以適當的肢體接觸，距離不宜太遠。

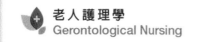

也就是以「關懷」及「良好信任關係」為基礎、再發揮藉機告知之「藝術」，配合不傷害、行善、保密、自主、誠信之倫理原則，才能減輕病人的傷害。

（二）瀕死者的自主決定

在 1991 年 12 月，丹佛法規訂定出病人自決法案，要求健康照護機構確保所有院民入院時皆應填寫是否「不急救、不插管、不接受人工餵食、選擇過世地點」的自決書(Rhymes, 1991)，促進家人及醫療社會體系尊重老人的自決權。自決權就是尊重與協助老人達成其理想生活品質與死亡的尊嚴。尊重老人生命尊嚴需做到：事先告知將有的變化、參與決策機會、在關懷環境中接受生命臨終，而落實自決可運用預立遺囑，或預立代理人的方式保障。

國內疾病末期情況下，病人選擇是否接受醫療處置的項目，除了目前安寧緩和醫療條例中明訂維持生命徵象的插管治療外，立法院更於 2016 年 1 月 6 日公布了「病人自主權利法」，並預定於公布三年後開始實施。除了原來健保署所規定的癌病及非癌病之末期狀況（最終導致心、肺、肝、腎、腦等衰竭），此法更進一步討論到其他疾病情況，如不可逆轉的昏迷、永久性植物人狀態、或極重度失智症時，病人是否願意接受其他醫療處置如人工營養、或流體餵養等等，以維持生命。病人自主權利法讓民眾審思自己的生命態度並預先簽署，決定自己在特殊疾病狀況如重度衰老、無自我意識、或罹患反覆性進展性惡疾時，是否願意接受某些侵入性或無實質增進生命品質的處置。

（三）自　殺

老人自殺的方式較其他年齡層更為劇烈，會因為計畫周詳及旁人的忽略，而自殺成功。老人自殺的動機通常是一種個人利益導向的考量，大多是發生在與社會疏離的老人(Moore, 1993)。

老人自殺分為理性及非理性兩種。理性自殺的定義是老人拒絕維生治療（例如心肺復甦術），或經評估顯示死亡會比活著好，於是在妥善計畫下殺害自己；而非理性的自殺都起因於沮喪或精神異常，由於一時衝動而造成。對此，需要外界適時阻止，安置安全環境、提供支持及陪伴，並找出減輕其衝動或痛苦的方式，協助找到尊嚴及存在的新價值，防止自殺再次發生。

老人自殺主要原因包括：老化帶來的失落、無望與絕望、身體病痛、感情支持薄弱等。老人自殺之危險因子包括：慢性疼痛、哀慟、獨居、退休、

低社經地位及社交隔離。老人自殺的企圖或行為，都是表示他們有除了死亡，別無他法解決此痛苦或問題，也是與外界溝通或求助的訊息，醫療專業人員應該深入探討其根本原因(Pitman, 2007)。

自殺的另一個型式就是協助自殺，由自殺者提出要求，希望他人可以協助準備或配藥，讓自己來執行自殺的行為，如此可能牽涉的倫理議題則更為棘手(Finlay, 2001)。

（四）安樂死

安樂死（又名安死術，euthanasia）是指當個體處於無法治癒的痛苦中，不願再接受折磨，基於其本人意願，放棄或撤除維生治療，甚至使用藥物以提早結束生命來根除痛苦的行為。其種類可分為：

1. **積極（主動）安樂死**：對已無法藉現代醫學技術挽救生命之病人，為解除其痛苦，以直接或間接之人為加工方式提早結束生命（又稱善意促死，mercy killing）。其執行背後存有「故意及加工」致死的念頭，有違醫療倫理規範，國內法律仍不允許，被認為是有計畫的蓄意謀殺。

2. **消極（被動）安樂死**：在病人或家屬（當病人無決定能力時）同意下，不予或撤除維生治療（例如將呼吸器插頭拔除、停止靜脈營養輸液或管灌），讓病人自然死亡。由於這類病人其他器官功能仍然正常，若持續給予灌食或呼吸器治療，則可能仍然可以存活數年至數十年。

3. **雙重效應安樂死**：為減輕痛苦所給予合理劑量的藥物，卻不幸造成病人的死亡。此為倫理上可接受的，因為其主要目的並非刻意造成病人死亡，而在於解除痛苦，但卻意外造成死亡。

4. **自願安樂死**：病人本身同意或要求下，使其死亡或任其死亡。

5. **非自願安樂死**：非病人同意或要求，同情病人不再讓其受苦，而使其或任其死亡。

安樂死是一種協助病人以死亡來解決其痛苦的方法，精神在於病人的自決，是否願意為了生存而繼續忍受病痛，其前提是病人意識必須清楚。在荷蘭規定，安樂死或協助自殺必須不只一次先經過精神鑑定，確定病人精神狀態須無憂鬱情形且有決定能力；在病人決定後可再有 1~2 週考慮期後才可執行。國內所通過的緩和醫療法案，內容明訂為減輕或免除末期病人的痛苦，可施予緩解性、支持性醫療照護或不施予心肺復甦術；病人可絕食、拒絕接受治療、自行拔管，但不能要求醫護人員提供更迅速更無痛苦的死法。為了

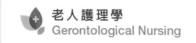

緩解瀕死個案身心痛苦，安樂死並非唯一方法，醫護人員若能提供良好的疼痛控制及有尊嚴的人性化照護，才可以避免病人產生尋死的衝動，應協助他們於合理合法的情況下告別人生。

第一個遠赴瑞士完成安樂死的臺灣人！　❌

　　安樂死的決定，會對病人及家屬帶來怎樣的衝擊？矛盾與衝突要如何化解？執行的過程，又是如何的光景？

13-4　安寧療護的概念

　　世界衛生組織 1990 年對安寧療護的定義為：對治癒性療法已無反應的末期病人，所提供整體性積極性的照護，其照護之目標為提升病人的生活品質。安寧療護的理念是肯定生命的價值，將死亡視為一種自然過程，並且不延長或加速病人的死亡，希望能緩解病人的疼痛及其他不適的症狀，並提供其心理社會與靈性整體性的照顧，同時對其家屬也能提供哀傷輔導及支持，此即所謂全人及全家的照護。

一、安寧病房的設置與法規

　　依據 2000 年 4 月行政院衛生福利部頒布之安寧療護病房設置基準，國內安寧療護病房之設置均應符合該項之規定，如附表六（配合附表一至附表五）。其中，內容第五條說明住院安寧療護是以醫師為主導之團隊方式提供服務，應配置醫師、護理、社會工作人員、營養及藥事諮詢人員，另得視需要設置臨床心理工作、職能與物理治療及不同宗教靈性等人員。另外，為了安寧照護品質的保證，這些照護團隊人員也規定必須接受一定時數的訓練及實習，例如專責醫師需要接受 80 小時以上之安寧教育訓練（含 40 小時以上之實習）、護理人員亦需要 80 小時以上（含 20 小時以上之實習），社工人員則為 100 小時以上訓練（至少含 40 小時之實習）。人力要求部分，則醫師應有專責主治醫師 1 人以上，護理人力每一床有 1 人以上，照顧服務員每三床應置 1 人，或以相當質量的志工人員替代。該設置基準第六條則是說明其提供非醫療服務項目之經費來源，可經由捐款或病人付費。

二、安寧照護的理念與展望

依據世界衛生組織對安寧療護的定義可知道，安寧療護的理念是四全照護：包括全人（病人的身心靈整體照顧）、全家（包含家屬之哀傷輔導）、全程（從接受安寧療護至死亡為止）及全隊照護（含各類專業人員共同合作），以冀望病人能因此得到善終。為達到四全照護的目標，照護時應包含下列基本要求：

1. 病人可以清楚並接受自己的病況，此時病情告知及溝通技巧非常重要。

2. 要尊重病人為獨特的個體，提供個別化的考量及照顧目標。

3. 與病人建立信任親密的關係，如此才可能了解病人的身心要求並給予協助。

安寧照護經過多年的推展經驗，趙(2001)提出了將來國內安寧療護的方向及展望，包括：

1. 期訂定明確設置規範、評鑑制度、作業標準、健保給付、證照制度，以確保照護品質。

2. 推展醫療專業人員接受安寧療護及死亡教育並提升安寧療護之能力。

3. 推廣民眾健康的「生命教育」，正視及接受死亡為人生必經過程。

4. 倡導以人為導向的高品質服務及改善醫療環境。

5. 建立符合本土文化需求的安寧照護模式。

6. 建立多元化安寧療護模式，例如住院及居家模式。

7. 結合社會救助、慈善服務及其他民間資源，協助病人及家屬減輕經濟負擔。

在家善終，留愛、不留遺憾~ ⊗

面對死亡是需要準備的，愛要及時、活在當下，提供完善的居家安寧照護，讓家屬抱著安穩的心情來送別。

　　另外，由於醫師對安寧照護理念的不足，或因為醫師個人醫療績效的考量，及癌末病人對於安寧的恐懼，國內仍有很多末期病人住在一般專科病房裡，沒有得到應有的高品質安寧照護。於此，衛生福利部國民健康署於 1994 年提出「全面提升癌症診療品質計畫」時，將「安寧共同照護計畫」列為其中一項重要子計畫，希望醫院中各個專科若有末期病人，都可以會診安寧團隊，將安寧照護之精神推展到一般病房，讓非安寧病房的末期病人也能夠接受良好的全人照顧服務。

13-5 瀕死老人的護理

　　對瀕死病人的照護不外是症狀控制，及心理照顧和靈性成長，也就是身心靈全人的照顧。雖然瀕死的老人比年輕人較少有不甘心及生命被剝奪的感覺，但對死亡過程中孤獨失落的感受則較深。以下就身體、心理及靈性照護分別說明之。

一、症狀緩解與促進舒適

　　由於末期病人其疾病持續的惡化及失控，臨床上醫療的處置只能以症狀的緩解為主要目標。其症狀處置的原則有：

1. 仔細評估治療的效益：於積極控制病人症狀的同時，不放棄任何的治療方法，並設法避免副作用的發生，給予預防性的處置（例如鴉片類止痛藥物常會併發嗜睡、便祕或噁心等副作用），隨時調整劑量，以保持其最大的療效及最少的副作用。

2. 告知病人及家屬治療的方式及目的，同時允許他們不同的意見及選擇。

3. 鼓勵家屬參與照顧，由互動中他們可以達到溝通及獲得彼此珍惜的感動。

4. 病人若提出另類療法的問題及要求，於不違反醫療法的範圍內，允許病人擁有部分自我控制的權利及希望。

二、情緒的抒解與人際關係的整合

　　人是情緒化的動物，而瀕死病人的情緒比一般人更為複雜，可能發生生氣、否認、憂鬱及商議等情緒的並存。Cassem 及 Stewart (1975)提出照顧瀕死病人情緒的 8C 原則：

1. **Concern**（關懷）：發自真心關懷，願意和病人分擔痛苦。

2. Comfort（安撫）：避免病人情緒的失控。

3. Cheerfulness（愉悅）：讚美及欣賞環境中人與物的美好。

4. Consistency and Persistence（恆心與耐心）：持續的關心與照護。

5. Communication（溝通）：鼓勵病人表達需求並給予傾聽及溝通。

6. Competence（能力）：有效處置情況變化的能力。

7. Children（鼓勵子孫多予探視）。

8. Cohesion and integration of family（家庭的團結與連結）：家庭的和諧及分擔照護的責任（張，2006）。

　　瀕死老人經常表達對未來生命的不確定感及害怕，但由於家人或醫護人員沒有足夠的經驗，不知道應該如何回答而予以敷衍，不與深談，如此將阻礙他們想要溝通的企圖，導致產生被遺棄的失落感。良好的溝通經常具有情緒安撫及啟發思考的功能，而溝通需要注意的事項有：

1. **建立信任的治療性關係**：真誠關心病人、尊重病人自主權及隱私權。

2. **選擇合適溝通的時機與環境**：在病人表達想討論或了解情況的意向時，應保握機會並選擇清靜的環境，避免周遭的吵雜干擾，為溝通建立對談的空間。

3. **採取坦誠而開放的態度**：允許猶豫與沉默，耐心等待病人發問及躊躇，因為此時的問題內容都是感傷且難以啟齒。準備接受任何質疑，並澄清問題的意義及引起的困擾。

4. **主動而敏銳的傾聽**：解析其問題背後潛在的焦慮，試圖發掘問題的核心是身體、心理或靈性的困擾。

5. **隨時警覺並去除溝通障礙**：不良的溝通包括否認病情的嚴重性、避開與死亡相關的話題、拖延或迴避答覆。

6. **擅用沉默及非語言的溝通技巧**：適當的接觸對病人情緒及恐懼具有安撫的作用。切忌急於提供建議及指導，給病人的哀傷留點時間及靜默陪伴。

三、靈性滿足與完成生命回顧

（一）生命回顧（懷舊治療，Reminiscence）

　　生命回顧可以讓病人重新思考以往的人際關係與喜怒哀樂，不論是負面的或是正面的，它可以重新整理自己的人生觀，進而促成愛、寬恕並尋求和

解，最後達到自我肯定及心理平安的境地。生命回顧具有重整秩序、發現或重新詮釋意義、釋放衝擊與放下的功用（趙，1997）。生命回顧進行的方法有：

1. 回顧以前所寫的日記、信件、相簿或紀念品，以勾起生活相關的回憶。

2. 建立家譜：由家譜建立的過程中，回想兒時生活並確認自己在家族的地位及貢獻。

3. 家庭聚會：話舊並分享回憶往日共有的生活點滴。

4. 撰寫自傳或錄音錄影。

5. 回顧之旅：重返出生地或兒時居住地、就讀學校或工作地點。

6. 生命貢獻的總評：回顧自我一生對家庭、社會或他人所做的貢獻，提升自己的生命意義與認同（黃，1995）。

（二）意義治療(Logo therapy)

人在極大的身心壓力下，唯一能保存的就是靈性與信仰的自主與獨立。而生命的可貴，不在長短，而在於是否具有意義，也就是越能感覺到自己生命具有意義的人，越能找到死亡的價值，就越不畏懼死亡（張，2006）。因此，協助病人探索其生命歷程中有意義的事或其代表的意義，並肯定其價值與貢獻，有助於病人對死亡的接受。

 13-6 瀕死老人家屬的照護

一、臨終階段家屬的壓力

末期病人的家屬可能同時遇到多重的壓力，例如照護人力不足、病危的準備、將來喪禮的安排、家庭成員角色與工作的調整、權力的重新分配、個人生涯規劃亦受到影響、減少社交活動、經濟壓力或個人健康或事業的壓力。這些壓力的大小與原本家庭的組成及功能有關，大家庭有很多親友長輩的經驗，可以協助病人照顧及喪葬的進行，同輩可以幫忙人力及小孩的照顧，經濟上也可暫時互通有無；小家庭則可能因為居住在市區或大樓，連遺體的安置都是個很大的問題，更何況沒有遇過這類事情，不知如何面對，於精神或經濟和身體上的負荷都是極大的壓力。疾病雖然是一個人的事，但也會影響到整個家庭的互動，這也和生病者於家庭中的角色有關，例如壯年的

先生得了重病,則其賺錢養家的工作必須由太太來承擔,否則其經濟收入及將來的生活如何度過;但太太上班無暇照顧小孩,則其子女的學校表現可能會出現問題,而太太因為擔心先生的病情及小孩而容易做事出現分心,甚至因過重的壓力也可能導致疾病或意外的發生,此即所謂的禍不單行。對瀕死老人而言,其家屬也有相似的情形,特別是經濟情況不好,仍然有賴患病老人的工作及收入時。另外,喪葬的禮儀過程繁鎖、費用昂貴,也是相當大的負擔。

二、瀕死者家屬的需求

面對瀕死病人的照顧,其家屬需要的協助有(Ferszt & Houck, 1986):

1. 了解病情可能的變化及相關照護,並獲得醫護人員的支持。
2. 需要專業人員提供照顧及諮詢。
3. 能確定病人可以受到妥善的照顧。
4. 可以知道自己應該如何參與病人的照顧,例如營養、清潔或移動時的方法及注意事項。
5. 自己也被關懷及支持。
6. 知道病人死亡相關事宜及後續工作:例如病人斷氣時可能出現的身體徵象及處理方式、屍體可停放之處所及規定、死亡診斷書如何取得、祭拜儀式。
7. 了解有哪些可以協助的資源:例如經濟補助、宗教志工或助念團體等。

瀕死者家屬的護理原則包括:

1. 盡量滿足家屬照顧病人的需要,包括照顧技巧的教導及諮詢。
2. 教育家屬有關病人臨終時可能出現的身體徵象及因應之道,避免恐慌。
3. 協助家屬表達哀傷或罪惡感,並以傾聽、同理、適當的接觸表達支持。
4. 協助維持其家庭的完整性,了解其家庭及社會網絡的強度並指導如何取得資源,包括宗教與社會團體。
5. 鼓勵家屬表達彼此的關懷及支持。
6. 規劃清新獨立的環境,讓家屬可以靜思與休息。

在此臨終照顧的過程如果無法妥善的處理,壓力會讓家屬產生很多負向的情緒,例如感受造化弄人的無奈與絕望、身心緊繃瀕於崩潰、不符現實地

想挽留病人、委屈與犧牲感、漠然無助與無力感、指責病人的遺棄、姻親關係的惡化、隱瞞病情與偽裝、及反省與關係的重整。對這些家屬而言，他們需要的是有人可以協助其分擔照顧的責任、給予情緒的疏導與支持、維持良好的家庭溝通與社會功能、經濟上的實質協助與悲傷輔導（蔡，1998）。如果家屬情緒及壓力無法得到適當的協助及抒解，則可能出現家庭關係惡化、人際關係疏離、工作能力降低、社會參與減少、經濟壓力加重等現象，隨之失眠、憂鬱、焦慮的惡性循環跟著產生。對這些家屬也需要提供適當協助，適時舉辦家庭會議、促進溝通、彼此支持、增進其控制感、鼓勵抒發哀傷、找尋資源，進而達到維持家庭之完整性。

根據調查，影響家屬調適的因素包括：

1. **原先家屬對病人的依賴程度**：不論在生活上、情感上或經濟上依賴越高，則在病人死亡後越難適應。

2. **對病人情感的糾結程度**：罪惡感或不能獲得諒解，會產生遺恨難消和抱怨仇恨。

3. **對病人死亡的接受程度**：是否事前有足夠的心理準備或意外猝死。

4. **其他支持系統的強度**：社會網絡資源不足，則其家屬調適能力也會較差。

5. **家屬的年齡及人格成熟度**：包含對生命與死亡的認知及態度。

三、哀傷調適歷程

喪失至親所經歷之哀傷過程稱為哀慟(bereavement)。家屬哀慟反應大致分三個階段：

（一）震驚期

即使家人事先早已有心理準備，但當來臨的時刻，家屬還是會出現震驚及難以接受的現象。此階段時間依隨著家屬心理是否事先有預期死亡的準備，可由數日至二星期。其認知反應可能出現遲滯及零亂、沒有組織的思考，也可能出現自殺的想法、或希望自己也死亡；情感方面則可能呈現僵化、遲鈍、爆發情緒或虛幻陶醉、歇斯底里的嘶吼；人際關係則呈現疏離退縮。

（二）追思期

約發生在死亡後的 1 星期到 3 個月。家屬時常會想到或夢到死者；情感上可能會因為思念死者，而有傷心、生氣或罪惡感的發生；生理上則可能出

現失眠、疲倦、食慾不振或體重減輕；人際關係變得依賴。這個時候家屬會時常想起死者以前的生活點滴，回憶病人疾病的過程，思考造成的原因及檢討中間的遺憾，或感懷、失落或愧疚因而產生罪惡感。

（三）恢復重組期

約 3~6 個月時間。經歷了哀慟的混亂失序，逐漸回復面對現實生活，慢慢脫離憂傷恢復工作，重組家庭角色，發展新的人際關係，試圖找出新的方向與力量，進而規劃未來的生活。對病人的哀慟會隨著時間逐漸淡忘，但每當忌日或特別意義的日子，則其週年性哀慟反應可能再復發，這時家屬再度變得嚴肅沉重、思念與哭泣。

四、幫助瀕死者家屬經歷哀傷過程

依據家屬面對瀕死病人的需求及哀慟的過程，臨床上我們可以提供的協助有：計畫性的告知疾病惡化的訊息，促進預期性哀傷的準備，鼓勵家屬與病人的互動與表白，提醒家屬後事的準備，準備與親友的告別，及提供信仰或宗教的訊息，最後讓家屬能平靜地接受親人的死亡（陳、郭，2001）。協助喪親者哀傷調適的輔導原則有：

1. 協助體認失落：鼓勵說出對死者過去及現在的記憶，協助了解及接受失落的事實。
2. 協助表達憤怒、愧疚、焦慮、無助、悲哀等情緒。
3. 協助適應失落及學習獨立做決定和生活的能力。
4. 建立新的人際或工作關係以轉移情感。
5. 在特殊的日子如忌日、生日、紀念日，協助心理的準備，允許悲傷的發生。
6. 接受及同理其悲傷行為。
7. 允許以個別方式完成及處理悲傷情緒。
8. 提供持續性支持。
9. 預防不當的調適行為，例如酗酒或吸毒等。
10. 若出現病態悲傷行為需予以轉介治療（李，2004）。

對於家屬哀慟反應之調適，則可於震驚期時允許其情緒的發洩、給予陪伴及傾聽、並鼓勵參加送別的儀式；於追思期間可鼓勵其表達情感及回憶、

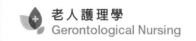
給予往生者是個好人的肯定，避免神化與醜化，同時可鼓勵其思考生活與生命的意義；重整期間則可以鼓勵多參與活動培養興趣，以重新體認新的生活意義與目的（秦，1999）。

13-7 醫護人員面對瀕死病人的調適

瀕死病人的照顧對護理人員而言也是充滿壓力的，其最常見的困擾有：

1. 即使已經住在安寧病房了，但病人或家屬仍然期待可以治癒，對此不切實際的要求可能帶來醫護人員的困擾。
2. 對於病情的惡化無法控制，與醫護原本角色的期待不同而產生焦慮。
3. 安寧專業的訓練不足，也缺乏處理末期病人的經驗(Mandel, 1981)。

護理人員面對瀕死病人時，需要體認到：

1. 能夠自我察覺到對死亡的焦慮，能夠面對及接納自己過去未能解決的失落及哀傷。
2. 會害怕遇到無法處理的情況：照顧的方向應該改為提供維護死亡的品質，而不是在挽救生命上。
3. 要能清楚自我的情緒狀態，勿因過度投入或抗拒瀕死事實，而出現非理性的照護。

因此，護理人員在提供照顧時應該學習的調適及態度有：

1. 多參與末期病人照護之課程，學習疾病照顧外之心靈照顧的方法與溝通技巧。
2. 接受醫護人員能力有限的事實，將原本疾病的治療改為有品質的照顧。
3. 接受家屬及病人對疾病不符實際的期待，多予解釋病程的變化，將他們的認知拉回到實際可行層面，例如可以鼓勵他們表達心中的焦慮並珍惜相處的時間。
4. 在照顧病人的同時也要經常的反思自己的成長與失落，尋求妥善的解決，如此才能夠有足夠的力量面對病人生命的遺憾及挑戰。
5. 明白自己的情緒改變，並掌握自己負面的情緒，不要因而影響到病人的照顧及關係。
6. 積極參與提升生命意義與價值的相關活動，可以組成成長團體分享工作上的挑戰，學習因應技巧，並能相互扶持。

13-8 死亡教育

一、死亡教育的重要性與目標

在照顧末期病人的過程中，何時才是死亡教育的適當時機，端看病人心理接受疾病的程度。生命回顧是個適合的方法，可以引導病人感悟生命中無形的價值經常是比有形的物體更具有意義（例如愛與希望），而放棄殘敗的皮囊則是可以接受的，死亡不是結束，與家人的愛可以持續，自己不是孤單的，無須恐懼。

趙(1993)曾提出人們害怕死亡的原因有：對未知的恐懼（不確定死亡何時到臨，是否會痛苦）、無法了解及掌握死亡過程的恐懼、分離與失落的恐懼（一無所有孤獨的離開）、害怕心願無法實現或悔恨來不及彌補。因此，對一般民眾而言，死亡教育的目的就是要讓人們知道如何由生命有限的無奈中，找到活著的意義及目標，明白什麼才是人生真正重要的價值，進而珍惜生命與自然，甚至讓個人的智慧成長。對末期病人的家屬來說，提供死亡的衛教可以減少他們在過程中的焦慮與恐懼，協助家屬表達關懷並把握相處的機會，同時引導家屬對自己甚至自然界生命的啟示與尊重。

二、推動死亡教育的策略

因為死亡教育可以讓民眾看破生與死，對人格及智慧的成長具有非常正面的價值，值得社會大眾及政府大力的推展，其中包括：媒體的宣導、列入各級學校的課程、編寫不同深度的教材、引起社會的討論與共識、促進宗教界、醫界、學界與政府的交流、教師及醫護人員持續性的在職教育、政府政策及立法機構與社會保險及健康保險給付的配合等。

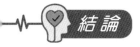

結論

生老病死一如春夏秋冬，有始有終，這是生命互古不變的常態。只是世俗的觀念認為死亡是恐怖的、疼痛的、不堪的、或是對個人生命剝奪的懲罰，這也阻礙了我們面對事實的勇氣。我們醫護人員唯有自己抱持正確的生命觀，教導家屬及病人如何把握剩餘的相聚時光，惜緣惜福，並尊重病人的選擇，妥善安排，最後可以達到生死兩無憾的境地。

THINKING BOX ⊗

「病人自主權利法」讓生命自主，決定人生最後一段旅行

　　安寧緩和醫療條例規範了末期病人具有選擇善終的權利，但對於罹患不可逆轉之昏迷或永久性植物人等長期承受病苦磨難之病人或家屬，想要撤除或不予施行維持生命之治療，例如停止鼻胃管流體灌食或人工營養輸液，則仍為法律所禁止。因此，國內於2015年12月由立法院三讀通過，次年1月6日經總統公布，2019年1月6日正式施行病人自主權利法。該法重點在經由醫療機構提供預立醫療照護諮商(advance care planning)下，由具有自主決定能力之病人做預立醫療決定(advance decision)。其臨床實施之重點在第三條、第九條及第十四條。分別列出如下：

第三條為名詞定義：

1. 維持生命治療：指心肺復甦術、機械式維生系統、血液製品、為特定疾病而設之專門治療、重度感染時所給予之抗生素等任何有可能延長病人生命之必要醫療措施。

2. 人工營養及流體餵養：指透過 導管或其他侵入性措施餵養食物與水分。

3. 預立醫療決定：指事先立下之書面意思表示，指明處於特定臨床條件時，希望接受或拒絕之維持生命治療、人工營養及流體餵養或其他與醫療照護、善終等相關意願之決定。

4. 意願人：指以書面方式為預立醫療決定之人。

5. 醫療委任代理人：指接受意願人書面委任，於意願人意識昏迷或無法清楚表達意願時，代理意願人表達意願之人。

6. 預立醫療照護諮商：指病人與醫療服務提供者、親屬或其他相關人士所進行之溝通過程，商討當病人處於特定臨床條件、意識昏迷或無法清楚表達意願時，對病人應提供之適當照護方式以及病人得接受或拒絕之維持生命治療與人工營養及流體餵養。

7. 緩和醫療：指為減輕或免除病人之生理、心理及靈性痛苦，施予緩解性、支持性之醫療照護，以增進其生活品質。

第九條規定預立醫療決定之程序：

　　意願人為預立醫療決定，應符合下列規定：

1. 經醫療機構提供預立醫療照護諮商，並經其於預立醫療決定上核章證明。

2. 經公證人公證或有具完全行為能力者二人以上在場見證。

3. 經註記於全民健康保險憑證。

　　意願人、二親等內之親屬至少一人及醫療委任代理人應參與前項第一款預立醫療照護諮商。經意願人同意之親屬亦得參與。

　　第一項第一款提供預立醫療照護諮商之醫療機構，有事實足認意願人具心智缺陷或非出於自願者，不得為核章證明。

　　意願人之醫療委任代理人、主責照護醫療團隊成員及第十條第二項各款之人不得為第一項第二款之見證人。

　　提供預立醫療照護諮商之醫療機構，其資格、應組成之諮商團隊成員與條件、程序及其他應遵循事項之辦法，由中央主管機關定之。

第十四條規定施行之病人對象：

　　病人符合下列臨床條件之一，且有預立醫療決定者，醫療機構或醫師得依其預立醫療決定終止、撤除或不施行維持生命治療或人工營養及流體餵養之全部或一部：

1. 末期病人。
2. 處於不可逆轉之昏迷狀況。
3. 永久植物人狀態。
4. 極重度失智。
5. 其他經中央主管機關公告之病人疾病狀況或痛苦難以忍受、疾病無法治癒，且依當時醫療水準無其他合適解決方法之情形。

　　前項各款應由二位具相關專科醫師資格之醫師確診，並經緩和醫療團隊至少二次照會確認。

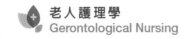

課後複習 *Exercise*

( )1. 下列何者非 Kübler-Ross 提出瀕死臨終過程階段？(A)震驚與否認　(B)恐懼　(C)磋商　(D)接受。

( )2. 瀕死病患在下列何階段易出現自殺行為？(A)憤怒期　(B)商議期　(C)憂鬱期　(D)接受期。

( )3. 瀕死病患常見的恐懼包括下列何者？(1)未知　(2)孤獨　(3)形體喪失　(4)失落：(A)(1)(2)(3)　(B)(2)(3)(4)　(C)(1)(3)(4)　(D)(1)(2)(3)(4)。

( )4. 影響老人瀕死之調適因素包括哪些項目？(1)生命價值觀　(2)支持系統薄弱　(3)宗教信仰　(4)文化影響：(A)(1)(2)(3)　(B)(2)(3)(4)　(C)(1)(3)(4)　(D)(1)(2)(3)(4)。

( )5. 簽署預立遺囑是屬於符合下列何項原則？(A)自主　(B)不傷害　(C)行善　(D)誠信。

( )6. 善終四大徵象不包括下列何者？(A)知情　(B)行善　(C)尊嚴　(D)坦然接受。

( )7. 老人常見之自殺危險因子包括：(1)身體病痛　(2)支持系統薄弱　(3)社交隔離　(4)無自主權：(A)(1)(2)(3)　(B)(2)(3)(4)　(C)(1)(3)(4)　(D)(1)(2)(3)(4)。

( )8. 安寧病房設置標準規定護理人員須接受至少幾小時安寧教育訓練？(A) 50　(B) 80　(C) 100　(D) 120。

( )9. Cassemand Stewart 提出照顧瀕死病人情緒"8C"不包括下列何者？(A) Concern　(B) Communication　(C) Cure　(D) Comfort。

( )10.協助家屬度過哀慟的輔導原則包括：(1)協助體認失落　(2)協助表達情緒　(3)接受及同理其悲傷行為　(4)協助建立新的生活轉移情感：(A)(1)(2)(3)　(B)(2)(3)(4)　(C)(1)(3)(4)　(D)(1)(2)(3)(4)。

掃描　　解答　參考文獻

（依衛生福利部中華民國 102 年 05 月 15 日公告之參考範例編印）

　　本人_____（簽名）若罹患嚴重傷病，經醫師診斷認為不可治癒，且有醫學上之證據，近期內病程進行至死亡已屬不可避免時，特依安寧緩和醫療條例第四條、第五條及第七條第一項第二款所賦予之權利，作以下之抉擇：（請勾選□）

□接受　安寧緩和醫療（定義說明請詳背面）
□接受　不施行心肺復甦術（定義說明請詳背面）
□接受　不施行維生醫療（定義說明請詳背面）
□同意　將上述意願加註於本人之全民健保憑證（健保 IC 卡）內

簽署人：(簽名) _____　國民身分證統一編號：_____
住（居）所：_____
電話：_____
出生年月日：中華民國_____年_____月_____日
□是 □否　年滿二十歲（簽署人為成年人或未年滿二十歲之末期病人，得依安寧緩和醫療條例第四條第一項、第五條第一項及第七條第一項第二款之規定，立意願書選擇安寧緩和醫療或作維生醫療抉擇。）

在場見證人（一）：(簽名) _____　國民身分證統一編號：_____
住（居）所：_____
電話：_____
出生年月日：中華民國_____年_____月_____日
在場見證人（二）：(簽名) _____　國民身分證統一編號：_____
住（居）所：_____
電話：_____
出生年月日：中華民國_____年_____月_____日

簽署日期：中華民國_____年_____月_____日（必填）

法定代理人：(簽署人未成年方須填寫)
簽名：_____　國民身分證統一編號：_____
住（居）所：_____
電話：_____
出生年月日：中華民國_____年_____月_____日
醫療委任代理人：(簽署人為醫療委任代理人方須填寫並應檢附醫療委任代理人委任書)
簽名：_____　國民身分證統一編號：_____
住（居）所：_____
電話：_____
出生年月日：中華民國_____年_____月_____日

◎備註：1.簽署人可依背面簡易問答第 4 題說明自行查詢健保 IC 卡註記申辦進度，若無法自行查詢需要回覆通知者請於下列□打勾（無勾選者視同無須回覆通知）：□ 註記手續辦理成功時，請回覆通知簽署人。2.「預立安寧緩和醫療暨維生醫療抉擇意願書」填妥後請將正本寄回：衛生福利部（103 臺北市塔城街 36 號）或宣導單位：臺灣安寧照顧協會（251 新北市淡水區民生路 45 號）收，副本請自行保管。【正本】依衛生福利部中華民國 102 年 05 月 15 日公告之參考範例編印附註：

解釋名詞：

1. 安寧緩和醫療：指為減輕或免除末期病人之生理、心理及靈性痛苦，施予緩解性、支持性之醫療照護，以增進其生活品質。

2. 不施行心肺復甦術：指「對臨終、瀕死或無生命徵象之病人，不施予氣管內插管、體外心臟按壓、急救藥物注射、心臟電擊、心臟人工調頻、人工呼吸等標準急救程序或其他緊急救治行為」。

3. 不施行維生醫療：指末期病人不施行用以維持生命徵象及延長其瀕死過程的醫療措施。

4. 維生醫療抉擇：指末期病人對心肺復甦術或維生醫療施行之選擇。

補充說明：

1. 依據安寧緩和醫療條例第四條之規定，末期病人簽署意願書，應有具完全行為能力者二人以上在場見證，但實施安寧緩和醫療及執行意願人維生醫療抉擇之醫療機構所屬人員不得為見證人。

2. 依據安寧緩和醫療條例第七條第一項第二款之規定，未成年人簽署意願書時，應得其法定代理人之同意。未成年人無法表達意願時，則應由法定代理人簽署意願書。

3. 依據安寧緩和醫療條例第五條之規定，意願人得預立醫療委任代理人，並以書面載明委任意旨，於其無法表達意願時，由代理人代為簽署。

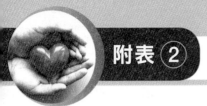
（參考範例）

病人＿＿＿＿＿＿＿因罹患嚴重傷病，經醫師診斷認為不可治癒，且有醫學上之證據，近期內病程進行至死亡已屬不可避免，茲因病人已意識昏迷或無法清楚表達意願，且無醫療委任代理人，特由同意人依安寧緩和醫療條例第七條第三項所賦予之權利，在病人臨終、瀕死或無生命徵象時，不施行心肺復甦術。

同意人：（簽名）＿＿＿＿＿＿＿＿＿＿

國民身分證統一編號：＿＿＿＿＿＿＿＿＿＿＿

住（居）所：＿＿＿＿＿＿＿＿＿＿＿＿＿＿＿＿＿＿＿＿＿

電話：＿＿＿＿＿＿＿＿＿＿

出生年月日：中華民國＿＿＿＿＿年＿＿＿＿＿月＿＿＿＿＿日

與病人之關係：＿＿＿＿＿＿＿＿＿＿＿＿＿＿＿

中華民國＿＿＿＿＿年＿＿＿＿＿月＿＿＿＿＿日（必填）

附註：

◎本條例專用名詞定義如下：

1. 安寧緩和醫療：指為減輕或免除末期病人之痛苦，施予緩解性、支持性之醫療照護，或不施行心肺復甦術。

2. 末期病人：指罹患嚴重傷病，經醫師診斷認為不可治癒，且有醫學上之證據，近期內病程進行至死亡已不可避免者。

3. 心肺復甦術：指對臨終、瀕死或無生命徵象之病人，施予氣管內插管、體外心臟按壓、急救藥物注射、心臟電擊、心臟人工調頻、人工呼吸或其他救治行為。

4. 意願人：指立意願書選擇安寧緩和醫療全部或一部分之人。

◎安寧緩和醫療條例第七條規定：

不施行心肺復甦術，應符合下列規定：

1. 應由二位醫師診斷確為末期病人

2. 應有意願人簽署之意願書。但未成年人簽署意願書時，應得其法定代理人之同意。

前項第一款所定醫師，其中一位醫師應具相關專科醫師資格。

末期病人意識昏迷或無法清楚表達意願時，第一項第二款之意願書，由其最近親屬出具同意書代替之。但不得與末期病人於意識昏迷或無法清楚表達意願前明示之意思表示相反。

前項最近親屬之範圍如下：

一、配偶。

二、成人直系血親卑親屬。

三、父母。

四、兄弟姐妹。

五、祖父母。

六、曾祖父母或三親等旁系血親。

七、一親等直系姻親。

第三項最近親屬出具同意書，得以一人行之；其最近親屬意思表示不一致時，依前項各款先後定其順序。後順序者已出具同意書時，先順序者如有不同之意思表示，應於安寧緩和醫療實施前以書面為之。末期病人符合第一項、第二項規定不施行心肺復甦術之情形時，原施予之心肺復甦術，得予終止或撤除。

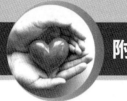

附表 ③ 不施行維生醫療同意書

（參考範例）

病人＿＿＿＿＿＿＿因罹患嚴重傷病，經醫師診斷認為不可治癒，且有醫學上之證據，近期內病程進行至死亡已屬不可避免，茲因病人已意識昏迷或無法清楚表達意願，且無醫療委任代理人，特由同意人依安寧緩和醫療條例第七條第三項所賦予之權利，不施行維生醫療。

同意人：（簽名）＿＿＿＿＿＿＿＿＿＿＿

國民身分證統一編號：＿＿＿＿＿＿＿＿＿＿

住（居）所：＿＿＿＿＿＿＿＿＿＿＿＿＿＿＿＿＿＿＿

電話：＿＿＿＿＿＿＿＿＿＿

出生年月日：中華民國＿＿＿＿＿年＿＿＿＿＿月＿＿＿＿＿日

與病人之關係：＿＿＿＿＿＿＿＿＿＿＿＿＿＿

中華民國＿＿＿＿＿年＿＿＿＿＿月＿＿＿＿＿日（必填）

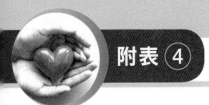

附表④ 醫療委任代理人委任書

（參考範例）

本人＿＿＿＿＿＿＿＿＿＿已年滿二十歲，且具完全行為能力，若罹患嚴重傷病，經醫師診斷認為不可治癒，且有醫學上之證據，近期內病程進行至死亡已屬不可避免而本人已意識昏迷或無法清楚表達意願時，同意由其依安寧緩和醫療條例第五條第二項之規定，委任＿＿＿＿＿＿＿＿＿為醫療委任代理人，代為簽署「預立安寧緩和醫療暨維生醫療抉擇意願書」。

立意願人：
簽名：＿＿＿＿＿＿＿＿＿＿　國民身分證統一編號：＿＿＿＿＿＿＿＿＿＿
住（居）所：＿＿＿＿＿＿＿＿＿＿＿＿＿＿＿＿＿＿＿＿＿＿＿＿
電話：＿＿＿＿＿＿＿＿＿＿
出生年月日：中華民國＿＿＿＿＿年＿＿＿＿＿月＿＿＿＿＿日

受任人：
簽名：＿＿＿＿＿＿＿＿＿＿　國民身分證統一編號：＿＿＿＿＿＿＿＿＿＿
住（居）所：＿＿＿＿＿＿＿＿＿＿＿＿＿＿＿＿＿＿＿＿＿＿＿＿
電話：＿＿＿＿＿＿＿＿＿＿
出生年月日：中華民國＿＿＿＿＿年＿＿＿＿＿月＿＿＿＿＿日

候補受任人（一）（得免填列）
簽名：＿＿＿＿＿＿＿＿＿＿　國民身分證統一編號：＿＿＿＿＿＿＿＿＿＿
住住（居）所：＿＿＿＿＿＿＿＿＿＿＿＿＿＿＿＿＿＿＿＿＿＿
電話：＿＿＿＿＿＿＿＿＿＿
出生年月日：中華民國＿＿＿＿＿年＿＿＿＿＿月＿＿＿＿＿日

候補受任人（二）（得免填列）
簽名：＿＿＿＿＿＿＿＿＿＿　國民身分證統一編號：＿＿＿＿＿＿＿＿＿＿
住（居）所：＿＿＿＿＿＿＿＿＿＿＿＿＿＿＿＿＿＿＿＿＿＿＿
電話：＿＿＿＿＿＿＿＿＿＿
出生年月日：中華民國＿＿＿＿＿年＿＿＿＿＿月＿＿＿＿＿日

　　　　　　　　　　　　　　　　中華民國＿＿＿＿＿年＿＿＿＿＿月＿＿＿＿＿日（必填）

附註：

1. 安寧緩和醫療條例第五條規定：

   二十歲以上具有完全行為能力之人，得預立意願書。

   前項意願書，意願人得預立醫療委任代理人，並以書面載明委任意旨，於其無法表達意願時，由代理人代為簽署。

2. 當委任代理人因故無法代為簽署選擇安寧緩和醫療意願書時，候補代理人得依序代理之。

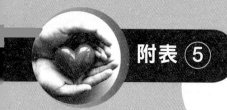

（參考範例）

本人＿＿＿＿＿＿＿＿（或由醫療委任代理人＿＿＿＿＿＿＿＿）已簽署「預立安寧緩和醫療暨維生醫療
抉擇意願書」，現聲明撤回該意願之意思表示，特簽署本聲明書。

*意願人
簽名：＿＿＿＿＿＿＿＿＿
國民身分證統一編號：＿＿＿＿＿＿＿＿＿＿＿
出生年月日：中華民國＿＿＿＿年＿＿＿＿月＿＿＿＿日
地址：＿＿＿＿＿＿＿＿＿＿＿＿＿＿＿＿＿＿＿＿＿＿＿＿
連絡電話：＿＿＿＿＿＿＿＿＿＿

*醫療委任代理人（若無委任代理人，由意願人本人簽署則免填）
簽名：＿＿＿＿＿＿＿＿＿
國民身分證統一編號：＿＿＿＿＿＿＿＿＿＿＿
出生年月日：中華民國＿＿＿＿年＿＿＿＿月＿＿＿＿日
地址：＿＿＿＿＿＿＿＿＿＿＿＿＿＿＿＿＿＿＿＿＿＿＿＿
連絡電話：＿＿＿＿＿＿＿＿＿＿

填寫日期：中華民國＿＿＿＿年＿＿＿＿月＿＿＿＿日（必填）

附註：

1. 安寧緩和醫療條例第六條規定：意願人得隨時自行或由其代理人，以書面撤回其意願之意思表示。

2. 意願人如前於醫療單位存留意願書，除意願人自行簽署保存本聲明書正本乙份外，並應再行簽署本聲
   請書乙份，送交該醫療單位存留辦理。如於多家醫療單位存留意願書者，應比照上開方式，填寫多
   份，分別送交各該醫療單位存留辦理。

附表 ⑥　住院安寧療護設置基準

第一條：　為促進安寧住院療護業務之健全發展，確保服務品質，特訂定本基準。

第二條：　本準則所稱安寧療護病房，係指為提供安寧療護服務，於醫院內所設置，具相當獨立區隔之病房

第三條：　適應住院安寧療護之病人，須經專科醫師之診斷與轉介。

第四條：　住院安寧療護應提供病人及其家屬綜合性、連續性之照護服務。

第五條：　住院安寧療護須以醫師為主導之團隊方式提供服務，應置醫師、護理及社會工作人員，並應置營養、藥事諮詢人員，另得視需要設置臨床心理工作、職能與物理治療及不同宗教靈性等人員。前項人員應受過相關之訓練，並定期接受在職訓練。

第六條：　安寧療護病房所提供之靈性照顧、生活、家庭及社區支持系統等非醫療服務，其人力、經費得由志工組織、公益團體、社會福利機構贊助，或由受照顧者及服務提供者負擔等方式因應。

◆人員配置

醫　師

1. 應置專責主治醫師一人以上。
2. 應二十四小時均有醫師可應諮詢、診察。
3. 專責醫師需接受八十小時以上之安寧療護相關教育訓練（含四十小時以上之實習）。

護理人員

1. 每一床應置護理人員一人以上。
2. 需接受八十小時以上之安寧療護相關教育訓練（含二十小時以上之實習）。

病患服務員

1. 每三床應置病患服務員一人，或相當質、量之志工人員。
2. 應接受適當之教育。

社會工作人員

1. 應置專責社會工作人員一人以上。
2. 需接受一百小時以上之安寧療護相關教育訓練（至少含四十小時之實習）。

其他人員

1. 應置營養、藥事諮詢人員，另得視需要設置臨床心理工作、職能與物理治療及不同宗教靈性等專業人員及志工。

◆病房服務設施

病 房

1. 病室內應設洗手間。
2. 平均每床面積（不含浴廁）至少 7.5 平方公尺。
3. 床尾與牆壁間之距離至少 1.2 公尺。
4. 邊與鄰床之距離至少 1.0 公尺。
5. 床邊與牆壁之距離至少 0.8 公尺。
6. 每床應有床欄及調節高度之裝置。
7. 每床應具有床頭櫃及與護理站之呼叫器。
8. 兩人或多人床之病室，應備有隔離視線的屏障物。
9. 病室門寬至少為 100 公分。
10. 每一病室至多設四床。

護理站

1. 準備室、工作臺及治療車。
2. 病歷記錄、藥品及醫療儀器存放櫃。
3. 推床；輪椅。
4. 汙物處理設備。

其他設施

1. 衛生設備及淋浴設備（應有扶手及緊急呼叫系統）。
2. 洗澡機。
3. 日常活動場所，按病床數計，平均每床應有 4.5 平方公尺以上。
4. 面談室及配膳室。
5. 可供瞻仰遺體及家屬度過急性哀傷、進行宗教儀式之場所。
6. 被褥、床單存放櫃及雜物之儲藏設施。
7. 空調設備。
8. 視需要設置音樂治療、藝術治療、芳香治療、志工工作室等。

儀器設備

· 輸液幫浦、病人自控式止痛裝置、床旁便盆器、氧氣設備、抽吸設備、翻身擺位器材及各式枕頭與床墊、超音波噴霧器、搬運推床、躺臥型輪椅及床旁洗頭器具等。

CHAPTER

14

老年人的心理障礙議題

郭淑珍、廖妙淯　編　著

　本章大綱

14-1　老年人的心理健康

14-2　譫妄症

14-3　憂鬱症

14-4　失智症

14-5　失智老年人居家環境設計要點

　學習目標

研讀本章內容之後,學習者應能達到下列目標:

1. 了解譫妄症的定義、分類、導因、診斷準則、評估
   重點及護理措施。
2. 了解失智症的定義、分類、導因、診斷準則、評估
   重點及護理措施。
3. 了解憂鬱症的定義、分類、導因、診斷準則、評估
   重點及護理措施。
4. 了解輕鬱症與重鬱症診斷區分。
5. 了解譫妄與失智臨床症狀之鑑別。
6. 了解 3D 臨床症狀之鑑別。

Gerontological
Nursing

老人護理學
Gerontological Nursing

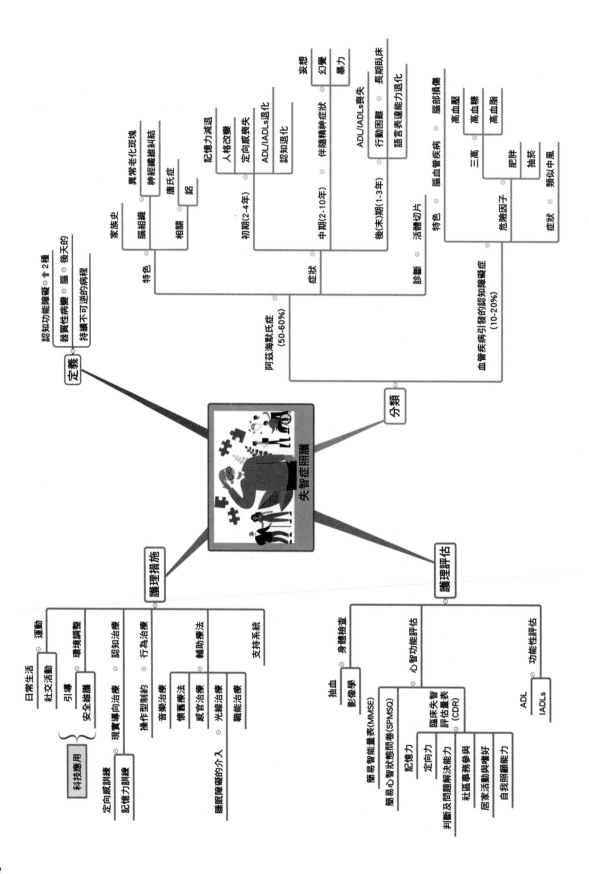

心智圖

失智症照護

定義
認知功能障礙 ↑ 2種
- 器質性病變 ◦ 腦 ◦ 後天的
- 持續不可逆的病程

分類
- 阿茲海默氏症(50-60%)
  - 特色
    - 家族史
    - 異常老化斑塊
    - 神經纖維糾結
    - 唐氏症
    - 相關 ◦ 鋁
  - 症狀
    - 初期(2-4年)
      - 記憶力減退
      - 人格改變
      - 定向感喪失
      - ADL/IADLs退化
      - 認知退化
    - 中期(2-10年)
      - 伴隨精神症狀
        - 妄想
        - 幻覺
        - 暴力
      - ADL/IADLs喪失
      - 行動困難
      - 語言表達能力退化
    - 後(末)期(1-3年)
      - 長期臥床
  - 診斷 ◦ 活體切片

- 血管疾病引發的認知障礙症(10-20%)
  - 特色 ◦ 腦血管疾病 ◦ 腦部損傷
  - 危險因子
    - 三高
      - 高血壓
      - 高血糖
      - 高血脂
    - 肥胖
    - 抽菸
  - 症狀 ◦ 類似中風

護理措施
- 日常生活
  - 運動
  - 社交活動
- 環境調整
  - 引導
  - 安全維護
- 認知治療
  - 現實導向治療
  - 定向感訓練
  - 記憶力訓練
- 行為治療
  - 操作型制約
- 輔助療法
  - 音樂治療
  - 懷舊療法
  - 感官治療
  - 光線治療
  - 職能治療
- 睡眠障礙的介入
- 支持系統

科技應用

護理評估
- 身體檢查
  - 抽血
  - 影像學
- 心智功能評估
  - 簡易智能量表(MMSE)
  - 簡易心智狀態問卷(SPMSQ)
    - 記憶力
    - 定向力
    - 判斷及問題解決能力
    - 社區事務參與
    - 居家活動與嗜好
    - 自我照顧能力
  - 臨床失智評估量表(CDR)
- 功能性評估
  - ADL
  - IADLs

382

前言 *Foreword*

隨年齡老化，老年人生理機能逐漸衰退、容易罹患多重慢性其病症、社會支持的減少，產生心理適應的不良，讓老年人心中失落、焦慮或害怕。因此，照護人員在照護老年人的過程，了解老年人心理的變化、人格特質、智力與記憶力的變化，與學會各項照護技巧與知識，對照護者而言，是非常重要的議題。

14-1 老年人的心理健康

隨著老年人口比率上升，加上醫療科技的進步，致使慢性疾病或健康因素衍生功能狀態改變之人口比例不斷增加。在老化過程中，老人經歷退休、經濟能力降低、身體功能衰退、親人或朋友的死別及社會變遷所帶來的衝擊，面對這許多的失落與改變，老年人若無法調適，可能會衍生出健康照護問題。可以想見，老年人的身心健康會成為二十一世紀主流的健康議題之一。

老人生活受到侷限在有限的空間，老年人身心功能極個別化與差異化，問題有時並非是單一的，常合併身體、心理、社會等複雜性、多元化的健康問題，一旦出現精神或認知上問題，往往會影響其生理功能和認知能力，使自我照顧能力降低；倘若因病住院，可能延長住院天數，造成家庭負擔、增加國家成本，應致力於了解及幫助老年人的身心問題。

在老年人的心理障礙議題中，最常被討論老人學 3 "D"，即譫妄症(Delirium)、憂鬱症(Depression)、失智症(Dementia)。3D 對老人認知功能衝擊很大，因為容易混淆且不容易辨識，因此延誤就醫。故無論是急性醫療或長期照護的護理人員，都可能會遇到 3 "D" 的照護問題。在照護過程，如能應用專業知識、正確辨識常見的問題、評估與護理措施，及早鑑別其差異，有助早期診斷及早期治療，並減少併發症發生，使病人獲得妥善照護，進而降低醫療照護資源的耗用。故在老人整體照顧過程中，提高老人生活照護品質，促使老年人健康照護成為 21 世紀的重要議題。

一、心理健康的定義

世界衛生組織(1985)將心理健康的定義修訂為：「不僅是沒有異常行為與精神疾病，同時也為個人在生理上、心理上、社會上、行為上與心理社會

上(psychosocial)保持和諧安寧最佳的狀況」，在此定義中添加了行為與心靈健康。上述定義可以分成二部分，第一部分較偏向精神醫學病理狀況分析的消極定義，即心理健康乃指沒有反社會行為、精神病、人格異常、身心症病理狀況。第二部分則屬積極性整體的心理健康，包括：(1)生理上的功能運作良好，有病識感，能接受自己身體上的傷病（包括急性病、慢性病、肢體殘缺、精神病），而能積極矯治；(2)心理上能夠了解自己的情緒變化，適度宣洩情緒、控制情緒並接受自身喜怒哀樂的本質，坦然面對挫折且予以適切處理，並且本身會產生幸福滿意感；(3)社會上的人際互動和諧，社會支持網絡順暢，能夠接納他人亦能被人接受，社會參與感充足；(4)行為上能維護並保持有益身心的健康行為及培養良好的生活習慣，並以不傷別人、不傷自己與不傷健康為行為的準則；(5)心理社會上能勝任社會賦予的不同角色，明瞭社會建構角色的問題與適當性（例如：階層、性別、年齡、族群等），從而適當調配角色間的衝突，發揮角色積極功能並適切應對壓力事件；(6)靈性健康上，有宗教關懷他人的心胸，但沒有盲目迷信的行為。

對上述心理健康的定義，再附加幾點看法：(1)它是相對而非絕對的，在不同發展階段，角色的定位與功能隨著時間、地點、人物的不同而有所不同；(2)它是經由學習而來的，各種行為、生活型態的表現皆由有形無形的社會學習模仿，或受行為制約而形成；(3)它強調個人的獨特性，每個人獨具其特質，學習速度也不盡一致，自我整合方式因人而異，因此我們必須學習尊重、欣賞個人；(4)它著重個人與環境的互動，個人內在自我強度與外在既有資源的相互配合，才得以協助其回應外在或內在的要求；(5)它重視個人的成長與努力，人經由環境與自我要求的不斷歷鍊而不斷學習、尋求突破。

二、與心理認知障礙老人的溝通技巧

與老年長者溝通除了要有技巧更要有耐心，以下分表達訊息及接收訊息二部分來加以註明。

（一）表達訊息

1. **語言溝通**(verbal communication)
   (1) 和老人家講話語調要慢，不疾不徐，且用老人家聽得懂的簡單語言。
   (2) 問話技巧中勿有太多開放性問句，可用選擇性問句，如：今天早上吃稀飯「好不好」；你「是不是」要上廁所？

(3) 針對老人家熟悉的字句溝通，如問老人家：「你上網了嗎？」則非常不恰當。

(4) 簡化內容，一次只問一件事簡單明瞭，把要表達的意思表達清楚，如：「你要上廁所嗎？」。

2. **非語言溝通**(non-verbal communication)：對老人家而言，非語言溝通有時比語言溝通更重要，包括微笑、輕拍老人家肩膀、握手表示支持，甚至語調輕柔表示支持。

（二）接收訊息

1. **專注傾聽**：眼睛要看著老人家、身體微向前傾，讓老人家覺得你在專心聽他說話。

2. **同理心**：最重要的一環，讓老人家覺得你是站在他這一邊。

3. **了解老年人行為內在原因**：有時老人家半夜尖叫、不睡，應去了解其背後的原因是否有不安全感、或需人陪伴、或身體有哪些不舒服。

14-2 譫妄症

　　譫妄(delirium)與失智症(dementia)兩者在臨床上容易混淆，譫妄是一種認知功能改變及睡眠作息改變，所產生的急性嚴重精神混亂狀態(acute confusional state)。張(1999)指出譫妄可發生在所有年齡層，但在老年人發生率極高，70 歲以上老年人有 1/3 以上在住院過程中會出現不等程度之譫妄症。馬(2003)亦指出譫妄以 70 歲以上老人最常見，在老人入院時 24%以上已有譫妄，住院期間高達 35%發生譫妄，而失智症者引發譫妄的危險增至 2~3 倍，當譫妄發生在失智症老人時，會加重其認知功能的損傷。老年譫妄是一種急性發作、短時間意識混亂，個案可在很短暫幾小時中，由完全清醒惡化為意識混亂，且常發生在夜間，大多是可逆性的。美國精神科醫學會指出譫妄會造成記憶力、思考力和刺激接受力的缺損。

　　因老年譫妄會產生嚴重及長期性的身體功能衰退，加重其原有病情，增加住院天數及提高醫療成本，因此護理人員如能深入了解譫妄症狀，評估及進一步了解照護譫妄相關知能，方能提供更適當的照護措施。

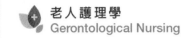

一、定義與導因

DSM-5 對譫妄核心症狀描述為：注意力及覺察能力干擾。其特性為快速發病（幾小時到幾天），且一天內嚴重度起伏造成一項或一項以上認知干擾（如記憶力、定向感、語言、視覺等）無法以其他認知障礙症及嚴重警醒問題做更好的解釋，藉由病史、身體檢查及實驗室發現確認譫妄的原因。

造成譫妄的原因是多重性的，其原因可能是器質性腦病、代謝障礙、酒癮者、藥物濫用者及過去曾發生過譫妄者，在相同的情況下復發率較高，若能針對原因立即治療，通常是可逆的。另老年人有酒精、藥物濫用者或有腦傷、腦疾病者（如失智症）更易發生。造成譫妄的原因相當多（表 14-1）。

⊕ 表 14-1　譫妄的導因

導　因	舉　例
中樞神經系統病變	膿瘍、出血、水腦、抽搐、腫瘤、頭部創傷（尤以右頂葉與枕葉損傷）
創傷	中暑、手術後遺症、嚴重燒傷
急性血管疾病	高血壓性腦症、腦血管病變（阻塞、栓塞、出血，如中風）、充血性心臟衰竭、心肌梗塞
代謝障礙	酸鹼不平衡、酸中毒、電解質不平衡（尤以鈉和鉀）、脫水、肝或腎功能衰竭、糖尿病、低血糖、高血糖
藥物	抗乙醯膽鹼類製劑(Anticholinergic drugs) 制酸劑：Cimetidine (Tagamet) 抗憂鬱症藥：Lexapro 抗焦慮症藥：Lorazepan (Ativan) 抗高血壓藥：Anticholinergic Drugs 抗巴金森氏病藥物：Digitalis 非類固醇類抗癌製劑：Steroids 毛地黃：Digoxin
血氧過低	低血氧、貧血、一氧化碳中毒、肺或心衰竭
內分泌障礙	腎上腺皮質功能過多或過少、甲狀腺或副甲狀腺病症
營養障礙	維生素 B_1、B_2 缺乏症
感染	腦炎、腦膜炎、梅毒、泌尿道感染、肺炎
戒斷	酒精或藥物戒斷
中毒	物質中毒（如藥物、酒精）、農藥、化學溶劑、殺蟲劑、鉛、鎂、汞等重金屬中毒
心理、社會壓力	環境改變的壓力、知覺剝削或負荷過重、睡眠不足或缺少刺激
老年人常見導因	癌症、慢性心衰竭或心肌梗塞

二、臨床症狀

1. **意識障礙**：意識狀態起伏不定，發作可能是幾分鐘、幾小時、幾天，且每日變化很大（如有時會清醒一段時間、模糊或昏迷）。

2. **情緒方面**：情緒多變化，從憂鬱到焦慮，從平淡到激動暴躁反應、或從生氣到高興。

3. **睡眠週期改變**：日夜睡眠混亂，白天嗜睡且常會做惡夢，夜間過度警覺常徹夜不眠。

4. **注意力障礙**：注意力的集中、轉移或維持能力變差。

5. **記憶力缺損**：通常先出現近期記憶障礙，嚴重時出現遠期記憶障礙。

6. **思考障礙**：出現注意力不集中、思考組織力下降、思考遲鈍、不連貫、思考中斷（如語無倫次、說話前後顛倒、缺乏邏輯性、缺乏目標等），也可能出現妄想。妄想指對於不存在或根本不可能發生的事件，個案會憑空想像且深信不疑，常以被害妄想居多，因被害妄想產生害怕焦慮甚至會企圖逃跑。

7. **精神運動活動呈現兩極端**：即活動增加或減少，例如：
   (1) 警覺度下降、低活動性：對周遭人事物，開始注意力無法集中、迷迷糊糊、喃喃自語、或呆滯現象。
   (2) 過度警覺或過動：顯得無法靜坐或躁動，如一聽到聲響會馬上從床上或椅子上跳起。
   (3) 混合型狀況：在嗜睡與躁動之間起伏不定。

8. **知覺方面**：常出現錯覺及幻覺之知覺感受失調現象。
   (1) 錯覺：指實際存在的刺激，但個案卻產生錯覺，如有物品掉落發生巨響，個案會認為似爆炸聲。
   (2) 幻覺：指實際不存在的刺激，產生存在的感覺，如旁邊無人而個案確信身旁有人，其中以視幻覺（指看到實際不存在的人或物）最常見；其次為聽幻覺（聽到實際不存在的聲音）。

9. **認知功能改變**：記憶力缺損、語言障礙、感官障礙、失去定向感（尤以對時間、地點最常見，對人的定向障礙較少見）。

10. **行為方面**：由於上述症狀之影響，出現行為障礙，如穿著、判斷及對變遷的適應產生問題，而有自殘或突發性的暴力。

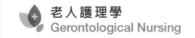

三、治 療

臨床上有 80%譫妄症在 4 週或更短的時間內恢復（可逆性），若延誤就醫或治療失當，將使症狀更惡化。通常治療主要分為二部分，說明如下。

1. 盡速確定致病因：
   (1) 詳細評估病史：如有無癲癇病史。
   (2) 實驗室檢查：檢查血中酒精濃度及尿液中有無藥物濫用。
   (3) 減少不必要的用藥。
   (4) 密切監測生命徵象及輸出入量。

2. 針對行為與情緒之處理，若出現混亂、症狀干擾或失眠，劉(2004)指出可依醫囑謹慎給予抗精神藥物治療。
   (1) 鎮靜劑：以 Diazepam (Valium)或 Chlordiazepoxide (Librium)使病人放鬆，減少躁動，避免身心耗竭促進睡眠。
   (2) Neuroleptics (Haloperidol)改善躁動不安：Haloperidol 在老年人常引起嚴重的副作用（如錐體外症候群、跌倒、吸入性肺炎），最近越來越多精神科醫師選用新一代抗精神病藥物，如 Risperidone 0.75~1.75 mg／天（口服錠劑或滴劑），或 Quetiapine 12.5~100 mg（張，1999）。
   (3) 若躁動及精神症狀合併出現，可給予靜脈注射 Haloperidol 及 Lorazepam。

3. 如能確定譫妄的病因及施予適當治療，大多數病人在 4 週或更短時間恢復（可逆性）。

四、護理評估

(一) 影響因素與現況評估

由於譫妄、失智症與憂鬱症的症狀三者容易混淆致難以判斷，護理人員在做譫妄評估之前，應對三者不同點先有一些基本知識，以下列表做三者之鑑別（表 14-2）。

⊕ 表 14-2　譫妄、失智症、憂鬱症之鑑別

鑑別項目	譫妄(delirium)	失智症(dementia)	憂鬱症(depression)
發病型態	急性或亞急性發作	慢性，漸進性發作	與生活重大改變同時發生，通常是突然發生
發展過程	時好時壞，波動大，數小時至數天在夜晚、暗室中或剛醒來時較明顯	緩慢惡化，症狀持續數年隨病程時間增加而逐漸明顯。部分病人於黃昏太陽下山後，混亂症狀更明顯，稱為日落症候群(sundown syndrome)	病況變化常發生於早晨，尤以清晨醒來時，會覺無望感，情緒波動較少於急性混亂期
症狀持續	數小時到 1 個月	數月到數年	至少 2 週，可能幾個月到幾年
意識狀態	意識障礙波動大，意識變為躁動	初期為正常	清楚
警覺性	波動大、昏睡或嗜睡	大致正常	正常
注意力	全面障礙	初期正常，中期後漸趨障礙	少有缺損，容易分心
定向感	對人、時、地均混亂	夜間對地點會混亂，重者對人、時、地均會混亂，依序為時間、地點、人物	選擇性定向感缺損
記憶力	近期及遠期記憶力障礙	初期立即性及短期記憶障礙中後期遠程記憶力障礙	選擇性或不調合的缺損
思考	被害妄想居多	少有妄想	
睡眠週期	紊亂，日夜顛倒	片斷	不安、失眠（通常早上很早就醒來，無法再入睡）
知覺	視、聽、嗅、觸幻覺（以視幻覺常見，其次為聽幻覺）常有被害妄想	聽幻覺較常見少有幻覺、錯覺常有被偷妄想、嫉妒妄想	除嚴重病患外，其知覺完整，無妄想及幻覺
認知功能	全面障礙	漸進性全面障礙	

（二）各項檢查

　　除了完整評估外，尚須有一些基本檢查，以協助作診斷排除導致譫妄的導因。

1. **胸部 X 光檢查**：以篩檢有無胸部的感染、栓塞或腫瘤。

2. **心電圖**(EKG)：可參考是否為心律不整或心肌梗塞。

3. **腦波**(EEG)：可協助是否有腦部疾病。

4. **生化檢查**：如血糖、鉀、氯和鈉、血尿素氮、肌酸酐、鈣、磷、三碘甲狀腺素(T_3)、甲狀腺素(T_4)、甲狀腺功能、全血球計數(CBC)、梅毒檢查(VDRL)、電解質、維生素 B_1 和葉酸等，必要時加做電腦斷層掃描(CT)。

（三）心智功能評估

心智功能評估也是譫妄者需評估的部分，譫妄多為急性發作，病人不一定有耐性接受超過 5 分鐘的評估，護理人員可等到病人情況被控制後再評估。

（四）功能性評估

在急性期時，病人幾乎無法執行日常生活自我照顧能力，待急性期後，應評估其日常生活活動功能或工具性日常生活活動功能。

（五）身體檢查與評估

由於譫妄症在急性期，意識、注意力皆不佳，無法接受量表的評估，因此，有賴護理人員審慎評估與密切觀察，協助確立是否為譫妄症，護理人員除了解各項檢查與評估方法，應對病人做一完整性的身體檢查和評估，王(2006)指出評估時應在一安靜環境和個案及家屬溝通，收集資料應包含下列內容：

1. **過去病史**：評估老年人是否有物質濫用情形（如藥品或酒精），近期是否停用。

2. **現在病史**：了解譫妄何時發作及發作時間、意識波動、發作情境，辨別是否為疾病（如失智症）或外傷所造成（如頭部外傷）。

3. **了解病人出現異常行為與相關因素**，如病人的行為與情緒問題對家屬或主要照顧者所帶來的困擾是什麼？又家屬或主要照顧者面對譫妄情況會不知所措，護理人員除評估病人，亦應評估家屬對病人的了解及治療目標。

五、護理目標與措施

（一）維護安全與生理需求

1. **持續密切監測症狀改變：**

   (1) 密切監測生命徵象及意識狀態，協助檢查及監測身體功能。

(2) 注意病人情緒及行為、活動量與頻率的變化。

(3) 密切評估病人警覺度、定向感之變化。

2. **提供安全治療環境**：無論病人的發作是哪一項，護理人員在急性期，應以維護病人安全為第一考量，說明如下：

(1) 維護安全，預防跌倒或受傷，應先採適當照護方案，在最後不得已情形下，如需使用身體約束，需依醫囑執行，並向病人和家屬充分說明，取得其同意並簽署同意書後，方可執行，執行約束過程需依約束正確作業流程執行之。

(2) 提供安全、安靜舒適之治療環境：維持安全環境去除環境與病人身上危險物品，如刀製品、繩索、玻璃物品、打火機等；及減少環境刺激，如將病人安置在便於密切觀察之安全環境，必要時須有人陪伴。

(3) 將環境的壓力降到最低，因譫妄病人非常敏感，即使是小刺激都可能加重病情，因此，應避免人與人，或人與環境的壓力。

3. **滿足生理需求**：

(1) 病人可能因嘔吐、躁動和出汗致體液喪失，應注意營養狀況，依病人需求維持水分和電解質之平衡，必要時可給予點滴補充。

(2) 病人意識變化大，可能影響吞嚥，進食時應避免嗆到。

（二）強化現實感與辨識幻覺

1. 盡量安排固定之照護人員及生活常規，避免衝突。

2. 協助辨識真實感覺：照護過程護理人員應適時澄清事實，提供現實導向，明確告訴病人所在位置、時間、周邊環境，協助其與現實環境連結。如病人出現聽幻覺，護理人員應適時告知：「現在只有我和你在說話，旁邊沒有其他的人」。

3. 加強定向感：可在適當空間內準備時鐘及日曆，以調整定向感。

14-3 憂鬱症

一、定 義

憂鬱症(depressive disorders)被世界衛生組織列為二十一世紀三大文明病之一，根據世界衛生組織(World Health Organization, WHO)的統計，全球約 3.5 億人患憂鬱症。估計到 2030 年，憂鬱症將成為全球疾病負擔的第一位

(WHO，2013)，老年人憂鬱症的盛行率，在美國約為 15%；在臺灣社區老人憂鬱症的盛行率約為 21%，推估臺灣有至少 100 萬憂鬱老人（衛生福利部，2017）。其中重度憂鬱(major depression)近 6%，輕度 7~15.5% (Tsai, 2013)，憂鬱會不僅影響老年人的健康感受、焦慮情緒、家庭及生活品質（林、陳、林，2010），同時也是晚年常見的心理疾病，造成個體身、心與社會功能障礙（吳、劉、葉，2009），老人憂鬱症會增加許多生理疾病發生，並增加自殺及疾病的死亡率、延長內外科住院日數，並增加健保支出與醫療支出的增加（衛生福利部，2017）。可見憂鬱症也是臺灣老年人主要的健康問題之一，亦是全球重要的公共衛生問題之一，當今社會不可忽視之重要議題。

二、導　因

（一）心理社會的因素

★ 失　落

　　老化過程是動態的，在老化過程中，老人可能經歷失落，例如退休、親友過世、哀傷、喪偶等事件發生，每一次的失落都會引起悲傷，可能會出現意識混亂、定向感喪失或退縮，因退休收入減少、生理功能減退，造成老年人休閒活動減少，因而失落對老年人的衝擊更大。

　　老年人面對生活壓力事件、多重失落或喪親之後，正常哀慟過程超過 6 個月仍未能調適；此外，老年因退休後經濟來源受限、長期對家人的照顧不滿、缺乏家庭的關懷，因身心減退、認知功能缺損，是誘發老人罹患憂鬱症的因素。如無法接受適當的治療與處理，延長住院時間、自殺、生理與社會功能障礙之外，對治療及預後亦有不良的影響，因而老年憂鬱症應予適當治療措施。

★ 寂寞及孤立

　　劉(2004)文中提到約有 12~14%老人感到寂寞，這些老年人在過去五年內曾遭受配偶離去或過世，又缺乏子女或老朋友接觸或未使用交通工具、電話、未參加社交活動等，因此造成孤立而感到寂寞。

（二）生理與疾病因素

　　老年憂鬱症常見的生理因素包括：身體狀況、疾病多寡與嚴重度、藥物使用情形等，其他危險因子為疼痛、日常生活失能、感官及語言功能障礙、服用的藥物、多種身心症、自覺健康越來越差。常見與老人憂鬱有關的疾

病，諸如慢性病（如：腫瘤、感染、惡性貧血、缺血性心臟病、心肌梗塞）、內分泌疾病（如：甲狀腺功能低下、更年期荷爾蒙降低）、代謝性疾病（如糖尿病）、失智症、巴金森氏病、高血壓、中風等，身體疾病可能經由直接或間接的方式影響腦部功能，而造成憂鬱症狀的表現。

（三）藥物及物質濫用

伴有慢性病的老年人，如發生憂鬱症時，常不易被診斷出來，因老年人常因多重慢性病而同時服用多種藥物，老年人因藥物的吸收、代謝和排泄改變，亦容易成為副作用的受害者。護理人員應能辨識哪些藥物容易伴隨憂鬱症狀產生，及早發現給予妥善照護措施，以助其症狀早日改善。

（四）遺 傳

從流行病學資料及遺傳學資料指出，罹患憂鬱症的父母，其子女罹患憂鬱症的機會是正常父母親產下子女的 2~3 倍，重度憂鬱症－復發性單極 (Major depressive disorder-recurrent unipolar; MDD-RU)，其子女罹患憂鬱症的風險增加 2~4 倍(Lohoff, 2010)；雙親中其中一人罹患憂鬱症，其子女則有 25%的罹病率(Beckham, 1985)。

（五）人格特質

有文獻指出，有些老年憂鬱症與基本人格結構有關，例如：強迫性人格要求完美、缺乏彈性，較難接受或適應老化及環境改變。另外，低自尊、思想悲觀、挫折忍受力低、依賴性人格者亦較易罹患憂鬱症。

三、憂鬱症分類與診斷標準

（一）分類與臨床症狀

醫學上對憂鬱的診斷，根據「臨床診斷與統計手冊第五版」(DSM-5)定義標準，將憂鬱症分為「重度憂鬱症」(major depressive disorder, MDD)、「持續型憂鬱症」(persistent depressive disorder)，過去常稱為輕鬱症 (dysthymia)。「重度憂鬱症」和「持續型憂鬱症」的診斷標準詳見表 14-3 所述。

⊕ 表 14-3　DSM-5 之憂鬱症診斷標準

重度憂鬱症	1. 重度憂鬱症的診斷標準必須有核心準則(criteria)中，在 9 個準則中有 5 個（或以上）症狀在兩週中同時出現，造成原有功能改變，但至少包含下症狀之一：(1)憂鬱情緒或(2)失去興趣或愉悅感
	(1) 從個體主觀的描述（如很悲傷空虛）或旁人的觀察（看起來淚眼汪汪），可以辨認出整天都有（幾乎每天都如此）很低潮的情緒
	(2) 明顯對所有（或幾乎所有的）事物失去興趣或愉悅感（可由其主觀描述或旁人觀察）
	(3) 並非因節食而在體重上明顯減輕或增加（一個月內體重增加 5%以上），或每天食慾突然增加或減少
	(4) 幾乎每天失眠或嗜睡
	(5) 幾乎每天因心理因素造成行動過度懶散或激動（不只其主觀感受的心神不定，亦可由旁人觀察得知）
	(6) 幾乎每天都很疲倦或失去精力
	(7) 幾乎每天都覺得沒有存在價值，或出現過度、不適當的愧疚感（些微妄想傾向，並非只是自責或不舒服的罪惡感）
	(8) 幾乎每天失去思考或專心力、猶豫不決（自我描述或旁人觀察）
	(9) 不斷地想到死亡（害怕死亡），反覆出現自殺念頭無特定計畫，或已有自殺企圖或正在計畫進行自殺
	2. 這些症狀會引起臨床上明顯憂傷情緒，在社會功能、工作功能或其他重要功能喪失或下降
	3. 這些症狀並非由某種物質（例如：藥物濫用或藥物治療）所致之病理影響，或一般醫療情況（例如：甲狀腺機能減退）
持續型憂鬱（輕度憂鬱症）	1. 必須常出現憂鬱情緒持續 2 年以上，可以自我主觀陳述或他人觀察得知
	2. 當憂鬱時，至少出現下面 2 個以上症狀
	(1) 食慾變差或飲食過度
	(2) 失眠或嗜睡
	(3) 無精打采或疲倦
	(4) 變得沒自信
	(5) 注意力不集中
	(6) 無望感
	(7) 在兩年期間，出現的症狀沒有消失超過兩個月以上
	(8) 重憂鬱的指標持續超過 2 年以上
	(9) 個人沒有經驗到躁症或輕躁症情節
	(10) 沒有循環性情感障礙的診斷指標
	(11) 情感性思覺失調違常、思覺失調症、妄想症或其他精神違常的診斷指標並不會比較適用
	(12) 藥物濫用或其他醫學並無法用以解釋這些症狀

資料來源：American Psychiatric Association (2015). *Depression*. http:// www.psychiatery.org/dsm5.

四、治　療

　　老年憂鬱症是可以治療的，故及早發現與治療很重要，可經由藥物治療或電療以控制症狀，目前老年憂鬱症常用的治療方式有非藥物治療、心理治療、藥物治療以及電氣痙攣療法等(APA, 1994)，根據某區域醫院醫療學術會議指出，近年來鮮少以電器痙攣療法治療老年憂鬱症。除藥物治療外，照光治療(phototherapy)、運動治療與生活型態重建（李，2000），不僅可以提升患者的生理機能，亦可改善其心理健康，運動是簡單、安全、經濟，並且有益身體健康的治療方法，最常採用的運動介入的方式為有氧運動，尤其是走路或跑步(Martinsen, 1990)，適當宣洩情緒及放鬆練習來舒緩疼痛、改善焦慮情緒及身體化症狀，親密的撫觸與按摩能提供老人心理安撫，減輕焦慮及憂鬱改善焦慮情緒及身體化症狀（許、楊，2010），這些治療方式可以單獨執行，更可運用支持性心理治療來促進治療成效，分述說明如下。

（一）非藥物治療

　　精神治療是試圖透過此治療以改變病人負向的自我看法和自我的攻擊行為。對於輕微、新發生，或症狀不明顯的老年憂鬱症，已有明顯療效；對藥物耐受性不佳者，對心理治療也有幫助。非藥物治療或精神治療法，都應配合傳統的治療方可發揮療效；即以傳統的治療為主，非傳統治療為輔。

（二）心理治療

　　傳統觀念會認為老年人固執不易改變，不適合接受心理治療。事實上，治療老年憂鬱時，除使用抗憂鬱症藥物外，尚需配合心理諮商、治療與社會互動復健，方能增進老年憂鬱症者及早恢復生活與目標。

　　戎(2007)指出老年憂鬱症運用人際互動治療(interpersonal therapy)或認知行為治療（約 16~20 次、3~4 個月），對老年憂鬱症皆有顯著療效。心理治療重點在於失落的處理，包括哀慟反應、健康與體力的喪失、對孤獨、空虛及死亡的恐懼等。此外，懷舊療法或生命回顧法、音樂療法、運動治療、寵物療法等亦可減輕憂鬱症症狀。光照療法可減輕機構老年憂鬱症症狀，也可以調整睡眠。

（三）藥物治療

　　抗憂鬱劑對於老年憂鬱症和年輕病人一樣有效，老年人之代謝速率與吸收作用較緩慢，容易蓄積於體內致作用時間延長，故當決定採用藥物治療老年憂鬱症時，應留意老年人較容易產生藥物的副作用，尤其是給藥初期、開

始發揮療效的時間也比年輕人慢、常使用多種藥物、合併其他身體疾病、容易藥物過量及服藥順從性低，建議開始先用稍低之藥量，再緩慢增加劑量。常見的抗憂鬱症藥物治療有三大類（李，2000；張、李，2007）（見表 14-4），任何一種藥物都應在使用一星期後評估效果，若超過 4~6 週仍無任何臨床症狀改變，應考慮更換其他治療方式。

⊕ 表 14-4　老年憂鬱症的藥物治療

抗憂鬱藥物	三環抑鬱劑 (Tricyclic antidepressants, TCA)	血清素再吸收抑制劑 (selective serotonin-reuptake inhibitors, SSRI)	單胺氧化酶抑制劑 (monoamine oxidease inhibitors; MAOI)
藥物名稱	Amitriptyline、Clomipramine、Doxepin	Fluoxetine、Sertraline、Paroxetine	Isocarboxazid、Tranylcypromine、Phenelzine、Nialamide、Moclobemide
作用機轉	抑制正腎上腺素和血清素的再吸收，增加正腎上腺素和血清素的功能	選擇性的抑制血清素再吸收，而增加其在腦中的神經傳遞作用	主要抑制單胺氧化酶，促使血清素及正腎上腺素等神經傳遞物質的利用率增加
副作用	姿位性低血壓、體重增加、抽搐、口乾舌燥、視力模糊、便祕、尿瀦留、盜汗、心律不整	腸胃不適、降低食慾、失眠、易激動焦慮	眩暈、失眠、頭痛、坐立不安、腸胃道障礙
特別注意	腸蠕動慢、前列腺肥大、排尿困難、或有青光眼老人，盡量避免使用	有糖尿病且使用降血糖藥物治療的老人需小心使用	Phenelzine、Isocarboxazid 易引起高血壓危象，應避免使用

（四）電氣痙攣療法(Electroconvulsive therapy, ECT)

電氣痙攣療法乃是藉由電流通過腦部，使病人產生暫時性的意識昏迷和全身痙攣，以達到改善精神症狀之效果。專家認為對抗憂鬱劑治療反應不佳，或無法忍受副作用的病人，約有八成 ECT 治療後病情有改善，通常只要 3~4 次即有療效。電氣痙攣療法適應症如下：

1. 已產生幻想的憂鬱症。

2. 中度的憂鬱症。

3. 老年憂鬱症併有多種內科疾病。

4. 對傳統治療法產生阻抗的憂鬱症。

★ 執行電氣痙攣療法注意事項

1. 評估病人病史和精神科史。

2. 了解病人最近的身體檢查、常規性檢驗（如血液生化、尿液檢查）、X 光檢查、腦波、心電圖、心肺功能等。

3. 需在麻醉科醫師的監督下由精神科醫師執行，治療前給予簽署同意書。

4. 再根據病人身體狀況，必要時會診麻醉醫師、心臟專科醫師、神經科專科醫師。

★ 電氣痙攣療法的合併症

　　最常見三種合併症為頭痛、噁心和肌肉痠痛，骨折較罕見，施行此種療法老年人最關心的是認知功能是否受到損害。事實上，電氣痙攣療法對短期記憶的傷害多於遠期記憶。

五、護理評估

　　評估憂鬱症如同失智症和譫妄一樣，應有一套完整性的評估，包括個人病史、過去病史、精神科病史、相關家族史、藥物史、完整身體檢查和評估、心智功能評估、功能性評估、以及相關的實驗檢查，以茲鑑別。因為有些疾病會導致老年人外觀看起來像憂鬱症，這些只要針對疾病治療，憂鬱症狀就可改善。

（一）影響因素與現況評估

　　美國一項研究顯示，所有老年人自殺身亡個案中有 80%罹患情感性精神病（特別是憂鬱症）、物質濫用 60%、精神分裂病（思覺失調症）10%，自殺者十位中有九位患有精神疾患，其中最常見的是憂鬱症，尤其是晚發型重度憂鬱症（臧，1999），由此顯示治療精神疾病是預防老年人自殺的最有效方法。

　　除精神疾病外，老年人自殺的危險因子有：配偶或子女等重要親人離去、退休、獨居、身體疾病或疼痛不適（衝擊對老年人較大）、孤獨且經濟能力不好者、最近有傷慟反應、酒精濫用、人格與適應模式固執、悲觀、情感壓抑…等，也是自殺的高危險群，若這群病人在病史詢問中，表達對現實生活不滿意、覺得生活空虛、或憂心忡忡、好像有不幸之事要臨頭，或大部分時間覺得悶悶不樂等，可能為自殺之高危險群，應特別關注。還有失去希望、過去曾有自殺企圖者，與憂鬱症者、未來自殺機率會較高，此外老年人

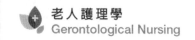
在第一次罹患重度憂鬱症時自殺死亡率高，一旦老年人有自殺意念時，其危險性遠高於年輕人。

（二）身體評估與相關檢查

★ 心智功能評估

1. **簡易智能量表**(mini-mental status examination, MMSE)：包括時間與定向感、注意力、記憶力（立即記憶與短期記憶）、口語理解力、計算能力、書寫能力和組織結構力。總分為 30 分，24~30 分沒有認知功能缺乏；18~23 分為輕度認知功能缺乏；0~17 分為重度認知功能缺乏，不識字者以 18 分為正常分界（張，1999）。MMSE 是一個簡單又方便的量表，施測時間 30 分鐘以內，使用 MMSE 量表主要目的是篩檢出特定的缺陷，是診斷過程的一部分，不能當診斷工具，MMSE 偵測出有認知缺損時，護理人員應進行護理評估（見第 5 章表 5-8）。

2. **老年人憂鬱量表**：以 Yesavage & Brink (1983)所提的簡易老年憂鬱量表(geriatric depression scale, GDS)是目前最常用的評估工具，用以測量老年人在過去一星期內自覺感受。此量表共有 15 題，內容均為憂鬱症狀，總分在 0~5 分表示正常，5~9 分輕度憂鬱症，10~15 分重度憂鬱症（見第 5 章表 5-11）。

   另廖以誠等人(2004)依本國國情，發展本土化的臺灣老年憂鬱量表(Taiwan Geriatric Depression Scale, TGDS)（表 14-5），更適合臺灣的老年憂鬱症者之篩選。

3. **其他量表**：臨床上廣泛使用的憂鬱症量表，尚有別克憂鬱症量表有 21 個問題，為一種自我評量表，漢彌頓憂鬱量表也作為測量憂鬱症的嚴重度。此二種量表與老年人憂鬱量表不同在於，老年人憂鬱量表是唯一專為老年人設計的。

🔍 表 14-5　臺灣老年憂鬱量表(TGDS)

題　目	得　分	
	1	0
1. 您是否大部分的時間都感到快樂？	否	是
2. 您是否大部分時間精神都很好？	否	是
3. 您是否覺得生活空虛？	是	否
4. 您是否常感到無聊？	是	否

⊕ 表 14-5　臺灣老年憂鬱量表(TGDS)（續）

題　目	得　分	
	1	0
5. 您大部分時間都覺得精神很好？	否	是
6. 您是否會害怕不好的事情會發生在您的身上？	是	否
7. 您大部分的時間都會覺得很快樂嗎？	否	是
8. 您是否經常會感覺到很無助？	是	否
9. 您是否比較喜歡待在家裡而不願外出嘗試一些新的事務？	是	否
10. 您是否覺得記性比別人差？	否	是
11. 您是否認為活著是一件美好的事？	是	否
12. 您是否覺得自己很沒有價值？	否	是
13. 您是否覺得自己充滿活力？	否	是
14. 您是否覺得自己沒有希望？	否	是
15. 您是否覺得大部分的人都過得比你好？	是	否
16. 您是否非常煩惱過去的事	是	否
17. 您是否比平常更以難入睡	是	否
18. 您是否覺得您的生活很空虛	是	否
19. 您是否覺得做每一件事情都很費力	是	否
20. 您是否常常覺得很想哭	是	否
21. 您是否覺得您現在活得很沒有價值？	是	否
22. 您是否常常感到厭煩？	是	否
23. 您是否覺得自己是毫無用處的？	是	否
24. 您會常常煩惱一些事情，想要不去想它，卻沒有辦法？	是	否
25. 您是否對於男女相處或夫妻房事方面，比以前不感興趣？	是	否
26. 您是否常常感覺心情低落、鬱悶？	是	否
27. 您是否覺得大部分的人都比您幸福？	是	否
28. 您會常常想要死嗎？	是	否
29. 您是否常常為了一些小事情而責備自己？	是	否
30. 您是否覺得胃口比以前差？	是	否

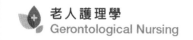
六、護理目標與措施

　　老年人因憂鬱症致情緒低落、長期無價值感而產生低自尊、罪惡感，易產生自殘想法；驅動力減低使老年人整日不吃不喝及影響其生理，以下為主要的護理目標與可採取的措施。

（一）協助發展正向自我概念

1. 協助分辨扭曲的自我評值：適時終止已扭曲的自我評值，並客觀呈現事實。

2. 教導正向的自我描述：如「我今天已經有進步。」

3. 真誠關心並給予鼓勵，使老年人覺得受到支持與肯定。

（二）預防自殘或攻擊行為

1. 預防自我傷害發生：
   (1) 抒發低落情緒：對情緒低落或已經出現自殘、有自殺意念老年人，採取積極傾聽，並鼓勵抒發感覺。
   (2) 加強安全檢查：嚴格執行安檢、加強巡視，並移除可能造成危險的物品，如打火機或刀製類物品應收起來，家中瓦斯爐及電器開關應設安全鎖；對老年人用藥必須嚴格監督服藥之確實性，以防藏藥。

2. 與老年人討論近期壓力來源，了解老年人的調適機轉。

3. 教導正向壓力抒解方法，如聽輕柔音樂、學習放鬆技巧。

（三）維持生理基本需求

1. 評估老年人實際用餐和攝水情形，必要時會診營養師。

2. 了解老年人血中的白蛋白、血紅素、血比容和尿液檢查值。

3. 了解老年人對飲食的好惡。

4. 選擇老年人喜歡的食物，若仍拒食，可給予點滴補充水分，但對有心血管疾病老年人，應考量其心肺功能，必要時可暫時性以鼻胃管維持其基本生理需求。

5. 監測電解質之平衡。

6. 當病情允許，鼓勵老年人多下床活動以增加食慾，減少便祕發生。

（四）協助建立良好支持系統

1. 當病況漸趨穩定時，鼓勵其參加團體活動，與病友建立關係，發展個人的社交網絡。

2. 教導與人互動技巧，多給予鼓勵和正向回饋。

3. 鼓勵加入娛樂活動治療，護理計畫應加入每日的生活目標計畫。

4. 鼓勵與病友分享經驗。

5. 穩定期的病人可嘗試認知治療和行為療法。

 鼓勵憂鬱者安排活動或鼓勵參與社交性團體活動，重建自尊與自信

6. 鼓勵參加社區活動，如教堂或廟宇，建立自己的支持系統。

（五）生命回顧

　　近年來，有文獻指出生命回顧方式改善老年憂鬱症（郭、王，2014），透過回憶再次察看人生經歷，對過去經驗中未解決的衝突或不滿協助釋放，藉此重建、發現、尋找正向觀點重新詮釋負向經驗，達到心靈的平衡，獲得正面的影響，包括：調整過去的缺失、學習接納，以及重新了解生命的重要性，協助老年生活重心及對生命意義的詮釋(Puentes, 2002)。如能有效應用生命回顧可增進情感，改善老人孤寂感與負向情緒，減少憂鬱及焦慮症狀，提升自尊增加自我接納、生活滿意度，幫助處理危機及失落，對治療老人憂鬱是具有臨床和經濟效益(Kortel, Bohlmeijer, Cappeliez, Smit & Westerhof, 2012)。

14-4 失智症

　　依據國際失智症協會(ADI) 2019 年全球失智症報告，估計全球有超過 5 千萬名失智者，到 2050 年預計將成長至 1 億 5 千 2 百萬人，每 3 秒就有一人罹患失智症。目前失智症相關成本為每年一兆美元，且至 2030 年預計將增加一倍（臺灣失智症協會，2020）。失智症是全世界老年人殘疾和依賴的主要原因之一。對照顧患者的身體，心理，社會和經濟，不僅對照顧者和家

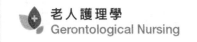

庭和社會的衝擊。因此，失智症是需要重視的議題，近年來罹患失智症老人越來越多，也日益受到重視，諸多研究與失智症的導因、治療方式、照護重點等有關。

一、分 類

（一）阿茲海默氏症

根據 DSM-5 阿茲海默症引起的認知障礙如下：

1. 準則合乎認知障礙。

2. 一項或一項以上的認知障礙減損不知不覺發病量逐漸進展。
   (1) 家庭史或基因檢測有引起阿茲海默基因突變。
   (2) 以下三項全新表現
   　　A. 記憶和學習明顯退化，並至少有另一記憶出現退化。
   　　B. 認知核定延展，逐漸退化，沒有過長停滯不變。
   　　C. 無混合病因或可歸因另一神經精神或系統性。

3. 危險因子：身體不活動(physical inactivity)、肥胖、不均衡飲食、菸酒、糖尿病、高血壓、中年憂鬱症(mid-life depression)、低教育程度、社會孤立等。

★ 臨床症狀

雖無法預測阿茲海默症的病程，通常將阿茲海默氏症的主要症狀分為初期、中期、後期（劉，2001；林，2007），各期主要症狀說明如下。

1. **輕度**（早期，通常持續約 2~4 年）：
   (1) 記憶力減退：短期記憶喪失、對問題難以回答、重複已說過的字詞或內容、忘記物品放置位置、無法說出正確字詞或叫喚人的正確姓名。
   (2) 人格改變：退縮、躁動不安及憤怒、挫折感、憂鬱、焦慮的情緒。
   (3) 定向感喪失：對時間及內容沒有良好的辨識能力、缺乏判斷力、閱讀理解能力減弱。
   (4) 日常生活作息活動能力喪失。
   (5) 空間結構異常、抽象思考能力退化、計算能力衰退等。

2. **中度**（中期，通常持續 2~10 年）：失智症症狀逐漸惡化進入中度（中期），出現障礙包括：語言理解與表達能力下降、社會判斷力減弱、喪失生活自理能力、大小便失禁等；亦容易產生似思覺失調症狀（例如：妄想

症、妄想和幻覺、攻擊、憂鬱、焦慮等問題行為），同時也有激動、不安、遊走、易怒、懷疑等情緒問題，約有 50%有攻擊行為，記憶力下降，可能會認不出熟悉的面孔，或在他們熟悉的地方迷路（林，2000；徐，2000；Alzheimer's Association, 2003）。此時最讓家屬困擾且憂心（邱，1995；葉，1998；村田，2003），因行為問題頻率高，易受干擾或干擾他人（許等，2004），與早期階段相較，日常生活需要更多的關心和幫助方能自己進行，例如穿衣和餵食；有些需要提醒，例如穿著適合當季的服裝；此期日常生活遵循結構化的時間表，可以幫助減輕壓力和焦慮，例如每天早上同一時間起床、每天同一時間吃早餐等等，因此照顧者的一致性是非常有益的。

3. **重度**（晚期，通常持續 1~3 年或更長時間）：經常出現視聽力不良、行走失衡、泌尿系統失禁等症狀，生理、心理功能明顯降低，認知功能嚴重退化至「忘了我是誰」，認不出鏡中的自己，也無法辨識親人及親友、語言表達能力明顯退化，並可能惡化至生活上幾乎需要完全依賴他人照顧（如穿衣、吃飯、洗澡等），增加照顧者的困擾及負擔（邱，1995；葉，1998；村田，2003），甚至行動困難、長期臥床、最後可能因飢餓、尿道感染、糞便填塞、肺炎等合併症而死亡。此期機構式照顧服務，可以提供妥善照顧與抒解家屬壓力的選擇（陳，2013）。

★ 診 斷

　　阿茲海默氏症較難確立診斷，除非活體切片直接看腦組織切片，看是否出現典型的神經纖維糾結、老化斑塊等病變，方可確立診斷。故一般臨床上以病人出現臨床症狀和其他導因篩檢，如病人出現明顯失智症狀，經周延理學檢查無其他疾病，可朝阿茲海默氏症方向治療。

★ 治 療

1. **認知功能的藥物治療：**

   (1) 乙醯膽鹼酶抑制劑(cholinesterase inhibitors)：治療失智症目前所知是增加腦內乙醯膽鹼濃度(acetylcholine)作用為主，常用藥物為 Donepezil (Aricept®)、Rivastigmine (Exelon®)、Galantamine (Razadyne®)，此類藥物對輕度到中度阿茲海默氏症病人的認知功能有效。目前 Aricept 為對輕中重度阿茲海默氏症皆有效的第一種藥，但要注意其副作用（如噁心、嘔吐、腹瀉、肌肉抽搐、頭暈、疲倦），目前的劑量有 5 mg 及 10 mg 兩種。

(2) NMDA receptor antagonist 的 Memantine (10 mg, bid)通常是用於中重度失智症。根據 2003 年美國 FDA 核准，合併使用 Memantine (10 mg, bid) 及 Donepezil (5~10 mg/day)則可用於重度失智症。

2. **非認知功能的藥物治療**：先評估是否有潛在內科問題如感染或疼痛，並加以解決病人不適；其次可用非藥物治療：如環境療法避免過度刺激病人或規律作息；最後才考慮用非典型的抗精神病藥，甚至用抗憂鬱藥治療。

（二）血管疾病引發的認知障礙症

血管疾病引發的認知障礙症是失智症第二個主要導因，病因多為腦血管疾病所造成的腦組織傷害，如腦血管梗塞、腦出血病史或多次小中風(small strokes)，引起腦組織缺氧，進而腦組織壞死，而產生失智症的症狀。血管疾病引起的認知障礙症其複雜注意力、處理速度及前額葉執行功能會有明顯退化。其診斷應有神經影像、臨床和基因佐證，並且其認知障礙症候群與一次或多次的腦血管事件有時序上相關。

★ 危險因子

心血管粥狀硬化(atherosclerosis)、心肌梗塞、高血壓、暫時性缺血性發作、周邊血管病變、糖尿病、肥胖、吸菸。

★ 臨床症狀

情緒及人格變化、尿失禁、假延髓性麻痺（pseudobulbar palsy，有吞嚥困難、構音困難、情緒失禁）及步履障礙（走路不穩易跌倒）。

二、護理評估

（一）身體評估與相關檢查

身體功能評估對失智症病人非常重要，主要是先了解如何幫助失智症病人如何發揮其剩餘功能，病人初期仍可以自行完成大多數的日常生活活動，惟有少部分須提醒而已。因此，護理人員應對病人日常生活活動(activity of daily living, ADLs)和工具性日常生活活動(instrumental activity of daily living, IADLs)進行評估（見第 5 章）。

（二）其他檢查

失智症老人除了心智評估外，依其導因可能還需做下列檢查：

1. **一般檢查**：完整的身體檢查、飲酒量評估。

2. **理學檢查**：電解質、鈣離子濃度、血糖、甲狀腺素、維生素 B_{12}、藥物濃度、尿液檢查，若懷疑缺氧應加做血氧濃度測試。

3. **核磁共振影像攝影(MRI)或電腦斷層攝影(CT)**：若所有檢查都正常，只有 MRI 或 CT 出現腦部梗塞痕跡，則可能是血管性認知障礙症；若出現老化萎縮，則可能是阿茲海默症。

三、護理目標與措施

（一）促進對人、時、地的定向感

　　對初期失智症老人，需採以現實導向治療(reality orientation therapy, ROT)為原則，說明如下：

★ 人的定向訓練

1. 擺設病人親朋好友的照片，並在照片旁加註親友的名字，及生活中所發生的事情，提醒病人對人的記憶。

2. 在房間門口加註特殊圖案或採用不同的顏色，協助病人辨認自己的房間。

3. 允許病人放置個人熟悉的物品，如家人的照片、心愛的擺飾、可看見戶外景觀之窗戶。

4. 提供安全熟悉的環境，盡量不隨意更動房間內裝飾與擺設，加強定向感，如果為安全而需變動時，亦應朝最少變動為原則。

5. 機構的工作人員每次接觸病人時，須自我介紹，並且稱呼病人全名。

★ 時的定向訓練

1. 在時的定向如懸掛字體大的日曆、時鐘，數字及顏色需大而明亮，增進失智者對日期與時間之定向力，維護其自尊。

2. 設置大的指示牌，標明機構名稱、年、月、日、天氣活動名稱等內容。

★ 地的定向訓練

1. 懷舊情境建構：公共空間（走廊、遊走徘徊空間、職能治療區、用餐區）運用早期年代共同記憶的物品。

2. 家具、裝飾物及活動建構過去熟悉的生活場景。

3. 個人空間（床邊鄰近空間與牆面、房間入口處）容許病人運用個人具紀念性，或過去熟悉物件建構個人化情境。

（二）提供符合生理需求的照護與安全環境

1. 在門上掛上大型壁畫、海報或貼壁紙，將門加以掩飾，令門看起來像牆壁感覺，減少病人使用門的機會，避免失智者在照顧者不注意時自行出門。

2. 門鎖使用需要技巧才能打開的鎖，或以其他裝飾掩飾，或在病人碰不到的高度加一門閂，避免單獨外出機會。

3. 所有未使用的電源插座蓋子應使用安全插頭蓋住，或避免使用延長線，以防絆倒。

4. 確保室內足夠合宜的照明，及夜間保持適當的光線，並於衛浴裝置安全扶手及防滑設備，防範地板潮濕而滑倒。

（三）協助家庭支持系統的建立

1. 評估病人家庭結構、角色關係、家人互動和支持情形。

2. 在擬訂病人的照護計畫時，應將家屬納入。

3. 鼓勵家屬表達所擔心和傷痛；告訴家屬情緒表達是正常的，不需因此覺得罪惡感。

4. 鼓勵家屬互相表達關懷。

5. 轉介家屬參加失智症家屬支持團體。

記憶空了，一起走過失智的美好日子～

　　失智症照護對於照顧者與患者本身，都是需要慢慢學習的過程。透過失智症照護服務，不僅降低家庭照顧者的壓力，也讓失智症患者重拾信心，找回笑顏。

14-5　失智老年人居家環境設計要點

一、室內環境

1. **大門玄關**：不要有玻璃門，避免反光，因透明透光大門或玄關易造成失智症病人幻覺，甚至有走出去的衝動。

2. **走道**：走道應避免轉彎太多、交叉口太多或太暗，以免失智症病人迷失方向；走道地板避免反光材質，以免失智症病人產生幻覺，不敢行走。

3. **房門**：居住房間門口可用數字或文字（姓名、編號），亦可利用失智症病人喜歡之玩偶，協助其辨識房間。居住房間門宜採向內開、向雙向開法，以利逃生避難，以不影響通道寬度為原則。

4. **階梯**：中、重度失智症病人宜安排在平房，沒有階梯的房間；輕度失智症病人居家如有階梯，建議地板和樓梯要色彩鮮明、不同對比色，且要有扶手注意安全。

5. **家具**：不可使用火柴或打火機。

6. **浴室**：初期失智症病人可以自行洗澡時，及中期失智症病人需他人協助者，以淋浴為佳；晚期失智症病人如為坐輪椅者以淋浴或坐浴為主，臥床者以床浴為主。初期失智症病人住房需設浴室，由其自行洗澡。中期失智症病人因需他人協助者及晚期無洗澡自理能力者，宜採公共浴室為佳。

　　公共浴室需考量洗澡床或洗澡椅通行、迴轉及停留空間，及照顧人員作業、更衣、乾淨及更換衣物存放、衛生盥洗、洗澡用物置放等空間，設置位置宜注重方便性，避免不同樓層共用浴室影響垂直交通。更衣空間應有保暖設施如暖氣，冬天溫度維持在 25°C 以上，浴室需通風良好，降低霧氣並減少管線、鏡子等設備，以防造成失智症病人幻覺。此外，因中期失智者異常行為，應設有收藏洗澡物品空間，以免遭破壞。

7. **浴廁間**：可在門口提供明顯標示，如張貼馬桶圖案，以利失智症病人辨識廁所方位。

8. **餐廳**：需考量用餐自理能力，中期失智症病人易有異常行為，產生互相干擾現象，因此不適合採開放式用餐空間，以 5 人以下為一用餐群體。由於失智症病人有強烈領域感，個人用餐坐位最好固定，以利其記憶及辨識，同時可避免因坐位常更換而造成紛爭現象。餐廳應和交誼空間相鄰，便於彈性結合為團體活動。中期失智症病人生活族群之用餐區應鄰近護理站，有助照護人員了解活動情形；同時可以協助用餐，失智症病人亦可看到護理站內工作人員，有助彼此間的互動關係。

二、室內空間

　　初期、中期失智症病人之居住房間，與主進口、戶外庭院和室內地面，應在同一平面，最好以地面樓層為宜，便利於戶外活動；初期住房以二人房

較適合；中期因近期記憶喪失，易誤用他人物品或懷疑自己物品遺失，如懷疑自己錢財、紀念品被偷，及異常行為如遊走或幻覺、夜間尖叫等產生干擾行為，因此中期失智症病人住房以單人房為宜；晚期住房以不超過四人房為原則。

住房需減少鏡子或管線及會反光玻璃的使用，以免產生幻覺，房間內之窗簾及緊急呼叫系統避免使用拉繩，以避免失智症病人纏繞繩索而發生意外。

每一床位應有一視線角度，可由窗戶看戶外景觀，俾利失智症病人了解晨昏變化。

三、室內布置

提供和失智症病人過去行為有相關的事物、紀念物品，以加強其對環境的認知。允許失智症病人利用個人紀念性物品，自己熟悉的物品、家具或喜歡的裝飾物，以營造更像家的環境，唯裝飾物品勿太複雜，應具穩定性與安全性。

中期失智症病人認知能力受損，易失去方向感，在設施方面應誘導記憶，故環境設計應簡單、有標誌，如房間門牌或標示，採用認知性圖案，以利辨識方向及記憶。

環境設施諸如魚缸、鳥籠等小動物或玩偶，可增進初期失智症病人觀察及接觸寵物之機會，以豐富其生活，不過小動物需注意安全與噪音。

四、預防遊走

1. 初期、中期失智症病人生活區，進出口應採雙重門禁，並有安全設備及監視系統（如門鈴、攝影機），各進出口門鎖應由護理站控制，並與自動警報系統連線。

2. 中期應增設遊走徘徊空間。對於徘徊空間的建構，在路徑形式上應符合迴路形式而無交叉口與端點，以免遊走者走失；徘徊空間的迴路可能有多種組成，包含室內單迴路、室內雙迴路、室內外相連之雙迴路等類型 (Thomas, 1995)。Cohen (1991)認為在徘徊路徑上陳列過去的物件，如早期人物的照片、過去重要的生活事件、失智症病人個人早期使用的用品或家具等可以促進懷舊，而引起失智症病人互相討論的話題及增進社交的行為。Verderber (1982)指出在牆面上設計有趣的圖案、不同紋理的材料，或

是在徘徊空間設計有趣的角落，都將帶給遊走的失智症病人一些驚奇和刺激；失智症病人也可以從生長的植栽中得到許多的刺激，例如植栽的花朵、顏色、形狀、香氣，遊走的失智症病人享受花朵或植栽，應該不僅侷限於花園或戶外空間，也可以沿著徘徊空間的路徑設計。

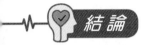

結論

　　無論是失智症、譫妄或憂鬱症的老年人，在日常生活上需要護理人員更加用心照護，因此，護理人員對老年人的護理評估應仔細了解，並輔以醫學上的診斷標準，以區分 3D 症狀之別，隨時依老年人個別性調整狀況，以符合老年人的需求。

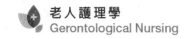

📋➕ 課後複習 *Exercise*

( )1. 老年人的心理障礙議題中，最常被討論的 3 個 "D"，不包括下列何者？(A)譫妄症 (Delirium) (B)失智症 (Dementia) (C)憂鬱症 (Depression) (D)皮膚炎 (Dermatitis)。

( )2. 老年人最常見的精神疾病為下列何者？(A)焦慮症 (B)思覺失調症 (C)憂鬱症 (D)人格違常。

( )3. 有關老年憂鬱的描述，何項正確？(A)老人罹患憂鬱情形低於成人 (B)老人憂鬱症之藥物劑量約為 1/2~1/3 的年輕人劑量 (C)老人憂鬱較少發生自殺情形 (D)慢性疾病不易導致老人憂鬱。

( )4. 與思考反應遲緩的老年人溝通時，最合宜的溝通方法是：(A)盡量靠近老人耳旁小聲說話，以免刺激到他 (B)照顧者應簡潔盡快說完，以免老人忘記 (C)說話時應從正面注視老人，並減緩說話速度 (D)說話時應保持距離及提高音調，以示尊重。

( )5. 下列對於譫妄症的敘述何者為非？(A)慢性發作 (B)病程發展波動大 (C)對人、時、地均混亂 (D)任何年齡層都可見。

( )6. 下列對於失智症的敘述何者為非？(A)漸進性發作 (B)會出現日落症候群 (C)對人、時、地均正常 (D)大多發生在 65 歲以上老人。

( )7. 對於譫妄症病人在環境上的維護，下列何者為非？(A)為保護病人，需經常使用身體約束 (B)去除環境與病人身上危險物品 (C)減少環境刺激 (D)避免人與人或人與環境的壓力。

( )8. 如何強化譫妄症病人現實感與辨識幻覺？(A)適時澄清事實，提供現實導向 (B)準備時鐘及日曆以調整定向感 (C)盡量安排固定之照護人員 (D)以上皆是。

( )9. 失智老年人在室內環境設計需注意的事項，下列何者為非：(A)安裝透明玻璃門，讓老人能清楚看到外面的環境 (B)走道應避免轉彎太多 (C)對中、重度失智症病人建議住在平房 (D)居住房間門口可用數字或文字。

( )10.如何促進失智症病人對人、時、地的定向感？(A)擺設親朋好友的照片，並在照片旁加註親友的名字 (B)懷舊情境建構 (C)環境可設置大的指示牌 (D)以上皆是。

解答　參考文獻

老年人的物質濫用
與虐待

15

郭淑珍　編　著

本章大綱

15-1　老年人物質濫用問題

15-2　老年人的虐待

學習目標

研讀本章內容之後，學習者應能達到下列目標：

1. 了解老年人物質濫用的定義及導因。

2. 認識老年人常見物質濫用的種類及其對老年人之影響。

3. 了解老年人常服用的藥物（處方藥物、成藥）及酒精濫用產生的副作用及其影響。

4. 了解老年人物質濫用的評估重點及護理目標與措施。

5. 了解老年人虐待的定義、導因、種類。

6. 了解引發老年人受虐的影響因素。

7. 了解受虐老年人與施虐者之特性。

8. 辨識受虐老年人可能出現之特徵（指標）及完整性評估。

9. 了解老年人受虐三個預防階段及護理措施。

10. 了解防範老年人受虐及合適之護理措施。

Gerontological
Nursing

心智圖

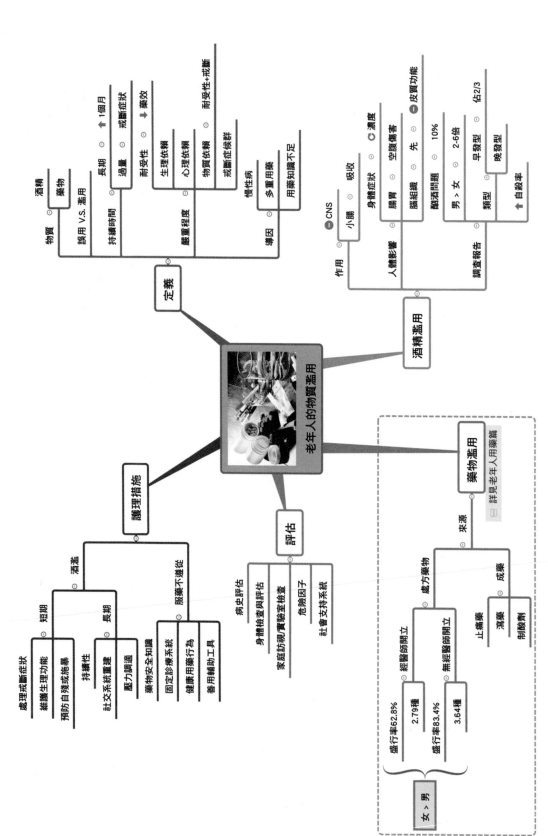

老年人的物質濫用

定義
- 物質
  - 酒精
  - 藥物
- 誤用 v.s. 濫用
- 持續時間
  - 長期 ◎ ↑ 1個月
- 嚴重度
  - 過量 ◎ 戒斷症狀
  - 耐受性 ◎ ↓ 藥效
  - 生理依賴
  - 心理依賴
  - 物質依賴 ◎ 耐受性+戒斷
  - 戒斷症候群
- 肇因
  - 慢性病
  - 多重用藥
  - 用藥知識不足

酒精濫用
- 作用 ● CNS
  - 小腸 ◎ 吸收
- 人體影響
  - 身體症狀
    - 腸胃 ◎ 空腹傷害
    - 腦組織 ◎ 先 ● 皮質功能
  - ◎ 濃度
- 調查報告
  - 酗酒問題 ◎ 10%
  - 男 > 女 ◎ 2-6倍
  - 類型
    - 早發型
    - 晚發型 ◎ 佔2/3
  - ↑ 自殺率

護理措施
- 酒癮
  - 短期
    - 處理戒斷症狀
    - 維護生理功能
    - 預防自殘或施暴
  - 長期
    - 持續性
    - 社交系統重建
    - 壓力調適
    - 藥物治療系統
    - 固定診療系統
    - 健康用藥行為
    - 善用輔助工具
- 服藥不遵從

評估
- 病史評估
- 身體檢查與評估
- 家庭訪視/實驗室檢查
- 危險因子
- 社會支持系統

藥物濫用 ◎ 詳見老年人用藥篇
- 來源
  - 處方藥物
    - 經醫師開立 ◎ 盛行率62.8% ◎ 2.79種
    - 無經醫師開立 ◎ 盛行率83.4% ◎ 3.64種
  - 成藥
    - 止痛藥
    - 瀉藥
    - 制酸劑

女 > 男

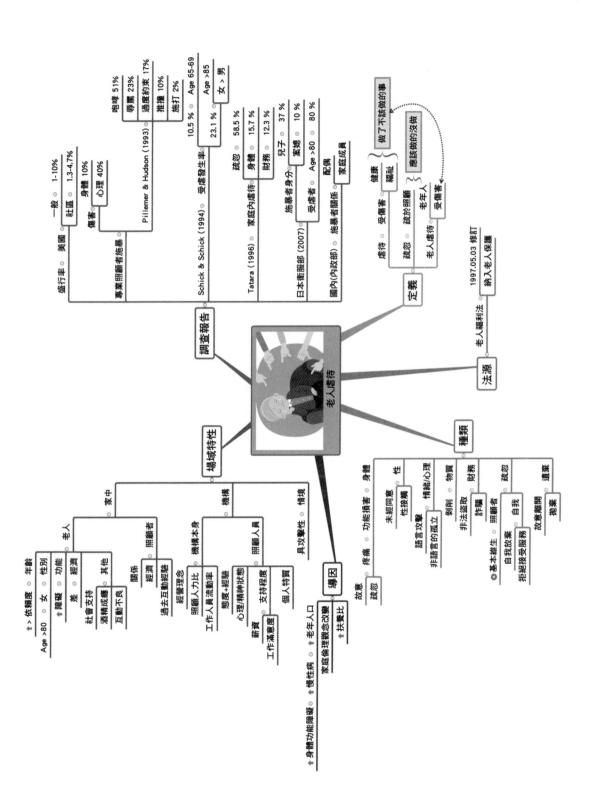

心智圖：老人虐待

調查報告
- 盛行率
  - 美國
    - 一般 1-10%
    - 社區 1.3-4.7%
    - 傷害
      - 身體 10%
      - 心理 40%
  - 專業照顧者施暴
    - Pillemer & Hudson (1993)
      - 咆哮 51%
      - 辱罵 23%
      - 過度約束 17%
      - 推撞 10%
      - 施打 2%
- Schick & Schick (1994) 受虐發生率
  - 10.5 % Age 65-69
  - 23.1 % Age >85
  - 女 > 男
- Tatara (1996) 家庭內虐待
  - 疏忽 58.5 %
  - 身體 15.7 %
  - 財務 12.3 %
- 日本衛服部 (2007) 施暴者身分
  - 兒子 37 %
  - 案媳 10 %
- 國內(內政部) 施暴者關係
  - 受虐者 Age >80 80%
  - 配偶
  - 家庭成員

定義
- 虐待 受傷害者 健康 福祉 做了不該做的事
- 疏忽 疏於照顧 應該做的沒做
- 老人虐待 老年人 受傷害

法源
- 老人福利法 1997.05.03 修訂 納入老人保護

種類
- 身體
  - 疼痛
  - 功能損害
- 性
  - 未經同意
  - 性接觸
- 情緒/心理
  - 語言攻擊
  - 非語言的孤立
- 物質
  - 剝削
  - 非法盜取
- 財務
  - 詐騙
- 疏忽
  - 照顧者
  - 自我
    - 基本維生
    - 自我放棄
    - 拒絕接受服務
- 遺棄
  - 故意離開
  - 拋棄

場域特性
- 家中
  - 老人
    - 依賴度 Age >80 女
    - 年齡
    - 性別
    - 功能 障礙
    - 障礙 身體功能障礙 慢性病 老年人口
    - 經濟 差 社會支持
    - 其他 酒精成癮 互動不良
  - 照顧者
    - 關係
    - 經濟理念
    - 照顧經驗
    - 過去互動經驗
    - 個人特質
- 機構
  - 機構本身
    - 照顧人力比
    - 工作人員流動率
    - 態度+經驗
    - 心理精神狀態
  - 照顧人員
    - 薪資
    - 支持程度
    - 工作滿意度
- 導因
  - 具攻擊性
  - 情境 故意 疏忽
  - 家庭倫理觀念改變 扶養比

心智圖

老人虐待的護理處置

評估

├ 受虐類型+徵狀 ◎
│   ├ 1 身體
│   ├ 2 性
│   ├ 3 情緒/心理
│   ├ 4 物質剝奪
│   ├ 5 財務
│   ├ 6 疏忽
│   └ 7 遺棄

├ 老人本身 ◎
│   ├ 疾病史 ◎
│   │   ├ 現在病史
│   │   ├ 過去病史
│   │   └ 外傷史
│   ├ 家庭史 ◎
│   │   ├ 家庭權力結構
│   │   ├ 溝通模式
│   │   ├ 角色功能
│   │   └ 家人是否有濫用藥權
│   ├ 個人生活型態 ◎
│   │   ├ 活動習慣
│   │   ├ 個人衛生
│   │   └ 社交活動
│   ├ 實驗室檢查 ◎
│   │   ├ 脫水
│   │   ├ 營養
│   │   └ 生化
│   ├ 身體層面 ◎
│   │   ├ 一般外觀
│   │   └ 互動情形
│   └ 心理社會 ◎
│   └ 對談神情

└ 機構 ◎
    ├ 照顧者態度
    ├ 環境+設備
    └ 照護人力

預防策略
├ 一級 ◎
│   ├ 老化過程
│   ├ 協助照顧者 ◎
│   │   ├ 疾病的生理影響
│   │   ├ 有效溝通
│   │   └ 壓力調適
│   └ 確認老年人需求 ◎
│   └ ↑ 老人自我照顧能力
├ 二級 ◎
│   ├ 評估工具
│   ├ 受虐者復健
│   └ 家庭重建
└ 三級 ◎
    ├ 反早發現

後續照護
├ 保護受虐者 ◎
│   ├ 提供完善照護
│   ├ 心理諮商
│   └ 跨專業照護團隊
└ 轉介資源 ◎
    └ 家庭治療

立即現場處置
└ 證據 ◎
    ├ 1 發現
    ├ 2 通報
    └ 3 就醫

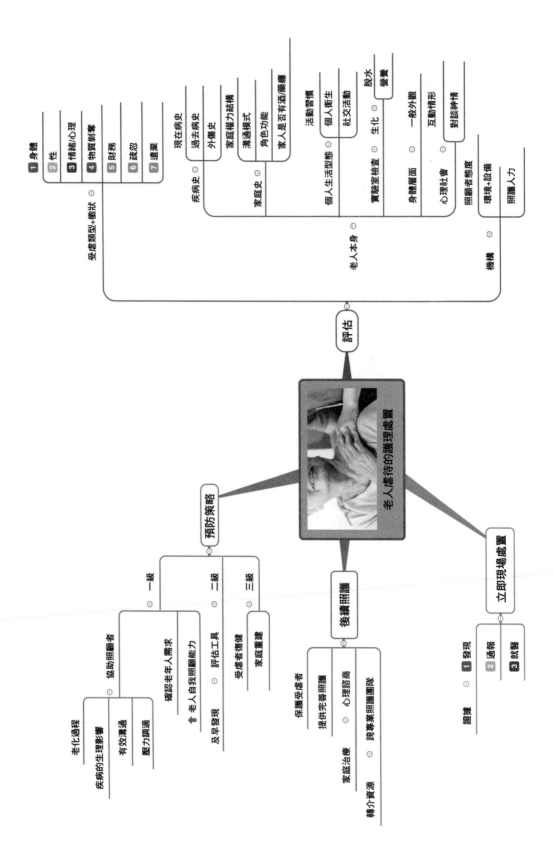

前言 *Foreword*

物質濫用自古以來普遍存在，其中酒精更是古今中外最廣為被濫用的物質。此外，多重藥物濫用近年來也有增加的趨勢，尤以老年人是藥物誤用或濫用的高危險群，主因為在變遷的社會中，傳統的尊老敬老倫理規範已逐漸瓦解，使得晚年的老年人兒孫膝繞的情景已不復多見，又家庭結構的改變、不婚、少子化、離婚或分居有越來越多的趨勢，造成老年人晚年時沒有配偶或子女照顧，取而代之的是老年人受到疏忽、虐待或遺棄等問題時有所聞。老年人身心所遭受的變化與壓力，將增加其使用酒精或藥物的機率，藉此舒緩其身心痛苦。而老年人的物質濫用、虐待與疏忽常被默視，主要原因為老年人及家屬隱瞞、照顧者未通報或機構管理者隱瞞，使老年人物質濫用、虐待不易被發現。在高齡化社會的今日，身為第一線護理人員如能深入了解老年人物質濫用及虐待的知識與評估技能，以及早發現問題，適時介入處置措施並阻斷問題惡化，將可降低老年人物質濫用及虐待之危機。

15-1 老年人物質濫用問題

　　老年人雖非物質濫用主要年齡群，然因老年人隨年齡增長，身體功能衰退、加上罹患慢性病、失眠及慢性病所致的疼痛長期困擾著老年人，使其可能會藉助一些物質如藥物或酒精舒緩疼痛或不適，根據 Bienenfeld (1987)調查指出，在美國有 10%以上老年人有酒精濫用的情形，約有 20%長期照顧機構的老年人有酒癮。因長期使用酒精，將對身體與心理產生依賴，進而會造成慢性病與人際、家庭和工作關係上的破壞。再者「藥可以治病，亦可以致病」，此乃「一體兩面」的，老年人常因多重慢性病同時服用多種藥物的機率甚高，而產生藥物濫用的情形。精神病理學研究發現酒癮與藥癮的主要死因是意外死亡，而憂鬱症與焦慮症更是酒癮或藥癮者兩種最常見的共患精神疾病。物質濫用對老年人所致副作用及危機遠較年輕人、成年人嚴重，因而護理人員如能提高警覺及早發現，適時介入護理措施，改善老年人物質濫用情形，避免因物質濫用造成永久性傷害。

一、定義與導因

(一) 定 義

　　所謂物質（指成癮物品）一般分為酒精及藥物兩種，使用時會造成一個人生理及心理功能受影響的化學物品；誤用(misuse)可能出於老年人刻意或非

刻意的服用低於使用量、過量或不規則的使用；而濫用(abuse)為非原目的而使用藥物。

所謂「物質濫用」(substance abuse)係指「凡長期（指持續至少 1 個月以上）或過量使用某些物質，個體無法減量與停止；且已對個體的社會與職業功能產生傷害、障礙或呈現中毒症狀，導致個體適應不良及影響日常生活功能，如果減量或停止會產生戒斷症狀。」若持續性物質濫用將會影響中樞神經系統，產生不當行為或情緒反應，如行為改變、社交障礙等，且對身體及心理亦會產生不同的影響，其嚴重程度依據學者研究整理歸納出五個特點（宋，2006），分述如下：

1. **耐受性**(tolerance)：指個體在長期使用某種物質後，其腦部及身體已適應較高的濃度，在相同劑量下而有效果減輕的生理狀況，致需使用更高劑量物質來達到原來的效果。

2. **生理依賴**(physical dependence)：是因長期使用某種物質造成生理上的依賴，個體需依賴其取得生理上的平衡，當停止使用，其身心會產生戒斷症狀。

3. **心理依賴**(psychological dependence)：指對成癮物質的依賴，並無生理依賴的現象，即個體為避免不舒適的感受（如憂鬱、沮喪或焦慮）而持續或間歇性的使用物質、不斷地尋求物質(drug-seeking)以取得心理上的滿足，致心理健康更加惡化。

4. **物質依賴**(substance dependence)：指個體出現對某物質的生理及心理依賴，並且合併耐受性及戒斷症狀的問題。

5. **戒斷症候群**(withdrawal syndrome)：指中止或突然減少某物質的攝入量後，出現該物質特有之症狀，包括明顯身心不適反應，又稱脫癮現象，個案出現坐立不安、注意力無法集中、易怒、煩躁、焦慮或失眠等，戒斷反應會因使用的物質不同而有差異，重者會有生命的危險。因戒斷症候群所致的不適，是物質濫用者無法根除的原因，因而易促使其再度濫用物質。

（二）導　因

1. **慢性病**：由於老化導致各種生理機能退化，又老年人易罹患多種慢性病且伴隨功能障礙，為緩解慢性病症狀及疼痛不適，導致其易成為物質濫用的危險因子。

2. **多重用藥**：臺灣老年人口有 56%罹患慢性病，85%有一種以上的慢性病，40%有兩種以上的慢性病（黃、盧，2003），致使老年人長期服用多種藥物而有多重用藥(polypharmacy)問題（程、劉，2004）；有些老年人服用的藥物常來自不同醫師甚至是不同醫療院所開立的處方藥物，上述因素皆為物質濫用的高危險因子。

3. **用藥知識不足**：老年人常自行挑藥、忘記服藥、加倍服藥、自行額外添加藥物、與其他人交換藥物服用、或將藥物推薦給親友、自行至藥房購買藥物（包括廣播公司或電視臺介紹之藥品）、或民俗療法所推薦藥物等不適當的處方，成為老年人有較高機率產生藥物濫用的情形。

二、酒精濫用

酒精主要在小腸吸收，對人體的影響主要是抑制中樞神經系統，隨著血清中濃度的增加對人體的影響有：

1. **身體症狀**（詳見表 15-1）。

⊕ 表 15-1　血清中酒精濃度與症狀

血清濃度	出現的症狀
0.05%	抑制思考與判斷力，行為出現束縛鬆弛，甚至紊亂，會表現出多話、音量變大、活動過度
0.1%	會抑制自主運動協調、運動及平衡失調，出現語言不清楚、動作不協調
0.1~0.15%	為一般法定的酒精中毒濃度，即所謂的酒意(drunkenness)
0.2%	幾乎所有動作都受到抑制，會出現步態不穩、行動緩慢、無法站立、口齒不清、失去定向感、知能活動降低
0.3%	會產生意識混亂與木僵現象
0.4~0.5%	會導致昏迷、呼吸減緩、心跳增加
0.5%以上	易造成死亡

2. **腸胃方面**：空腹飲用會刺激幽門收縮，延長酒精在腸胃中時間，造成更大傷害。

3. **腦部組織**：酒精對腦部的影響由上往下，先抑制皮質功能，甚至整個腦組織，個案所有的運動表現、語言、眼睛的控制、組織及複雜動作技巧等受到酒精的不良影響。嚴重者更會損害智能、學習速度減緩、聯想力、注意力、判斷力、思考及理性化的能力。

Miller (2003)調查指出，65 歲以上的老年人口中，至少有 10%有酗酒問題，男性是女性的 2~6 倍。老年人酒精濫用主要原因有兩種類型：

1. **早發型酗酒**：這類老人從年輕時便有酗酒問題致終生酗酒，對身體有較嚴重的損害，老年人酒癮者有 2/3 屬於此種類型。

2. **晚發型酗酒**：這類老人在晚年時才成為酒癮者，主要原因為社會狀況及壓力，如退休、不適應及孤寂、沮喪、憂鬱、家人或朋友死亡、健康變差、婚姻問題等。

　　長期酒精濫用者，有較高的自殺危險性，有研究指出住過院後的酒精濫用者，其 5 年內自殺率比一般人高 80 倍，其中濫用者若是老人、濫用時間長、合併憂鬱症、曾企圖自殺者、工作不順利、身體疾病等因喝酒而有法律訴訟案件者，其自殺率比一般人高（臧，2006）。其他影響老人酒精濫用危險因子見表 15-2。

⊕ 表 15-2　老人酒精濫用的危險因子

危險因子		
老年合併的生理疾病 　認知喪失 　心血管疾病 　代謝性疾病	社會心理因素 　失落及其他重大生活壓力 　無限量的時間和金錢 　社交隔離 　家庭串騙	醫源性 　處方藥物依賴 　藥物與藥物間或酒精與藥物間的交互作用 　照顧者過度餵食充當其他藥物 　醫師建議或允許使用酒精
人口學因素 　男性（酒精、違禁物質） 　女性（鎮靜安眠藥）	藥物敏感性 　藥物動力學因素 　藥效學因素	
使用物質相關因素 　曾有物質濫用 　家族史	精神疾病因素 　憂鬱、失智 　慢性病的主觀症狀	

三、藥物濫用

　　指非以醫療為目的，在不經醫師處方或指示情況下，過量或經常使用某種藥物（不含菸、酒、非麻醉性止痛劑），其濫用程度足以損害個人健康，影響其社會與職業適應或危害社會秩序者。

　　當服用處方藥物的危險性高於利益時，可能發生藥物濫用情形，常見被濫用的物質包括鎮靜劑、安眠藥、止痛藥或酒精等。老年人常因同時罹患多

種慢性病需同時服用多種藥物，常見的藥物來源有處方藥物及成藥，分述說明如下：

（一）處方藥物(Prescription drugs)

針對老年人服藥種類之研究指出，臺灣地區老年人身體越差者購買藥量越多，老年人服用經醫師處方藥物之盛行率為 62.8%，平均處方有 2.79 種藥物，若包括非經醫師處方自行購買藥物，則盛行率及用藥種類分別為 83.4% 及 3.64 種，女性相較男性服用藥物種類多（盧，1995）；另在服藥方面，有 61%看門診的老年人平均每人使用 3~5 種藥物，平均每年的處方數為年輕人的 3 倍（黃、盧，2003；Williams，2002），另有研究調查老人服藥種類發現，65 歲以上平均每位老人使用 2~6 種處方藥，機構中老人則高達 5~8 種藥(Salzman，1995)；郭、黃、何(1999)研究我國老人同時罹患二種疾病者占 29.4%，服 3~5 種藥者占 44.4%，5 種藥物以上者占 20.3%。老年人使用的處方藥物常見的有精神方面藥物、心臟血管藥物及退化性關節炎藥物；最容易濫用藥物有安眠藥(barbiturates)、鎮靜劑(sedatives)、麻醉劑(narcotics)、抗焦慮劑(benzodiazpines)或興奮劑(amphetamine)等。老年人藥物濫用中高達 92% 為濫用處方藥物，時間長達 5 年以上(Jinks & Raschko, 1990)。

老年人與年輕人不同，因老年人肝實質變小、肝血流減緩、腎臟對藥物廓清率降低。藥物代謝主要經肝臟代謝亦可經血流，肝臟血流在 65 歲的老年人相較 25 歲年輕人減少 40~50%，其可能會干擾物質的合成（如白蛋白及維生素 A、D、B_{12}）；70 歲老年人的腎臟排泄能力相較 30 歲年輕人減退 30~40%；當充血性心衰竭時，心輸出量減少，肝血流也減少，使代謝率趨緩並會使血中濃度增加而增加藥效。由於老年人生理功能退化對一些藥物反應會增加，故老年人的用藥劑量為一般成人之 1/2~3/4 即可。

此外，老年人常不依醫囑按時服藥或自行調整劑量，加上服用中草藥或成藥，致藥物濫用問題或副作用產生，臨床症狀如有混亂、嗜睡或憂鬱等症狀。

（二）成藥(Over-the-counter medications)

成藥是指不須經醫師指示即可於藥局購買，供治療病症的製劑，在外包裝上會有標示「衛部成製字第〇〇〇號」字樣。很多老年人會使用成藥，主因可能是老人行動不便，因而選擇自行購買成藥以取代就醫不便，來緩解身體病痛或不適症狀，宋(2015)指出最常被濫用的成藥有止痛劑、瀉藥、制酸劑等，以下分述說明。

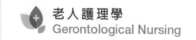

★ 止痛劑 (Analgesics)

根據「臺灣地區中老年保健與生涯規劃調查報告」指出，有 75.8%的老年人自述罹患至少一種以上慢性病，其中老年人退化性關節炎是常見的慢性病之一，因而老年人常自行以止痛劑減輕關節炎或疾病所致的疼痛，約有 10%老年男性及 20%老年女性習慣性使用阿斯匹靈(Aspirin)〔如百服寧(Bufferin)〕、有 5%習慣性每天服用 Acetaminophen〔如普拿疼(Panadol)、百服寧(Bufferin)等〕。因 Aspirin 易引發腸胃出血，服用過量易引起急性代謝症、精神狀態異常及腎臟功能障礙（宋，2015）。

★ 瀉藥 (Laxatives)

李世代(2003)指出老年人常見的慢性病症狀，其中便祕占第五位，老年人常因受便祕之苦，會藉助瀉劑或軟便劑（表 15-3）來改善排便情形，因老年人習慣性使用瀉劑或軟便劑，容易產生副作用如低血鉀、低血鈣、腹瀉及吸收異常症候群。

表 15-3　臨床常見的瀉藥或軟便劑種類

類　別	藥　品	作用機轉
鹽類瀉劑	氧化鎂(MgO)	因不被腸壁吸收又溶於水，故能在腸中吸收水分，使大便容量增加，達到通便作用，亦有軟便之效
刺激性瀉劑	Bisacodyl、番瀉葉、Misoprostol、Chenodeoxycholic acid	腸壁刺激作用使腸蠕動增加，因為這類藥物便宜、作用快，又有許多屬於非處方用藥，民眾取得方便，所以這類瀉劑是最廣為使用，也是被誤用最多的瀉劑，大多數人容易忽略其對腸黏膜的刺激性與副作用，所以最易造成藥物依賴；此類藥物不適於長期使用
纖維製劑	Normarcol	大都是由植物（洋菜、車前子、海帶及阿拉伯膠等膠類物質）製取或是人工合成，為消化道不吸收的纖維質
高滲透性瀉劑	Lactulose	將水吸入腸道內腔，產生液體糞便

★ 制酸劑 (Antacids)

老年人常因消化不良或腸胃疾病引起腹部不適，故使用制酸劑頻率很高。市面上制酸劑常見的成分，通常是金屬鹽，包括：鎂鹽、鋁鹽、鎂鋁混合劑，長期服用會造成身體的傷害，如成分含有碳酸氫鈉之制酸劑，雖然中和胃酸的速度很快，但是其中的鈉含量高且會被吸收，心臟病、高血壓及腎臟病病人不適合使用；成分含有氫氧化鋁之制酸劑，會造成低血磷症，骨質

軟化症及長期磷流失所引起的軟骨病，也易導致失智症的毒性反應；成分含有鈣及可溶性之制酸劑，會發生嚴重的高鈣症及相關的內科急症；制酸劑含有鎂成分者，在低劑量為制酸用途，大劑量可作為緩瀉劑。另由於制酸劑會改變胃中的 pH 值，致影響到其他藥物的吸收與排泄。過量使用制酸劑是會導致精神及身體傷害的。老人常見成藥及其副作用見表 15-4。

⊕ 表 15-4　老人常見成藥及其副作用

成　分	成藥種類	副作用
Anticholinergic drugs（抗乙醯膽鹼劑）	止瀉藥、感冒藥及安眠藥	與抗組織胺相似之副作用
Antihistamines（抗組織胺）	感冒藥、抗過敏藥及安眠藥	嗜睡、鎮靜、譫妄、心搏過速、發燒、皮膚發熱、發紅且乾燥
Dextromethorphan（止咳劑）	感冒藥	憂鬱及抽搐
Phenacetin（乙醯氧乙苯胺）	止痛藥	溶血反應、貧血、腎微血管壞死
Salicylates（水楊酸）	止痛藥及感冒藥	・急性：中樞神經系統先興奮後抑制、頭暈、聽力喪失、耳鳴、噁心、嘔吐 ・慢性：失智症及精神症狀、抽搐、半身麻痺
Sympathomimetics（擬交感神經作用劑）	減肥藥、感冒藥及抗過敏藥	躁動不安、譫妄、幻想、躁症、失眠、頭痛、心搏過速、血壓升高

※ 資料來源：林麗嬋、蔡娟秀、吳方瑜、黃翠媛、張文芸、王琤、林慧珍、張萃珉、宋惠娟、李昭螢、李明德、胡月娟、劉芹芳、黃玉雰、李梅琛、張宏哲、陳玉娟、譚蓉瑩、張雯玲、簡慧雯、王昭琪（2018）・老年護理學（第八版）・華杏。

四、酒精與藥物的交互作用

　　酒精與藥物的交互作用類似，因而容易忽略或不易辨識。許多成藥製劑會含有酒精，如某些市售漱口水、維生素及礦物質補充劑、咳嗽藥水、感冒藥等，當酒精與藥物結合時，可改變藥物療效，增加副作用，其交互作用形式及其影響如表 15-5。

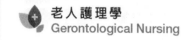
⊕ 表 15-5　酒精與藥物的交互作用

交互作用形式	交互作用影響
與酒精合用時，Benzodiazepines 的新陳代謝會改變	增加精神運動損傷及副作用
與酒精合用時，Barbiturates 與 Meprobamate 的新陳代謝會改變	中樞神經系統抑制
在新陳代謝處酒精與 Chloral hydrate 會競爭	增加酒精及 Chloral hydrate 的血中濃度
與 Chlorpromazine 合用時，酒精的新陳代謝會改變	增加酒精及 Acetyl hyde 的血清濃度，增加精神運動損傷
由於酒精與硝酸鹽合用時，會使血管擴張	造成嚴重低血壓及頭痛、提高 Nitroglycerin 的吸收
由於酒精影響口服降血糖藥的作用，肝臟糖質新生作用改變	藉由酒精，加強口服降血糖藥的效力

※ 資料來源：Carol, A. M. (2003)・藥物與老人・老人護理理論與實務（方雅莉等譯）・五南。

五、護理評估

　　老年人物質濫用較年輕人不易評估，主要原因為老年人物質濫用的嚴重度不及年輕人，加上老年人獨居且較少參與社交活動，故問題常不易被發現，此外，因物質濫用產生症狀易與老化混淆，不易區分，故詳細完整的評估及收集相關資料，同時詳細審慎觀察，有助早期發現老人的物質濫用情形（宋，2015），以下分述說明酒精及藥物濫用之評估。

（一）酒精濫用的評估

1. **病史評估**：完整的病史會談於評估老人有無酒精濫用是重要步驟之一，藉由會談有助於了解老人飲酒習慣及行為，會談內容包括詢問過去及現在飲酒習慣、飲酒原因、對飲酒行為的感受及飲酒所導致的問題。因酗酒常有的行為反應如酒精症候群、暫時性記憶喪失、混淆、焦慮、煩躁不安、失眠、手抖、胃口不佳、易與人隔離等，且會影響人際關係、社交衝突等，而引發憂鬱、自信心低落、喪失自尊心及社交隔離等現象，因而完整的會談可協助確立問題。

2. **身體評估與檢查**：老年人因身體老化導致新陳代謝及排泄功能隨之減緩，因而對酒精耐受性也降低，更容易因酗酒而引起中毒反應，常見的身體功能問題有：

(1) 肝臟機能障礙：慢性肝病，檢查中發現肝臟擴大、肝炎及肝硬化等。

(2) 其他症狀：體重增加或減輕、厭食、食道炎、胃炎、胃糜爛併出血、貧血、神經炎、震顫、胰臟炎、心搏過速、呼吸變快、高血壓或周邊神經病變（誘發癲癇和腦功能減退）等。

(3) 評估戒斷症候群：藉由身體檢查評估老年人戒斷症候群，其徵兆如顫抖、酒氣、焦慮、厭食、失眠、妄想、失去定向感、嘔吐、腹瀉、心悸、譫妄等，此外，可能出現意識混亂。

3. **家庭訪視**：以家庭訪視最能有效收集資料與發現酒精濫用情形，藉由收集一些線索可提供評估有無酗酒情形，如觀察家中有無過多酒瓶、濃濃酒味、房間凌亂（衛生習慣變差、酒癮者可能會將酒藏起來，且他人發現時會顯出有敵意）。

4. **危險因子**：老人因經歷老化且伴隨壓力，若適應不良會更容易藉助一些物質來幫助暫時性減輕或遺忘所面臨的壓力，常見的酒精濫用危險因子如退休、失去家人或伴侶、殘障或健康狀態變差、孤獨無依、憂鬱等。

（二）藥物濫用評估

收集有關老年人藥物濫用的資料及身體、心理社會評估，有助於針對老人需要，提供適當協助，以下為護理評估項目：

1. **病史評估**：詳細評估老年人病史及基本資料，在會談時可詢問以下問題，如：

(1) 既往病歷及用藥史，包括疾病診斷、病況評估、目前用藥、藥物反應及副作用等。

(2) 目前服用哪些藥物（包含處方藥、成藥及其他藥物），為何服用？

(3) 目前服用藥物由幾位醫師所開立處方、藥物種類，及與醫師溝通病情及特殊情況。

(4) 是否遵照醫囑服藥，若沒有，其原因為何？

(5) 服藥中曾有哪些藥物不良反應，如紅疹、癢、昏眩、嗜睡等。

2. **身體評估**：包括體重、臥姿及坐姿血壓（確認有無姿位性低血壓）、聽力及視力測驗等。

3. **實驗室檢查**：包括血糖、肝功能、電解質、血清鎂，如果跌倒致腦內出血可藉電腦斷層掃描來檢查。

4. **危險因子**：包括慢性病、長期的治療療程、服用多種藥物、憂鬱病史、獨居或社交隔離、欠缺正確的疾病及用藥知識等。

5. **社會支持系統評估**：應納入家屬或照顧者，有助釐清疑點和提供正確資料（林，2007），評估應包含居家及機構資料收集。

(1) 居家：家庭及社會功能、生活型態、周圍的親朋好友對藥物濫用的看法、處理態度、居家環境、照顧者等之影響。例如老人無法溝通或意識不清，應詢問主要照顧者：A.如何協助老人服藥；B.對藥物的認知及服用方法；C.藥物副作用及嚴重度。因其對藥物的認知及服用的方法，會影響老人藥物濫用機會及其嚴重度，上列皆為評估的重點。

(2) 機構：老人服藥數量多寡？為何服用藥物？種類？頻率？醫療如何協助？醫療團隊合作情形如何？工作人員的態度為何？處理措施為何？

6. **服藥不遵從性評估**：老年人如不遵從服藥規則導致藥物濫用的問題，根據調查指出美國老人平均有 40~75%有不遵從服藥行為(Salzman, 1995)，Miller (2003)指出不遵從原因有 50%發生在老人長期服用藥物者身上，此外，尚有獨居、財務困難、疾病種類、藥物副作用、複雜藥物來源、藥物使用頻率增加、認知及感覺損傷，及病人與主要照顧者間關係。McGraw & Drennan (2001)指出不遵從藥物處方是基層照護最重要問題，造成老人不遵從服藥行為分為非故意及故意二大類，說明如下：

(1) 非故意不遵從：

A. 老人因記憶力衰退導致忘記服藥。

B. 使用過多的藥物：有研究指出 27%的 75 歲以上老人一天內服用四種以上的處方藥物（程、劉，2004）。

C. 感官功能衰退：因視力不良或聽力障礙導致看錯藥或接收錯誤訊息，造成服藥加重劑量或不足。

(2) 故意不遵從：

A. 用藥觀念及不良習慣：老人因服藥不舒服或副作用而自行停藥或改變藥物。

B. 自動調整劑量、增加服藥頻率或額外服用其他藥物。

C. 同時尋求二位以上不同的醫師診治。

D. 自行服成藥、中草藥或來路不明的藥物。

六、護理措施

（一）酒精濫用護理措施

1. **短期目標與護理措施：**

   (1) 處理戒斷症狀與維護生理功能：密切觀察有無戒斷症狀出現，此期有可能造成營養不良與多重內外科問題，最好住院或有機構照顧，減輕身體不適症狀，使其生理狀況恢復穩定。監測營養狀況及輸出入量，提供少量多餐、溫和、高熱量食物。必要時，補充體液以維持體液及電解質平衡。

   (2) 預防自殘或施暴的行為發生：戒斷期可能有意識混亂、攻擊行為等，防範個案在混亂不安狀態下自傷或傷害他人，必要時可酌情使用身體約束保護措施，維護其自身安全及防範傷人。

2. **長期目標與護理措施：**

   (1) 鼓勵個案能持續戒斷治療計畫並遵守約定

   　　A. 與個案建立良好的治療性人際關係，適時給予心理支持。

   　　B. 鼓勵個案及家屬共同參與治療計畫之擬定。

   　　C. 鼓勵以其他方式取代物質濫用行為。

   (2) 協助自尊心與社交系統的重建

   　　A. 戒斷期戒除後，鼓勵參與戒酒團體且定期參加討論、分享與支持；藉由分享物質戒斷成功案例及經驗，協助他們加強自信心、重拾自尊心；如類似「戒酒匿名協會(Alcoholics Anonymous, AA)，有助接受心理治療的理想場所。

   　　B. 鼓勵表達內心感受，適時提供資訊以減低其焦慮。

   　　C. 適時鼓勵與支持以增強個案的自尊心及自信心。

   (3) 協助正向面對壓力及處理日常壓力與問題

   　　A. 教導正確的物質濫用知識及副作用，協助澄清偏差想法。

   　　B. 鼓勵以合理可接受方式處理內在衝突和壓力，並協助解決問題。

3. 從物質濫用防治的觀點，教導拒絕使用非法的成癮物質，常常保持身心愉快；若有任何困難或生活壓力，應尋求協助並積極解決。

（二）服藥不遵從護理措施

1. 應以老年人易懂方式加強指導藥物使用方式、正確劑量、間隔時間及副作用等。

2. 鼓勵老年人複診就醫時，將現有使用中的藥物帶回給醫師、藥師評估需求性與合宜性。

3. 教導老年人及照顧者正確用藥概念，並確實遵醫囑服用藥物。

4. 鼓勵老年病人有固定家庭醫師且能整合多位專科醫師的用藥，落實完整性的老人照護。

5. 鼓勵老年病人跟固定藥師或社區藥局拿藥，尤其監督不同醫院或醫師可能重複用藥。

6. 教導老人勿囤積藥物，過期藥物和成藥應銷毀。

7. 有逛醫院(hospital-shopping)行為之老年病人，應教導其健康的用藥行為。

8. 教導家人也應關心有藥物濫用危險性高的老人。

9. 藥品依醫囑服用，不可隨意停藥或更改用法，亦不可任意將藥物給別人用，也不要隨意服用來源不明藥物。

10. 可藉助一些能增強老人服藥的輔助工具，如藥物記錄、日期、時間標示之藥盒等。

15-2　老年人的虐待

　　毆打和遺棄老人的事件，近年來陸續在各國文獻出現，如英國近 60 年來也有相關文獻指出老人在長期照顧機構遭受虐待事件，日本過去 30 年陸續在照顧機構中老人發現受虐案例（蔡，1998），有研究統計美國老人受虐的程度約 1~10% (House Select Committee on aging, 1990)，在社區老人受虐之盛行率為 1.3~4.7% (Comijs, Smit, Pot, Bouter, & Jonker, 1998; Pavlik, Hyman, Festa, & Dyer, 2001; Shugarman, Fries, Wolf, & Morris, 2003)。針對照顧機構照顧者施虐之情形，也有研究調查照顧員及護理人員，發現有 10%受訪者承認曾對老人身體施虐、40%曾對老人心理施虐，而 Pillemer & Hudson (1993)調查也發現照顧員有 51%曾對老人咆哮、23%曾辱罵老人、17%對老人過度約束、10%曾推撞老人、2%曾打過老人。國內老人虐待議題較少受到關注，雖然我國老人福利法 1997 年 5 月 3 日重新修訂後，將老人保護納入條例中，

但真正關切老人受虐議題亦不多見，直到 1999 年內政部、勞動部、衛生福利部及立法院合辦「老人福利研討會：安全、尊嚴、快樂溫馨有活力的二十一世紀」，正式提出老人安全、虐待、保護及緊急救援等老人照顧問題之後，老人虐待的議題才逐漸為人重視。

老人虐待一般以為侷限在自家生活或居家照顧者，近年來由新聞報導發現，國內外老人照顧機構虐待老人實例亦屢屢出現，囿於老人照顧機構查證其受虐證據蒐集不易，機構管理者更不會主動通報。

老人虐待與自我疏忽人數有日益增加趨勢，其原因有可能是缺乏照顧技巧與財力、或因遷移、其他因素無法圓滿承擔為人子女照顧責任，產生老年人受虐待與被疏忽、遺棄等情況(Tatara, 1996)，由媒體頻傳獨居老人死亡久久才被發現、老人遭受家人禁閉毆打或流落街頭等問題時有所聞，顯示臺灣老人受虐、遺棄及疏忽等問題成為社會重要議題，我們除發揚我國傳統的敬老、尊老美德外，當今應加強護老精神，才能讓老人享有安全、尊嚴、快樂且沒有恐懼的晚年。

一、定義與導因

（一）老人虐待的定義

虐待(abuse)係指一個人的健康或福祉造成傷害或即將傷害的行為。疏忽(neglect)指拒絕或疏於提供日常生活必要的照顧。所謂虐待是指「做了不該做的事」；疏忽是「應該做的沒做」。故老人虐待(elder abuse)是指對老年人的健康或福祉出現的暴力或具威脅性行為、或疏忽其需要，包括身體、心理、經濟和社會虐待或者侵犯個體的權利(Benton & Marshall, 1991)。於 2002 年多倫多宣言提出「存在任何關係的任何人，單次或連續的傷害或是不適當的行為，而造成老年人的傷害或危難」稱為老人虐待。然因國情或文化之差異，不同學者會有不同見解，也有諸多學者提出只要遭受下列種類之一者，即可稱之為老人虐待。

（二）虐待的種類

要防止老人虐待，首先應了解什麼是虐待老人的行為，蔡(2000)指出老人虐待的類型為虐待、疏忽或遺棄、剝削或剝奪、妨害或侵犯之範疇，陳等人(2002)指出家中虐待老人行為依序有毆打、無理推撞、掌摑、性侵犯、赤身露體、遺棄、不提供足夠衣物、不提供足夠食物、有病但不帶其就醫、綁在床上、語言威嚇、強迫交出財物、限制活動空間、大聲責罵、擅自挪用金

錢、未獲子女供養、將老人獨留家中等 17 項，受虐老人可能涵蓋不同的種族、宗教與社經地位，而在同一位個案身上也常發現不同種類的虐待方式。常見的受虐型態下列七項類型（蔡，2005；蔡，2007），說明如下：

1. **身體上的虐待**(physical abuse)：指施虐者疏忽或故意之行為，致使老人身體或身體功能遭受傷害或損毀，包括各種身體攻擊或侵害而造成身體疼痛、功能受損或失能；如運用毆打、捏、掐、推、搥、踢、戳、刺、燒燙或非必要的身體約束限制其行動等，造成老人受傷、疼痛、殘障的行為。

2. **性虐待**(sexual abuse)：未經老人同意的任何形式與老人發生性接觸，或與無行為能力的老人發生性關係，及未經老人同意而任意撫摸其身體或任何型態之性侵害。

3. **情緒或心理虐待**(emotional or psychological abuse)：透過語言或非語言行為等，造成老人心理及情緒上的痛苦、難堪或恐慌，如語言上攻擊、威脅、恐嚇、辱罵、詛咒；故意排斥、孤立、隔離老人，不讓其與朋友或家人接觸或是禁止其參加社交活動等；干擾老人日常活動，如睡眠。

4. **物質虐待或物質剝奪**(material abuse or material exploitation)：指對老人生存所需的物質故意剝削或不提供，如食物、衣物、居住設備等，致使老人身體衰弱或營養不良、生病或受傷害。

5. **財務虐待**(financial abuse)：對於心神喪失或精神耗弱致不能處理自己事務之老人，有對其金錢、財產、所有權之非法盜取、詐騙、侵占、榨用、偷竊等行為（衛生福利部，2015），如：(1)未經老人授權或同意而擅自將老人支票兌現；(2)濫用或偷取老人現金或財產、變賣老人的家產；(3)強迫、欺騙老人簽署任何文件，如契約或遺囑等；(4)不當使用保護權、監護權或法定代理權等。

6. **疏忽**(neglect)：疏忽可能由自己或他人造成，分為照顧者疏忽、自我疏忽。

   (1) 照顧者疏忽(caregiver neglect)：涉及依法令或契約有撫養義務者刻意或非刻意對老人置之不顧、未提供各類適當的照顧與支持（衛生福利部，2015），包括拒絕或不提供老人基本維生，如不提供三餐、水、衣物、藥物、個人安全或衛生（如不給沐浴、更衣）或老人排泄後不處理其排泄物、將老人獨留在家中忽略其健康及就醫需求等。

   (2) 自我疏忽(self neglect)：老人本身因精神狀態不清楚或心智低弱問題與症狀，表現出自我放棄、自我怠慢的行為而危及健康與安全，如老年

人拒絕接受生活所需的水、食物、個人衛生、安全預防或醫療服務等。再分為刻意自我疏忽(active/intentional self-neglect)及非刻意自我疏忽(passive/unintentional self-neglect)；自我疏忽程度較嚴重者為自我虐待。

7. **遺棄**(abandonment)：指法令或契約有扶養義務的親人故意離開或拋棄老年人，任老人流落街頭等其他處所而違反法令規定者。例如：任意讓老人流落街頭、將老年人留在醫院、照顧機構（如護理之家、安養護機構）或購物中心而置之不理。

Schick & Schick (1994)指出 65~69 歲老人虐待發生率為 10.5%，85 歲以上老人受虐發生率高達 23.1%，老年女性受虐高於男性的一倍，於 1996 年研究亦指出，受虐老人通報有 22.5%來自於醫師和醫療提供者，高過家屬通報的 16.3%，這些受虐老人有 2/3 是女性，平均年齡是 77.9 歲。

根據 Tatara (1996)指出，家庭內老人虐待最常見的類型是疏忽占 58.5%，其次是身體虐待占 15.7%，財務或物質剝削占 12.3%，情緒或心理虐待占 7.3%，最少的是性虐待。

國內老人受虐事件，根據衛福部老人受虐統計資料顯示，自 2005 年的 1,616 件，老人受虐事件數逐年遞增，2021 年事件數達 9,821 件，施虐者與受虐者關係以配偶及家庭成員為主（衛生福利部保護服務司，2021）。

許多老人受虐事件常常未被發現或舉報，文獻指出美國每 8 位受虐老人中，最多只有一位被舉報，國內受虐老人常礙於面子或有所顧忌而隱瞞，例如老人會擔心可能因此離開唯一的親人或離開長久居住的家，害怕因此而加重遭到不同形式的報復。再者，因受虐型態的界定不同、醫療提供者失察或經驗不足、及受虐老人向外求助意願低，因此，老年人虐待案件的發生率及嚴重性比實際值來的高（蔡，1997；林等，2018）。

（三）導因與特性

近年來，國內家庭暴力事件時有所聞，臺灣正值老年人口逐年的成長，老年人口數增加、慢性病致身體衰弱功能障礙者增加、家庭倫理觀念改變、年輕人照顧家中老人、倫理感低落等因素，促使居家老人受虐案件發生率隨著年齡上升而增加。

虐待老人一般歸因為社會因素(social factor)及個人因素(individual factor)（齊，2002），個人因素又分為施虐者(abuser)和受虐者(victim)兩方面，典型

受虐老年人有一種以上身心受損，其日常生活功能受限且須依賴施虐者照顧，多為高齡老人且與外界較少接觸，這些受害者有可能是獨居或與施虐者同住，虐待場所可能發生在家中或機構（林，2000；吳、王，2004；Swagerty & Takahashi, 1999）。

二、老人虐待的特性

（一）在家中老人受虐的特性

在家中老人受虐一般歸因為老人本身與照顧者兩大特性：

1. 老人的特性

(1) 年齡：因年齡越大，身體功能退化程度較嚴重，導致各方面需求與依賴度增加，增加照顧者負荷，越容易受到虐待。

(2) 性別：由上述文獻及各種統計發現女性最容易受到虐待，尤其是 80 歲以上者。

(3) 功能狀態：障礙、慢性病纏身、認知功能障礙等是受虐老人高危險群。因老人依賴程度越高，尤以老人本身有認知障礙加上問題行為紊亂，也會加重照顧者的負荷與壓力，且因失能使得自我保護及尋求協助能力降低，導致老人受虐情形加重。

(4) 經濟狀況：老人經濟狀況越差，越需他人提供金錢物質的協助，越容易遭受虐待。

(5) 其他：其他危險因子尚包括缺乏社會支持、低自尊老人、與人互動不良、有酒精或藥物成癮者、曾有受虐經驗者，都是容易受到虐待的高危險群。

2. 照顧者的特性

照顧者承受壓力及負擔是施虐老人主要導因之一，照顧者壓力越大越容易對老人口語、精神上甚至是身體上的虐待(Pettee, 1997)，造成此原因，常見有照顧者面臨生活困境（如失業、經濟困難、遷移、懷孕或生產、婚姻或感情問題），當照顧者壓力與負擔增加、身心精力耗盡時、與老人關係不佳時，更容易導致照顧者沮喪無助，而將長期的壓抑轉為憤怒而發洩在老人身上。此外，國外研究顯示施虐者如有憂鬱、低自尊、心理狀況不穩定、有暴力行為傾向及言語暴力（詛咒、謾罵）、對老人有偏見或錯誤觀念，及罹患有精神疾患或心理疾病、有虐待記錄、酗酒、濫用藥物及藥癮者、沉迷賭博、性格粗暴或患有精神病等，更容易成為施虐者(Schick & Schick, 1994)。

另一個危機源於老人與照顧者缺乏足夠外在資源，而無法有效調適致虐待事件發生。其他危險因子尚包括：與同住的家人有認知功能障礙、缺乏社會支持、低收入、低教育程度、酒精成癮或物質濫用、罹患精神疾病、有家庭暴力家庭史等，均是潛在性老人受虐相關因素（吳、王，2004）。

（二）機構內老人受虐的特性

無論是國內外報章媒體頻傳，機構中發現毆打、虐待、謾罵或藉機處罰老人，因入住機構老人多數罹患慢性病、失能者，其自我照顧能力低落，故日常生活幾乎全仰賴照顧人員，若照顧人員有意或無意虐待或疏忽，更使老人身心受到莫大傷害，例如照顧人員以老人不聽話為由，不給老人吃飯或故意延遲送飯；大小便失禁不給予清潔或讓老人不穿褲子裸露下身等。國內外學者指出機構老人虐待有三種類型指標為：(1)機構特性；(2)照顧人員的特性；(3)情境特性（吳，2002；吳、王，2004；廖、蔡，2006），說明如下：

1. 機構特性

(1) 經營理念：機構理念較以營利為導向，節省教育經費、減少照顧人力；相較機構重視老人需求與感受，並嚴格要求照護品質的機構，較易發生老人虐待。

(2) 照顧人力比：機構收置住民健康狀況如為失智症又有攻擊行為或身體功能依賴度高，照顧人力比過多，致照顧者焦慮與負荷，與照顧人力不足、欠缺專業人員等，照顧員較易成為施虐者。

(3) 照顧者流動率：照顧者流動率高會增加工作人員壓力、且新進工作人員對老人的熟悉度不夠，缺乏觀察老人需求的經驗，而無法適時提供老人的需要，導致發生老人虐待事件，這也顯示機構照護品質與老人受虐有相關性。

(4) 機構大小及付費多寡：高比例與較好的資金及較好的照顧品質有相關性。

2. 照顧人員的特性

(1) 工作人員態度與經驗：機構如有安排定期的教育訓練，能加強對老人照護知識與增強照顧者態度與行為、照顧者本身對老人觀點抱持正面態度，及在老人照護機構服務越久對老人越熟悉，較能提供老人良好的照顧。

(2) 照顧者心理與精神狀態：工作人員如有酒精、藥物成癮者或與家庭有衝突之照顧者，易對老人產生施虐的行為。

(3) 工作人員的支持：如高壓力低薪資，工作人員滿意度低，未獲主管賞識或遭謾罵，對工作人員要求多、回饋少，照顧者易感不平，心生不滿情緒而成為施虐者。

(4) 照顧者特性：教育程度越高、年齡越大、職業地位高等特性較不會虐待老人。

3. 情境特性

(1) 健康狀況：老人身體功能衰退、依賴程度高、認知障礙、低自尊、人際關係變差，將會加重照顧者負荷。

(2) 社交活動：住民較少參與社交活動、語言表達力差、口語不清等。

(3) 具攻擊性：老年住民具有攻擊性行為將會加重照顧者壓力與負荷，甚至會造成住民間或住民與工作人員、或工作人員與家屬間衝突，亦會使工作人員有意無意疏忽或虐待老人。

(4) 工作負荷及衝突：工作時間過長、工作被要求過多，工作人員感覺負荷過重、或工作人員人際關係出現衝突時（尤其以與住民或家屬有衝突，較容易疏忽老人的需要或故意不理會，而產生老人身體或精神受虐情形）。

三、護理評估

由於老人沒有像兒童一樣有一套發展常模可依循，又國內老人受虐常不敢告訴其他人，若沒人發現或沒人通報，加上醫療相關人員欠缺對老人受虐評估知識與指引，例如老人受傷會以為是走路不穩跌倒所致，或體重減輕誤為疾病所造成，致評估上困難無法及時介入處置。

當確立受虐個案後，接下來就是評估，如果評估沒有使用標準準則，那評估結果將會有很大差異，雖評估方式會有些不同，如有標準化準則當可供工作人員依循。在臨床上，第一線照護的團隊人員，身兼通報與介入的關鍵，對老人受虐的評估有進一步的認識，才能盡早發現及早通報，適時提供適當的介入措施。故發現老人身上有瘀血，只要疑似老人受虐，應進一步診察、整體性身體評估及問診，在評估時應特別注意（吳，2000；李，2000），當居家或機構中發現老人有任何一種情形發生時（表 15-6），應懷疑老人可能被虐。老人被虐待可能出現的徵狀，及機構中疑似老人被虐待的指標見表 15-7。有關老人受虐完整性評估，諸多學者指出應包括下列六項（廖、蔡，2006；吳，2002；Lynch, 1997；Marshall, Benton, & Brazier, 2000；Swagerty & Takahashi, 1999）。

⊕ 表 15-6　老人被虐待可能出現的徵狀

虐待類別	可能出現的徵狀
身體虐待	1. 身上多處各種癒合階段的傷勢，或特殊痕跡，如傷口、切傷、割傷、瘀血、黑眼眶、鞭痕、勒痕等 2. 未癒合、未治療或已接受數度不同程度治療之傷害 3. 反覆發生骨折或脫臼、扭傷、燒傷、燙傷、內傷或內出血 4. 鏡片或鏡框摔壞、因處罰導致的痕傷或監禁 5. 經過驗證，有明顯之藥物過量或服用非醫師指示用藥 6. 老人自述「被打、踢或虐待」 7. 照顧者不准訪客與單獨會見老人 8. 照顧者對老人受傷解釋言詞閃爍，或說法與老人不一致 9. 經常外傷送到急診就醫
性虐待	1. 胸部及生殖器附近出現瘀傷 2. 無理由的罹患花柳病或生殖器感染 3. 無法解釋陰道或肛門出血 4. 衣著下有撕裂傷、沾汙或血汙 5. 老人自述「對某特定人物恐懼且是無理由的」
情緒或心理虐待	1. 老人對某特定人物之懷疑或恐懼且無法解釋 2. 經常哭泣、情緒沮喪或易怒 3. 異常退縮、拒絕溝通或無反應 4. 退化行為如吸吮、咬東西或破壞行為 5. 異常行為如尖叫等（通常被誤為失智症） 6. 老人自述「遭他人言語或情緒之惡意傷害」 7. 老人顯得較沮喪或有憂鬱情向，有睡眠障礙、言語障礙
物質虐待或物質剝奪	1. 因過度被約束造成手腕或腳踝皮膚損傷 2. 非疾病引起的營養不良 3. 體重過度減輕或脫水 4. 老人顯得很害怕照顧者 5. 照顧者對老人表情冷淡或對傷者謾罵
財務虐待	1. 銀行帳戶或往來異常，如不明原因巨額提款 2. 遺囑及財務帳目突然巨大變化 3. 資金有價物質突然不見 4. 老人財務交易簽名被偽造及財物擁有權被竄改 5. 儘管經濟無匱乏，仍提供標準以下的照顧 6. 老人資金突然過戶至家人或外人名下 7. 提供老人不需要的服務 8. 老人自述遭財物剝削

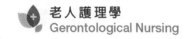
➕ 表 15-6　老人被虐待可能出現的徵狀（續）

虐待類別	可能出現的徵狀
疏忽	1. 老人身上出現脫水、營養不良而未處理
	2. 過度使用就醫或未適當就醫，重者導致壓傷或關節攣縮
	3. 健康問題未注意或未送醫治療
	4. 老人處在危險或不安全的居住環境或擺設
	5. 個人清潔衛生不良，如蝨子、衣服髒亂或不適穿著
	6. 老人被棄置無人理會於不衛生或不乾淨的居住環境
	7. 老人自述「遭受不當的對待」
遺棄	老人被遺棄無人理會

※ 資料來源：整理自李和惠(2015)、林昫蓉(2013)及梁竹記(2002)。

➕ 表 15-7　機構中疑似老人被虐待的指標

老人 方面	1. 老人一再受傷或不尋常的受傷，如跌倒、骨折或燒燙傷
	2. 身體上有不明原因的腫塊或被打傷的痕跡
	3. 手腕、腳踝或身體皮膚擦傷破皮情形（可能因不當約束所造成）
	4. 非疾病所致的營養不良或脫水
	5. 身體一處或多處壓傷形成
	6. 外觀髒亂、惡臭、衣衫不整，或未依季節著合宜衣物（如冬天給予著短衫或短褲，因故說家屬沒送衣服等）
	7. 老人排泄後或失禁未及時給予更換尿布
	8. 未依醫囑給藥或過度使用藥物（尤以安眠劑或鎮靜劑）
	9. 對老人健康問題或受傷因故延遲就醫
	10. 對施虐照顧者，老人會顯得害怕或緊張
照顧者 態度	1. 未依老人需要或延遲提供日常生活必需，如刷牙、助行器、進食、喝水或排泄後延遲給予清潔等（因故藉口說很忙、沒空、等一下等言詞）
	2. 對老人不關心且表現冷漠
	3. 對老人口語威脅或謾罵
其他	1. 對老人受傷過程，照顧者與老人的說法不一致
	2. 無法解釋原因的將老人置於狹窄、昏暗、無人理會的空間

※ 資料來源：整理自吳淑如(2010)‧老人照護指引－長期照護醫療健康小組適用‧華杏。

（一）疾病史

評估老人現在及過去病史，包括罹患疾病、受傷部位、受傷程度、受傷原因（如照顧者對老人受傷言詞閃爍、照顧者與受傷老人說詞不一致）、發病和就診時間的誤差、無法解釋的原因而重複就醫、過往曾有相同的外傷記錄、與病史不符的外傷、經常更換就醫機構等。

（二）家庭史

評估老人家庭權力結構、溝通模式、角色功能與家庭成員罹患疾病、家人是否有藥物或酒精成癮的情形。

（三）個人生活型態

評估老人生活之活動及個人衛生，如：吃飯、睡覺、社交活動、衛生良好與否、衣著及儀容是否邋遢等生活習性。

（四）實驗室檢查

藉由血液生化學檢查，可以了解老人是否有脫水或營養不良之情形，檢查項目包括血液(blood count)、肌酸酐(creatinine)、白蛋白(albumin)、總蛋白(total protein)等，必要時，依病史加驗尿液(urine rountine)、X光、電腦斷層或是毒物學檢查等。

（五）身體層面檢查

完整的身體評估是提供身體受虐的線索，一般外觀和衛生可能致疏忽的指標，皮膚及其他器官可發現受虐徵兆，包括身體外觀（衣著及身體清潔程度）、皮膚（傷口、血腫、瘀傷或破皮）、口腔（牙齒、清潔、嘴唇外觀）、肌肉骨骼（骨折、手或肢體腫脹）、頭頸部（創傷、血腫、傷口或瘀傷）、生殖泌尿道（不正常出血或腫脹）、體重變化等。老人的自我照顧能力與依賴程度、心智功能評估老人是否有潛在失智或譫妄等。

（六）心理社會層面

從老人與照顧者行為中尋找線索，例如評估老人與照顧者互動情形時，特別是老人對於受傷情形避重就輕或顧左右而言他；老人看到施虐者時會感到害怕；或是特別害怕給某一位照顧者照顧，必要時將老人與照顧者分開詢問。此外，亦須評估老人的精神狀況、認知功能、社交活動的參與、家庭的經濟狀況與社會資源的運用。

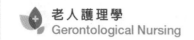
四、老人虐待的護理措施

對於老人虐待的護理措施，除積極採取預防措施外，對已發生的老人受虐案例亦應採取積極妥善的處置。當發現老人受虐時的處理措施如下：

（一）確認虐待事件的發生

身為第一線護理人員（尤以服務於急診室者），應有高度敏銳觀察力，當有疑似老人受虐案例時，應審慎評估如拍照且要確保照片不外流，並註明日期、姓名，同時通報相關單位。對個案身體受傷部位，應立即予妥善的醫療措施，亦應建立一套標準化的處理流程，供相關人員有所依循（如某區域醫院家庭暴力處理流程）。

（二）按相關法律規定，採取必要措施保護受虐者

處理受虐老人並非將受虐者帶離家庭，因受虐者最終還是要回歸家庭，如果暫時無法修護老人與施虐者關係並使老人受到良好保護，可暫時將老人安置在相關庇護所（蔡，1996）。為樹立保護老人的合法權益，一旦發現老人受虐案例，應緊急採取必要措施保護受虐老人，防止老人繼續受害及避免再次受虐或遺棄發生等，有關老人受虐決策流程如圖 15-1 (O'Malley, Everitt, O'Malley, & Campion, 1983)，依循此流程協助受虐老人。此外，國內老人福利法及家暴防治法，內政部亦設有「家庭暴力防治委員會」，及對老人虐待事件有相關規定的保護。各縣市政府社會局設有老人保護專線，提供受虐老人保護安置、居家服務、安養及療養服務、法律諮詢及心理輔導服務等，以下有關老人保護相關資源供醫療人員及民眾查詢：

1. 衛生福利部保護服務司 https://dep.mohw.gov.tw/dops/mp-105.html
2. 中華民國老人福利推動聯盟 https://www.oldpeople.org.tw/pop/
3. 失蹤老人協尋中心 http://www.missingoldman.org.tw/

（三）提供受虐老人完善照護

採取措施前須先詢問受虐老人意願是非常重要的，如施虐者已無法提供滿足受虐老人的基本需求，且受虐老人也決定要與施虐者隔離，相關專業團隊人員應向法院取得許可證明，方可以將受虐老人自家中隔離，並安置在其他老人照顧機構或其他居所。

（四）提供心理諮商

必要時應將家庭納入實施家庭治療，同時，對施虐者給予專業心理治療，避免再次對老人施虐。

（五）建立跨專業照護團隊，建立完善轉介資源

有關老人受虐處理情形，重心不僅在及早發掘虐待行為與原因，更應深入了解施虐者與受虐者之互動關係，協助施虐者暴力傾向及行為能適當的修正，以有效降低老人受虐發生頻率，才是保護老人根本之道（蔡，2005）。老人受虐需要專業團隊的合作，由各專業團隊具備不同專長、彼此間確分職守、相互信賴，共同保護案例並給予妥善處理，讓團隊功能得以發揮，更能提供穩固的老人保護，跨專業領域團隊組成及職責分述如下(Decalmer & Glendenning, 1997)：

1. **診治醫師**：典型的團隊成員包括第一線的照顧醫師（通常是家庭科醫師）應提供適當之醫療照護服務，決定個案之醫療需求，執行診斷、治療及評斷個案之健康功能等。

2. **精神醫師**：提供精神、心理診治服務、運用虐待評估表及決定照護計畫內容等。

3. **臨床心理師**：針對案例設計並提供行為矯正治療、實施心理測驗等。

4. **護理人員**：評估及提供個案之醫療需求、照護諮詢服務、案家所需照護需求、規劃個案之照護計畫等。

5. **社工人員**：提供社工專業之個案協助、運用相關社會資源、扮演諮詢聯繫協調等角色及家庭訪視等。

6. **法治相關人員**：應協助提供法令規定、搜集受虐證據、釐清法令介入立場，及協助跨領域團隊應採取之合法性行動等。

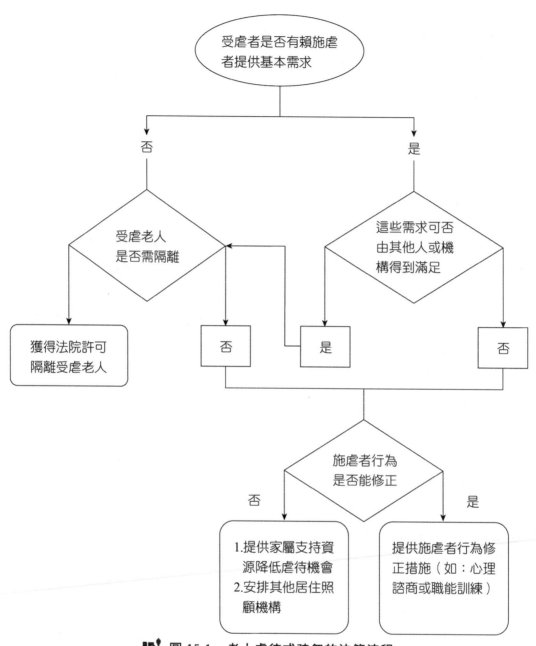

圖 15-1　老人虐待或疏忽的決策流程

五、預防策略

　　指針對如何發現可能的老年人虐待及遺棄問題，提供適當諮詢轉介管道及如何強化大眾對老年人虐待遺棄議題的重視。在受虐老人相關研究中，老人虐待與疏忽已被視為老年人主要議題之一，最常見原因為照顧者對依賴的老人產生憤恨。故如何讓照顧老人的工作不成為家人沉重負擔，基於「預防

勝於治療」的理念，能預防並及早發現，採取適當的介入措施，定能降低老人受虐盛行率及傷害(O'Malley et al., 1983)，在預防老人虐待和疏忽三級預防模式（表 15-8）。處置主要目標在保護受虐老人，預防及處理措施分述說明如下：

★ 協助照顧者了解老化過程及老年因疾病導致生理功能的改變

1. 如老年人因身體功能衰退，會有行動遲緩、反應緩慢而導致漏尿或失禁情形，應教導有效的處理方法，如喝水量與時間監測，能適時提醒或協助上廁所。

2. 教導照顧者確認老年人之行為異常及其處理方法。

3. 有足夠的社區資源來提供服務，如家事服務、經濟和協助以減輕照顧者之壓力，協助家庭成員之間建立有效的溝通管道。

⊕ 表 15-8　降低老人虐待三級預防模式

預防等級	預防措施	結　果
一級預防	教導老人及照顧者正確老化過程、老人常見的行為問題及照顧相關的知識與技能	1. 阻斷家庭暴力的惡性循環 2. 增加家庭成員間有效的溝通 3. 增加家庭成員對老化過程的了解 4. 有計畫的擴大老人非家庭提供的支持協助網絡 5. 透過老人相關團體或協會教導大眾，對老人正確的了解
二級預防	1. 建立老人受虐評估工具，提供醫療專業人員運用 2. 及早發現受虐老人，並能適時提供適宜的介入措施，防止傷害繼續延伸(Hogstel & Curry, 1999)	1. 確認有自我疏忽和虐待危險性的老人 2. 確認有老人虐待或疏忽危險性的家庭、社區 3. 監督易老人虐待的高危險情境（如照顧者情緒或環境） 4. 提供有疏忽或虐待徵象者的諮商或治療服務 5. 提供物質濫用防治計畫
三級預防	著重受虐老人之復健及復原，及家庭功能重建	1. 提供受虐老人保護計畫－如保護隔離（機構照護）、尋求法律監護人 2. 提供家庭諮商 3. 擴展提供主要照顧者的支持資源，如：老人服務社團、基金會、受虐支持團體

★ 確認老年人的需求

老年人的需求應優先考量，並評估其生理需求（如進食、如廁及下床活動等），應適時協助提供完善照護，使其感受到被關懷與獲得安全感。

★ 增進老人自我照顧能力

1. 評估老人的身體活動功能。

2. 安排復健治療，增進其日常生活活動自我照顧的能力。

3. 依據老人最佳功能，鼓勵其自己執行日常各種活動，並能適時給予正向讚賞。

★ 照顧者與老人互動應採取有效溝通

1. 了解老人語言與非語言表達含意，且照顧者能適時給予回應。

2. 照顧者應認知老年人之行為反應並非故意的。

★ 照顧者的工作負荷與壓力調適方法

1. 評估照顧者工作量與工作安排，長時間照顧或照顧人力不足時，應能適時協助照顧人力的替換，分散照顧者負荷。

2. 教導有效時間管理與適時安排喘息時間，以舒緩壓力源。

★ 在機構預防老人受虐策略

照顧從業人員應增強老人評估技巧、了解相關法令外，在職教育亦是預防老人虐待主要策略之一，老人受虐之預防及處理內容包括壓力調適、放鬆技巧、個案討論、照護倫理困境、照顧者的支持（如心理諮詢服務）等（吳、王，2004；Shaw, 1998）。在教育訓練包含：

1. 教導照顧者有關老化過程正確觀念、老人常見問題行為照顧知識與技能。

2. 教導照顧者確立老人的需要，勿為自己的方便而忽略老人的需要。

3. 教導維持老人最大功能，不僅維持老人之自尊，也可減少工作人員工作之負擔。

4. 教導照顧技巧，例如依住民之特性或疾病嚴重度，改變工作安排與因應措施。

5. 教導如何與老人正確溝通技巧及衝突處理，避免因誤認而造成虐待或疏忽。

6. 老人因更換居所易出現焦慮不安、吵鬧之反應，應教導與老人建立人際關係與信任感，並幫助老人對新環境之適應。

★ 老人福利法相關保護措施

有關老人虐待或遺棄方面，為執行老人保護工作之基本法源，制定老人福利法，其中特別規定維護老人尊嚴與健康及對生命、身體、健康或自由遭受危難之老人，此外，老人福利法於 2020 年修訂，有關老人保護措施服務條例重點如下。

- **第 41 條：**「老人因配偶、直系血親卑親屬或依契約負照顧義務之人有疏忽、虐待、遺棄或其他情事，致其生命、身體、健康或自由發生危難者，直轄市、縣（市）主管機關得依老人之申請或依職權予以適當保護及安置。老人對其提出告訴或請求損害賠償時，主管機關應協助之。」

- **第 42 條：**「老人因無人扶養，致有生命、身體之危難或生活陷於困境者，直轄市、縣（市）主管機關應依老人之申請或依職權，予以適當安置。」

- **第 44 條：**「為發揮老人保護功能，應以直轄市、縣（市）為單位，並結合警政、衛生、社政、民政及民間力量，建立老人保護體系，並定期召開老人保護聯繫會報。」

- **第 48 條：**針對機構老人的照護與保護，亦提及「老人福利機構如有虐待、妨害服務對象之身心健康，或發現服務對象受虐事實未向直轄市、縣（市）主管機關通報及提供不安全之設施設備或供給不衛生之餐飲，經主管機關查明屬實與經主管機關評鑑為丙等或丁等，或有其他重大情事，足以影響服務對象身心健康。」處新臺幣六萬元以上三十萬元以下罰鍰，再限期令其改善。為增進受虐老人保護令，即對施虐者施予應有的懲罰。

- **第 51 條：**「依法令或契約對老人有扶養照顧義務之人有下列行為之一者，處新臺幣三至十五萬元罰鍰，同時公告姓名，如：遺棄、妨害自由、傷害、身心虐待、留置無生活自理能力之老人獨處於易發生危險或傷害之環境、留置老人於機構後棄之不理，經機構通知限期，無正當理由仍不處理者。」

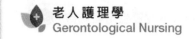
- **第 52 條：**「老人扶養人或其他實際照顧老人之人違反前條情節嚴重者，主管機關應對其施以四小時以上二十小時以下之家庭教育及輔導，前項家庭教育及輔導如有正當理由，得申請原處罰之主管機關同意後延期參加，若不接受家庭教育及輔導或時數不足者，處新臺幣一千二百元以上六千元以下罰鍰，經再通知仍不接受者，得按次處罰致其參加為止。」

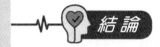

結論

　　隨著人口的老化，老年人口增加，伴隨身體功能日漸衰退，活動能力降低或認知功能障礙，所衍生的照顧問題或問題行為，有越來越嚴重趨勢。過去，老人物質濫用及受虐與疏忽問題多以社會服務工作人員接觸最多，近年來，護理人員亦是關鍵性人物之一，因護理人員在照護過程中，與老人的接觸時間最長、最頻繁、最密切，護理人員如能具備正確知識與評估技巧，在臨床照護中，運用敏銳的觀察與審慎評估，及早發現老人物質濫用及受虐的問題，並適時提供照護措施及提供適宜協助資源，使老人獲得良好保護，必能協助降低老人物質濫用及受虐事件的發生。

( )1. 下列有關老年人物質濫用的原因何者為非？(A)罹患慢性病　(B)多重用藥　(C)打發時間　(D)用藥知識不足。

( )2. 所謂物質濫用是指持續至少多久以上或過量使用某些物質而言？(A)1 個月　(B)2 個月　(C)3 個月　(D)4 個月。

( )3. 下列何者是老年人酒精濫用的危險因子？(A)失落　(B)曾有物質濫用　(C)處方藥物依賴　(D)以上皆是。

( )4. 下列何者是老年人物質濫用不容易發現的原因？(A)老年人物質濫用的嚴重度不及年輕人　(B)老年人獨居且較少參與社交活動　(C)物質濫用產生症狀易與老化混淆，不易區分　(D)以上皆是。

( )5. 下列關於老年人物質濫用的評估何者為非？(A)完整的會談可協助確立問題　(B)藉由身體檢查評估老人戒斷症候群　(C)家庭訪視最能有效收集資料與發現酒精濫用情形　(D)大部分老年人都是獨居狀態，所以家屬及照顧者的資料較不可採信。

( )6. 為一位酒精濫用的老年人擬定長期護理目標時，下列何者較不適當？(A)鼓勵個案能持續戒斷治療計畫並遵守約定　(B)處理戒斷症狀與維護生理功能　(C)協助自尊心與社交系統的重建　(D)教導拒絕使用非法的成癮物質。

( )7. 下列何者不屬於老人虐待的行為？(A)毆打　(B)無理推撞　(C)不提供足夠衣物　(D)獨居老人。

( )8. 家庭內老人虐待最常見的類型是？(A)身體虐待　(B)疏忽　(C)財務或物質剝削　(D)性虐待。

( )9. 在家中老人受虐之特性何者為非？(A)男性最容易受到虐待　(B)年齡越大越容易受到虐待　(C)老人經濟狀況越差越容易受到虐待　(D)低自尊老人。

( )10.關於受虐老人的預防及處理措施何者較不適當？(A)協助照顧者了解老化過程及老年因疾病導致生理功能的改變　(B)確認老年人的需求　(C)增進老人自我照顧能力　(D)減少照顧者與老人的接觸。

掃描　　解答　　參考文獻

MEMO

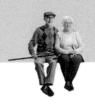

老年人的復健照護

陳美香、呂文賢　編　著

16-1　老年人與復健概念

16-2　老年人的復健計畫評估

16-3　老年人的復健活動與護理重點

研讀本章內容之後，學習者應能達到下列目標：

1. 了解復健團隊成員及其運作方式。

2. 了解復健計畫之擬訂及其評估內容。

3. 了解復健活動之執行及其注意事項。

4. 了解各復健時期之護理重點。

5. 了解老年人輔具之應用。

6. 了解老年人居家環境之規劃。

Gerontological
Nursing

心智圖

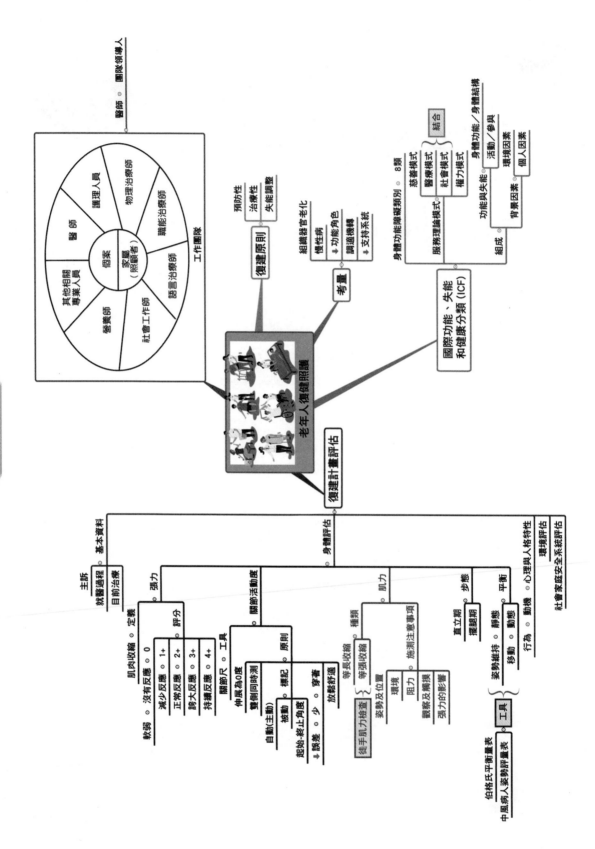

前言 *Foreword*

本章內容旨在提供老年人復健照護相關之知識，包括復健團隊成員之角色任務與其運作方式、復健計畫之擬訂與各項評估之執行，及復健活動之內容與其注意事項，其中還包含了老年人輔具之選擇與應用，及居家環境之建議。在各章節中不僅詳細說明概念及執行細節，並佐以圖片及表格以增加了解。盼透過本章內容，幫助讀者窺得老年人復健照護之全貌，並得以加以應用。

16-1 老年人與復健概念

一、復健的角色與意義

復健(rehabilitation)就其字面上的解釋是「使再次得到能力」的意思，按照拉丁文字意的解釋，字首 "re-"，有「再次」的意思；"habil" 為「能夠(able)」的意思。其意義乃在於使一個身心障礙者，可以恢復某種曾經擁有的能力，並使其發揮到最大效能，進而克服功能上的缺損以從事其特定角色之職責，並重新適應社會與生活。復健的過程乃在訓練一位身心障礙者，激發其潛能，使其能將現有體能與功能做充分的利用並學習新的技能，令個案在生理、心理、社會、靈性層面，以及家庭、職業的角色扮演和環境的適應上，都能達到最佳狀態。

失能比率隨著年齡增長而上升。臺灣因老年人口遽增，平均餘命延長，罹患慢性病的老年人口隨之增加，所伴隨因疾病或老化而導致的失能(disability)或殘障(handicap)的情形也日益嚴重。一般而言，老年人比年輕人更易罹患慢性病，約八成的老年人至少有一項或一項以上的慢性病，而慢性病將導致個案有較高機會形成失能或殘障。

老年人復健需求非常大。對於因疾病之後遺症或衰老而造成自我照顧困難的老人，不論家屬或老人本身，都期望透過復健訓練以重獲最大獨立狀態，並減少對他人的依賴。但由於老年人生理、心理、功能的複雜性，老年復健必須藉由復健團隊人員通力合作方能達到成效。

二、復健團隊的運作

老年人因為疾病後遺症或衰老導致的功能障礙或失能狀態較為複雜，需復健團隊整體的合作，方能提高復健服務的品質與效率。每一團隊成員都應

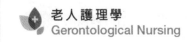

了解團隊整體運作的方向，並具備敏銳的觀察力與良好的溝通技巧，共同為個案及家屬設立復健目標，執行各項復健活動。

　　復健團隊透過資料收集、評估、決策（設定復健目標、擬訂復健計畫）、執行與評價（確認復健目標是否達成）以實現團隊的目標。團隊成員根據各自的專業明確分工，彼此合作，互相尊重，不斷地評價復健過程，以達個案復健之目標。

　　在疾病療程的不同階段，因照顧重點不同，專業人員介入時間也不同，整體而言，目前復健團隊以個案及家屬（照顧者）為核心，常包括醫師、護理人員、物理治療師、職能治療師、語言治療師、社會工作師、營養師等專業人員如圖 16-1 所示，角色與職責如下。

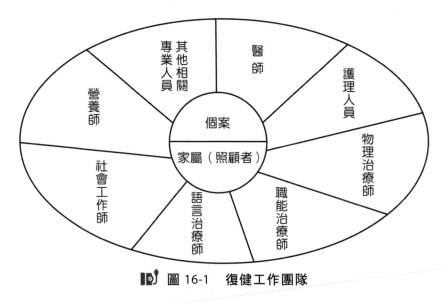

圖 16-1　復健工作團隊

（一）個 案

　　個案(client)是團隊治療的重心，所有復健目標的設定及計畫的擬訂都應以個案意願為考量。個案對自我的期待，及復健動機的強弱都會影響復健的成效。個案本身應學習與殘疾有關的知識以及自我照顧的技能，配合復健團隊其他成員的教導、自我激勵，完成復健的目標。

（二）家屬（照顧者）

家屬（照顧者）(caregiver)亦是復健團隊的核心成員，家屬（照顧者）可以提供有關個案的相關資料或表達對預後的期待，有助於團隊訂定目標及擬訂計畫。復健計畫的實施，除於特定時間由各專業人員提供，很多時間需要家屬（照顧者）將所學習到的照護復健技巧（如床與輪椅間的移位、肢體的擺位等）落實到日常生活的照顧當中。家屬（照顧者）對個案的態度會影響復健的成效，若家屬（照顧者）對個案過度保護，許多事情都由家屬（照顧者）代為完成，不僅讓個案失去學習的機會，也會降低個案的成就感及自尊心。反之，若家屬（照顧者）能夠給予個案更多的鼓勵以及心理支持，於日常生活中讓個案有機會自己完成自我照顧的活動（如盥洗、梳頭、刮鬍子、穿衣服、進食等），當個案無法完成時再給予適當協助，對復健成效將產生正面的影響。目前國內許多老年失能個案多由外籍看護照顧，外籍看護的服務傾向「服侍」，常剝奪個案自主學習的機會，這也是復健團隊應加強衛教之處。

（三）醫　師

醫師(physician)為復健團隊領導人，提供個案之疾病診斷及處置服務，並於個案復健重建過程中，擔任整合、監督與指導的角色。政府在推出的「長期照顧十年計畫 2.0」政策中，強調居家照護以及居家復健，負責居家服務的醫師，也負有協調居家服務團隊的責任。

（四）護理人員

護理人員(nurse)於個案住院期間擔任護理照顧工作，提供個案直接或間接的護理服務，有效預防併發症的發生，如協助個案床上正確的臥姿擺位，可避免或降低如中風病人痙攣(spasticity)的現象出現，避免肢體攣縮(contracture)變形。照護過程中，鼓勵個案配合或加強團隊其他成員所教導的各種技巧，確實監督執行，例如正確使用助行器或手杖等輔助器具、進行床鋪與輪椅之間的移位和其他日常生活技巧，包括各種溝通方式等。對於居家護理個案，居家護理人員也應了解復健原則與復健計畫，並配合施行，持續復健工作。

（五）物理治療師

物理治療師(physical therapist)主要是評估、處理和預防有關運動方面的障礙。評估內容包括個案肌肉的張力及強度、關節活動度、姿勢、步態、感

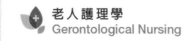

覺和運動功能等。物理治療師教導個案從事治療性運動(therapeutic exercises)，以增強肌力、維持關節活動度、避免肢體攣縮變形並改善肢體協調能力，進而增強活動功能。物理治療師也會在適當情況下使用水療、熱療及電療來改善個案問題。

（六）職能治療師

職能治療師(occupational therapist)主要在維持或恢復個案的心理、生理功能，使個案在回到家庭、社區、學校、工作崗位時有能力扮演適任的角色。職能治療師評估個案生理、心理、社會各層面之功能以及個案之職能史，帶領個案參與有意義及有目的性的活動(meaningful & purposeful activities)。透過活動的參與，改善個案肢體功能、姿態控制能力以及自我照顧能力。職能治療師並可利用代償技巧的教導、輔具的設計與提供，以及居家或工作環境的改善與再設計，來提升個案的職能表現。

（七）語言治療師

語言治療師(speech therapist)評估個案聽力及語言方面的能力與障礙，界定個案之問題。針對不同溝通障礙的類型，語言治療師使用不同的策略來加以處理。例如構音困難的個案可利用重複學習的技巧，以教導病人正確發聲。對於失語症的個案，可提供並教導使用適當的溝通輔具（如溝通板）來增強溝通的品質。

（八）社會工作人員

社會工作人員(social worker)評估個案之家庭及其支持系統，協助個案及家屬面對、解決問題。社工人員協助溝通處理的問題涵蓋工作、經濟、生活情況、婚姻及情緒狀況等層面。社工人員可協助個案和家屬申辦適當的社會補助（如照顧津貼、身心障礙者教養補助等），協助轉介個案至社區的照護機構，或提供適當的醫療照護資源，如輔具租借、居家照護等。

（九）營養師

營養師(dietitian)評估個案的營養狀況，並根據個案過去的飲食習慣、現在的營養需求及特殊限制擬訂營養計畫。此外，依據個案個別需要，調製特殊飲食。在目前強調居家照護的政策下，營養師對於居家照護個案及照顧者的營養衛教更形重要。

（十）其他相關專業人員

其他專業人員如臨床心理師，可協助個案或家屬處理情緒問題；義肢裝具師使個案身體的缺陷得以獲得支撐及矯正。

三、老年人的復健原則與目標

（一）老年人復健的原則與目標

復健活動的設計必須考量老人本身的生理狀況、社會屬性及其意願，復健的重點應放在重建功能的照護模式。

1. **預防性復健原則**：預期並避免各種可能的併發症如關節攣縮、壓傷、合併感染症、肌肉失用性萎縮或異常精神行為的發生。

2. **治療性復健原則**：考量個案罹患疾病之嚴重度、失能程度、生理功能（包括所罹患之各種慢性病），以及個案和家屬之意願，訂定復健目標及實際可行的復健計畫。避免設定太高的目標，反使個案遭受挫折感、失望與焦慮。

3. **失能調適復健原則**：協助個案接受並適應失能狀況，強調促進發揮個案最大潛能，應鼓勵個案自我調適配合改善，維持目前狀況或減緩退化性病變速度，使可獨立自我照顧並改善日常生活，進而參與娛樂和社交活動，提高生活品質。

（二）老年人和一般成人復健的不同

老年人接受復健所面臨的問題和一般成人有很大的不同，例如：

★ 組織器官老化

老年人因為老化，身體細胞、器官功能下降，在應付失能所造成的身心壓力，以及功能重建時身心的耗損，往往比一般成人要來得困難，例如，中風的老年人接受復健治療，同樣跨出一步，所耗費的能量要比年輕人多許多。另外，老年人在學習新事物的速度和過程上，因感官知覺系統的降低，會比年輕人需要較長的時間，且老年人的體力和身體活動力往往較差，這些對復健結果都有負面的影響。

★ 伴隨多種慢性病

老年人可能伴隨有高血壓、糖尿病、心臟病、肺部病變或骨關節病變等慢性疾病，而限制復健活動的質與量，影響復健目標的設立、復健計畫的規劃與實施。若慢性病無法控制，亦將會影響復健的進展。

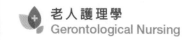
★ 功能角色的減少

老年人因較無工作、社會及家庭角色的負擔，導致個案及家屬對復健的成效期望較低，也會影響復健計畫目標的訂定與實施。

★ 調適機轉複雜

對老年人而言，失能往往代表角色及地位的喪失。個案對可能需要依賴他人或入住照顧機構而感到憂慮，嚴重時甚至導致憂鬱症的發生，個體失去活動力，進而產生繼發性的失能。另一方面，老化使得個案身體對失能壓力的調適變差，更增加了併發合併症的機會，產生如：憂鬱、肌肉無力、行動困難、關節攣縮、壓傷、脫水、失禁、肺擴張不全等現象，增加復健的困難度。

★ 家庭支持系統減弱

老年夫婦獨住比例與獨居老人的增加，顯示老年人之家庭支持系統漸趨薄弱，而這將影響個案之出院計畫，及在家中執行某些活動的能力。

四、國際健康功能與身心障礙分類系統之議題

（一）ICF 簡介

身心障礙的觀念會隨著時代思潮的不斷演變而重新定義。聯合國世界衛生組織(World Health Organization, WHO)於 2001 年公布「國際功能、失能和健康分類(International Classification of Functioning, Disability and Health, ICF)」，將過去以「疾病結果」為導向的「國際損傷、失能及殘障分類標準 (International Classification of Impairments, Disabilities, and Handicaps, ICIDH) 轉變為以「健康成分」為導向的分類標準。我國則於《身心障礙權益保障法》第五條規定，於 2012 年全面以 ICF 系統做為身心障礙者鑑定之依據，對於身心障礙的認定有了不一樣的思維與規範。

（二）ICF 基本概念與測量

不同以往的 ICIDH 是以傳統醫學模式為架構進行身心障礙定義分類，近代有關身心障礙的觀點則融合社會模式，認為身心障礙可能是因為環境因素，如環境障礙、社會制度不完善，甚至歧視等社會層面因素所造成。就 ICF 的觀點而言，疾病與身心障礙之間並不是絕對的因果關係，亦即出現疾病不一定代表疾病的後果一定會使個體產生身心障礙。例如，目前有許多慢性病（如類風濕性關節炎）都可以透過藥物的有效控制而得到很好的結果。

身心障礙鑑定是國家福利資源分配的基礎。但障礙的測量與界定本質上就不易處理，除個體主觀上的認知與感覺外，客觀上的解釋與認定也往往不易找到一個決定點(cut point)。然而，透過好的分類方式與鑑定執行過程，一方面可以有效的管理國家的福利資源，一方面亦可以給應得的障礙者該有的權利保障。

臺灣目前的身心障礙鑑定採用 ICF 分類系統，分為 8 類身體功能障礙類別，主要依功能需求（不同以往以疾病型態）做為鑑定標準，包括所有身體結構、身體功能、活動與參與，以及環境和個人因素等。鑑定依據則以個案的身心功能評估結果，做為福利補助的依據。並由鑑定專業團隊與社政單位建立需求評估團隊進行鑑定。功能需求則分為輕、中、重及極重度四個等級。

（三）ICF 障礙理論的發展與內涵

一個社會如何看待身心者，影響國家體制如何保障身心障礙者的權利及提供何種服務。看待障礙的觀點其演變可歸納為以下四種：

1. **慈善模式**：障礙者是身體損傷的受害者，無法自立生活，因此需要特別的服務。

2. **醫療模式**：身心障礙者有生理上的問題，需要被治療。障礙被視為異常，且是個人的問題，無關社會與環境，因此，障礙者必須自己改變。

3. **社會模式**：障礙是社會因素組成的結果。環境、社會制度與社會態度都會影響身心障礙者的社會參與。

4. **權利模式**：注重人權的落實，如公平的機會或參與社會的權利。

ICF 屬於社會模式與醫療模式的結合，ICF 是個體在日常生活環境下的健康特徵及環境因素交互作用形成的分類。據 WHO (1999)的定義，ICF 乃為依據醫學模式與社會模式的理論，融合生物醫學、個體與社會角度對健康的定義，ICF 是一套使用「生物心理社會模式」對身心障礙的分類標準。

ICF 由兩部分所組成，第一部分為「功能與失能」，又可分為身體功能／身體結構及活動／參與二個成分；第二部分為「背景因素」，包含「環境因素」與「個人因素」。透過此統一的分類架構和標準化的編碼定義，讓不同專業，甚至跨文化人員有共通語言可以據此架構描述個體的健康狀態，有助於不同專業之間的溝通，ICF 之架構如圖 16-2 所示。

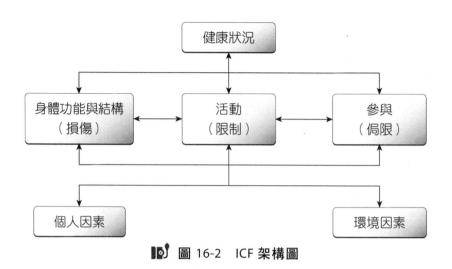

 圖 16-2　ICF 架構圖

16-2　老年人的復健計畫評估

　　完整的評估可以確認個案的問題，繼而針對問題擬訂復健策略及計畫。復健團隊包含各專業成員，每一成員復健的重點不同，所需評估的項目也不同，本章節僅就擬訂復健計畫中與肢體運動功能(function)和表現(performance)相關的評估略加說明，復健計畫評估應包含：

一、基本資料評估

　　基本資料的評估包括個案現在病史（個案主訴、就醫過程、目前治療狀況）、過去病史、用藥狀況以及家庭史。

二、身體評估

　　身體各系統的功能都會影響肢體運動功能的表現，例如，罹患心臟病或肺擴張不全的病人，會因為活動量的限制（請參閱第 9 章），影響復健目標的擬訂與復健計畫的實施；營養不良導致衰弱（請參閱第 7 章）也會影響復健的進行與成效。相關影響因子在本書各有討論，在此不再贅述，本節僅就與肢體功能表現常見的評估方法予以說明：

（一）張　力

　　張力是指肌肉在被動拉長或牽拉狀態下的阻力，或在正常支配情況下，休息或收縮穩定狀態的肌肉，其殘留的收縮程度。神經系統的病變常會導致肢體張力異常，如痙攣(spasticity)、陣攣(clonus)、僵直(rigidity)、癱軟

(flaccidity)或張力失調(dystonia)等現象。最常見如中風個案，發病初期患側肢體常出現軟癱現象，隨後大部分個案患側肢體張力慢慢增加，甚至出現抗地心(anti-gravity)之痙攣現象，上肢常出現屈曲型痙攣，下肢出現伸張型痙攣，而影響全身之運動機能。

張力的評估首需觀察個案四肢及身體姿勢有無異常，例如，中風個案在抗地心引力的固定姿勢下，常見患側上肢緊靠身體，固定在肩關節屈曲、內收和前臂旋前的姿勢，合併手肘、手腕和手指屈曲；在仰臥姿勢中，下肢伸直，踝關節蹠屈並內翻。

被動關節活動評量可顯示肌肉對牽拉動作的反應，評量者指導個案放鬆不要用力，給予支持並移動肢體。被動關節測試時，評量者保持持續堅實的徒手支持，並將肢體做各方向移動。張力正常時，肢體容易移動，且在方向改變或加速時不會感受到異常阻力。高張力的肢體對被動關節運動，通常顯得僵硬且出現阻力；而移動軟弱的肢體會覺得重和反應遲鈍。

評量痙攣狀態可利用牽拉動作的速度變化，較快速的動作將增強對被動關節活動的抗拒。評量應包括四肢和軀幹部分，並比較上下肢和左右肢體張力之對稱性。

評量張力程度，評量者應熟悉一般正常和異常張力反應，以作為評量張力的參考值。常見用來評量張力的臨床評分等級為：

0 ：沒有反應（軟弱）

1+：減少反應（張力減少）

2+：正常反應

3+：誇大反應（輕微到中度張力）

4+：持續反應（嚴重的高張力）

（二）關節活動度

老年人可能因為生理退化或疾病後遺症而影響肢體的關節活動度(range of motion)。測量關節活動度最常見的是使用關節尺(goniometer)（圖 16-3）來進行測量。不同類型的關節尺適用於不同的肢體部位和動作型態，常見的關節活動測量可使用普通型的關節尺：為一雙臂式量角器，其中一臂固定於0~180°之量角器上。

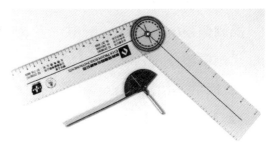

圖 16-3　關節尺

★ 關節活動度測量應注意之原則

1. 肢體解剖位置的伸展位置視為 0 度，而非 180 度。

2. 肢體兩側關節應同時測量，以便對照比較，若對側肢體不存在（如截肢、先天畸形），則參考平均正常值。

3. 關節活動度測量結果，必須標明是自動(active)或被動(passive)運動所得。

4. 測量時要確認量角器之「軸心」與固定臂的位置，移動手臂時要扶好受測者的肢體及量角器，避免「軸心」與固定臂移位。

5. 測量時受測者衣服穿著盡量少以減少誤差，但須注意尊重受測者的感覺。

6. 測量環境保持一致，包括溫度、氣氛、量角器的種類、一天當中之時段及施測者的經驗等。

7. 讓受測者處於最放鬆舒適的狀況，疼痛、疲倦、害怕、緊張都可能影響量測結果。

8. 記錄時應有起始角度及終止角度，如肩關節屈曲 0~90 度，以確認該關節之起始角度或終止角度是否有限制(limitation)。

★ 身體關節運動常見名詞與定義

1. **屈曲**(flexion)：關節彎曲。

2. **伸直**(extension)：肢體伸直。

3. **外展**(abduction, Abd)：肢體自身體中線移開。

4. **內收**(adduction, Add)：肢體移向身體中線。

5. **旋轉**(rotation)：環繞肢體中心軸線的轉動。

6. **旋前**(pronation)：旋轉前臂使掌面向下。

7. **旋後**(supination)：旋轉前臂使掌面向上。

8. **橈側偏移**(radial deviation)：手掌向拇指側移動。

9. **尺側偏移**(ulnar deviation)：手掌向小指側移動。

10. **背屈**(dorsiflexion)：腳板向上運動。

11. **蹠屈**(plantarflexion)：腳板向下運動。

12. **外翻**(eversion)：腳底轉向外側。

13. **內翻**(inversion)：腳底轉向內側。

★ **常見關節之平均活動度**

　　常見關節之平均活動度，如表 16-1 所示。

（三）肌 力

　　肌肉收縮可分為等長或靜態收縮(isometric or static contraction)及等張收縮(isotonic contraction)。

1. 等長收縮時肌肉長度不變，張力增加，人體產生等長收縮之肌肉群之主要功能為姿勢維持，如背部肌肉群等。

2. 等張收縮時肌肉長度縮短，張力不變，使肢體產生某種方向之運動，朝向身體中心者稱為向心收縮(concentric contraction)；遠離身體中心者稱為離心收縮(eccentric contraction)。

　　臨床上常使用徒手肌力檢查(manual muscle test, MMT)來評量個別肌肉群主動收縮的力量。徒手肌力檢查常以「完成的關節活動度比例」、「抗地心引力」和「抗阻力」為標準，分為 0~5 共六個等級，或可進一步細分如表 16-2 所示。

⊕ 表 16-1　常見關節之平均活動度

部　位	平均活動度	部　位	平均活動度
肩關節	屈曲 0~180° 伸直 0~60° 外展 0~180° 外轉 0~90° 內轉 0~70°	髖關節	屈曲 0~120° 伸直 0~10° 外展 0~45° 外轉 0~45° 內轉 0~35°
肘關節	屈曲 0~150° 伸直 0~0°	膝關節	屈曲 0~120° 伸直 0~0°
腕關節	屈曲 0~80° 伸直 0~70° 橈側偏離 0~20° 尺側偏離 0~30°	踝關節	背屈 0~15° 蹠屈 0~45° 外翻 0~18° 內翻 0~33°
前臂	旋前 0~80° 旋後 0~80°	指關節	屈曲 0~90° 伸直 0~0°

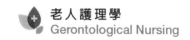

⊕ 表 16-2　徒手肌力檢查等級表

等　級			標　準
正常(Normal)	5	N	完整關節活動度，抗地心引力，強烈徒手阻力
良好(Good)	4+	G+	完整關節活動度，抗地心引力，接近強烈徒手阻力
	4	G	完整關節活動度，抗地心引力，中度徒手阻力
	4-	G-	完整關節活動度，抗地心引力，接近中度徒手阻力
尚可(Fair)	3+	F+	完整關節活動度，抗地心引力，輕微徒手阻力
	3	F	完整關節活動度，抗地心引力，無徒手阻力
	3-	F-	50%以上關節活動度，抗地心引力，無阻力
差(Poor)	2+	P+	完整關節活動度，不能抗地心引力，輕微徒手阻力
	2	P	完整關節活動度，不能抗地心引力，無阻力
	2-	P-	50%以上關節活動度，不能抗地心引力，無阻力
微弱(Trace)	1+	T+	50%以下關節活動度，不能抗地心引力，無阻力
	1	T	無可觀察的運動，但可觸摸到肌肉的收縮
無收縮(Zero)	0	O	無可觀察或可觸摸到的肌肉收縮

★　施行徒手肌力檢查應注意事項

1. **施測之姿勢和位置**：施測者應盡量靠近受測者，可有效固定肢體及施行阻力。事先排定肌力檢查之順序，盡可能在同一姿勢及位置完成所需的檢查，減少被施測者多次改變姿勢的困擾，造成疲倦，影響測試的正確性。

    依據測試的等級(5~0)，個案的肌力是否可對抗地心引力（「尚可」與「差」）之測試位置不同，且測試肌力在「微弱」(trace)等級時，也有賴於正確位置的觸摸檢測。

2. **施測之環境**：進行徒手肌力檢查應在輕鬆緩和的氣氛下進行。施測前應先向被受測者說明檢查的目的、步驟及方法，以消除緊張。施測者與受測者若有性別上之差異，有家屬或護理人員陪同施測較為適宜。

3. **阻力之施行**：阻力大小會影響肌力的評級，但因施測者的施力缺乏明確客觀的標準，往往需憑藉個人的經驗，評量時可先測試受測者正常肢體之肌力以做比較。另外，應考量受測者之年齡與性別。年輕時，男性肌力比女性肌力約強 28~30%；30 歲以後，無論男女，肌力開始衰減；40~45 歲以後，男女肌力差異降低。

4. **正確觀察與觸摸**：評量應在光線充足的情況下進行，觀察所測試的肌肉群之大小及有無畸形，可將患側與健側相比較。無關節活動出現時，應仔細觀察有無肌肉收縮或肌腱活動之情形，或以手觸摸以判定收縮徵象之存在。

5. **張力之影響**：施測過程中發現之痙攣(spasticity)或攣縮(contracture)應註明，以避免不正確之評級。

（四）步　態

行走常是老年復健很重要的目標，但不穩定的步態可能導致跌倒。正常行走步態分為：

1. **直立期**(stance phase)：包括腳跟著地、直立、腳趾離地，占整個步態約70%。

2. **擺腿期**(swing phase)：包括腳趾離地、伸直、腳跟頂著地，占整個步態約30%。

行走即是這兩期交互規律周期性地進行，正常步幅（兩腳跟距離）約50~70 公分。骨盆在擺腿期一開始時，會自然向前水平轉動 6~8 度，此轉動於腳跟著地時結束。肩部轉動幅度如骨盆，但方向前後相反。直立期時，骨盆與肩部無轉動。

老年人常見肌肉骨骼系統和神經系統的變化而使行走步態改變。如肌肉韌帶彈性變差，關節活動面不夠平滑等都會造成步態的變化。雙腳移動不靈活或步伐變短、變寬是老年人步態改變常見的徵候。進行步態評估時，應去除個案之外衣褲，首先測量並比較健側與患側肢之長度、關節活動度及肌肉大小，再觀察其行走、跑步與上下樓梯之步態，及雙側肢移動時於不同時期之對稱性、步幅大小及骨盆旋轉情形。

（五）平　衡

平衡測試可評量個案的姿勢維持（靜態平衡），重心改變或移動的平衡（動態平衡），及人工干擾反應期間的平衡。柏格氏平衡量表(Berg balance scale, BBS)及中風病人姿勢評量表(postural assessment scale for stroke, PASS)是臨床上常用之平衡量表，兩者之信、效度及反應性都經過充分測試。中風病人姿勢評量表如表 16-3 所示。

此外，國內學者發展的平衡電腦適性測驗(balance computerized adaptive testing, Balance CAT)應用電腦適性的特性，可快速評估，提高施測效率，極具臨床使用潛力。

三、心理與人格特性評估

意念影響動機，動機影響行為。個案要面對自身身心功能的退化、慢性病的困擾，以及外在可能的失落事件（例如：退休、喪偶、子女離家等），這些都會對心理產生極大的影響，可能引發失落、無力感、憂鬱、無用感等心理反應，這些負面的反應都會影響復健的成效。常用的老年心理評估量表如老年憂鬱量表和簡易智能評估量表(MMSE)，可用來評估個案的精神狀態以及情緒反應（請參閱第 5 章）。

四、環境評估

環境會影響個案的功能表現，如一般家中可能未特別為殘障者或老年人而設計：在動線或安全維護上，缺乏考量個案的需求，如浴室的門檻、過窄的走道或門寬，會妨礙輪椅使用者的機動性(mobility)；缺乏扶手的走道或浴室，會增加個案跌倒的危險性。復健過程中的日常生活活動功能訓練，應增加評估個案出院後之居住場所，針對執行日常生活活動可能發生的困難，對環境事先加以改善，或訓練個案特殊之操作或適應技巧，使個案在出院後，能將身體功能發揮到最大程度（請參閱第 17 章）。

五、社會家庭支持系統評估

老年人常因退休或自覺對家庭貢獻降低，面臨失能時，會擔心成為家人的負擔，陷入自暴自棄的心理狀態。家人的支持和鼓勵往往可提高個案接受復健的動機，尤其針對個案而言，有意義的他人更可增強其求生及追求獨立的意志力。可善用家庭支持系統，提高復健成效。應特別留意的是，過度保護也會剝奪個案自我學習的機會，降低復健成效的落實（請參閱第 4 章）。

⊕ 表 16-3　中風病人姿勢評量表(PASS)

姿勢維持	
1. 坐姿維持（雙腳平踏在地上） 　0－不能坐 　1－可坐，但需一手扶著 　2－可不扶，坐 10 秒鐘 　3－可不扶，坐 5 分鐘	2. 支撐下站姿維持 　0－不能 　1－兩人扶持下可站 　2－一人扶持下可站 　3－一手扶著可站
3. 無支撐站姿維持 　0－不能 　1－可站 10 秒或靠一腳站 　2－可站 1 分鐘或稍微不對稱 　3－可站 1 分鐘以上，並且同時手臂高舉過肩做動作	4. 單腳站：□左 □右 　0－不能 　1－可站幾秒（＜6 秒） 　2－可站 6 秒以上 　3－可站 11 秒以上
5. 單腳站：□左 □右 　0－不能 　1－可站幾秒（＜6 秒） 　2－可站 6 秒以上 　3－可站 11 秒以上	

姿勢變換：6~11 項在 50 公分高的檢查檯上進行，10~12 項在無任何扶持下進行				
	不　能	需大量協助	僅需少許協助	不需協助
6. 仰躺→一側或患側	0	1	2	3
7. 仰躺→另一側或健側	0	1	2	3
8. 仰躺→坐到床邊	0	1	2	3
9. 坐床邊→仰躺	0	1	2	3
10. 坐→站	0	1	2	3
11. 站→坐	0	1	2	3
12. 站著，撿起地上一隻筆	0	1	2	3

16-3 ➕ 老年人的復健活動與護理重點

　　一般老年人的復健及護理可分為三階段處理：預防性復健期、急性恢復期及失能調適期，分別介紹如下。

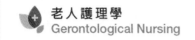

一、預防性復健期

正常老化過程或疾病都會帶來生理功能的退化，因此預防性及促進健康之復健概念必須盡早運用。一般人容易忽略預防性復健功能之重要性，常導致嚴重之疾病影響。尤其在老人生理退化過程中，若無適當的預防措施，常造成體耐力下降、關節僵硬及容易跌倒之安全問題。因此，在日常生活中以適當體能運動姿勢調整，及改善生活型態等方法，來減緩功能退化的速度及預防意外傷害之發生，乃為最基本的復健之道。

（一）體能促進預防性運動

透過適當的運動有助於老年人增強心肺功能、避免關節老化與鈣質流失，以及增進自我概念與尊嚴。一般預防性體能促進運動可分為三種方式：(1)有氧運動；(2)身體彈性運動；(3)阻力性肌力運動。

經常規律而且正確的運動，有助於身心狀況的改善，例如：

1. **改善心肺功能**：增加攝氧量，減緩生理機能老化，增強對疾病的抵抗力。

2. **正常化血壓**：早期高血壓病人能因適當規律的耐力運動而降低血壓，而身體羸弱不喜運動的低血壓病人，也會因經常規律運動而提升血壓，使接近正常值。

3. **改變血液成分**：降低血中三酸甘油酯與提升高密度脂蛋白（是一種有益的脂蛋白），可預防心血管疾病。

4. **減少憂鬱情緒**：規律運動可放鬆情緒、增加自信以及減輕失眠、緊張和消化不良等症狀。

一般而言，改善心肺功能較有效的運動為有氧運動，如散步、慢走、騎固定腳踏車、外丹功、太極拳、日常生活活動等，每週至少三次，採循序漸進方式，每次以不超過 30 分鐘為宜，若發生胸痛、冒冷汗、暈眩應立即停止運動，並請醫師檢查。

★ 運動前之評估方式

1. **每分鐘最大耗氧量**(O_2 max)：老年人因特殊的生理狀態，運動前需完整地評估心肺、肌肉骨骼、神經、代謝等系統功能。除了病史及身體檢查外，一般使用每分鐘最大耗氧量(O_2 max)來作為運動之指標。一般而言，老年人維持最低日常生活的活動量約需 15~17 ml/kg/min 的 O_2 max。患有心肺疾患之老人，更需謹慎監控 O_2 max，以作為運動是否過量之參考。表 16-4 為各項活動所需之代謝率(metabolic equivalent, METs)。

2. **最大心跳值**(HR max)：運動處方的基礎值是儲備心跳(heart rate reserve)。

　　儲備心跳　＝　最大心跳(maximal heart rate, MHR)**－休息時的心跳**
　　　　　　　　　　(resting heart rate, RHR)

　　MHR＝220－年齡

　　所以一個 75 歲的老人，他的最大心跳為 145 次／分(220－75)，若他的休息時心跳為 84 次／分，其儲備心跳值為 61 次／分。通常目標心跳區(target heart rate zone)指的是 30~45%的儲備心跳加上休息心跳的範圍，在此區間範圍能達到最好的運動效果。

⊕ 表 16-4　各項活動之代謝率

1~2.5 METs		
居家活動	休閒娛樂活動	運　動
掃地板	釣魚	慢走
擺放餐具	打撲克牌	慢式籃球
整理床鋪	彈鋼琴	騎馬走路
穿脫衣物	打電腦或寫字	
2.6~4 METs		
居家活動	休閒娛樂活動	運　動
照顧小孩與小孩玩耍	園藝活動	伸展性瑜珈
洗澡	打鼓	高爾夫（車子接送）
上下樓梯	餵食小動物	中等速度走路
清掃垃圾間	居家維修	中度重量抬舉
4~6 METs		
居家活動	休閒娛樂活動	運　動
吃重之家事清潔	簡易種植農業	低負荷有氧運動
移動家具	木工	騎腳踏車（10~11.9公里／小時）
油漆牆壁及貼壁紙	一般性打獵活動	射擊鐵圈
除草	整理屋頂	
6~10 METs		
居家活動	休閒娛樂活動	運　動
搬家具上樓	種植稻草	高負荷有氧運動
攜帶重物走路	石材工作	跳繩
挖鏟重物		競走
		中度游泳

3. **運動壓力測試**(exercise stress testing)：此為醫師診斷冠狀動脈疾病的測試方法之一，此測試幫助醫師了解個案在運動期間心臟如何行使功能。運動壓力測試又稱行使容忍測試、壓力測試、鍛鍊 EKGs 或踏車測試等。對於有冠狀動脈病史，或從事密集體能訓練的老年人，都應特別了解其測試結果。

4. **其他測試**：專業人員也可以測量病人的身體組成(body composition)、彈性(flexibility)及肌力(strength)。身體組成可測皮下脂肪厚度；彈性可測量部位有上下背、肩、髖及軀幹等部位之向前彎曲長度；肌力測量可利用個案所執行的仰臥起坐，及伏地挺身最大次數來測量。仰臥起坐是測量腹部肌肉的力量，而伏地挺身則是測量肩肌及胸肌力量。

★ 運動的設計與執行

依據評估結果設計個案的運動計畫。設計時應考量個案的動機與意願、運動的時間及起始體力。運動計畫包含暖身(warming up)、有氧運動(aerobic exercise)、彈性伸展運動(flexibility training)、肌力增進運動(muscle strength testing)及緩和運動(cooling down)。除與個案一起設計適合的運動計畫之外，應告知個案特殊注意事項：

1. 在剛開始運動時，必須有專業人員監督，才能安全進行運動。注意若個案已達到 85% MHR 時，無任何不適時，方可在無專業人員陪伴下運動。

2. 護理人員應教導個案運動心跳的測量，以幫助個案調整適當的運動量。

3. 護理人員尚須教導個案活動前至少需做 5~10 分鐘的暖身運動。暖身運動應包含身體各部位的伸展運動。在無疼痛發生之狀況下，每一個伸展運動的姿勢最好持續 10 秒以上。

4. 有氧運動的時間安排：每週至少 2 次，每次持續至少 10 分鐘，盡量由個案喜歡的有氧運動形式開始。

5. 老年人的彈性伸展運動是較易被忽視，但也最需加強的部分，因其可預防老年人跌倒及危險狀況之處理。基本的運動原則是每一個伸展運動的姿勢都必須執行 3~5 次，每週至少 3 次。

6. 老年人之肌力訓練可以仰臥起坐及伏地挺身來增加，執行過程必須維持正常呼吸，要強調不可閉氣，以免胸部的壓力增加。運動結束前，至少要做 5 分鐘的緩和運動並且測量心跳，依據心跳值來調整運動量。

（二）姿勢控制

老年人的姿勢控制主要受運動及感覺系統兩部分影響。老年人因肌力及神經功能退化或肌肉骨骼系統的變化，因此在受到干擾時之姿勢調整與年輕人不同。老年人的姿勢控制，宜從肌力訓練、身體平衡訓練、姿勢動作協調、生物力學的訓練及感覺刺激的提供著手。一般而言，復健護理人員可以將姿勢控制訓練融入日常生活中執行，如坐下站起及移位等，再定期評估其成效。老人機構或是老人養護中心，則可透過運動和團康活動之結合，來增加個案執行的意願。

（三）改善生活型態

隨著老化的進行，老年人的肌耐力有逐漸下降之變化。因此，在日常生活中，如何運用省力的技巧以節省體力，是相當重要的話題。特別是罹患關節炎或心肺疾病的老年人，更應注意省力及簡化技巧的原則。一般而言，日常生活簡化技巧約可包含下列幾項：

1. 將日常生活作息重新做一檢討及調整，可經由合併、重新安排次序及過程簡化而達到更省力的效果。盡量減少不必要的活動。

2. 依活動特性及自身能力，適當使用輔助器材。

3. 每一活動前後，應有適當的休息時間。

4. 活動時應運用正確的身體力學原則，以節省氣力並避免傷害。

5. 盡量以省力的姿勢做事。應避免站著、彎腰或蹲著等較費力的姿勢。

6. 盡量按照事先的計畫執行。避免因匆促行事而易出意外，且需耗用較多的精力。

7. 平日居家環境動線簡單流暢，避免堆積物品，應分門別類放置且標示清楚，以減少找尋之時間及精力。

二、急性恢復期

本期的復健處理包含疾病醫療、物理治療及職能治療，以幫助個案能盡快重建失去的功能。一般物理治療方法大約可分為物理因子治療法及運動治療法；職能治療則包括活動訓練及副木(splinting)、裝具(orthosis)之應用。以下簡述各治療方法。

（一）物理治療

常用的物理治療有熱療因子、冷療及電療法。

★ 熱療因子

熱療因子一般依其熱效應可達到身體之深度，分為深部熱療因子與淺層熱療因子。常用深部熱療因子包括短波、微波與超音波（圖 16-4~圖 16-5）等；淺層熱療因子則包括熱敷墊、紅外線、蠟療、熱顆粒與溫水療等。熱療之臨床適應症主要為肌肉痙攣、疼痛及關節僵硬。其生理效應包括：促進血液循環、增進新陳代謝、減低疼痛與鬆弛軟組織。許多老人在運動開始，先給予熱療，以利運動之進行，另外也適合在老年個案運動疲累後，藉由熱療緩解疲勞及增加肌力。雖然熱療法有許多好處，仍應注意其禁忌症，包括：若體內有金屬植入物、心臟節律器、懷孕等，則要禁用深部熱。其他的淺層熱，則因熱不容易透入體內，只能藉著皮膚、神經及血流的反應，產生作用，相對上較安全，禁忌較少。只要注意急性發炎、皮膚不良、感覺失常、認知障礙者，多加小心使用就好。

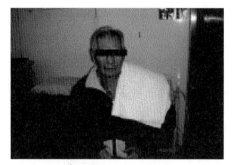

圖 16-4　熱敷包

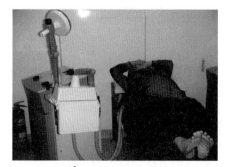

圖 16-5　短波

一般而言，建議熱敷時間不要超過 30 分鐘，之後讓皮膚休息 5~10 分鐘，此為一循環療程，直至舒緩效果達成。

★ 冷療因子

當身體接受冷療時，基礎代謝率會下降、血管收縮、體溫下降。臨床上常用的有冰袋及冰敷包。當急性發炎、疼痛、水腫、關節痛及強直時皆適用，或冷熱交替使用，以改善肌肉張力不佳的症狀。尤其對於急性組織受傷而無開放性的傷口，在初期 24~48 小時以內，使用冷療效果最佳。在運用上，冷療也有一些要注意的地方。有人體質上對冷耐受度極差，怕有不良反應；或對冷敏感，不容易適應；或感覺失靈，怕冷過頭凍傷，或認知障礙，溝通困難，不會反應；或動脈循環很差，造成缺血等都要考慮在內。

★ 電療法

電療法包括了單極或雙極電刺激、經皮電刺激器(transcutaneous electrical nerve and muscle stimulation, TENS)及中頻向量干擾器（圖 16-6）。電刺激治療風濕關節炎最重要的目的是止痛。此外，電刺激也可以用來增強肌力，延緩或避免肌肉萎縮，減輕肌肉痙攣和增進血液循環。臨床研究顯示，電刺激對於下背痛、退化性關節炎、類風濕性關節炎、韌帶扭傷、肌腱炎（如網球肘）、肌肉及肌膜疼痛症候群等均有顯著的成效。

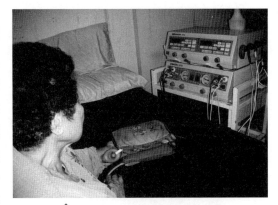

圖 16-6　中頻向量干擾器

很多患有慢性關節炎的老人因為長期藥物治療，而導致胃及十二指腸潰瘍，可以考慮合併使用電刺激，以減少藥物的使用。交感神經失營養症者，也可用電流刺激局部患處或相關的交感神經節，以增進血液循環。而當風濕性關節炎病人發生周邊神經病變時，也可用電刺激來減輕疼痛或是延緩肌肉萎縮。

使用電療的禁忌包括使用心律調節器、心律不整、孕婦、對電極片過敏的病人等。不明原因疼痛的病人使用時要小心，不要忽略可能病因。

★ 運動治療

許多老年人常因疾病造成長期臥床及固定不動，進而造成全身器官系統的合併症。預防固定不動的最好方法是早期衛教及給予適度運動治療。骨骼肌肉疾病的運動治療可分為三大類：一是增進關節活動度的運動，二是增強肌肉力量及耐力的運動，三是提升心肺耐力及全身體適能的運動。最常見治療性的運動，依肌力及關節活動度的能力，可分為：(1)被動運動(passive exercise)；(2)輔助自動運動(active-assistive exercise)；(3)主動運動(active exercise)；(4)阻力主動運動(active-resistive exercise)；(5)伸張運動(stretch exercise)五種。肌肉訓練的運動亦可分為三種：

1. **等長運動**：此型肌力訓練方式最適合關節炎病人，除了非常急性、嚴重的關節炎之外，幾乎任何時期、任何病人皆可使用。

2. **等張運動**：即是運動前後，肌肉的張力保持不變，但肌肉長度與關節位置卻隨時改變，一般使用啞鈴或沙包來訓練肌力即是等張運動。

3. **等速運動**：即在固定之角速度下運動，優點是每個關節活動度均能使肌肉發揮最大的能力，故較常用於運動傷害後之復健。

運動治療可增加個案的肌肉關節活動度與耐力，並強化體力、訓練平衡感，因此可依據病人個別性給予合適的運動治療，以訓練體能、重建步態，減少因制動引起的合併症，例如傾斜站立床即可用來訓練病人的血管動力平衡性，以改善姿位性低血壓（圖 16-7~圖 16-10）。

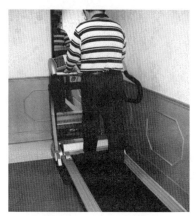

🔊 圖 16-7　跑步機

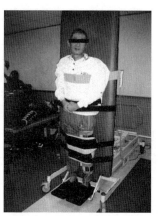

🔊 圖 16-8　傾斜站立床

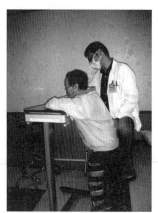

🔊 圖 16-9　站立姿勢訓練

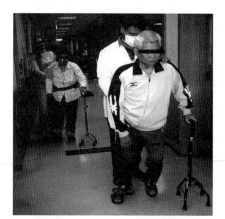

🔊 圖 16-10　步態訓練

（二）職能治療

★ 活動訓練

職能治療分析個案之功能，並了解個案最重要及有意義的職能活動後，即可設計出適合的活動來訓練個案。例如使用丟沙包活動可訓練個案坐到站之能力，以預備個案之行走表現。

★ 副木及裝具應用

副木及裝具可用於固定及支持患側肢體，如中風老人的患側肢體可透過功能性手部副木(functional hand splint)及垂足板(ankle-foot-orthosis)來擺位上下肢於正常姿勢及預防攣縮產生。急性期中風個案，因多處於臥床狀態下，因此多數需要的是協助關節擺位的相關輔助器具，如使用低溫熱塑材質所製的副木(splint)。

三、失能調適期

本期之復健目標為協助已造成障礙之永久失能個案進行代償調適(compensatory adaptation)。職能治療師利用經過分析及改造的職能活動，協助個案進行調適並強化其功能。調適的層面可分為代償技巧的提升、心理的調適及家庭社會方面的調適。有關心理反應及家庭影響在前面章節已提及，此單元針對代償技巧功能調適方面加以說明。

在技巧功能調適方面，主要是協助個案重建生活獨立能力，包括日常生活活動訓練(ADL training)、輔具的使用及居住環境改善三大部分。

（一）日常生活活動訓練

日常生活之獨立功能為老人復健優先考量的功能技巧，因為功能獨立能提升老人之自尊及減少照護需求。日常生活活動訓練主要是在於幫助個案重新學習日常生活所需的各項技巧，包含自我照顧及工具性之生活活動等。日常生活活動技巧之訓練包含關節動作、協調、平衡、肌肉控制功能、認知知覺等因素，須在各因素都恢復到一定程度時才能獨立執行。護理人員可以與職能治療師共同協助個案訂立合理的目標，選擇合適的輔助器材，以代償失去的功能，達到自我照顧的目的。在自我照顧方面的護理活動可包括：

1. 協助職能治療師評估個案，並與個案共同決定最有意義且重要的日常生活活動方式，包含輔具之選擇。

2. 指導並回覆示教各項器材使用方法。

3. 評量個案執行日常生活各項活動需他人協助之程度。

4. 評量老人的居家安全。

5. 教育個案的主要照顧者，應該適當的給予個案獨立執行日常生活活動的機會，以避免功能退化。

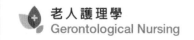

（二）輔具的使用

輔具是「輔助性科技器具」(assistive technology devices)的簡稱，輔具是為解決生活上的困難或不便而發明的，凡是能用以提升生活、工作、學習與休閒等活動參與的任何產品、零件、儀器、設施均稱為輔具，其涵蓋內容非常廣泛：可能為高科技產品（如助聽器），或低科技產品（如拐杖、輪椅等）；也可能是現成商品，或是針對個別需求個人化設計或改造的物品；輔具的類型也包羅萬象，食衣住行育樂等方面均有各式輔具可應用。

老年人因老化或疾病造成各種身心各系統功能退化或異常，如肌力、平衡感、反應力變差，影響行走的耐力與安全性；而手部精細動作操控與力量也常因老化或疾病（如關節炎）影響而不易操作物品；神經、肌肉與骨骼系統的變化亦導致關節活動度的種種限制（如無法彎腰撿地上物品）；此外老年人在視覺、聽覺等感覺系統產生各種退化與功能異常比例相當高，也會影響到生活各層面。

由於科技的進步及老年人人口逐漸增加，生活輔具的使用也日益普遍。表 16-5 列舉出一些常用輔具及適用症。圖 16-11~25 為活動方面常見的輔具。此外，老年人也可能因知覺或其他功能障礙（如單側忽略及空間缺失等），而導致日常生活及調適的能力受到阻礙，此時應特別教導病人輔具使用的技巧。

⊕ 表 16-5　老年人常見的障礙及常用輔具及技巧

聽力障礙	視力減退	味覺及咀嚼減退	上肢活動障礙	下肢活動障礙
1. 助聽器 2. 可調音量的電話 3. 以閃光代替電鈴、電話等聲音	1. 放大鏡 2. 老花眼鏡 3. 加強照明 4. 放大字體的書報 5. 數字放大型的電話 6. 電視影像放大器	1. 人工唾液 2. 研磨器或果菜機 3. 假牙	1. 長柄梳子、刷子、海棉、牙刷 2. 長柄取物棒 (reacher) 3. 電動刮鬍刀 4. 浴室椅 5. 避免使用喇叭鎖 6. 釘子及皮帶加大或使用魔術貼帶取代，衣物力求寬鬆衣物開口避免在身後 7. 餐具及廚具把手加大 8. 避免使用平盤而以碗代替夾板使用 9. 書架及持筒（電話聽筒）器	1. 馬桶座椅加高 2. 加長的鞋把 3. 穿襪協助器 4. 輔助安全把手 5. 止滑墊 6. 特製鞋 7. 夾板（行走輔助器）

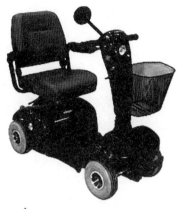

圖 16-11　電動代步車

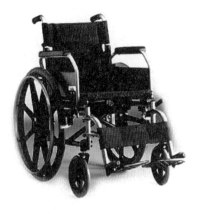

圖 16-12　輪椅

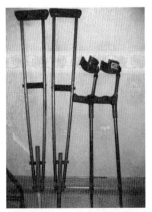

圖 16-13　各型拐杖

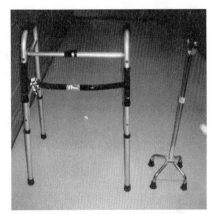

圖 16-14　行走輔具

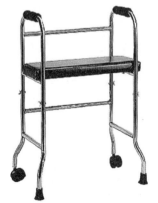

圖 16-15　可坐式助行器

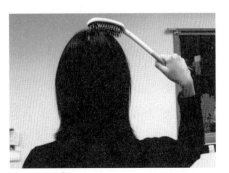

圖 16-16　長柄梳

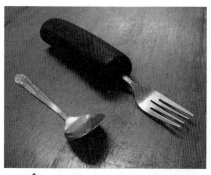

圖 16-17　握把加粗食具

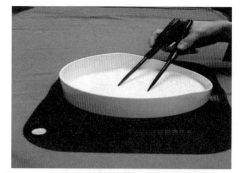

圖 16-18　高邊盤、止滑墊與改良筷子

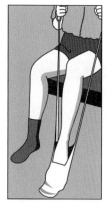

圖 16-19　穿襪輔助器

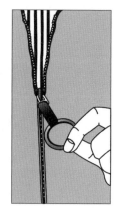

圖 16-20　拉鍊輔助器

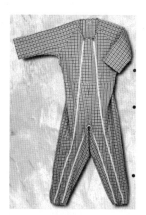

圖 16-21　改良式臥床衣物

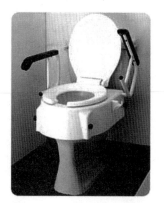

圖 16-22　馬桶增高器

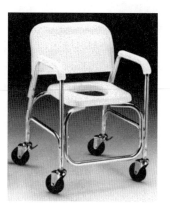

圖 16-23　洗澡椅

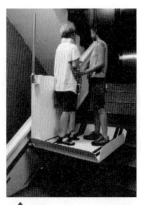

📖 圖 16-24　升降機

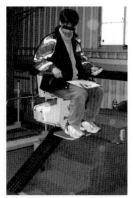

📖 圖 16-25　爬梯機

（三）居住環境改善

　　老年人由於行動不方便，所以容易有跌倒意外事故發生，若因疾病造成肢體功能喪失，則威脅居家生活的安全。依據衛生福利部 2021 年之統計，65~74 歲老年人十大死因之中，事故傷害占第九位，而其中又以交通事故及跌倒居多。跌倒會對老年人的活動力及獨立性造成很大影響。因此，詳細且完整的居家環境評估是非常重要且需要的，尤其是臥室及浴室是老年人常使用的區域，更應加強檢視。至於居住環境改良，需考量老人的體力、耐力、活動度及輔助器材的使用。改善居住環境時，需依老年人身體狀況及所使用之輔具來做規劃，以增強老年人日常生活功能。表 16-6 為依不同障礙類型老人環境改善之建議。

⊕ 表 16-6　老人環境改善之建議

認知障礙老人	視覺障礙老人	聽覺障礙老人	動作障礙老人	自我照顧困難老人
1. 減少環境雜亂 2. 將抽屜貼上標籤分門別類 3. 使用顏色材質或燈光之變化以區隔空間 4. 使用計時器以提醒事件 5. 使用瓦斯爐之安全開關	1. 使用高對比及低眩光之環境配色 2. 放大環境中字體 3. 環境中之擺設盡可能保持一致 4. 提供高密度低閃光之燈光設備 5. 以觸覺代償探索環境	1. 說話速度慢且清楚。不要使用高頻尖叫聲 2. 講話時面對對象 3. 使用書寫方式傳達訊息 4. 使用視覺閃示器吸引注意力 5. 檢核助聽器之適用狀況 6. 盡量減少需使用語言互動之活動	1. 減少環境中之危險障礙，如光滑地面、標示不清之樓面及建築障礙等 2. 調整椅子、櫃子及馬桶椅高度以方便站立 3. 浴室中提供扶手或使用洗澡椅，以確保安全 4. 盡可能提供真實環境之活動練習 5. 提供無障礙環境	1. 浴室中加裝扶手及防滑地板 2. 標示浴室之所在地點 3. 睡覺前減少喝水，避免晚上上廁所之危險 4. 定時處理廁所及洗澡事務 5. 教導老人注意膀胱脹滿狀況

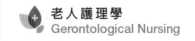

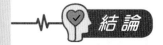 結論

　　復健的目的，在於使人在日常生活、休閒與工作活動當中，能夠發揮潛能及扮演適當的角色。整體而言，老人復健照護的成效有賴復健團隊成員的共同努力、詳細完整的復健評估與計畫擬訂，及合適的復健活動安排與執行。本章內容詳細闡述復健的角色與意義、復健團隊的運作、老年人的復健原則與目標、老年人的復健評估與計畫之重點，及不同復健階段之介入措施。期待本章之內容有助於護理人員對於老年人復健有較深入之認識，以提升老年人之照護品質。

Exercise

( )1. 下列何種專業強調利用參與有意義及有目的性的活動，以改善個案身體功能、姿勢
       控制能力以及自我照顧能力？(A)社會工作人員　(B)物理治療師　(C)職能治療師
       (D)語言治療師。

( )2. 老年人接受復健所面臨的問題和一般成人有很大的不同，下列何者不是老年人的特
       點？(A)伴隨多種慢性病　(B)功能角色的增加　(C)調適機轉複雜　(D)家庭支持系統
       減弱。

( )3. 有關關節活動度的測量下列何者正確？(A)肢體解剖位置的伸展位置視為 180°　(B)
       關節活動度量測結果，自動與被動運動所得常一致，因此不需特別標明　(C)量測時
       受測者衣服盡量少以減少誤差，但須注意尊重受測者的感覺　(D)記錄時應只記錄
       終止角度，不要記錄起始角度以避免混淆。

( )4. 臨床上常使用徒手肌力檢查來評量個別肌肉群主動收縮的力量，等級 F(3)代表？(A)
       完整關節活動度，抗地心引力，中度徒手阻力　(B)完整關節活動度，抗地心引力，
       無徒手阻力　(C)完整關節活動度，不能抗地心引力，無阻力　(D)以上皆非。

( )5. 下列有關步態的敘述何者錯誤？(A)直立期起始於腳跟著地，結束於腳底離地、腳趾
       翹起　(B)擺腿期則起始於腳趾離地，結束於腿向前移動，腳跟再著地　(C)直立期
       占整個步態約 30％，擺腿期約占 70％　(D)正常步幅（兩腳跟距離）約 50~70 公
       分。

( )6. 對於老年人的預防復健，適當的運動是最基本的復健之道。通常目標心跳區
       （30~45％的儲備心跳加上休息心跳）的範圍內能達到最好的運動效果，若一 80
       歲的老人，休息心跳為 80 次／分，則其目標心跳區應為？(A) 86~89　(B) 92~98
       (C) 98~107　(D) 104~116　次／分。

( )7. 老年人常有肌耐力下降的問題，除了平日需做運動訓練之外，也可善用省力技巧以
       節省體力，下列敘述何者錯誤？(A)可將日常生活中預備要做的事情事先整理排序，
       合併步驟、簡化活動及減少不必要的活動　(B)為了早點做完事情，應盡量減少中間
       休息的時間　(C)活動時應使用正確的身體力學以節省力氣及避免傷害　(D)若自身
       能力不足，可配合輔具以順利進行活動。

( )8. 急性期的復健包含醫療、物理治療及職能治療，下列敘述何者正確？(A)在運動開始前
       常先使用冷療以利運動進行　(B)電療法可用在有使用心律調節器的病人身上　(C)使用
       啞鈴或沙包來訓練肌力即是等長運動　(D)傾斜站立床可用來改善姿位性低血壓。

( )9. 失能的老年人常需要使用輔助器材，下列敘述何者錯誤？(A)輔具可能為高科技、低科技，現成商品或是改造過的物品　(B)護理人員可協助職能治療師評估適合個案使用的輔具　(C)視力減退的老年人可使用放大鏡或放大器來觀看書報、電視　(D)上肢關節活動度不足的病人宜穿著開口在背後的合身衣物。

( )10.失能的老年人居住環境需要適當的改善，以避免危險及增加獨立性，不同障礙類型需要做不同的環境調整，下列敘述何者錯誤？(A)對於動作障礙老人宜減少環境中之危險障礙並增設安全扶手　(B)對於視覺障礙老人環境中配色應該盡量低對比並使用眩光顏色　(C)對於認知障礙老人可在抽屜或櫃子使用標籤分類好物品以利拿取　(D)對於聽覺障礙老人應盡量使用低頻聲音，說話速度放慢且清楚，配合視覺訊息以利了解。

解答　參考文獻

CHAPTER

17

老年人的生活環境安全與生活品質

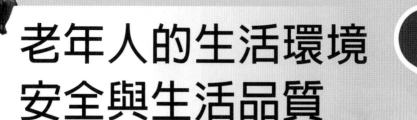

賴嘉祥　編　著

本章大綱

17-1　老化與生活環境需求

17-2　老年人居家安全環境

17-3　重大災難預防

17-4　環境系統評估與生活品質

17-5　老年人的生活品質

學習目標

研讀本章內容之後，學習者應能達到下列目標：

1. 了解高齡者之生活環境需求。

2. 了解高齡者之居家安全設施規範。

3. 了解高齡者常見之事故傷害及預防方式。

4. 了解環境系統評估法。

5. 了解高齡者之生活品質特性與照顧政策未來展望。

Gerontological
Nursing

心智圖 🔍

老化與生活環境

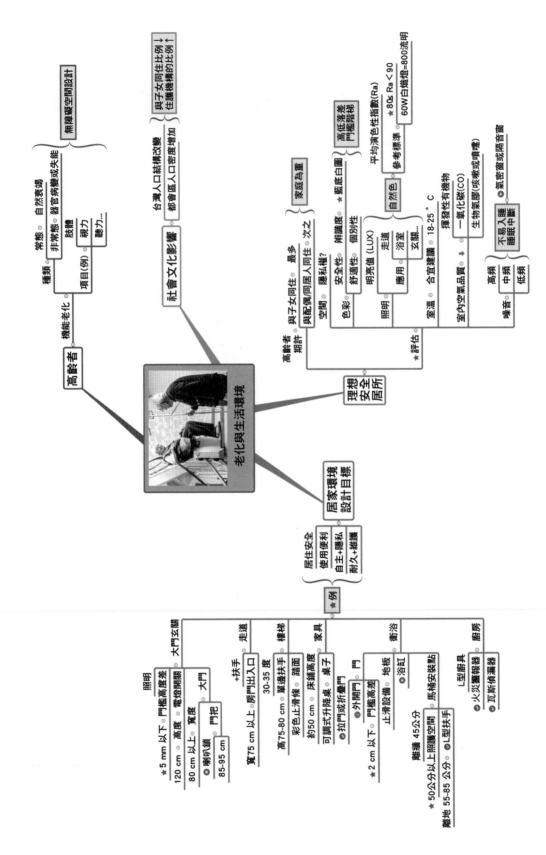

高齡者
└ 機能老化
　　├ 種類 ── 常態 ◦ 自然表竭
　　│　　　　 非常態 ◦ 器官病變或失能
　　└ 項目(例) ── 放體
　　　　　　　　├ 視力
　　　　　　　　└ 聽力…

無障礙空間設計

社會文化影響
└ 台灣人口結構改變 ── 都會區人口密度增加
　├ 與子女同住比例↓
　└ 住護機構的比例↑

理想安全居所
├ 家庭為重
├ 高齡者期許 ── 與子女同住 ◦ 最多
│　　　　　　　 與配偶同居人同住 ◦ 次之
│　　　　　　　 隱私權?
└ ★評估
　　├ 空間 ── 安全性
　　│　　　　 舒適性
　　│　　　　 個別性
　　├ 色彩 ── 辨識度 ── ★藍底白圖
　　│　　　　　　　　　　 自然色
　　├ 照明 ── 明亮度(LUX) ── 應用 ── 走道
　　│　　　　　　　　　　　　　　　　 浴室
　　│　　　　　　　　　　　　　　　　 玄關…
　　│　　　　 平均演色性指數(Ra) ── 參考標準 ── ★80≦Ra＜90
　　│　　　　　　　　　　　　　　　　　　　　 60W白熾燈=800流明
　　├ 室溫 ── 合宜建議 ◦ 18-25°C
　　├ 室內空氣品質 ── 揮發性有機物
　　│　　　　　　　　 一氧化碳(CO)
　　│　　　　　　　　 生物氣膠(咳嗽或噴嚏)↓
　　└ 噪音 ── 高頻 ── 不易入睡 ◦ 睡眠中斷
　　　　　　　 中頻 ── ◦氣密窗或隔音窗
　　　　　　　 低頻

居家環境設計目標
├ 居住安全
├ 使用便利
├ 自主+隱私
├ 耐久+維護
└ ★例
　　├ 照明 ── ★5mm以下 ◦ 門檻高度差
　　│　　　　 120cm ◦ 高度 ◦ 電燈開關
　　├ 大門玄關 ── 寬度 ── 80cm以上 ◦ 大門
　　│　　　　　　　 門把 ── 喇叭鎖
　　│　　　　　　　　　　　 85-95cm
　　├ 走道 ── +扶手 ── 寬75cm以上 ◦ 房門出入口
　　├ 樓梯 ── 30-35度
　　│　　　　 高75-80 ◦ 單邊扶手
　　│　　　　 彩色止滑條 ◦ 踏面
　　├ 家具 ── 約50cm ◦ 床鋪高度
　　│　　　　 可調式升降桌 ◦ 桌子
　　├ 門 ── 拉門式或折疊門
　　│　　　 ◦外開門
　　│　　　 ★2cm以下 ◦ 門檻高差
　　├ 衛浴 ── 止滑設備 ◦ 地板
　　│　　　　 ◦浴缸
　　│　　　　 L型扶手 ── 離牆45公分
　　│　　　　　　　　　 ★50公分以上照護空間
　　│　　　　　　　　　 離地 55-85公分 ◦ L型扶手
　　│　　　　 馬桶安裝點
　　└ 廚房 ── L型廚具
　　　　　　　 ◦火災警報器
　　　　　　　 ◦瓦斯偵漏器

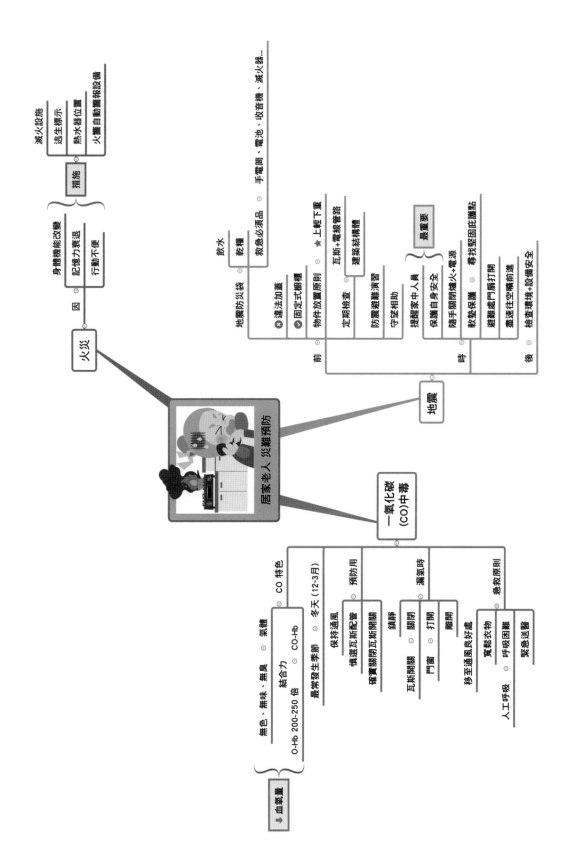

居家老人 災難預防

火災

- 因
  - 身體機能改變
    - 記憶力衰退
    - 行動不便
- 措施
  - 滅火設施
    - 逃生標示
    - 熱水器位置
    - 火警自動響報設備

地震

- 前
  - 救急必須品
    - 飲水
    - 乾糧
    - 手電筒、電池、收音機、滅火器…
  - 地震防災袋
  - 物件放置原則
    - ❌ 違法加蓋
    - ✓ 固定式櫥櫃
  - 定期檢查
    - ★ 上輕下重
    - 瓦斯+電線管路
    - 建築結構體
  - 防震避難演習
  - 守望相助
- 時　最重要
  - 提醒家中人員
  - 保護自身安全
  - 隨手關閉熄火+電源
  - 軟墊保護
  - 避難總門窗打開
  - 儘速往空曠前進
    - 尋找堅固庇護點
- 後
  - 檢查環境+設備安全

一氧化碳(CO)中毒

- CO 特色
  - 無色、無味、無臭　◎ 氣體
  - 結合力　O-Hb 200-250 倍　◎ CO-Hb
  - ↓血氧量
- 最常發生季節　◎ 冬天 (12-3月)
- 預防用
  - 保持通風
  - 橫裝瓦斯配管
  - 確實關閉瓦斯開關
- 漏氣時
  - 鎮靜
  - 瓦斯開關　◎ 關閉
  - 門窗　◎ 打開
  - 離開
- 急救原則
  - 移至通風良好處
  - 寬鬆衣物
  - 呼吸困難　◎ 人工呼吸
  - 緊急送醫

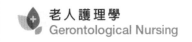

前言 Foreword

依據聯合國世界衛生組織(WHO)之定義，當一地區 65 歲以上人口占總人口數達 7%以上時，則為高齡化社會。由內政部調查至 2022 年 8 月底止，我國老年人口計 400.4 萬人，占總人口比例為 17.26%（內政部戶政司，2022），高齡化時程較世界各國快速，1993 年進入高齡化社會，2018 年轉為高齡社會，推估將於 2025 年邁入超高齡社會（國家發展委員會，2022）。我國人口老化指數較日本、南韓、德國為低，但比加拿大、法國、英國、新加坡、美國及澳洲、紐西蘭、中國大陸、馬來西亞、菲律賓為高（國家發展委員會，2022）。國家發展委員會指出，我國人口少高齡化現象將更趨明顯，預估 2070 年 65 歲以上老年人口所占比率將升至 43.6%，2022 年約每 4 個青壯年人口扶養 1 位老年人口，2070 年將變為每 1.1 個青壯年人口扶養 1 位老年人口，為因應高齡社會提早到臨，需開始注重老年經濟安全、完善醫療照護體系、開發銀髮產品及營照友善高齡生活環境等議題（國家發展委員會，2022）。

為了使民眾在老化的過程中，因身體或生理狀態之改變而能適應居住環境或生活方式，事前規劃建構安全及方便性居住環境，與提升生理層面與生活品質是重要的課題，其建議之設施規範於下列各節中詳述。

17-1 老化與生活環境需求

一、生理老化與環境相關性

高齡者因身體機能老化，而衍生出「常態性老化」與「非常態性老化」。前者是因老年人身體各器官自然衰竭老化，而後者是老年人因疾病使得器官病變或失能。不論是何種因素導致老年人生理老化，其對居住或活動環境所造成之障礙，都須一併考慮，以達無障礙之空間設計與規劃。

表 17-1 為老年人因身體機能老化所帶來之障礙與環境改變之對應方式。因此，對於身體功能障礙之老年人，在居家環境及活動範圍之設施及照護方式都須妥善因應，以符合其需求及居住安全，並避免意外事故之發生，及提高生活品質。

⊕ 表 17-1　身體機能老化及環境改變之對應方式

	身體機能老化項目	環境改變之對應方式
肢體障礙	1. 上肢障礙：截斷上肢或罹患關節炎 2. 下肢障礙：下肢麻痺或配戴義足 3. 自力推輪椅：上肢健全、下肢麻痺 　 照護輪椅：四肢麻痺	1. 注意上肢活動範圍內之門把、開關型式、位置高低及使用方便性 2. 須設立扶手，避免設置坡道及拐杖使用需較大通道 3. 注意輪椅通道寬度及迴轉空間，考慮開關、器具及儲物高度
視覺障礙	1. 視力退化 2. 盲、準盲 3. 視野障礙	1. 加大標示字體、明亮照明與辨識佳之色差 2. 利用較佳觸感、點字及聲光裝置，除去通道障礙物 3. 利用標示、聲光裝置及除去通道障礙物
聽覺障礙		利用手語、標識、記號或語音聲響來提醒使用人，而對於因大聲震動產生之敏感，應設置隔音裝置
其他障礙	1. 心肺功能與肌肉組織彈性減弱 2. 思考力、記憶力減退 3. 日常生活照顧能力減退	1. 購買或設置簡易醫療器具 2. 安裝提醒裝置及緊急事件通報按鈕 3. 家人或專業看護陪伴

二、社會文化與環境對老年人的影響

　　社會文化與環境的變遷，影響著現代居民對居住與生活環境之選擇。過去臺灣地區仍存有較多的農村三合院及日式建築風格之住屋庭園，常見於鄉村、老舊眷村及南投的中興新村舊址，此住宿風格不管是小孩、老人都有一寬闊之活動空間，甚至在社區中仍有許多大樹林蔭可提供退休老年人閒聊與下棋之聚會場所。但隨著臺灣人口結構之改變、都會區人口密度增加、小家庭興起及政府獎勵都市更新計畫等因素，逐漸以大樓來取代過去的住屋習慣，導致影響了居住文化。例如：以臺灣中、南部民眾之觀念而言，仍存在「有地私有財」，且比較不習慣居住於高樓之建築，而以透天厝或別墅為主，但為了解決老年人行動不便之因素，故衍生出過去所沒有的「孝親房」及「電梯別墅」之建築設計概念。因此，住宅必須具備可變性，以因應高齡者不同身心狀況之空間需求，使高齡者的晚年依舊保有持續、主體與安全的居住環境（謝，2004）。

因高齡化社會最直接面臨的挑戰就是老人照顧問題。居住型態也由過去大家庭三代同堂的居住方式，轉變為核心家庭居多。但近年臺灣平均每戶人口降為 2~3 人，雖老人有半數以上希望「與子女住在一起」，但比起 2013 年，比率降低 11.38%，住在安養護機構的比例則從 2009 年 2.8%提高到 2017 年 12.7%。

從上述人口及家庭結構的改變，對於老人長期照顧、養護及安養機構就養之需求亦隨之增加，其中長期照護型機構使用率最高，養護型機構次之，安養機構居第三。生活可自理之 65 歲以上老人惟未來願意進住安養機構者有 12.7%，而生活無法自理之 65 歲老人之入住意願則上升至 35.3%（衛生福利部，2017），顯示生活自理能力為影響入住與否之原因之一。

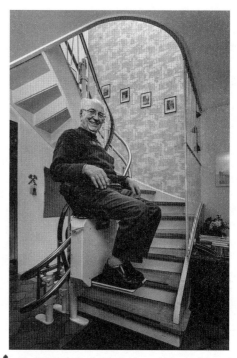

住宅須因應高齡者身心狀況來提供需求（圖中為樓梯坐式升降機）

有鑑於老年人之居住習慣與家庭功能的轉變，老人福利需求日趨多樣化，在高齡化社會中更顯重要，以下將介紹行政院衛生福利部於 2017 年公告之老人福利服務內容（衛生福利部，2017）：

老人福利服務在高齡化社會中亦顯其重要性，列為政府施政重點，自 1980 年老人福利法公布施行，政府與民間更據以積極推展各項福利服務，且為因應高齡化社會之快速變遷所引發新的需求，老人福利法於 2015 年修正，明定老人請領的各項現金或補助都不能扣押或供擔保；此外，因現行法令規定，低收入老人生活津貼、特別照顧津貼發放，有部分縣市限制設籍需滿一定期間才可領取，導致部分老人因遷戶籍而暫時領不到津貼。新法修正通過，取消中低收入老人請領津貼設籍時間限制。此外，新法也納入「以房養老」制度，以活化老人資產。現行老人福利服務主要重要措施如下：

1. **保障經濟安全**：除軍、公教及勞保等社會保險之老年給付及退休金等為第一層老年經濟安全保障外，持續針對未接受公費安置之中低收入老人，依

其家庭經濟狀況，每月發給「中低收入老人生活津貼」，並於 2008 年 10 月 1 日開辦國民年金保險，對於國民老年之基本經濟安全更多一層保障。

2. **健康維護**：補助年滿 65 歲以上經醫師評估需裝置活動假牙且領有中低收入老人生活經貼等五項資格者，可向各地方政府提出申請（中低收入老人補助裝置假牙實施計畫），亦可申請相關中低收入老人醫療費用補助、中低收入老人重病住院看護費補助，協助經濟困難及減輕老人繳納保險費或部分負擔醫療費用之負擔，以加強老人健康維護。

3. **照顧服務**：為因應高齡與失能人口成長帶來長期照顧需求的增加，自 2008 年起推動「我國長期照顧十年計畫」，另為建構優質、平價並普及的長照服務，完備社區照顧體系及機制，積極規劃長照十年 2.0 計畫，以長照十年 1.0 計畫為基礎，服務對象從 4 類擴大至 8 類，以積極回應民眾需求。

   (1) 居家式及社區式照顧服務：推動長照服務，滿足失能、失智症者服務需求，同時活化閒置空間轉型布建日照服務。另為整合長照服務體系，自 2016 年起推動社區整體照顧服務體系。另為積極向前優化社區初級預防功能，自 2005 年鼓勵民間團體及社區發展協會投入社區照顧服務，設置社區照顧關懷據點，結合在地人力及資源，提供社區老人所需之關懷訪視、電話問安、餐飲服務、健康促進及轉介服務等初級預防照顧服務。

   (2) 機構式照顧服務：透過平時輔導查核、評鑑機制，及每年補助民間團體辦理各項機構工作人員研習訓練、改善設施設備等措施，協助機構提升服務品質，並鼓勵機構能多元經營，以滿足日漸增加之老人長期照顧需求。

4. **社會參與**

   (1) 教育及休閒：補助民間團體辦理多元化長青學苑、屆齡退休研習、研討會、健康講座、長青運動會、槌球比賽、老人歌唱比賽等各項老人福利活動，每年配合重陽節慶，辦理重陽節系列慶祝活動，展現老人活力與才藝，並提供搭乘國內交通工具、進入康樂場所及參觀文教設施半價優待；有關文教設施為中央機關（構）、行政法人經營者，平日應予免費，俾鼓勵老人多方參與戶外活動，促進身心健康。

   (2) 結合民間團體定期推展行動式老人文康休閒巡迴服務，利用巡迴關懷專車深入社區，提供福利服務、健康諮詢、生活照顧、休閒文康育樂等服務，將相關資訊遞送至有需求的家庭。

三、老年人的理想安全居所

依據衛福部 2017 年度發表的老人狀況調查報告中指出，65 歲以上老人理想的居住方式主要希望「與子女同住」者占 54.3% 最多，其次為「僅與配偶或同居人同住」者占 26.2%，與 55~64 歲國民在 65 歲以後希望的理想居住方式相同，顯示老人對於老年生活的規劃，主要仍以家庭為重。

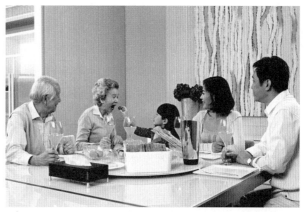

🔟 老年人認為居家是最理想養老居住方式，期望與家人同住

由上述調查可知，老年人仍期望與子女同住或與配偶同住，換言之，老人認為居家是最理想養老居住方式。為增強家庭照顧能力，以使高齡者晚年仍能生活在自己所熟悉環境中，並獲得妥善照顧，子女在選購房屋（含：區域環境及地點）、室內擺設及設備時，都需將老年人之安全、日常活動之便利性、無障礙設施、心理舒適性及自主獨立性等因素一併考慮。彙整上述因素後，勾勒出老年人理想安全住所，必須藉由下列項目來評估：

（一）空　間

是否擁有控制環境之隱私權，及有獨立之空間做自己的事？這些一直是老年人與他人居住最重視的問題。過去仍有許多獨居老人，寧可居住在自己熟悉的髒亂，或破舊的惡劣環境住所，也不願接受社會局或相關單位安排進住與他人共住之安養機構（如：仁愛之家）。主因是遷入一陌生之環境，安全感降低，況且需配合團體生活方式，使得原來自主之生活作息及隱私都迫被改變，甚至導致因一言不合就產生口角及互殘之意外發生。

（二）色　彩

老年人因視覺漸次減退，而人類接受外界訊息之感覺器官，以視覺占大部分約 85%、聽覺占 10%、嗅覺、觸覺、味覺等占 5%（曾，1997）。居住環境的色彩布置之選用，足以影響居住者心理感受之安全性和舒適性，在符合高齡族群之顏色喜好度調查顯示，以偏好「紅」、「黃」、「綠」色等鮮明之色彩，顯示他們嚮往年輕和喜悅之心理（高，2002）。因此，視覺設計對老年

人接收訊息有極重要之影響，在規劃居住環境之色彩配置及器具選用，都需考慮顯而易見之對比色彩，尤其是有高低落差之門檻及階梯，可因色差之辨識而減少跌倒。得田哲男(1995)研究亦指出，在相同顏色的辨識程度中，老年人需多出年輕人 1.6 倍之色差才能辨別出來，國內相關研究也指出老年人要辨別出表面色的差異程度是年輕人的 2.6 倍（鄭，2001），故在老年人辨識力下降的情況下，選用同一色系之看板或材質是不適當的。且也需注意建築材料與設備元素的影響，其紋理（仿物圖案、抽象圖案）、顏色本質、色彩對比之組合等因素，會讓患有失智症的老年人產生幻覺（鄒，2008）。

因此，要增加色彩之辨識度，可根據色彩不同的運用，而達到能從遠處看到或不能看到之顏色，「紅」、「黃」、「橘」等顏色色系，是調查中高齡族群認同屬於明亮、清晰之色彩，而明度較暗、屬於混色系之「灰」、「紫」、「藍」色，較易造成視覺焦點的模糊化，使得感受不明顯，故不適合針對高齡化於警示與辨識功能上之設計（高，2002）。除了鮮豔與明度之差異外，有效的運用色彩調和與對比搭配，可提升色彩明視功能之趨向，且有助於實用之高齡化設計，表 17-2 為底色與圖色之視覺差異辨識度，其中最佳的辨識度是藍底白圖。

⊕ 表 17-2　底色與圖色之視覺差異辨識度

底　色	圖　色	視覺辨識度
白	黃	消失
藍	白	可辨識
黑	紫	變色、矇矓，辨識困難
白	紫	變色，不容易辨識
黑	藍	完全看不見
黃	黑	無法分辨底色

※ 資料來源：楢崎雄之(2002)．*圖解高齡者、身障者無障礙空間設計*（崔征國譯）．詹氏書局。（原著出版於 2000 年）

（三）照　明

光可明顯改變一空間的視覺觀感，照明透過視覺而影響人在環境中的感知、印象、情緒及行為態度之表現。例如：可增加吸引力、視覺空間之放大、營造愉快之氛圍、親切或溫暖之感受等。因此，在規劃適合老年人之照明環境時，須考慮下列項目：

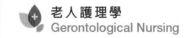
★ 適中的環境照度

依據中華民國國家標準(National Standards of the Republic of China, CNS)對照度之定義為單位面積內所射入光的量，即光束除以面積(m^2)所得到的值，用來表示某一場所的明亮值，以 LUX 來表示。適度之照明可提供老年人居家安全與便利，表 17-3 為 CNS 對居住環境所提供之照度標準，但此規範並未針對老年人，故可適度調整因應不同年齡之老年人提高照度，但仍需避免防止眩光或刺眼。

⊕ 表 17-3　CNS 規範之居住環境照度標準

居住環境		照度(LUX)
自家住宅	客廳、起居間、走廊摟梯、陽臺、車庫	30~75
	書房、廚房餐廳、洗手間	50~100
	臥房	10~30
	玄關	75~150
	門或庭園走道	10~15
集合住宅	服務臺、會客室	200~300
	各棟出入口、走廊、階梯	100~150
	電梯走道、電梯、洗衣間	150~200
	安全梯、車庫	50~75

★ 適中的演色性

由於光源的種類不同，會影響看到物體之顏色，故演色性越高的光源下看到的物體會越接近自然色。常用來表示演色性之色視度優劣的代表指數稱為平均演色性指數(Ra)。依據國際照明委員會(International Commission on Illumination, CIE)規範，在燈的使用領域或用途中，並未對老年人之住所或相關安養機構提供使用建議，但仍可參考針對醫院及一般住宅之設施標準為 $80 \leq Ra < 90$，如有節能需求亦可選用適合之 LED 燈炮，如想替換 60W 白熾燈的亮度，其建議相對應 LED 燈泡光通量約 800 流明，CNS 15630 已規範相對應值，選購時需特別注意，避免亮度不足。因此，建議選用之燈泡如表 17-4 所示。

➕ **表 17-4　主要光源的平均演色性指數(Ra)**

燈泡種類	Ra
日光燈三波長	80
省電燈泡	85
鹵素燈泡	100
一般燈泡（白熾燈泡）	100
LED 燈泡	275*

註：*CNS 規範 LED 燈泡 Ra 的要求為 75 以上。

★ 適度的自然光

近年來能源缺乏，有許多綠色建築推行採自然光之設計，可利用窗戶、窗簾種類及屋頂透光板適度之規劃，讓自然光進入屋內，不但節能亦可對老年人提供適度之陽光照射，對健康有所助益。

★ 適合的照明設備

依老年人活動空間性能不同，裝設適合之照明設備。例如：玄關鞋櫃之穿鞋腳燈、走道及階梯旁之壁燈等。

（四）室　溫

老年人因新陳代謝及體溫調節功能之生理改變，對於環境中之氣溫驟冷與驟熱甚難適應，特別是在冬天須提防因體溫持續在 35℃以下所得到之「老人低溫症」。主因是老人的身體機能大部分出現老化，使得體內產熱減少，而覺察到溫度降低之身體機能敏感度亦下降，且皮膚血管反應比較遲鈍，不能適度地收縮，故喪失之熱量相對較大，使得體溫無法維持在一定的水平。因此，室內建議安裝空調設備或暖氣機是必要的，以維持適度之居住溫度為 18~25℃。

（五）室內空氣品質

對於塗料或膠合劑應選用不傷身體之環保材質，亦可安裝排氣扇、開啟氣窗或空氣清淨機，以藉由空氣流通與淨化空氣降低室內揮發性有機物、一氧化碳(CO)及生物氣膠（咳嗽或噴嚏）等之傷害，目前環保署已陸續在推動公共場所室內空氣品質之稽查工作，以確保室內人員健康規範。

（六）噪　音

依據我國環保署對噪音之定義是指超過管制標準之聲音。噪音又可分為高頻、中頻與低頻，近年來，高、中頻噪音之防制已獲得適度之改善，惟獨住家

中或居住環境周遭之馬達運轉、空調冷卻水塔及冰箱之壓縮機等發出之低頻噪音，尚無法有效偵測出噪音源，而老年人因本身之睡眠型態及週期之改變，導致不易入睡或睡眠易被中斷。因此，不論是居家環境或室內器具之擺設（例：抽水馬達或冰箱），都應考慮老年人之臥室位置，及窗戶可安裝氣密窗或隔音窗，以降低或避免外界噪音之進入。

17-2 老年人居家安全環境

　　訂定明確之居家安全環境設計目標，及配合適當之居家設計，除可有效避免意外事故之發生，並可間接提升生活品質。為達成其前述要點，須考量之設計目標及設施規範建議分述如下：

一、環境設計目標

　　環境設計目標主要是針對一般及功能缺損之高齡化居住者，在認知上與行動力衰退等問題，而建構符合需求者的居住環境。理想的居住環境應包括：(1)確保居住安全；(2)避免事故傷害；(3)考量因身、心機能衰退者使用便利性；(4)提升老年人日常生活動作之獨立自主能力及隱私；(5)耐久性及維護管理容易。因此，為符合上述之要項，對於訂定環境設計目標應涵蓋下列需求：

1. **加強水平活動之方便性**：在居家活動中，水平活動是屬較頻繁之行為，為了增加其便利性，需考慮門檻及地板之高低差、出入口及走道之有效寬度、扶手設置位置及足夠之照明等因素。

2. **加強垂直移動之方便性**：在垂直移動時需注意樓梯之型式、階梯踏面及高度、樓梯坡度與扶手設置、階梯旁設置壁燈等，亦可考量增設輔助升降機，而在浴室及廁所之跨入部分也須一併考量。

3. **增加日常活動之動線及操作之方便性**：對於下肢障礙或失能之老年人，在使用輔助器具時，須有足夠之緩衝空間及良好之動線，必要時也可將照護者之使用空間考量進去。

4. **注意器具、材質及操作功能之方便性**：老年人因手指關節機能退化，甚至截肢等因素，在選購器具時需注意其材質及操作功能，盡量以材質觸感佳、省力、功能簡易及自動化等為主。

5. **因應及緊急通報事故之設施**：因老年人之記憶力功能衰退及緊急事故之呼救，須於臥室、廚房及浴廁安裝警告及呼救之設施，例如：一氧化碳偵測器、火災警報器、緊急求救鈕等，必要時也可加裝保全系統及遠端照護服務。

6. **耐久性及維護管理容易**：選用各項設施及器具需具備耐用性及維護管理容易，避免損壞時傷及身體或修復困難，及待料時間過久，影響居住品質及安全。

二、一般居家設計要點

（一）大門玄關

1. **鞋櫃式穿鞋臺**：方便鞋子收藏與穿脫。

2. **照明**：除全面照明外，可在鞋櫃旁設置壁燈，以方便鞋子穿脫。

3. **門檻與門廳高度差**：雖為了防止風雨及蚊蟲入侵，但建議高度差在 5 mm 以下，並選用灰褐色門檻，但盡可能不要設置高度差。

4. **電燈開關**：門廳、走道及客廳可選用大型面板及夜光式之三向開關，對站立者時開關設置高度約 120 cm。

5. **大門**：有效寬度（指門寬減去門厚的寬度）80 cm 以上。門把可選用押桿式較一般門把省 1/3 之力量（避免使用喇叭鎖，因老年人握力不足），設置高度為 85~95 cm。建議採用可開啟 90 度以上之子母門大門，且關門時具有減緩速度之裝置，亦可考慮安裝電視對講機及遙控電門，以方便開關門。

（二）走道與房門

1. **走道寬度**：肩寬（含服裝寬度）＋步行時身體擺動寬度約 78 cm 以上，若是走道局部有柱子約 75 cm 以上。

2. **走道扶手**：盡量採用連續設置之橫式圓形扶手，直徑約 30~35 mm，設置高度約 75~80 cm 高。

3. **照明**：避免使走道與居室產生照明差。

4. **房門出入口**：有效寬度 75 cm 以上。

（三）階梯與地板

1. **樓梯形狀**：樓梯中途要設置平臺。

2. **樓梯坡度**：30~35 度是容易上下階梯之坡度。

3. **扶手**：樓梯坡度低於 45 度時設置單邊扶手，扶手高度為階梯端部向上 75~80 cm 處，形狀及直徑與走道扶手相似。

4. **踏面**：踏面可裝設彩色止滑條且不可與梯面同色，以防止踏錯樓梯造成翻落，並需黏貼平坦。

5. **照明**：除全面照明外，可在牆壁設置腳底燈，以防止上方照明所產生之陰影。

6. **地板**：需防滑及耐磨擦材質。

（四）家 具

1. **衣架掛鉤**：高度約 150 cm。

2. **防撞護條**：突出於家具平面之把手避免尖角，並可貼上家具側邊防撞護條。

3. **櫥櫃前空間**：至少要有 90 cm 的活動深度。

4. **床鋪高度、下方空間及擺設**：約 50 cm，選用下方有抽屜之床鋪，擺設時至少有兩邊不靠牆，方便上下床。

5. **儲藏櫃**：櫃深為 40 cm 以下，最高層 160 cm。

6. **曬衣架高度**：選用可升降式之不銹鋼曬衣架，或是高度 150 cm 之固定型曬衣架。

（五）浴室與廚房

★ 浴 室

浴室不僅是提供洗澡，亦是舒緩身心疲勞的場所，由於屬較小的空間，因此若要符合老年人之設計需注意下列事項：

1. **門窗**：建議採用拉門或折疊門為原則，若是採用外開門時（避免選用內開門，可避免撞擊及方便急救），需採用外面可緊急開啟之門鎖，門窗玻璃亦可考慮用樹脂板，或強化安全玻璃。

2. **浴室門檻高差**：採取 2 cm 以下（日本長壽社會規範住宅設計指針基準），或不設置高差。

3. **浴室出入口**：針對健康之年長者，有效寬度須為 65 cm 以上。

4. **照明**：為避免因水氣凝結滴落頭上或亮度被蒸氣所阻隔，建議燈具安裝於水龍頭與鏡子上方之牆壁。

5. **淋浴設備**：選擇可簡易控制水溫之器具，及可調整高度之蓮蓬頭固定器。

6. **地板**：一般浴室地板是鋪設止滑磁磚，若覺得效果不佳可再鋪設一層止滑的顆粒塑膠軟墊，或緩和跌倒之衝擊材質。

7. **水龍頭把手**：採用容易操作之長推桿式之把手。

8. **浴室暖房乾燥機**：可提供浴室暖房、乾燥、涼風及換氣等功能。在冬天入浴時可先進暖房 5~10 分鐘，溫度上升後關閉系統再進入沐浴，較不因汽化熱而產生涼意。

9. **扶手**：參考表 17-5。

🔍 **表 17-5　浴室建議安裝扶手之優先順序、用途及位置**

優先順序	安裝位置／形式	用 途	備 註
1	浴缸旁之牆面（自地板下端起 60 cm，長度 80 cm 以上）／縱式	跨越浴缸之攙扶	浴缸專用
2	浴缸旁之側牆（從浴缸邊緣上端起 10 cm）／橫式或 L 型	坐於浴缸時之攙扶	浴缸專用
3	浴室出入口之牆面（自地板下端起 75 cm，長度 60 cm 以上）／縱式	維持開關浴室門所須之姿勢攙扶	
4	淋浴場地之牆面（自地板下端起 60 cm，長度 80 cm 以上）／縱式	淋浴坐立時之攙扶	淋浴專用
5	浴室內之牆面（自地板下端起 75 cm）／橫式	浴室內行走之攙扶	

10. **浴缸之選購**：不建議使用，因須跨入或起身而發生跌倒危險。若需安裝則建議如下：

    (1) 浴缸長度：95~105 cm。

    (2) 浴缸深度：需避免水壓對老年人心臟與肺部產生負擔，採用半身浴較理想約 50~55 cm，亦可選用階梯式浴缸。

    (3) 安裝浴缸內握把：購買有設置把手於側面凹處之浴缸。

    (4) 浴缸邊緣高度與寬度：高度 35~45 cm 為宜，選用寬度 70~75 mm，以方便進入時當握把使用。

11. **洗澡用椅子**：不建議設置浴缸，可選擇座面高度 25~30 cm 之洗澡用椅子。

12. **洗澡盆放置檯**：高度約 30 cm，水龍頭約 60 cm 高，見圖 17-1。

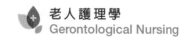
13. **廁所**

(1) 馬桶：選用座式馬桶及免治馬桶蓋。

(2) 緊急通報鈕：置於坐在馬桶上可觸及的位置，及萬一跌倒時之地板附近兩處。

(3) 馬桶安裝點：馬桶底座中心離牆 45 cm，另一面可考慮設置 50 cm 以上之照護空間，詳細長度與設置參閱圖 17-2。

(4) 桶旁扶手：設置 L 型扶手，為地板上約 55~85 cm，詳細長度與設置參閱圖 17-3。

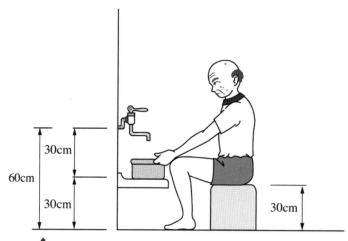

圖 17-1　洗澡用椅子及洗澡盆放置臺之高度

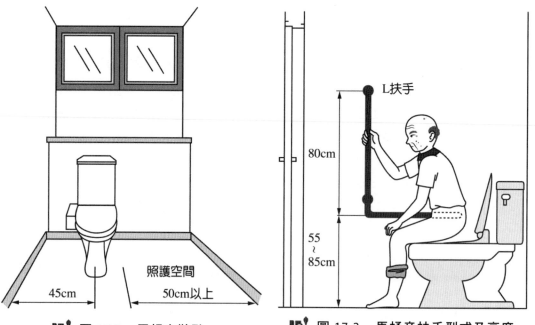

圖 17-2　馬桶安裝點

圖 17-3　馬桶旁扶手型式及高度

★ 廚 房

1. **廚具之選用**

(1) 選用 L 型廚具，亦方便輪椅使用者。

(2) 流理檯高度：80~85 cm。

(3) 調理檯高度：75~83 cm（脊髓損傷者：60~75 cm）（黃，2014）。

(4) 瓦斯爐臺高度：73~78 cm（脊髓損傷者：烹飪臺高度為 64~75 cm）（黃，2014）。

2. **瓦斯爐臺**：選用防乾燒之並列雙口型較安全，亦可選用不會產生火焰之電爐及電磁爐，但配戴心律調整器之患者不宜使用。

3. **火災警報器／瓦斯偵漏器**：使用自然瓦斯者（比重較輕），則在天花板裝置偵漏器，而桶裝瓦斯（比重較重）則於地板高度 30 cm 以上裝置偵漏器。其他相關項目則可參考本章 17-3 節之規範。

三、功能缺損的老年人居家設計要點

一般功能缺損的老年人涵蓋肢體障礙、視覺障礙、聽覺障礙，及其他體內器官衰竭或精神狀態等，在考慮居家設計時，須將看護者及輔助設施（例如：輪椅、步行輔助器）等空間一併考慮。

（一）大門玄關

1. **電燈開關**：門廳、走道及客廳可選用三向開關，坐輪椅者設置高度約 80 cm 高。

2. **大門**：有效寬度（指門寬減去門厚的寬度）80 cm 以上。若以輪椅的使用者為考量，可選用上、下開啟的電動捲門較適宜，及輪椅之專用斜坡道。

3. **對講機**：高度約 125 cm。

（二）走道與房門

1. **走道寬度**：肩寬（含服裝寬度）加步行時身體擺動寬度，約 85 cm 以上；走道與門之間供輪椅的迴轉直徑須有 140 cm，拐杖使用者迴轉直徑須有 120 cm 以上。走道旁可設置輪椅防護板，以保護牆壁裝修材料及防汙染。

2. **走道扶手**：須能提供下肢障礙者支撐身體橫向移動之重力，盡量採用連續設置之橫式平坦形扶手，扶手寬度直徑約 60~70 mm，設置高度約 60~65 cm 高。

3. **照明**：若有視覺障礙之老年人，需提高照明度，或安裝自動感應開關燈具。

4. **房門出入口**：方便輪椅使用者進出，有效寬度 85 cm 以上；拐杖使用者的步行有效寬度 90 cm 以上。

（三）階梯與地板

1. **樓梯坐式升降機**：如家中仍需上下樓梯者，可安裝樓梯坐式升降機（參考第 16 章圖 16-24、16-25），其比安裝電梯節省花費與空間。

2. **地板**：需防滑及耐磨擦材質。

（四）家　具

1. **床鋪**：可選用有床欄及調節高度之裝置，其床尾與牆壁間之距離至少 1 公尺（參考老人福利機構設立標準）。

2. **衣櫥**：選用可調式之雙邊升降衣架之衣櫥。

3. **桌子**：選用可調式之升降桌，桌面高度約 65 cm，且下方為開放式，以方便輪椅進入。

4. **儲藏櫃**：櫃深為 40 cm 以下，最高層 135 cm，詳見圖 17-4。

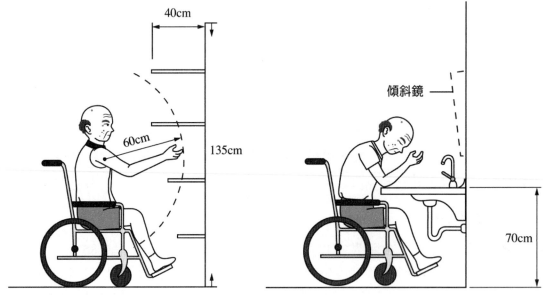

🔹 圖 17-4　儲藏櫃深度及高度　　🔹 圖 17-5　洗面檯及傾斜鏡之配置圖

（五）浴室與廚房

★ 浴 室

1. **洗面檯及傾斜鏡**：建議採用下方開放型洗面檯，當輪椅靠近時，可避免撞擊膝蓋，而檯面安裝高度約 70 cm 高，詳見圖 17-5。

2. **浴室出入口**：要確保浴缸出入輔助器所需的座椅空間及照護入浴之需求，出入口的有效寬度須為 65 cm 以上，若需照護時為 70 cm 以上。

3. **照明**：安裝自動開啟開關。

4. **水龍頭把手**：採用自動感應式。

5. **電動病人移位機**：重度殘障患者，基於安全及健康的考量，需藉助醫療儀器轉位置洗澡床，以減輕照顧者搬動被照顧者的負擔，因為長期的搬動下可能造成照顧者腰椎的受傷，同時被照顧者亦可能因不正確的搬動姿勢而二度傷害。

6. **洗澡床椅／充氣洗澡床**：選購不銹鋼之輪椅式洗澡床，使行動不便之老年人可先坐輪椅式洗澡床到浴室，再轉換成洗澡床（圖 17-6）。如浴室空間或經費不足可選用充氣洗澡床取代。

7. **馬桶**：對臥病在床或步行至廁所困難的人，選用活動式洗澡便盆椅較便盆來得舒適。

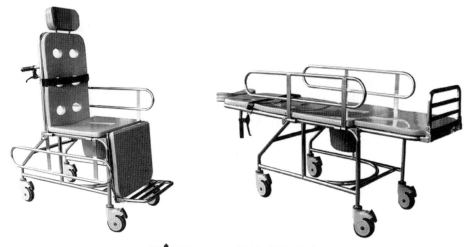

🔖 圖 17-6　輪椅式洗澡床

★ 廚 房

廚具之選用注意事項如下：

1. 選用 L 型廚具，下方為開放式料理檯。

2. 流理檯及調理檯高度：輪椅使用者為 75 cm。

3. 脊髓損傷者流理臺操控作業面配置深度不得超過 40.9 cm、寬度不超過 109.2 cm（黃，2014）。

4. 選用遙控開關之排油煙機及升降式吊櫃，若是廚房設置固定式吊櫃高度為 120 cm（圖 17-7）。

5. 如護理之家用餐空間設計建議每人基本享有用餐空間面積建議 2.76 平方公尺（0.83 坪）（陳，2015）。

6. 脊髓損傷者建議廚房走道空間理為 150 cm（黃，2014）。

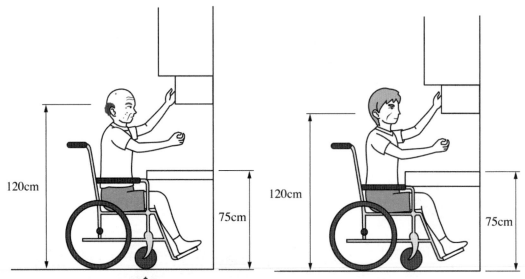

 圖 17-7　調理檯高度及固定式吊櫃高度

17-3　重大災難預防

　　2021 年 65 歲以上老年人口總死亡人數比例呈現逐年遞增，主要死亡原因中，事故傷害占第 9 位（衛生福利部，2022）。近年來老年人因事故傷害比例約維持 2.5%左右，顯示老人安全未受重視。因此，居家老年人常見之火災、地震及一氧化碳中毒等重大災難預防，亟需給予適當之預防措施，及正確保護自我之觀念。

一、火　災

因火源每天都會使用，火災預防可說是居家安全中極為重要之事，輕者財物損失，重者則喪命，況且老年人因身體機能改變，因記憶力衰退導致常忘記正在使用火源進行烹飪或燒開水，或是因行動不便逃避不及而嗆傷或喪命。由 2021 年統計資料可知，因火災死亡人員以老年人（65 歲以上）最高，約占 37.0%，又以 70 歲以上為主（內政部消防署，2022），顯示國人應重視弱勢族群之火災預防教育。以下為常見之老年人因火災而喪命真實之案例，來說明火災預防之重要性。

★ 案例 1

2016 年某縣市，長照中心因抽風機電線走火，造成 6 死亡。

★ 案例 2

2017 年某縣市，安養中心發生火警，其中有 4 人被發現時已經無呼吸。

從上述真實案例可知，主要都是用火不慎或是逃生不及而喪命。此外，自從 2011 年 3 月 6 日臺中市某夜店因使用明火表演不慎造成 9 死 12 傷，營業場所內進行明火表演是否妥適及應否進行管理，引發國人關注。因此，消防法已於 2011 年 12 月 31 日進行修正，明訂未經主管機關許可不得使用以產生火焰、火花或火星等方式進行表演性質活動，違者處新臺幣 3 萬以上 15 萬以下罰鍰，且施放天燈未經主管機關許可，不得為之。未來如在退休人員聚會或安養中心舉辦相關活動期間也應注意避免觸法，以防止意外發生。因此，家中設置滅火設施、逃生標示及熱水器之安裝位置變得格外重要。但在老年人居家安全之火災預防方面並無專設之法源規範，但仍可參考相關之老年人安養機構或活動機構等設施規範。依消防法第六條第三項規定各類場所消防安全設備設置標準（2013 年 5 月 1 日修正），其中有關老年人平日活動之場所如下：

1. **甲類場所：**醫院、療養院、長期照護機構（長期照護型、養護型、失智照顧型）、安養機構、老人服務機構（限供日間照顧、臨時照顧、短期保護及安置者）、護理之家機構、身心障礙福利服務機構（限供住宿養護、日間服務、臨時及短期照顧者）。

2. **乙類場所：**老人文康機構、甲類中未規範之老人服務機構及身心障礙福利機構、集合住宅、寄宿舍、住宿型精神復健機構。

其中甲類場所及總樓地板面積在 150 m² 以上之乙類場所，規定應設置滅火器。另外，依據不同建築物樓層高度及地板面積，亦有訂定消防栓設備、自動撒水設備、火警警報設備、瓦斯漏氣火警自動警報設備、緊急廣播設備、標示設備、緊急照明設備、排煙設備、緊急電源插座等設置規範。

1. **滅火器設置**：設有滅火器之樓層，自樓面居室任一點至滅火器之步行距離在 20 m 以下，固定放置於取用方便之明顯處所，並設有長邊 24 cm 以上，短邊 8 cm 以上，以紅底白字標明滅火器字樣之標識。懸掛於牆上或放置滅火器箱中之滅火器，其上端與樓地板面之距離，18 公斤以上者在 1 m 以下，未滿 18 公斤者在 1.5 m 以下。

2. **火警自動警報設備**：探測器應依裝置場所高度，選擇適合之探測器種類裝設。但同一室內之天花板或屋頂板高度不同時，以平均高度計，而一般家庭式天花板或屋頂板高度都位於 0~8 m 之間，安裝「差動式局限型」即可。若牆上設有出風口時，應距離該出風口 1.5 m 以上。

3. **瓦斯（天然氣、液化石油氣）漏氣火警自動警報設備**：設於近瓦斯燃燒器具或瓦斯導管貫穿牆壁處。

4. **緊急廣播設備**：廣播區域超過 100 m² 時，設 L 級揚聲器。廣播區域超過 50~100 m² 時，設 L 級或 M 級揚聲器。廣播區域在小於 50 m² 時，設 L 級、M 級或 S 級揚聲器。表 17-6 為各揚聲器種類及其音壓範圍。

5. **出口標示燈**：裝設高度應距樓地板面 1.5 m 以上，且設於防火門或居室通往走廊或通道出入口之上方。

6. **避難方向指示燈**：應裝設於設置場所之走廊、樓梯及通道裝設高度距樓地板面 1 m 以下。但室內通道及停車空間，不在此限。出口標示燈及避難方向指示燈之緊急電源，應使用蓄電池設備，其容量應能使其有效動作 20 分鐘以上。

🔍 表 17-6　揚聲器種類及音壓範圍

揚聲器種類	音壓（分貝）
S 級	84~87
M 級	87~92
L 級	＞92

7. **緊急照明設備**：緊急電源應使用蓄電池設備，其容量應能使其持續動作 30 分鐘以上。但採蓄電池設備與緊急發電機併設方式時，其容量應能使其持續動作分別為 10 分鐘及 30 分鐘以上。

8. **熱水器安裝規定**：依消防法第十五條之一第三項規定燃氣熱水器及其配管安裝標準（2011 年 4 月 21 日修正發布），熱水器是指以液化石油氣或天然氣為燃料之熱水器，又分屋內式熱水器及屋外熱水器。熱水器應符合國家標準，其安裝應符合下列規定：

(1) 不得安裝於有易燃氣體發生或滯留之處所。

(2) 安裝於有防火構造或以不燃材料建造之牆壁上，安裝位置詳見表 17-7。

(3) 有固定或防止掉落之措施。

(4) 依使用燃氣種類、熱水器之設置方式及供（排）氣方式安裝，並記載於施工紀錄。

🔍 表 17-7　熱水器之選用種類及安裝位置

熱水器種類	距離可燃物方位（單位：mm）			
	上方	側方	前方	後方
開放式熱水器	400	45	45	45
密閉強制供排氣式熱水器	45 以上	45 以上	45 以上	45 以上
半密閉強制排氣式熱水器	[a]11.6（千瓦）以下	45	45	45
	[a]11.6~70（千瓦）	150 [45]	150	150 [45]
屋外式熱水器	600	150	150	150 以上

註：[　]表示裝設防熱板時之距離；a：燃氣消耗量（單位：千瓦）。

9. **熱水器名稱解釋**

(1) 開放式熱水器：指熱水器燃燒使用之空氣取自屋內，廢氣直接排放於屋內，並以自然換氣或機械換氣方式，將廢氣經換氣口或換氣風機排至屋外者。

(2) 半密閉自然排氣式熱水器：指熱水器燃燒使用之空氣取自屋內，並以自然排氣方式將廢氣經廢氣排放管（以下簡稱排氣管）排放至屋外者。排氣管材質為不銹鋼或具同等以上不燃性、耐熱性及耐蝕性者。

(3) 半密閉強制排氣式熱水器：指熱水器燃燒使用之空氣取自屋內，並將廢氣以排氣風機等機械方式，經排氣管強制排放至屋外者。

(4) 密閉強制供排氣式熱水器：指熱水器燃燒使用之空氣，以供氣風機等機械方式連接供氣管自屋外取得，廢氣經排氣管以排氣風機等機械方式強制排放至屋外，與屋內之空氣隔絕者。

(5) 屋外式熱水器：指熱水器之供氣及排氣直接於屋外進行。

二、地 震

臺灣位於歐亞大陸板塊與菲律賓板塊交界處，地震十分頻繁，世界上70%的地震發生在環太平洋地震帶上。因此，平時應準備地震時所需隨身物品、妥善放置家中物品，及牢記躲避地震之知識，並了解地震發生前、後所需注意事項，可使傷亡降低。

(一) 地震前

1. 準備三日份的飲水、乾糧及救急必須品（手電筒、電池、收音機、滅火器），集中收納在救急袋內，置放在全家人方便拿取且知道之位置。

2. 勿任意違法加蓋，或拆除圍牆、柱、樑、樓板，以免破壞建築結構系統招致地震損害。

3. 選用固定式櫥櫃比獨立式櫥櫃安全，減少懸吊擺設及易破碎物品。假如家中原有家具是獨立式，可直接在牆面上加裝螺絲配件，沿牆面鎖緊固定即可。書房與臥室的櫃子則可直接增加櫃門，以防書籍等物品掉落。

4. 物件放置原則，應掌握上輕下重，將重物（例：碗盤、鍋子）等放置於底櫃，以免地震來時被上方重物砸傷，除了安全，取用時也更省力。

5. 請專業人士定期檢查瓦斯、電線管路，瓦斯桶應予固定，全家人均應熟悉總開關位置及關閉方法。

6. 建築結構體安全檢查維修，事前了解屋內或居住社區之適當避難地點，及重大災害之避難中心。

7. 經常參與社區團體舉辦之防震避難演習。

8. 建立守望相助精神，在緊急危難時扶持互助。

(二) 地震時

1. 大聲的提醒家中人員及保護自身安全為首務，勿慌張進出建築物，首先保持鎮定，遠離玻璃、吊燈等危險墜落物，就地尋求避難點。

2. 隨手關閉爐火、電源。無論震中、震後不可使用火柴、蠟燭、打火機等任何火種，以免引起瓦斯及危險物爆炸。

3. 以軟墊保護頭部，尋找堅固的庇護點如堅固的桌下、牆角、支撐良好的門框下。在人多的公共場所（例如：安養院）或高樓時，就所在樓層尋找避護所，勿使用電梯以免受困，勿湧向太平門或出口樓梯，以免造成人群擁擠傷害。

4. 要把避難處門扇打開，以免門扇被震歪夾緊。

5. 如在居家之室外，應遠離建築物、帷幕牆、廣告招牌、樹木、電線杆，盡速往空曠的地方前進。

（三）地震後

1. 經檢查水電、瓦斯管線安全後，才可再度使用電梯，開啟電源及瓦斯爐。

2. 檢查房屋是否有明顯裂痕。樑柱如果遭受破壞，切勿逗留室內。

3. 檢查屋內巨型家具、吊燈、擺設是否鬆動危險；屋外招牌冷氣機、盆栽鐵架是否牢固。

4. 收聽廣播了解附近災情狀況及因應行動，並盡速與家人取得聯繫。

5. 受困時請保持鎮定、清醒，等待救援。

6. 注意餘震之發生，可能導致二次災害。

三、一氧化碳中毒

在臺灣一氧化碳(CO)中毒發生的時間以冬天（12~3 月）最多，內政部消防署表示，發生的主要原因係由於「瓦斯漏氣」及「空氣不流通」所造成，其中以屋外式熱水器裝設於通風不良處所，裝於屋內未依規定裝設排氣管最多。CO 中毒死亡的例子每年都有，包括用瓦斯爐煮菜或燒開水、以煤炭烤肉、燒香拜拜及點小暖爐都要保持通風，才能避免悲劇。

由於 CO 中毒之案例，不外乎就是空氣不流通所造成，常見之中毒案例如下：

★ 案 例

2017 年某縣市之一家 7 人，在下午疑因一氧化碳中毒，造成二死、四人昏迷的慘劇，警消發現該家庭將熱水器安裝在室內陽臺，且窗戶緊閉，導致空氣不流通而中毒。

為了防止一氧化碳災害，以確保民眾生命財產安全，內政部消防署針對「防止瓦斯災害措施」、「瓦斯漏氣之緊急處置要領」及「一氧化碳中毒之處理原則」等方面，其注意事項如下：

1. **防止瓦斯災害措施**
   (1) 容器應置於屋外通風良好之處，且直立放置，並避免日光直射。
   (2) 容器及調整器附近不得放置易燃物品，調整器或開關應防止不經意之碰撞。
   (3) 容器開關之裝卸應由專業人士執行。
   (4) 浴室內不得裝置燃氣熱水器。
   (5) 燃燒器具應隨時清理，以防止出火口受阻。
   (6) 輸氣管及配件應為耐壓及耐油性材料製造，應放平安裝並保持固定，以防其變形或移動。
   (7) 慎選瓦斯配管，以銅管或鐵管為佳，盡量少用橡膠軟管（瓦斯具有溶解橡皮之作用）。
   (8) 若使用橡皮管，最好 1~2 年即更換，且長度最好不超過 1 公尺。
   (9) 不常用瓦斯的龍頭，應使用橡帽套好。
   (10) 每晚睡覺前或外出時應確實關閉瓦斯開關。
   (11) 使用瓦斯時，人不可遠離，萬一失火始可迅速發現，及時搶救。
   (12) 煮湯或燒水時，不要裝太滿，以免火被澆熄，而產生漏氣。

2. **瓦斯漏氣時的處置要領**
   (1) 勿緊張、動作輕緩，避免碰撞及打開電源（例：電燈或電扇等），以免產生火花。
   (2) 關閉瓦斯開關，打開門窗。
   (3) 輕手慢步離開，如情況危急時須通知消防單位。

3. **一氧化碳中毒之急救原則**
   (1) 將中毒者移至通風良好處。
   (2) 寬鬆中毒者衣物，當發現中毒者呼吸困難時，應盡速施予人工呼吸。
   (3) 緊急送醫。

環境系統評估與生活品質

除上述所提及之適合老年人居家安全之建議設施規範外，在環境系統評估上仍可配合使用 HDQ (Home for the Aged Description Questionnaire)所提出之五大原則，檢視老人居住環境是否仍需改進，以達相輔相成之作用。

1. **自由**：老年人是否有權決定飲食、外出、金錢之使用及住所（含安養院等機構）等自由？目前國、內外之業者已在推行有關科技遠距照護，使得老人獨立自由不是夢，透過裝設在家中的監測儀器量血壓、體溫，與遠方的護理人員聊天，出門訪友或散步，不必害怕走失或發生意外，並透過全球衛星定位系統提供最低限度的看顧。

2. **隱私**：家人或工作人員是否可透過適當的裝置，以達保護老年人居家生活或私事之隱私，例如：在寢室安裝緊急通報鈕，可達到維護隱私與安全通報之目的。

3. **提供活動及有意義的社會角色**：環境中之活動設計或特色是否能吸引老年人之參與，並提供一個受重視之角色。例如：協助打理簡易家事、參與社區義工或巡守隊。

4. **增加與外界接觸的機會**：環境居住的空間是否有設置方便老年人行走之走道、易於開啟之門窗、或是對外聯絡系統（電話或網路）。例如：提供里民或社區所辦理之旅遊活動資訊，或安裝簡易之上網系統提供老年人娛樂或資訊。

5. **工作人員與老年人間的關係**：工作人員可適時與老年人培養成朋友或晚輩關係，而非過去之治療性人際關係，但因受國情及文化影響，有些關係的分際需拿捏清楚。

此外，亦可參考英國國王基金會(The King's Fund, 2014)針對失智症友善空間之設計概念進行評估（尤，2018）：

1. **環境人與人間的互動**：家人、機構人員與老年人間的有意義之活動（例如：書籍、遊戲、飲料點心、互動藝術作品等）。

2. **環境促進福祉**：空間適當的照明、安全措施、低噪音及整潔的環境。

3. **環境鼓勵飲食**：有適當的用餐區、鼓勵進食及規劃飲食時間。

4. **環境促進遷移**：提供可行走的空間、清楚的符號及標示、戶外空間及自然風景。

家中有失智者：打造友善居住環境小撇步

　　臺灣有80%以上的失智者居住在家，除了日常生活協助外，適當的環境打造，讓居家環境空間——無障礙、有刺激、好辨識、好安全，協助失智長輩生活更獨立，進而減輕照顧者負擔。

17-5　老年人的生活品質

一、老年人生活品質之定義與需求

　　世界衛生組織(WHO)對生活品質的定義為：「個人在所生活的文化價值體系中，對於自己的目標、期望、標準、關心等方面的感受程度，其中包括一個人在生理健康、心理狀態、獨立程度、社會關係、個人信念以及環境六大方面」。Ferrans 與 Powers (1992)表示生活品質應包括生活滿意度、健康與功能狀態、社經狀況及家庭四大項，其中以生活滿意度與生活品質的關係最有顯著，應以之為首要。Bowling (1995)認為生活品質除了一般認為的健康狀況外，應包含家庭成員間關係、經濟、居家狀況。Schalock、DeVries 及 Lebsack (1999)提出生活品質是多面向，主要包含情緒、人際關係、物質、個人成長、生理狀況、自決、社會及權利。

　　而在老年人生活品質之定義方面，乃指老年人自己對健康的感覺、對生活的滿意，及對自尊與自我的價值感(Institution of Medicine, 1986)。Groulx (1990)指出老年人生活品質之定義是，受尊重與對事情有決定權，生活是活躍的、不受拘束、在家或護理之家不孤立自己、持續培養自己的心智與享受高品質的生活。

　　彙整上述，不論是一般生活品質或是針對老年人之生活品質定義，其涵蓋之項目差異不大。因此，老年人對生活品質之需求不外乎是下列幾項：(1)受尊重；(2)不受拘束；(3)對事情有決定權；(4)自覺健康；(5)參與社交活動；(6)自我的價值感；(7)經濟能力。

二、影響老年人生活品質的因素

過去相關研究指出，影響老年人生活品質的因素有年齡、婚姻狀況、居住狀況、教育程度、經濟狀況及健康狀況等因素（黃，1992；何，1992；曾，1998；Ferrans and Powers, 1992）。國內研究亦指出老人活品質概念涵蓋了身體健康、心理健康或調適、社會關係及連結、活動能力及參與、生活環境狀況、經濟保障、靈性或個人價值信念等七大層面（李、黃，2014）。因此，影響老年人生活品質的因素需以生理、心理、社會及生活滿意度等層面進行探討，其歸納如下：

（一）人口學特性

在生活品質與人口學特性方面，相關研究指出不同之個人特質（性別、年齡、教育、婚姻、居住狀況等）與生活品質有關。

1. **性別方面**：老年女性比老年男性有較佳的生活品質(Wolinsky & Stump, 1996; Mitchell & Kemp, 2000)；但是也有研究顯示老年女性比男性有較差的生活品質(Lamb, 1996; Walters et al., 2001)。

2. **年齡方面**：與生活品質呈正、負相關的研究皆有，即越年老者生活品質越差(Wolinsky & Stump, 1996)；或越年輕的老人生活品質越好(Kempen et al., 1999; Walters et al., 2001)，但亦有其他研究指出年齡與生活品質無關（陳、邱、陳等，2000；蘇，2004）。

3. **教育程度方面**：也有兩種結果呈現（林、張、莊等，1999；蘇，2004；林、邱，2004；Kempen et al., 1999；Tseng & Wang, 2001），顯示針對不同之研究議題，年齡與教育在生活品質影響上並無特定結果。

4. **婚姻及居住狀況方面**：已婚者及對婚姻越感到滿意的老人，其生活品質較高（陳，2000），或婚姻狀況與生活品質無關(Tseng & Wang, 2001)。此外，居住狀況以住在家裡與家人同居的老人，比獨居或與非親人同住的老人有較高的生活品質（劉，1999；陳、邱、陳、鍾，2000；Walters et al., 2001）。

（二）人格特質

人格是指個體在生活歷程中，對環境適應所顯示之獨特個性，因此對環境及生活之滿意度亦會受到影響。Neugarten 學者曾對不同人格特質與生活滿意度進行分析探討，整理如表 17-8 所示（謝，2004）。

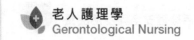

🔍 表 17-8　不同人格特質與生活滿意度之關係

人格類型	人格特質
自我整合型	生活適應好，有完整之認知能力與高度的生活滿足感。分三類： 1. 重組者：個性活躍，生活進行廣泛之重組 2. 集中者：活動程度屬中等，投注一兩種角色獲得滿足 3. 撤退型：活動程度低，生活撤退到自足境界
被動依賴型	依賴他人、冷漠及撤退的傾向。分兩類： 1. 尋求協助型：有強烈依賴感，只要能找到 1~2 位可以依賴的人，就能保持平衡及生活滿意度高 2. 冷淡型：生活屬被動、活動少，生活滿意度低
武裝防衛型	此類型之老年人有固執、堅強及成就傾向。分兩類： 1. 固守型：維持中年生活型態，活動力為中、高水準，生活滿意度高 2. 限制型：限制自我精力及社會互動，抗拒老化，活動能力屬中、低，生活滿意度為中、高
解組型	未能融合於社會，無一定目標，認知退化，無法控制情緒，活動力及生活滿意度低

（三）健康狀態

　　健康除了生理、心理和社會層面外，亦包含情緒與心靈的健康，其對生活品質的影響相當大。在影響老年人生活滿意度的重要因素中，以主觀的自覺健康狀況最為重要。研究調查指出老年人主觀的健康感受，比客觀的健康狀態更能影響其生活滿意度與生活品質（唐等，1999）。因此，有時非身體健康因素，亦會間接造成自覺健康狀態不佳。例如：相關研究指出女性、教育程度較低、無老伴、生活費用不夠之老年人，其健康自評較差（邱等，2000）。

（四）社會參與

　　老年人在老化的過程中會逐漸脫離團體，甚至孤立自己，因此在社會參與上會形成下列兩種理論（謝，2004），進而影響生活品質。

★ 撤退理論

　　Cumming 與 Henry 於 1961 年提出從社會觀點觀察老化適應過程、老人社會整合過程及老人角色與地位等不同觀點之理論；其撤退之內容包括角色與接觸之喪失、對規範及價值的缺乏感，老年人如不充分認識環境，了解生命的真諦並做出適當的社會反應，將會間接影響生活品質。

★ 活動理論

Cavan 等人於 1949 年提出社會參與的活動理論，又稱「再從事理論」，其內容包括：

1. 角色失去越多，活動參與量越少；反之，維持高度活動參與量，即可提升老人角色認同。

2. 自我概念之穩定，有賴於所扮演角色之穩定；自我概念趨於正向積極，生活滿意度越高。

綜合上述，老人的社區參與程度越高，其生活適應越好；老人參與學習進修越多，其生活適應越好；老人出席參與社區活動越多，其生活適應越好（吳，1999；黃，2007；蘇，2004）。

（五）經濟狀況

所得替代率，即全國性指標中的平均製造業薪資，並以勞動部公布之 2015 年平均製造業薪資為基準。為了保障健康老年人口退休後的基本生活水準，所得替代率應為多少較為合理適當，因不同薪資水準的人適用不同的所得替代率，因此必須訂定一個能保障全民基本生活水準的所得替代率標準。所得替代率高低之訂定，許多研究者之設定範圍大多介於 30%左右。

因此，健康老人或是失能老人都需要基本生活費用，無論失能老人需要哪種長期照護方式，其基本生活費用＝製造業平均薪資×所得替代率＝39,583×30%＝11,875（元）（陳，2004），與 2017 年老人狀況實際調查之 65 歲以上老人平均每月可用的生活費是 12,743 元差異不大。在此物價上漲之年代，可說是不敷使用，根據相關研究指出，經濟狀態是主要影響老年人生活品質因素之一，且經濟狀況越高，生活品質越好（蘇，2004），且不同經濟來源亦會對老年人在憂鬱情緒上產生影響（謝，2009）。

目前市面上已很多相關之退休理財之金融商品，可供民眾提早準備退休後之生活費用。其中「以房養老（反向抵押貸款）」的概念亦被提出，其概念為老年人將房子抵押給金融機構，由金融機構支付現金給老年人，且不限現金的使用目的，最終房子則歸於金融機構。反向抵押貸款在先進國家已逐漸成一種新型金融商品，讓老年人拿資產現金來靈活運用，相關研究調查指出越傾向新家庭價值觀或休閒娛樂之生活型態、對商品認知度高、老年理想居住安排為獨居或夫妻自住、住屋所有權為自己或配偶，選擇以房養老意願

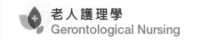
度相對高；而年齡越高於 65 歲選擇以房養老意願度，反而降低（陳，2010）。

歡喜樂活──以房養老　　　　　　　　　　❌

　　73歲的林老太太，隨年紀增長，行動越來越不便利，兒子和媳婦也在外打拼，於是開始考慮要請個外勞，但錢從哪裡來？林老太太聽朋友說向銀行申辦「以房養老」後，每個月都有「額外的收入」可以花用，她便也去住家附近的銀行詢問如何申請「以房養老」。

（六）生活現況

　　生活現況中以能從許多生活事件中得到樂趣、能適應老年生活的改變、能克服生活上遭遇的困難、不覺得孤獨寂寞等因素能使生活現況滿意（蘇，2004），而生活現況滿意度高，亦會提高生活品質滿意度。

三、老人生活品質之評估

　　生活品質測量主要分為「主觀」及「客觀」指標兩部分。主觀為個人依其心智能力，對自己生活中生理、心理、社會、環境等層面的滿意感或快樂、幸福、安寧的主觀知覺，能精確的反應出生活品質，為最主要的測量(Haas, 1999)；客觀測量指標與生活品質是間接關係，以生活狀況、物質、經濟、文化、福利、社會環境等基本需求條件（張、黃，2000）。生活品質測量範圍，可分為「健康相關的生活品質」與「整體性的生活品質」。

1. 健康相關的生活品質通常用於醫療、健康服務需求或介入後評估(Walters et al., 2001)。

2. 整體性的生活品質指個人內在心理層次至外在生活世界，所擁有事物之安寧狀態及滿意的主、客觀感受(Sarna et al., 1994)。

　　生活品質測量是動態持續的過程，隨時間、情境及個別性而有所改變，至今未有完整的監測指標涵蓋所有範圍，應以測量目的、對象特性及欲探討之層面，來選擇適用及正確的工具（雷、丘，2000）。

早期有關老年人之生活品質量表有二：

1. Raphael 等人於 1997 年發表之老人版「Quality of Life Profile Senior Version, QOLPSV」，其中包括滿意度與重要度兩部分，並以 QOL 之分數來代表生活品質，其值越高，表示生活品質越好。

$$QOL = (滿意度得分 - 3) \times \frac{重要得分程度}{3}$$

2. Neugarten 等人所發表之生活滿意度量表，此量表涵蓋五個向度：熱心活動與冷漠不關心、有決心不屈不撓與認命被動接受、期望目標與目標完成一致性、自我概念及情緒狀態（吳等，2001），而生活滿意度亦可視為評估老年人生活品質之重要指標。因此，國內過去已有相關研究，引用此量表來進行老年人生活品質狀況之研究（黃，1992；鐘，1998；劉，1998）。

近年來，因世界衛生組織(World Health Organization, WHO)在生活品質測量工具的發展，結合了世界不同國家或地區的學者，反映自己的文化特性與價值系統，編製各文化對健康相關生活品質的定義及看法等題目，使不同地區或文化之生活品質可相互比較，並兼具健康相關生活品質的多面性及精緻性，能適當反映個人全面性及一般健康的生活品質（姚，2001）。因此，目前國內已有相當多研究引用「臺灣簡明版世界衛生組織生活品質」量表，來評估一般人或老年人生活品質狀況（鈕，2002；劉，2002；林、邱，2004；陳，2006；歐，2009），因編製時結合各國文化並容許各國加入本土化題目，以補足屬於各文化特色下之生活品質概念，俾能測得生活品質之全面性及完整性，故原始量表規定不得更改問卷結構（姚，2001）。

臺灣簡明版世界衛生組織生活品質量表包含「生活品質測量」等四範疇的生活品質，共 26 題及「綜合自我評估」兩題，總共 28 題。均採 Likert 式 5 點計分，若題目為正向題，選擇第一個量尺以 1 分計，第二個量尺以 2 分計，依此類推，分數越高，表示生活品質越好；若題目為反向題，則於計分前需轉換正向題計分法。

1. 生活品質測量：以受訪者最近四星期為時間參考點，來判斷自己生理健康（包括：疼痛與不適、能量與疲倦、睡眠和休息、活動能力、日常生活活動、對藥物及醫療的依賴、工作能力）。

(1) 心理：包括正面感覺；思考、記憶及集中注意力；自尊；身體心像及外表；負面感覺靈性／宗教／個人信念。

(2) 社會：包括個人關係、實際的社會支持、性生活。

(3) 環境：包括身體安全與保障、家居環境、財物資源、健康及社會照護之可得性與品質、取得新資訊及技能的機會、參與娛樂與休閒活動的機會、物理環境。

2. 整體性的評價生活品質、整體性的健康滿意度為問卷第 1 與第 2 題。

四、促進生活品質之措施與展望

在臺灣人口老化及少子化之社會型態下，老年人獨立生活與照顧自己之能力必須提升。要促進老人生活品質之措施需由下列幾項著手：

1. 加強醫療服務，尤其是鄉村、偏遠地區與山區之老人照護。

2. 定期舉辦並鼓勵社區老人參與休閒活動。

3. 提升老人安養機構之居住管理與品質。

4. 安排社工進行心理諮詢服務。

5. 加強下一代之敬老教育及舉辦老人體驗營，可讓年輕人提早感受老年人生活之不便及需要協助之事項。

6. 讓老年人退而不休，提供工作機會及就業資訊，勞動部亦在推行有關給予專業之退休老人適當的工作機會，以提升其社會參與感。

7. 推行各項老人福利津貼（例如：老年農民福利津貼）。

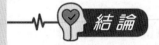 結論

根據內政部於 2022 年所發布的資料顯示，臺灣地區的扶老比（每百名工作年齡人口扶養之老年人口數）由 2010 年底 14.59 上升至 2022 年底 24.9。政府面對人口老化所需解決之問題便是老人的照護與安養，雖然臺灣已實施全民健保制度，但因老人醫療支出占老人家庭總支出的比例超過 1/5，對於一般民眾而言，是一項龐大的財務負擔，特別是當國內因經濟情況不佳，失業問題嚴重，使得青壯年人經濟不安全感提高時，在自顧不暇的情況下，年輕人對於老人的照護可能心有餘而力不足。

因此，政府對於老人的安養問題更須及早提出對策，在現代化的民主國家中，「國民年金制度」通常是用來解決社會福利問題的重要方式之一，亦是用於解決老人安養問題的重要策略。目前國內所推行之敬老津貼固然是重要的福利政策與對老人的一種照護，但此津貼僅是過渡性的措施，並無法解決老人安養之長遠問題，有必要及早建立一套適宜國人的安養制度。

　　於 2008 年 10 月 1 日起開始施行的國民年金是採行社會保險方式辦理。主要納保對象係未參加勞保、農保、公教保、軍保之 25 歲以上未滿 65 歲國民，給付項目包括「老年年金」、「身心障礙年金」、「遺屬年金」三大年金給付保障及「生育給付」、「喪葬給付」二種一次性給付保障，提供未能於相關社會保險獲得適足保障之國民於老年及發生身心障礙時之基本經濟安全，及其遺屬生活之安定，使我國之社會安全網得以全面性建構，落實全民照顧之理念。

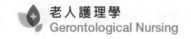

課後複習 | *Exercise*

( )1. 內政部為滿足未來高齡化社會型態改變之需求,已針對「老人福利法」進行修法,其中哪一項不列入修正重點:(A)強調老人照顧服務以全人照顧、在地老化、多元連續服務為原則 (B)新增「老人住宅」專章 (C)新增「經濟安全」專章 (D)訂定癌症醫療費用納入健保給付方案。

( )2. 下列何者不是老年人的理想安全居所須評估項目:(A)色彩 (B)室溫 (C)照明 (D)生活機能。

( )3. 居家環境之色彩不同的運用,能提高視覺之辨識度,其中最佳的辨識度是何者?(A)藍底白圖 (B)白底黃圖 (C)黑底藍圖 (D)白底紫圖。

( )4. 國際照明委員會(CIE)規定中並無對於老年人之住所或相關安養機構之光源平均演色性指數(Ra)進行規範,但仍可參考針對醫院及住宅之選用標準為何?(A) 70≤Ra<80 (B) 80≤Ra<90 (C) 90≤Ra<100 (D) 100≤Ra<110。

( )5. 何者家電不會產生低頻噪音?(A)冰箱 (B)抽水馬達 (C)電腦螢幕 (D)抽排風機。

( )6. 理想的高齡者居住環境應包括何者環境設計目標:(A)確保居住安全 (B)避免事故傷害 (C)考量因身、心機能衰退之使用便利性 (D)提升老年人日常生活動作之獨立自主能力及隱私 (E)以上皆是。

( )7. 高齡者或行動不便者之居家馬桶安裝點須有多少之照護空間?(A) 10 公分 (B) 20 公分 (C) 30 公分 (D) 50 公分 以上。

( )8. 下列何者不是 HDQ 所提出環境評估系統準則?(A)自由 (B)隱私 (C)提供賺錢之工作機會 (D)增加外界接觸機會。

( )9. 影響老年人之生活品質因素為何?(A)年齡 (B)婚姻狀態 (C)居住狀況 (D)健康狀況 (E)以上皆是。

( )10. 我國於 2008 年 10 月 1 日起開始實施國民年金制度,給付項目為何?(A)老年基礎年金 (B)身心障礙年金 (C)遺屬年金 (D)喪葬給付 (E)以上皆是。

 掃描

解答 參考文獻

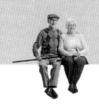

老年人的健康促進

黃惠璣　編　著

18-1　健康促進的概念

18-2　健康促進的相關理論

18-3　老年人健康生活型態的執行

18-4　老年人的健康促進內容

研讀本章內容之後，學習者應能達到下列目標：

1. 了解老年人健康與健康促進的定義與異同。

2. 了解健康促進對老年人疾病預防之意義。

3. 說出臺灣健康促進發展歷程。

4. 簡述健康促進相關理論及比較其異同。

5. 撰寫老年人不同慢性疾病之健康促進計畫。

Gerontological
Nursing

心智圖

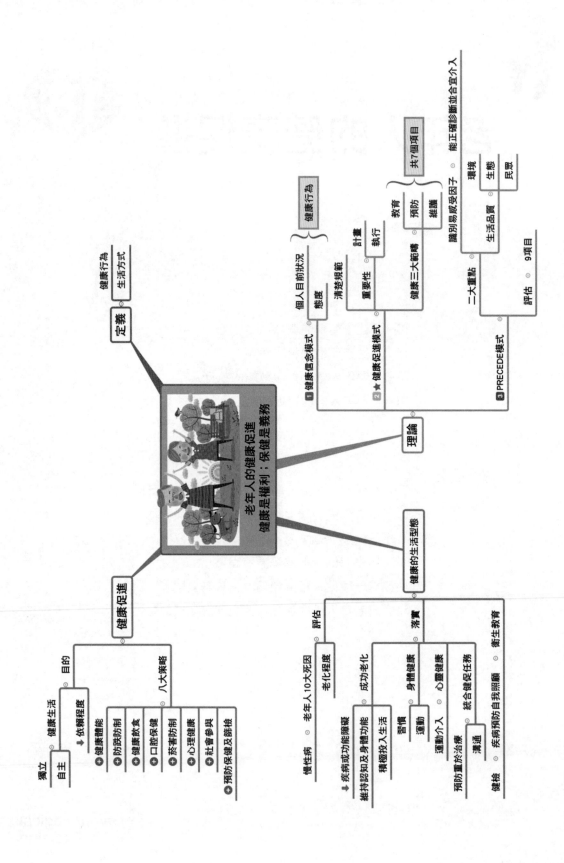

老年人的健康促進
健康是權利；保健是義務

定義
- 健康行為
- 生活方式

健康促進

目的
- 健康生活
  - 獨立
  - 自主
- ↓依賴程度

八大策略
- ⊕健康體能
- ⊕防跌防制
- ⊕健康飲食
- ⊕口腔保健
- ⊕疼害防制
- ⊕心理健康
- ⊕社會參與
- ⊕預防保健及篩檢

理論

① 健康信念模式
- 個人目前狀況
  - 態度
  - 清楚規範
  - 重要性
- 計畫
  - 執行

② ★健康促進模式
- 健康三大範疇
  - 教育
  - 預防
  - 維護

健康行為　｜共7個項目｜

③ PRECEDE模式
- 二大重點
  - 識別易感受因子
    - 能正確診斷並合宜介入
  - 生活品質
    - 環境
    - 生態
    - 民眾
- 評估　⊙ 9項目

健康的生活型態

評估
- 慢性病　⊙ 老年人10大死因
- ↓疾病或功能障礙
  - 老化程度
  - 成功老化
    - 維持認知和及身體功能
    - 積極投入生活

落實
- 身體健康
  - 習慣
  - 運動
    - 運動介入
- 心靈健康
  - 溝通
  - 統合健康促進任務
    - 預防重於治療
    - 疾病預防自我照顧
  - 健檢
  - 衛生教育

前言 *Foreword*

隨著醫療科技快速發展，人類壽命得以延長，加上少子化的社會現象，老年人口比率逐年遞增，人口結構老化遂成為世界趨勢。依據世界衛生組織(World Health Organization, WHO)調查推估至 2025 年，全球 65 歲以上人口將高達 12 億。到 2050 年，60 歲以上人口的數量將增加一倍，在全球達到 20 億人，絕大多數老年人生活在低收入和中等收入國家。臺灣自 1993 年起，65 歲以上老年人口占總人口數 7%，達到聯合國對老化國家的定義標準，正式邁入老人國，並於 2018 年成為高齡社會（超過 14%），預估將於 2025 年成為超高齡社會（超過 20%）。國家發展委員會(2022)，2022 年 65 歲以上老年人口占總人口 17.5%，4 位青壯年負擔一位老年人；至 2070 年老年人人口增加為 43.6%；1.1 位青壯年負擔一位老年人。順應老年人口快速成長的需求，老年者照護儼然成為當今刻不容緩之重要議題。如何增進或維護老化過成產生或惡化的健康問題，減緩慢性病及其併發症之發生，提高生活品質，需老年人照護者深思！

健康照護者思考老年人除延年益壽外還要活得健康愉快，唯由健康促進著手，依老年人個別特質，運用社會支持、教育知識技能與充能(empowerment)，引發老年人改變生活方式，強化健康行為，為從事健康照護者須著力之處。Leavell 和 Clark (1965)提出公共衛生三段五級的概念，第一段防治是「健康預防與特殊保護」的預防保健服務，內容包含促進健康服務、篩檢與預防服務，提供老年人有關健康促進的資源與服務，讓老年人了解健康篩檢和預防的方法及其重要性，減緩慢性疾病的進展，預防合併症發生。Pender, Murdauger 和 Parsons (2002)也指出健康促進與疾病預防是本世紀社區（含居家）及機構式照護要努力的首要目標。

18-1 健康促進的概念

健康可從不同的角度定義之，廣義言之健康是身、心、靈、社會良好舒適的狀態；健康促進是為維持健康而做的活動或行為。Morley 和 Flaherty (2002)也指出預防疾病及健康促進是老年人成功老化的兩個重要關鍵。Morley (2017)指出愈來愈多的實證顯示中老年人的慢性疾病與認知缺損有息息相關，若在社區或機構提供多元活動如：營養、運動、心理支持等可延緩老化、失能、失智，WHO (2002)更提出由成功老化進階到活躍老化，健康促進活動可以延緩失能及降低認知障礙的程度。

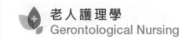

一、健康與健康促進的定義

　　健康的定義，以醫學的角度認定健康是個人沒有疾病與殘疾的狀態，WHO 於 1946 年提出健康不只是沒有疾病而已，包含有積極的意義：身、心、社會健康。Tripp-Reimer (1984)訪談老年人，歸納老年人自認為健康是個人處於結構與功能良好，沒有疾病，且感覺舒適的狀態。Kleczkowski Roemer 和 Van der Werff (1984)在 WHO 發表：健康是生理的、心理的及社會舒適(well-being)的狀態，不只是沒有疾病或虛弱而已。Pender (2002)指出必須以整體的觀點定義健康，包含生物、心理、社會、經濟以及文化；例如個人的健康是：個人處在文化環境中身、心、社會與精神層面呈現穩定的狀態。所以健康是生理、心理、靈性和社會安康的舒適狀態，但民眾卻常以有無疾病的觀點來判斷健康。

　　討論健康促進定義前先了解健康行為與生活方式，Harris 和 Guten (1979)將健康行為分為預防疾病和增進與健康有關的正向行為；預防疾病是減少或去除已有的危險性行為，增進健康則表示積極主動的建立有益健康的行為模式。例如，戒菸是去除肺癌的危險因子之一種方法，定期運動可以控制體重，增進健康。不當的行為會使健康受到危害，而適當的行為對個人健康有助益，即正向健康行為表現越佳者其健康狀況越好(Muhlenkamp & Sayles, 1986)。Gochman (1988)認為健康有心理與非心理層面，兩者相互影響；健康行為包含預防疾病危險因子、保護不被疾病侵犯、有疾病要治療、需要時要扮演好生病角色、尋求社會支持、與人建立穩定關係。生活方式是指人類生命活動特有的一定模式，客觀上受社會發展和社會經濟模式的影響（黃、饒、朱，1999）。例如，近代東西方經濟、文化交流發展，使得飲食西化如高熱量、少蔬果等速食習慣，亦會影響民眾的生活方式進而影響健康。

　　WHO 於 1997 年指出執行健康促進介入被認為是健康管理的有效方法，包含：鼓勵健康生活方式，支持維護健康的環境，強化社區活動，提供健康促進與預防疾病的基層服務，和建立健康公共政策。WHO 在此同時推出健康促進策略，協助開發中國家發展健康，更強調健康促進是 21 世紀國家公共衛生發展的藍圖（尹、張、陳、巫，2000；Pender et. al., 2002；WHO, 2009）。Bandura (2004)指出健康促進開始執行時就要設定目標策略，增加心理支持，需要改變社區系統才會完整且有效果。個人與群體的健康促進最大的差異是健康行為改變方式(Bandura, 2004)，例如 Pender 等(1996)提出的健康促進是以個人的角度執行，Downie、Tannahil 與 Tannahil (1996)提出的健

康促進是以群體的角度思量，需要政策或立法干預才能有成果。以上幾位學者均強調健康教育對健康促進成效的重要性，作者整理健康、健康促進、疾病預防與延緩失能之異同如下：

🔍 表 18-1　比較健康、健康促進、疾病預防與延緩失能、失智之異同

項　目	健　康	健康促進	疾病預防	延緩失能	延緩失智
定義	健康是生理、心理、社會和靈性舒適的狀態	健康的行為及生活方式	生活中避免疾病危險因子及合併症的發生	延遲失去生理或心理正常的生活功能，以及改變社會角色功能	延遲出現認智障礙症狀，或維持認知程度在最好的狀態
表現	沒有不適症狀，處於完好狀態	促使正向行為發生	避免負向行為發生	避免喪失獨立生活的能力及社會參與	避免失認、失語、記憶力減退到影響生活
生活	人生追求的生活	維持健康的生活方式	減少疾病危險因子的生活方式	保有獨立生活能力或積極參與社會角色	保有獨立／協助下生活能力，能積極參與社會角色
參與者	全體老年人	全體老年人	高危險群的老年人	失能老年人	失智老年人
持續性	一生追求	養成健康的生活習慣	避免不健康的生活習慣	運用剩餘的日常生活功能，參與社會角色	建立規律生活環境，維持參與社會角色
態度	積極的追求	積極的擁有健康的生活方式	積極的消除危險因子	積極維持尚存的日常生活活動功能及參與社會角色	積極維持規律日常生活活動功能及參與社會角色

註：作者黃惠璣(2021)整理。

　　「亞健康」是由前蘇聯學者布赫曼在 1980 年代所提出：介於疾病與健康之間存在的一種狀態，這個概念後來被中醫使用，目前 WHO 並沒有對這個詞提出定義。董玉整(1998)提出所謂「亞健康」，是指人們表現在身心方面的情況，是處於健康與疾病之間的健康低質狀態，可能已經影響了人們的生活、學習和工作。

二、國內外健康促進運動的發展

1948 年 WHO 在紐約成立，我國為創始會員，提出健康的標準，倡導政府需負起促進國民健康的責任。自 1970 年 WHO 提倡全民健康，結合社區醫療和臨床醫學，以社區為防疫網，目標為管理健康和疾病、降低醫療浪費 (Gree & Kreuter, 1999)。1976 年 Alan Dever 提出慢性病流行病學模式，指出個人的生活方式是影響健康的主要因素。WHO 於 1976 年提出 Alma Ata 基層醫療保健(Primary health care)之健康促進宣言，強調健康是人類的基本權利，初級的醫療保健服務是健康的基石。透過完善的規劃與執行初級健康照護，政府有責任保護及促進民眾的健康，達成追求健康的目標(WHO, 1978)。1986 年在加拿大發表的渥太華憲章，提出「調整健康服務取向」的健康促進策略。「健康促進」這個辭彙係於 1986 年於渥太華憲章(Ottawa Charter for Health Promotion)出現，強調人與環境交互作用對健康的影響甚大，促使民眾重新由生態的觀點去思考健康的問題(WHO, 1986)。WHO 更進一步提出「健康促進」是一項促進民眾能夠增進、掌控及改善個人健康的過程。健康促進的策略主要有：(1)倡導(advocacy)：倡導創造有利健康的條件；(2)促使(enabling)：促使民眾達到最佳的健康潛能；(3)調合(mediating)：調合不同的利益團體，共同追求最佳的健康狀態。正如林(2008)提及健康促進彰顯健康不只是消極、被動的疾病治療，更是個人能夠主動掌控，且透過能力提升、不斷地改善，增進健康的一種行為方式。這種運動也使人的思考方式產生改變，由垂直的大眾健康問題，轉變為平行的思考方式－強調橫的連繫與合作，以整合性方式解決大眾健康問題（林等，2005）。

WHO 歐洲部門於 1991 年發表「布達佩斯健康促進醫院宣言」強調健康促進照護系統之前，需要全民執行健康促進。WHO 團體成員於實務工作累積經驗，促使「健康促進」這個辭彙於 1997 年在雅加達國際健康促進會議中加以修定。健康促進全部內容分為二部分，第一部分定義健康促進的觀念和七項核心原則；包括「健康」、「健康促進」、「全民健康」、「公共衛生」、「初級健康照護」、「疾病預防」和「衛生教育」。第二部分共有五十四項常用的詞彙，包括 WHO 目前發展與執行之計畫：健康促進學校、健康社區、健康城市、健康醫院、健康工作場所等（林、廖、葉、劉，2007）。其目的在使全民能夠對健康促進策略與實務工作發展有基本概念，進而從事與疾病預防相關的工作。隨著醫療進步經濟起飛，民眾健康疾病型態隨之改變，WHO 於 2000 年提出全民均健(Health for all)的理念。爰此，基層醫療保健日益重要，各地區的健康促進學校、健康促進社區、健康促進醫院等蓬勃發

展，以民眾為中心增加資源可近性、有效性，達到全民健康促進與預防疾病，節省醫療成本。美國提出「健康國民 2010 (Health people 2010)」強調教育民眾健康促進行為的重要性，健康促進行為對民眾生活品質影響甚鉅。

臺灣於 1947 年憲法第 157 條規定：國家要推行健康保健業務，衛生福利部於 1989 年召開國民健康生活促進會，1990 年編列健康促進活動經費，1993年增加健康促進研討經費（陳，1993）。1997 年臺大公共衛生研究所舉辦健康促進與教育的研習會（劉，1999），2001 年 7 月設置國民健康署，以倡導全民健康促進為重點工作。

臺灣於 1994 年思考經營健康社區一併解決社區的問題，包括：解決生活問題、改善環境景觀、創造生活空間、終身學習、營造健康醫療等等；社區居民透過討論、組織、形成共識與行動，一起改造自己生活的家園，開始推動「社區營造」。1999 年衛生福利部訂定社區健康營造策略（陳，2002），社區健康營造是以「健康」議題做為切入點，希望透過社區組織，達到社區健康的過程（洪，2004）。社區營造以社區發展問題為導向，進行社區的組織與行動。鼓勵居民參與，共同行動解決社區問題的過程中，發現彼此共同的利益，強化對社區的認同，增進社區共同體的意識，然後透過長期累積的成果，最後達到整合的總體效果。例如在高齡化社區提供老年人完整性、持續性的健康促進資源與服務才能達到 5A 的原則：(1)可利用性(Availability)：很容易被老年人利用；(2)可接受性(Acceptability)：服務的項目及品質、經費可讓老年人接受；(3)可接近性(Accessibility)：老年人能在居家臨近取得資源與服務；(4)適用性(Applicability)：提供老年人適用的資源與服務；(5)有責任性(Accountability)：老年人透過參與對自己的健康負起責任，而願意積極主動執行健康促進。

臺灣衛生福利部心理及口腔健康司為因應世界衛生組織從 2004 年即對外正式宣告：「沒有心理健康，就不能稱之為健康」之政策，更為改善國內之自殺防治現況，於 2015 年 3 月開辦一心理健康促進計畫；這是長者及需要長期被照顧者的促進計畫：針對長期照顧者之心理健康，規劃或強化其生活調適、情緒管理、問題解決、壓力調適訓練、心理健康與疾病相關知識等技巧之心理健康促進方案或活動，避免因無力承擔長期照顧責任造成心理健康問題，本計畫可結合長期照顧喘息服務辦理（衛生福利部，2015）。

世界衛生組織對健康促進學校定義為「學校能持續的增強它的能力，成為一個有益於生活、學習與工作的健康場所」。臺灣於 2002 年起由衛生署

（衛生福利部前身）與教育部簽署「學校健康促進計畫聲明書」宣誓共同推動健康促進學校計畫。又於 2006 年加入世界衛生組織健康促進醫院國際網絡，在積極推動之下，至 2016 年 11 月底共有 163 家醫院通過 WHO-HPH 認證，為全球第 1 大健康促進醫院網絡。但健康促進社區、健康促進環境，例如減少石綿、鉛、細懸浮微粒(PM$_{2.5}$)的暴露及預防熱傷害等需要再加強。

國民十大死因由多是慢性疾病，因此國家健康政策由健康服務轉變成推動健康促進及重視健康的生活品質。健康是老年人希望擁有的，健康促進是老年人擁有健康的手段。

18-2 健康促進的相關理論

Rosenstock 及 Becker 在 1974 年提出健康信念模式(Health Belief Model)，探討個人預防性健康行為，Janz 和 Becker (1984)比較 1974 年前後的研究發現，健康信念模式的四個變項在不同研究設計中均與健康行為有顯著性相關。Tannahill 於 1985 年發展健康促進模式，探討群體的健康行為。Pender 在 1987 年發展健康促進模式，探討個人健康行為，並於 1996 年修正健康促進模式。Beatti (1991)由縱橫交織的兩條線解釋健康促進，強調介入之技巧。

一、健康信念模式

Rosenstock 和 Becker (1974)提出健康信念模式(Health Belief Model)，模式運用 Lewin 的場域論觀點，認為人的生活是受正負向兩種價值交互作用，個人目前的狀況和態度決定健康行為。該模式的基本要素有：罹病性認知(perceived susceptibility)、嚴重性認知(perceived severity)、有效性認知(perceived effectiveness)、障礙性認知(perceived barriers)、行動線索及修飾因素，以上因素解釋民眾與健康的相關行為(Rosenstock, 1974)，並強調個人是否改變健康行為與個人感受到的威脅與阻礙有關。Bandura (1977)提出自我效能的概念；認為個案有信心，自我認為可以做到，才有可能去做行為改變，許多研究也驗證「自我效能」的強度是促使有效執行健康行為的重要影響因素之一。於是 Rosenstok、Strecher 及 Becker (1988)將自我效能加入模式中（圖 18-1）。

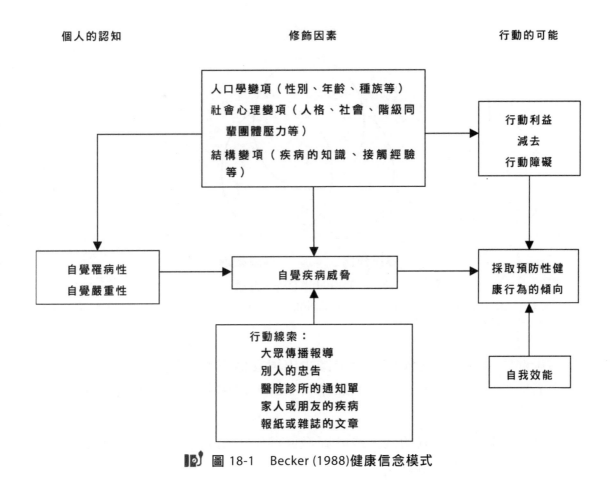

個人的認知　　　　　　　修飾因素　　　　　　　行動的可能

圖 18-1　　Becker (1988)健康信念模式

二、健康促進模式

　　Tannahill (1985)發展以群體為對象的健康促進模式；清晰規範，強調計畫與執行健康計畫的重要性，因此，Tannahill 發展的健康促進計畫被 WHO 及我國作為訂立健康政策時之參考。Tannahill 健康促進模式有三個重疊的圓（圖 18-2），每個圓表示一個活動：健康教育、健康預防、健康維護，三個圓包含七個項目可以識別健康促進執行的內涵(Downie et al., 1996)：

1. 透過減少危險因子的方式預防疾病發生；例如戒菸減少肺癌發生率。

2. 透過健康教育，早期偵測發現不知道的狀況預防疾病發生；例如宣導中老人或老人健康檢查等。

3. 預防及避免不可逆的合併症發生，進而預防疾病及疾病復發；例如罹患高血壓等慢性疾病者，自我監測血壓及規律服藥等。

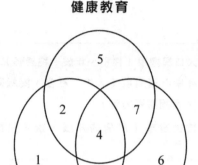

健康教育

健康預防　　　　健康維護

📖 圖 18-2　　Tannahill (1985)健康促進模式

※ 資料來源：Downie, R. S., Tannahill, C., & Tannahill, A. (1996). *Health promption: Model & values* (2nd ed., p.59). Oxford University Press.

4. 透過健康教育，預防疾病復發或減少出現其他不期望的症狀；例如糖尿病患者需控制體重與飲食、監測血糖、服藥、規律運動，預防或延後合併症發生。

5. 強調健康教育，可協助個人或社區發展健康，達到生活安適；例如健康生活方式，讓人感覺愉悅。

6. 健康維護包含立法及控制財務情況下，能促進健康及預防疾病；例如騎摩托車戴安全帽、重罰酒駕等法案，預防意外傷害。

7. 透過健康教育或媒體，引起民眾對健康維護之知覺；例如宣導 6 分鐘護一生的子宮頸抹片，可以早期發現早期治療子宮頸癌。

　　Pender (1987)發展健康促進模式，探討個人健康行為，以護理的角度檢查人整體的功能。1996 年修訂健康促進模式（圖 18-3），可以橫跨生命週期，引領檢視生理－心理－社會文化過程對個人健康的影響。這個模式整合 Feather (1982)的期望價值(expectancy-value)理論和 Bandura (1986)社會認知理論，以全人功能的護理角度提出概念。依據 Feather 的期望價值模式，行為是有理由及合乎經濟價值的；Bandura 的社會認知理論，強調自我導向、自我規律和自我效能。認知最大效能是強而有力地融入個人行為，能面對並克服行為障礙，以達到健康行為之結果。依據 Pender 健康促進模式，健康行為是受到個人特質、經驗及認知的影響。本模式被許多研究者使用探討個人健康行為，模式中的變數均發展出問卷並有很好之信效度(Pender, 2002)。

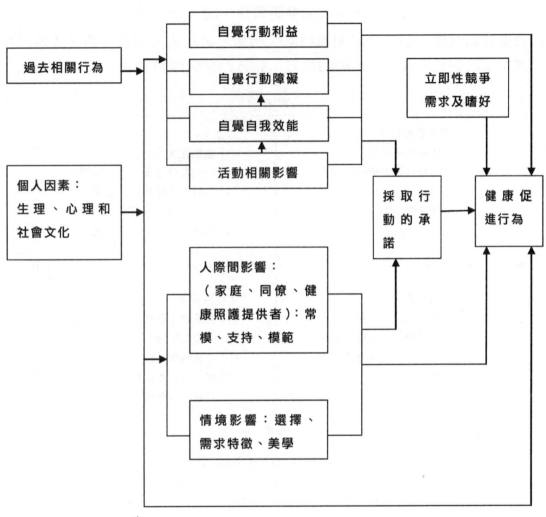

個人特質與經驗　　　　　與特異性行為相關的認知及影響　　　　行為結果

🎧 圖 18-3　　Pender, N (1996)健康促進（修訂版）

※ 資料來源：Pendre, N. J., Murdaugh, C. L., & Parsons, M. A. (1996). *Health promption in nursing practice* (4th ed., p60). Upper Saddle River.

　　Beatti (1991)由縱橫交織的兩條線解釋執行健康促進的策略（圖 18-4），縱線上端是代表官方或權威，下端是協商；官方端由專家領導，由上而下形成社會性介入，協商端由下而上強調個人參與及個人自主。橫線右端是群體，左端是個人，由圖 18-4 可知健康促進介入的重點如下：

1. **健康說服技巧**：由專家介入。例如，護理師鼓勵老年人運動，協助老年人克服不願意運動的困難。

2. **立法**：為實踐健康運作而立法；運作官方立法，引導介入群體健康。例如，老年人福利法與身心障礙法引領社區及機構建制無障礙設施。

3. **提供個人健康諮商**：協助個案學習健康行為。例如，老年人學習太極拳可以預防跌倒，政府單位設置太極拳研習營，請專家教導或分享技巧。

4. **發展社區健康**：加強社區個案技能。例如，老年人參加社區關懷據點，尋求在自己的社區有可以活動的地方，並努力參與團體活動。

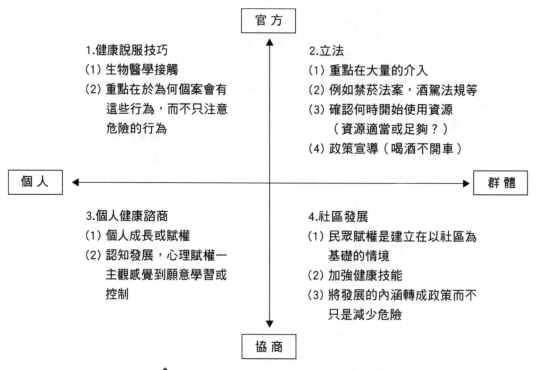

圖 18-4　Beatti (1991)健康促進策略

※ 資料來源：Beattie, A. (1991). Knowledge and control in health promotion: A test case for social policy and social theory (p.167). In Gabe, J., Calnan, M., & Bury, M. (eds), *The sociology of the health service*. Routledge.

二十一世紀衛生行政最大的挑戰是，實踐 WHO 於 1978 年在 Alma-Ata「2000 年全民均健」宣言。WHO 在 1979 年又宣布「全民健康」及三個目標：健康促進、健康維護(health protection)、預防性健康服務(Pender, 1996; WHO, 1998)。依據 WHO 建議，成功的健康促進是反映在居民是否可獲得健康的結果上。健康促進可以增加民眾追求幸福的動機，健康保護可以增加民眾避免疾病或維持一定功能的動機，所以健康促進與保護是發展生活品質必須的工具。預防性健康服務可提供民眾：健康智慧知識、資源，可使民眾有能力決定自己的健康行為(Pender, 1996；WHO, 1998)。政府要達成全民均健

的目標，政策上要建制三段五級照護系統，尤其加強第一段預防的健康促進及疾病預防(Falk Rafael, 1999)。

護理師是基層照護提供者，扮演觀察、發現、提供健康促進及疾病預防的最重要角色。King 和 Tinetti (1996)及 Pender (1996)提議，鼓勵老年人為了感覺舒適(fitness)及避免疾病與跌倒（健康保護），需要持續運動(Nutbeam, 1999; WHO, 1998)，所以 WHO (2015)主張，健康促進是使人們增加控制及改善個人的健康。健康促進超越只注重個人行為，而是廣泛的推動社會與環境的互動。

三、PRECEDE 模式

Gree 和 Kreuter (1999)為文提及健康促進模式須以 PRECEDE-PROCEED 模式為架構，計畫較容易執行及分析，這個模式尤其適合於社區健康促進計畫時使用。PRECEDE 分別是 Predisposing（誘發）、Reinforcing（加強）、Enabling（促成可能）、Causes（動機）、Educational（教育）、Diagnosis（診斷）及 Evaluation（評估）的第一個字母組成的，它是以流行病學、社會及行為科學、行政學及教育學為基礎的架構，由幾個階段所組成。這模式的重點是：識別易感受因子，能正確診斷給予合宜之介入；落實健康環境、生態與民眾的生活品質。PRECEDE-PROCEED 模式（圖 18-5）有九項評估分述如下：

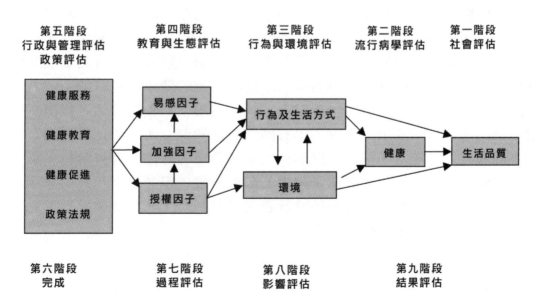

圖 18-5　Gree 和 Kreuter (1999) PRECEDE 模式

1. 了解影響民眾生活品質的社會因素；例如地區文化中的社交性敬酒習慣。

2. 藉著流行病學評估影響民眾生活品質的健康議題；例如速食的生活習慣，容易吃進較多的油脂及較少的纖維。

3. 評估影響民眾生活品質的行為或環境因素；例如低油、低鹽、低脂、高纖的飲食；但市區有密布的速食店提供高油、高鹽、高脂、低纖的食物。

4. 由教育與生態評估，識別影響生活方式與環境的主要因素；例如教育民眾，拜拜不上香以減少空氣汙染。

5. 由行政與政策識別或協助發展課程讓民眾容易成功執行健康促進；例如每一行政區設有運動中心，方便民眾運動。

6. 完成規劃：健康服務、健康教育、健康促進，及訂立政策法規；例如公共區立法禁菸。

7. 在過程中評估民眾易感受因子為何，加強預防，加強民眾有能力改變自己的生活方式；例如控制高血壓及糖尿病，以減少洗腎的情況。

8. 評估民眾生活方式與環境互為因果的情況；例如驗證抽菸、空氣汙染與肺癌的關係。

9. 民眾擁有健康，生活品質得以維持；例如民眾擁有健康且較好的生活品質。

　　PRECEDE 模式第一階段：社會評估強調使用適當的需求評估技術，以確定目標群體之生活品質中的社會問題，例如老年人福利等能反映生活品質的社會問題。第二階段：是流行病學評估，是利用流行病學的資料，確定特定的健康問題，確認影響生活品質的因素等。第三階段：是行為環境評估，在於確認那些特定的健康行為與第二階段所確定的健康問題有關。行為、生活方式及環境等因素也可能影響健康。第四階段：為教育評估，找出影響健康行為的因子例如易感受體等。第五階段：是教育介入，由行政規劃及執行衛生教育介入。第六階段：執行第一至第五階段的評估與計畫執行。第七、八、九階段是評值。雖然評值是架構的最後階段，但並不表示評值只能在計畫執行結束後才進行，一般開始於計畫之規劃階段，而且持續進行，它是計畫的連續部分，也是整體的一部分。

18-3 老年人健康生活型態的執行

慢性疾病是老年人失能、失智及致死的主因 (Fried & Guralnik, 1997)，失能、失智影響老年人生活品質以及大量後續性照護的人力及財力需求。許多研究顯示不良的飲食習慣、不運動的靜態生活方式，是造成慢性疾病的主要因素，而多數老年人又帶有一種以上的慢性疾病，要減緩慢性病發展的方法之一是運動及健康飲食，爰此，健康飲食及規律運動對老年人是格外的重要（黃，2004）。個人不健康行為尤其是不動的生活方式，是造

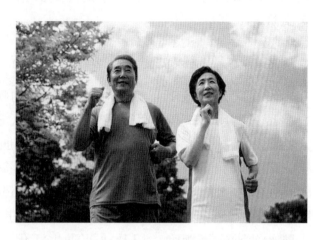

運動對老年人健康的維持非常重要，不僅可增進體能，同時也可防治高血壓、糖尿病等慢性病

成慢性疾病的主要原因，而個人若從事健康促進活動，則可降低早發性死亡及疾病發生的危險因子，甚至可減緩老化的發展（王，2000）。因此，積極推展老年人健康的飲食習慣、運動的觀念、社會參與及提供有效的健康促進計畫，讓老年人面臨生涯轉換，能維持其身體活動與獨立照顧自己能力，讓老年人能快樂且有尊嚴的生活，以提升生活品質，是值得被關懷及重視的課題。

Fries (1983)提出疾病壓縮理論(compression of morbidity)：個案因良好的照護而延緩疾病惡化，但不影響生命的長短，且在疾病惡化時生命即將終了時死亡，如此可維持良好的生活品質。因此，藉由健康促進與疾病預防等行為，預防或延緩疾病的發生及身心功能的退化。另回憶治療可使老年人重新認定自己的人生價值，願意參與社區活動，如此不僅可使老年人得以享有較長的健康生活品質，亦可減少健康照護的需求，控制失能、失智人口節節升高的照顧經費。

隨著醫療服務進步，老年人的十大死因是以慢性疾病為主，2021 年老年人十大主要死因依序為：癌症、心臟疾病（高血壓性疾病除外）、肺炎、腦血管疾病、糖尿病、高血壓疾病、慢性下呼吸道疾病、腎炎、腎病症候群皮腎病變、事故傷害、血管性及未明示之失智症（衛生福利部，2022）。以上慢

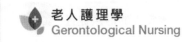
性疾病的共同危險因子是：食用高油、高鹽、高脂食物，無規律性運動，較大的生活壓力等。唯有從事健康促進計畫，執行健康生活型態，方可減少疾病風險。

一、老年人的健康促進計畫與風險評估

慢性病是步入老年期最常伴隨發生的疾病（胡、林，2005），但研究調查發現只有 15%的老年人從事規律運動（蕭、劉，2004）。運動能增加老年人心輸出量、最大攝氧量、新陳代謝率及肌肉張力，減輕肥胖程度、增強老年人的自尊與自信。不但使老年人延長壽命，降低老化程度，並減少疾病侵襲及罹病率，縮短病程、增進健康(Hatziandreu, Koplan, & Weistein, 1988)。所以需建立老年人規律運動之習慣，增進高品質之晚年生活。老年人要有「開始運動永不嫌晚」以及「運動生活化—多動一分鐘，多活兩分鐘」的觀念（衛生福利部，2004）。影響老年人持續運動的因素有三（蕭、劉，2004）：人格、生理特性及社會環境，人格的部分包括運動之經驗、態度、動機及自信心；生理特性包括年齡、種族、職業、教育程度、社會經濟地位、身體狀況、疼痛、吸菸及自覺健康狀況與老年人的運動呈顯著相關。研究顯示，年齡與不運動成正相關，年齡越大者，越少運動；社會環境包括重要人物支持、有運動伙伴、時間或設備場所的方便性、專業教練指導與建議也是影響因子。另外，運動種類的選擇、趣味性及運動的強度、感受，對老年人是否規律運動也有一定的影響。這些因素可以從教育著手改善，例如衛教老年人及家屬，身體關節和四肢不活動會引起疼痛，教導如何漸進式的運動以避免受傷。針對不同年齡的老年人給予不同的運動指引，建立規律的運動習慣（黃，2004）。

　　老年人的健康促進行為並不強調疾病和殘障，而是注重老年人所擁有的體力和能力，其實就是透過老年人本身的知能，提升老年人自我的健康照顧能力。簡言之，健康促進在增進老年人最大的潛能和縮小老化的影響（李、陳、吳，2004；林、李，2006）。衛生福利部有關健康體能資料中顯示，每週累積 2,000 大卡的活動量，可降低 43%死亡危險；每週 500 大卡輕微的活動量，比完全靜態生活的人，減少 27%死亡率。運動 1 小時，可延長至少 2 小時以上壽命；減少憂鬱症發生，增強親子關係、人際關係與社交能力，提高生活品質並減少醫療支出（衛生福利部，2004；Matthews et al., 2007；Manini et al., 2007, 2009）。

鍾(2001)探討社區糖尿病老年人健康行為時發現：健康行為自我效能、家人或朋友之健康促進行為是社區糖尿病老年人願意執行健康促進生活型態的顯著預測因子，可解釋整體健康促進生活型態總變異數的 64.8%。此結果與馬(2002)探討某鄉鎮社區老年人社區健康促進行為之發現相似。所以老年糖尿病人的健康促進行為是日常有良好規律運動、控制飲食、規律服藥、參與社會且與人維持良好關係、學習控制壓力等。

Hartweg (1990)提出健康促進的自我照顧模式(Health Promotion Self-Care Model)，定義健康促進自我照顧是個案為了增進幸福安適，所採取的自發性、有目的性的活動。以健康促進為一種目標，需要能自我照顧，兩者藉由相輔相成才能達成（王，2000）。綜言之，自我照顧是個人為了達到健康與幸福安適的一種方法。在醫療上，需要個案自我照顧遵從醫療照護，與專業照護人員討論自我的情況，以便專業調整照護方向。對未發病個案，以健康行為及疾病預防的概念執行健康促進行為。作者由照護老年人之經驗發現，若老年人有親友願意傾聽心事，生病時可以依靠，較會使用預防保健服務，故疾病預防保健政策需提高個案疾病預防服務的可近性，也應鼓勵老年人家屬參與，協助老年人接受預防保健檢查。除此之外，鼓勵老年人家人或親朋好友多給予老年人關心與情緒上的支持，以促進老年人執行自我照顧行為，達到身心健康與幸福安適的目的。林(2007)研究建議，未來在加強老年人健康促進與自我照顧部分，可針對虛弱、罹病數目少、社會支持程度低、男性、教育程度低的老年人做介入，以協助此老年高危險族群執行健康自我照顧模式。

由以上文獻得知，老年人的健康促進計畫是養成良好規律運動、健康飲食、控制體重、慢性疾病需規律服藥及定期追蹤、參與社會且與他人維持良好關係、學習控制壓力，培養自我照顧能力等。但老年人生活習慣已定型，需要專業人員教育及協助，老年人家屬或好友支持以克服健康促進執行的困境。

二、老年人健康生活型態之落實

Rowe & Kahn (1997)指出成功老化(successful aging)涵蓋三大健康範疇，包含：降低發生疾病或功能障礙、維持認知和身體功能的能力、以及積極投入生活(engagement with life)等，三者相輔相成才能達成成功老化。聯合國 2002 年的馬德里國際高齡行動計畫提出活耀老化(active aging)是指：老人要保有健康、要有社會參與及安全環境。馬懿慈(2002)調查某鄉鎮社區老年人

生活方式的現況，發現老年人健康促進生活型態以營養得分最高，其他依序為人際關係、壓力處理、身體活動和靈性成長，而老年人對自己的健康責任得分最低。調查健康行為自我效能則以心理安適得分最高，其次依序遞減營養和運動，且健康責任得分最低。老年人自評健康情況以「差和尚可」居多。這篇研究發現影響社區老年人健康促進生活型態之相關因素有：年齡、教育程度、健康行為自我效能和自覺健康狀態，且呈現顯著性正相關。

老化過程易讓老年人帶有慢性病。慢性病的自我照顧能力及疾病進展有關，如：糖尿病的自我照顧行為包含控制飲食、規律運動、服藥與血糖監測、足部照顧、預防異常血糖及處理、控制體重、不吸菸或喝酒、維持規律生活習慣與避免熬夜等（林，2004；Chang et al., 2005；Duff et al., 2006）；高血壓包含尋找疾病相關知識及資訊、依指示用藥、定時回診、量血壓等；心臟病包含遵從醫囑服藥、認識與處理症狀。對於服用藥物的作用不了解時，會主動向醫護人員詢問等行為，及量體重、飲食控制、不吸菸、不喝酒、維持運動、量血壓、保持情緒的平穩等日常保健行為(Caldwell *et al.,* 2005)。除此之外，其他慢性病人的自我照顧內容則包含健康飲食、充足睡眠、管理壓力、補充保健食品、定期測量血壓或脈搏、每月檢查自己是否有癌症危險訊號、閱讀有關增進健康的文章或書籍、每隔一段時間做健康檢查、能保護自己的皮膚避免陽光的直接曝曬等。

（一）促進身體健康

林(1996)認為個案為了擁有健康，必須養成個人的健康習慣及去除對身體有害之危險因子。許多研究已證實，循序與保持運動之生活型態為預防疾病之有效方法，特別是正向循環系統方面之功能最是需要。然而知易行難，生活中因忙碌、沒有時間等理由依然是缺乏運動之主因，這些人並非缺乏技巧，或沒有能力從事運動，主要是沒有養成運動習慣。

很多研究探討運動與健康之相關，已知運動可以促進身體健康，尤其可降低心臟血管危險因子；適度的運動可以降低血壓、膽固醇，可增加高密度脂蛋白，並可降低心臟血管疾病及第二型糖尿病的發生（趙、林、余、方，2007）。同時，運動是目前證實唯一可以在減重後維持減重成果的方法，運動可避免復胖，同時可以促進或提高個人的自尊與自信，也可減低壓力，避免憂鬱症的發生（林，2008）。另外，運動可降低死亡率，有運動的肥胖者死亡率甚至低於沒有運動的常人（李，2009）。運動尚可增加對骨骼的衝擊，避免骨質流失，減少骨質疏鬆症的發生。運動同時可以改變食慾，大部

分的研究認為運動可以降低食慾。因此，為促進身體健康，需由規律運動、健康飲食（少油、少鹽、少糖、多纖維）、不吸菸、不喝酒、充足睡眠等方面養成習慣。

（二）促進心靈健康

洪(2002)歸納國外研究證實運動對心理健康的作用，包括降低焦慮、抗憂鬱、降低壓力反應、提高正面情緒、促進自尊、以及改善認知功能等。賴(2001)針對經常運動的人研究發現，參與運動的人對自己自信心較強，情緒較穩定，做事較積極、較不容易緊張，而這些成果不是藥物或其他治療所能輕易達成的。由上述文獻得知，運動不僅可以促進生、心理的健康，對減緩身體老化、提升生活品質也有助益。另外，運動介入對某些特定疾病例如糖尿病、高血壓等，有不錯的成效。老年人可以運用小組討論、實務演練、芳香療法、按摩等方法，學習壓力調適、情緒管理，達到心靈放鬆之技巧。

（三）統合促進健康的任務

由「預防重於治療」概念思考，運動可預防慢性疾病的發生。健康促進的概念起源於 1974 年，Lalonde 提出決定疾病和死因的四個因素—生活型態、環境汙染、遺傳及不足的醫療照顧，其觀點帶動 WHO 一連串的活動宣言。中國傳統的養生保健運動，是抵抗疾病及衰老的一種自我鍛鍊的養生方法，每一種養生方法都是調身、心、息，練精、氣、神。中國古代常做的運動有太極拳、氣功、易筋經、八段錦、瑜伽、五禽戲（葉、夏，2004），近年中國武學被研發成元極舞、甩手運動等。

溝通是人際關係中最重要的元素之一，良好的溝通是一種雙向的過程，雙方可藉由此傳遞彼此的態度、信念、想法、事實和情感。溝通並不是單方面的在發表演說，或是唱獨角戲。老年人因老化過程發生視力、聽力的改變而影響溝通，需要學習新的溝通技巧，學習聆聽等，以提升人際關係，化解衝突。老年人由於面臨身、心、社會、靈性狀態的轉變，所以退休後會感受權利或金錢的失落，老友死亡引起對死亡的害怕、寂寞及孤獨，希望被尊重等感覺，所以與老年人互動與溝通時宜注意：尊重、接納善意、表達關懷。當與老年人建立良好的溝通管道、表達尊重、接納、關懷，並陪伴鼓勵老年人克服執行健康促進的障礙，較容易協助老年人建立自我的健康生活模式。

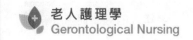

三、衛生教育對老年人健康促進的重要性

邱等(2008)探討北部某醫院之健康促進中心護理諮詢的訪客之健康行為；400 位訪客中多數為女性、平均年齡 41.5 歲，近三分之一屬於過重和肥胖體位、多數每天睡眠 6~8 小時且有吃早餐的習慣。在整體健康行為之排行中，以「社會支持」平均得分最高，而「運動及健康責任行為」得分最低。此結果將可做為改變健康行為的教育課程參考。

健康是老年人的權利，保健是其義務。以正面觀點探討老年人活躍老化(active ageing)因素包含：降低疾病或功能障礙的發生、維持認知和身體功能的能力、以及積極投入生活（黃，2004；Rowe & Kahn, 1997）。林(2007)探討臺灣老年人自我照顧行為及其影響因素，依據研究結果建議在政策上應加強衛教：教育程度較低、身體虛弱、罹病種類較少、較缺乏情緒支持與社會支持的老年人，提供健康照護策略，以促進其執行健康自我照顧行為，增進與維持整體健康。徐(2003)提出運動或增加身體活動、減少吸菸、適當飲食控制等健康行為可降低疾病或功能障礙的發生(Vaillant & Mukamal, 2001; Haveman-Nies et al., 2003)。老年人透過衛生教育維持好的身體功能與體適能、自我效能的信念、社會支持等可預防心智功能減退或促進功能，並藉由維持與他人的社會關係及持續生產力活動(productive activity)以達成積極投入生活的動力。

疾病預防自我照顧行為包括量血壓、檢查血糖、膽固醇檢查與健康檢查等。衛生福利部國民健康署(2019)調查指出 60.1%的老年人在過去曾利用健保接受過疾病檢查，但成人預防保健服務利用率 65 歲以上僅 29.5%，Culica 等(2002)研究顯示 76.9%的美國愛荷華州老人在過去一年曾接受過週期性健康檢查，而我國僅近五成老年人每年接受過健康檢查，與美國有近八成接受過健康檢查的比率相去甚遠。該研究發現老年人對於疾病預防自我照顧、與整體的自我照顧有顯著相關；但老年人之教育程度、罹病種類、社會支持，對增進健康自我照顧程度無顯著相關。臺灣帶有慢性疾病的老年人，因疾病原因就診時接受定期的血壓測量及生化檢查等，是否因此認為不需參與每年體檢，需進一步探討。即使全民健康保險提供 65 歲以上老人每年年可接受一次免費預防保健服務檢查，卻只有不到半數的人有參加健康檢查。所以加強運動、健康檢查的健康責任行為的衛教，對老年人執行健康促進行為是必須加強的。

老年人的健康促進內容

　　臺灣人口結構快速高齡化，內政部統計處(2022)指出，國人的平均壽命達 80.86 歲，其中男性 77.67 歲、女性 84.25 歲。相較於歐美國家，男性與美國、德國最接近；女性與加拿大相當，且較美國多 3 歲。但死亡人數中，65 歲以上老年人口的死亡率逐年增加，1996 年占 61.0%，至 2012 年時為 68.8%，2021 年是 82.1%（衛生福利部，2020）。

　　據多位學者調查發現國內老年人的五大問題：近五成老年人缺乏運動；跌倒是老年人罹病與死亡之重要原因；老人每天攝食 5 蔬果的份量不足；老人口腔健康影響咀嚼、營養及生活品質；吸菸影響老人健康及醫療支出甚鉅（衛生福利部國民健康署，2009）。縱觀以上資料分析，衛生福利部國民健康署提出老人健康促進計畫(2009~2012)：因應我國人口老化快速，老人健康促進及慢性病照護需求增加，宜盡早規劃相關政策。考量現有法規、制度、各國老人健康政策（表 18-2），擇取美國疾病管制署發展的 15 項老人健康指標（表 18-3），為國內計畫目標訂定之參考。據此，衛福部國民健康署研撰「老人健康促進計畫(2009~2012)」，旨在維護老人獨立、自主的健康生活，降低老人依賴程度，提出健康促進策略，包括：(1)促進健康體能、(2)加強跌倒防制、(3)促進健康飲食、(4)加強口腔保健、(5)加強菸害防制、(6)加強心理健康、(7)加強社會參與、(8)加強老人預防保健及篩檢服務等八項重要工作。例如：國民健康署從 2011 年度起辦理老人健康促進競賽活動，發動全國各縣市衛生局所，結合社區民間團體，以鄉鎮為單位鼓勵長輩組隊參加阿公阿嬤動起來競賽，透過一個輕鬆趣味的方式，促進長輩的身體活動，豐富社區老人健康生活，讓高齡者保有愉快的心情，以延緩身體老化，增進老人社會參與（表 18-4）。

⊕ 表 18-2　老人健康促進政策

國家或組織	年度	政策名稱
英國	2001	National service framework for older people
WHO	2002	Active ageing: A policy framework
歐盟組職	2003	Healthy ageing: A challenge for Europe
日本	2005	Healthy people in Japan
美國	2007	The state of aging and heath in America

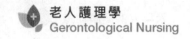

🔍 表 18-3 美國老人健康監測指標（2007 年 The state of aging and health in America）

類別	項目
一、健康狀況 (Health status)	1.身體不適日數(physically unhealthy days)
	2.經常情緒抑鬱狀況(frequent mental distress)
	3.口腔衛生：全口缺牙狀況(oral health: complete tooth loss)
	4.失能情形(disability)
二、健康行為 (Health behaviors)	1.缺乏休閒的身體活動行為(no leisure time physical activity)
	2.每日五蔬果行為(eating five fruits and vegetables daily)
	3.肥胖(obesity)
	4.目前吸菸行為(current smoking)
三、健康促進服務及篩檢 (Preventive care & screening)	1.過去一年接種流感疫苗情形(flu vaccine in past year)
	2.肺炎疫苗接種情形(Ever had pneumonia vaccine)
	3.過去二年內的乳房攝影情形 (mammogram within past two years)
	4.曾接受大腸癌篩檢 (colonoscopy cancer screening)
	5.切符時宜的選擇性預防服務情形 (up-to-data on select preventive services)
	6.膽固醇篩檢情形(cholesterol screening)
四、事故傷害 (Injuries)	1.髖關節骨折的住院日數(hip fracture hopitalizations)

🔍 表 18-4　2014 樂齡一世 阿公阿嬤動起來－全國發表會

表演順序	獎項	隊名
1	巧奪天工獎	叮噹快樂隊
2	技高一籌獎	瑞原老來俏隊
3	創意無限獎	老頑童劇團
4	不老神話獎	潭頭社區關懷據點
5	氣勢如虹獎	五結鄉二結社區元極舞隊
6	龍飛鳳舞獎	馬可認文化藝術舞蹈協會
7	神采飛揚獎	大同之家－長青舞蹈社
8	獨一無二獎	霧台鄉部落老人日間關懷站
9	元氣樂活獎	白沙鄉樂齡學習中心

⊕ 表 18-4   2014 樂齡一世 阿公阿嬤動起來－全國發表會（續）

表演順序	獎項	隊名
10	眉飛色舞獎	馬祖長青樂活隊
11	神乎其技獎	科園社區發展協會－關懷據點
12	餘音繞梁獎	台灣基督長老教會望鄉教會老人日間關懷站
13	返老還童獎	嘉和社區愈活愈有趣隊
14	人氣當紅獎	關渡樂齡隊

註：各獎項依各隊表演順序排列。

資料來源：衛生福利部國民健康署（2014，9月30日）。「*2014 樂齡一世 阿公阿嬤動起來*」全國發表會 阿公阿嬤登台 *show* 活力慶重陽！。
http://www.mohw.gov.tw/cht/Ministry/DM2_P.aspx?f_list_no=7&fod_list_no=4980&doc_no=46822

阿公好，阿嬤妙，阿公阿嬤得第一！ ⊗

　　為促進長輩走出戶外，豐富健康生活，國民健康署開始辦理老人健康促進競賽，邀請全臺厝邊頭尾民眾，一同感受不老阿公阿嬤的熱情與活力！

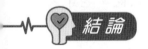 結論

　　以 WHO 的標準調查，臺灣跟亞洲國家的平均餘命比較，韓國約 77 歲，日本 80，臺灣 76，可是實際上平均餘命和健康的年齡這中間差 8 歲。這代表當臺灣男性可以活到 76.4 歲，但只健康到 68.1 歲，女性活到 82.4 歲，但只健康到 71.7 歲，也就是他／她有 8/10 年的時間是不健康的，可能是失能、失智的情況（陳，2015）。擁有健康是老年人需要永遠努力的願景，給老年人一個安全、有品質、健康的生活環境，是一種職責。做為一個提供健康服務的護理師，與老年人及其家屬一起探索生命的奧妙和思索生活的本質，以健康專業，參與老年人照護。因現代人們生活壓力大與運動量不足、熬夜或睡眠不足的生活型態及不健康飲食習慣等生活方式，造成老年人的健康體能低落。為了要提升健康體能、規律的運動及運動生活化，需要學習規律和適當強度的運動。事實上，運動與健康範圍很廣，透過運動可以降低過

重的壓力，也可以降低生理心理上的疲勞，透過規律生活運動的習慣，促進個人身體健康，更可以提高自身的生活品質，並可以減少因缺乏運動所產生的身體退化或是慢性疾病的發生，延長保有健康的時間。然而，過度的運動會造成運動傷害，因此要適度的運動，讓本身的生理、心理、社會、靈性達到舒適，維持健康預防疾病。

老年人或家屬不要過度相信沒有科學驗證的健康食品，需找專業醫師商量。與其每天藥補，不如攝取適量健康蔬果、魚肉和五穀雜糧食物。身體細胞修護是需要均衡或適時營養配方調整，而不是昂貴稀有的珍品，許多天然抗氧化劑或是微量元素都是存在自然新鮮當地食材中。除健康飲食外，避免致癌因子、規律作息與適量運動、合宜的舒壓法等才是健康促進的法寶。

中國傳統養生法不宜以訛傳訛，例如民眾認為多喝黃耆、枸杞、紅棗茶可以增加自身免疫力。其實若是燥熱體質，很容易因此而上火，更易有口乾、便祕等現象。注意身體所發出的警訊，例如有點累時就會泡澡放鬆；有點感冒時就會喝檸檬水補充維生素 C；平常會依當天狀況喝些保健茶飲，一定時間要全然的放鬆。養生要建立正確觀念：注意人與自然的調息、人與自己的調息、養生方法不是單一而是多樣方法。疫苗注射是預防傳染性疾病、降低抗生素使用及減少抗藥性最佳方法之一。我國常規的如流行性感冒疫苗、老年人肺炎疫苗，老年人因共病多及抵抗力較差，常造成許多併發症或死亡，研究顯示流感疫苗可減輕個案罹病時的嚴重性，因此可以降低老年人的整體或常見疾病的住院率、住院天數及死亡率，且頗具成本效益。老年人之健康促進是全民運動，需要大家共同努力推展。

( )1. 健康促進是目前政府推動的政策，主要包含：(A)三段五級的政策　(B)健康預防與特殊保護　(C)身心安適狀態　(D)預防疾病。

( )2. 老年人的健康是指：(A)沒有疾病　(B)感覺舒適　(C)身、心、靈、社會安適　(D)心靈滿足。

( )3. 高齡社區推動「健康促進社區」時要考量：(1)可近性　(2)可接受性　(3)可利用性　(4)適用性　(5)有責任性。以下哪一項與老年人自身的學習有關？(A)(2)　(B)(3)　(C)(4)　(D)(5)。

( )4. Becker 的健康信念模式是：(A)探討個人預防性健康行為　(B)探討群體健康行為　(C)一種健康促進模式　(D)以上皆是。

( )5. Pender 的健康促進行為包含的要素，以下何者不正確？(A)個人特質與經驗　(B)自覺自我效能　(C)自覺行動利益與障礙　(D)健康教育。

( )6. 有關 PRECEDE 模式描述，下列何者不正確？(A)健康教育在本模式中很重要　(B)個人行為與生活方式會受環境影響　(C)政策及法規會影響最後的結果　(D)以上皆非。

( )7. 目前 WHO 及臺灣在衛生政策上使用下列何位作者所創立的健康促進？(A) Tannahill　(B) Becke　(C) Pender　(D) Beatti。

( )8. 以下何者正確？(A)疾病壓縮理論是指延長老年人生命的方法　(B)老年人的十大死因是以「慢性疾病為主」　(C)引起老年人慢性疾病的主因是「醫療進步」　(D)慢性疾病可以降低老年人的死亡率。

( )9. 以下何者是活躍老化的元素？(1)要保有健康　(2)賦能　(3)社會參與　(4)安全環境。(A)(1)(2)(3)　(B)(2)(3)(4)　(C)(1)(3)(4)　(D)以上皆是。

( )10.落實老年人健康生活型態可以執行的方法，下列何者是正確？(1)施打疫苗　(2)定期健康檢查　(3)規律運動　(4)控制疾病　(5)壓力管理　(6)維持人際關係。(A)(1)(2)(3)(4)(5)　(B)(2)(3)(4)(5)(6)　(C)(1)(2)(3)(5)(6)　(D)(2)(3)(4)(5)(6)。

解答　參考文獻

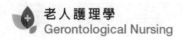

MEMO

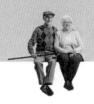

CHAPTER

老年人與長期照護

19

陳翠芳　編著

19-1　老年人社會資源的改變與需求

19-2　長期照護服務的源起與發展

19-3　國內老年人長期照護政策與現況

研讀本章內容之後，學習者應能達到下列目標：

1. 能了解老年人健康狀況與長期照護需求性間的關聯性。
2. 能了解老年人相關家庭結構與長期照護需求性間的關聯性。
3. 能了解老年人社經地位與長期照護需求性間的關聯性。
4. 能概述長期照護的基本理念。
5. 能簡略說明影響長期照護服務發展的因素。
6. 簡單比較國內、外長期照護法制發展概論。
7. 簡略描述國內老年人長期照護服務的相關政策法規。

Gerontological
Nursing

心智圖

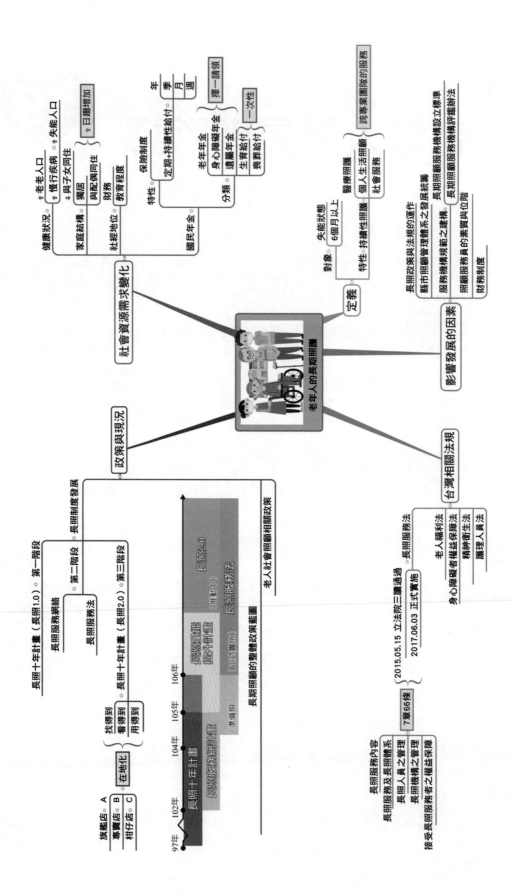

老年人的長期照護

社會資源需求變化

- 健康狀況
  - ↑老老人口
  - ↑慢行疾病
  - ↑失能人口 ← 日趨增加

- 家庭結構
  - 與子女同住
  - 獨居
  - 與配偶同住

- 社經地位
  - 財務
  - 教育程度

- 國民年金
  - 保險制度
  - 特性
    - 定期+持續性給付
  - 分類
    - 老年年金
    - 身心障礙年金 ← 擇一請領
    - 遺屬年金
    - 生育給付 ← 一次性
    - 喪葬給付
  - 年 / 季 / 月 / 週

定義

- 對象
  - 失能狀態
  - 6個月以上

- 特性
  - 持續性照護
  - 醫療照護
  - 個人生活照顧
  - 社會服務
  - 跨專業團隊的服務

影響發展的因素

- 長照政策與法規之運作
- 縣市照顧管理體系之發展
- 服務機構規範之建立
- 長期照顧服務機構設立標準
- 長期照顧服務機構評鑑辦法
- 照顧服務員的素質與位階
- 財務制度

政策與現況

- 長照制度發展
  - 第一階段
    - 長照十年計畫（長照1.0）
    - 長照服務網絡
    - 長照服務法
  - 第二階段
  - 第三階段
    - 長照十年計畫（長照2.0）

- 長期照顧的整體政策藍圖

  旗艦店。A
  專賣店。B ← 在地化
  柑仔店。C

  找得到
  看得到 ← 在地化
  用得到

  97年 — 102年 — 104年 105年 106年

  長照十年計畫
  長照服務網計畫
  長照十年計畫
  提升計畫（正式實施）
  長照服務量能提升計畫（準備期）
  長照2.0（推動中）
  長照服務法

  老人社會照顧相關政策

台灣相關法規

- 長照服務法
  - 7章66條
    - 2015.05.15 立法院三讀通過
    - 2017.06.03 正式實施
  - 長照服務內容
  - 長照服務及長照體系
  - 長照人員之管理
  - 長照機構之管理
  - 接受長照服務者權益保障

- 老人福利法
- 身心障礙者權益保障法
- 精神衛生法
- 護理人員法

前言 *Foreword*

內政部「老人狀況調查報告」2013 年資料明列老人對於政府提供福利措施重要性的看法以「老人健康檢查」為最高，其次為「居家服務」、「協助在地安養措施」及「提供失能或失智老人日間照顧服務」（衛生福利部，2014）；2017 年老人對未來生活主要擔心的問題依序為「自己的健康問題」、「自己生病的照顧問題」、與「經濟來源問題」（衛生福利部，2018）。

顯示民眾早已意識到高齡社會(aged society)與長期照護服務的重要關聯性；雖然在實務輸送體系上，公部門多年來也成就多項計畫及配套措施，但民眾所感受到的服務權益仍未真正完全獲得滿足；綜觀現階段眾所矚目的長照 2.0 計畫，著實惠予國人具可近性及可用性的照顧服務。若以衛生福利部之「長照十年計畫 2.0 成果報告」指出 2019 年新申請長照服務人數較 2018 年成長 48%；使用長照服務人數較 2018 年成長 56%；另在建構社區整體照顧服務體系截至 2019 年之布建達成率（與目標值相比較），其中 A 社區整合型服務中心、B 複合型服務中心、C 巷弄長照站依序的布建達成率皆超越當初所規劃的目標值；堪稱為「看的到、找的到、用的到、付的起」的長期照顧服務。

19-1 老年人社會資源的改變與需求

一、健康狀況

我國已於 1993 年成為高齡化社會，2018 年轉為高齡社會，推估未來將於 2025 年邁入超高齡社會；老年人口年齡結構快速老化，臺灣由高齡社會轉為超高齡社會之時間僅 8 年，預估將較日本（11 年）、美國（14 年）、法國（29 年）及英國（51 年）為快，而與韓國（8 年）及新加坡（7 年）等國之預估老化時程相當（國家發展委員會，2016）；在人口老化的快速增加下，老人的年齡漸長，其慢性疾病及失能的問題也將與日俱增，對於長期照護之需求亦隨之增加。

老人多患有慢性疾病，國家發展委員會推估 65 歲以上失能人數，2017 年為 41.5 萬人，2026 年為 61.9 萬人，10 年內失能人數增加超過 20 萬人，平均每年失能數增加 2 萬人左右。一旦健康問題開始妨礙個人的獨立生活機能時，就更需要長期照護服務的介入（邱，2009）。

在考量提供整體性、連續性的照護下，老年病患急迫需要完善的急性醫療、亞急性醫療及慢性長期照護。在慢性長期照護層面中，若以住宿型的長照機構而論，其使用率及入住人數相較於前幾年皆呈上升的趨勢。

二、家庭結構

臺灣雖然一半的家庭結構還是屬於傳統型態，但兩代同居意願已逐漸轉變，不僅子女與父母的同居意願降低，父母期望老年與子女同住的比率也同樣下降，越來越多比率的老年人傾向於獨居或僅與配偶同住（楊、陳、李，2008）。

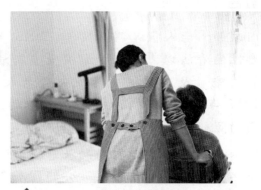

📱 在人口老化的快速增加下，老人的年齡漸長，其慢性疾病及失能的問題也與日俱增，對於長期照護之需求亦隨之增加

近來，許多先進國家以「在地老化」為長期照護改革的政策目標，希望能讓老人留在家庭，但又因當今國家人口結構面臨少子女化、高齡的轉變，再加上婦女外出就業率增加，導致家庭照顧功能勢必式微；而老人居家安老的意願又不斷提升，居家服務若不能隨之增長，將難滿足未來的照顧需求。因而，在居家支持服務的發展面向，一方面政策應全力支持營造有利此類資源發展之環境；另一方面應協助引進國外新型服務模式，進行試辦，期能再加入本土服務行列，以創造多元化社區服務資源（吳、莊，2001）。終能以在地老化的策略，使老人在家庭和社區中老化，以維護其尊嚴及獨立自主的生活。

三、社經地位

老人財務壓力(financial strain)除了與實際收入和貧困(poverty)有關，也與認知力(cognitive capacity)、憂鬱(depression)和自尊(self-esteem)有關，為主觀的認定、非客觀的測量；財務壓力會引發個體自覺健康狀況差(adverse effects)，並與憂鬱症狀有高度的相關性(Angel, Frisco, Angel & Chiriboga, 2003)；另以資源流失(material loss)觀點進行經濟壓力(economic stress)的研究，發現也與憂鬱情緒(depressive mood)及憤怒(anger)的相關性高(Hobfoll, Johnson, Ennis & Jackson, 2003)。臺灣老人的經濟來源多以來自子女或孫子女奉養為最高；其次才是政府救助或津貼，或軍、公教、勞、國保年金給付。

為因應景氣所帶來各項社會問題之防護，多年前行政院邀請各縣市政府首長、學者專家以及相關部會，召開社會安全網絡會議，其中「落實福利、擴大照顧」主軸，即為針對既有弱勢照顧的各項社會福利行政措施中，調整給付水準、增加彈性作為，以因應民眾需要，急所當急解決民眾照護問題（廖，2009）。

再從教育面而論，隨著我國人口結構教育程度逐年提升之趨勢，未來老人對長期照護服務品質之要求，亦將隨之提高。以人口結構之教育程度分析，老人識字率超國九成，呈逐年遞增趨勢；教育程度別主要以國小程度最多，係因 65 歲老年人口為 40 年代以前出生者，且當時尚未實行九年國民義務教育；其次為高中（職）及國（初）中。另於 2017 年我國 65 歲以上年齡層人口中，男性老人係以小學（識字）者居多、其次為高中（職）與國（初）中；女性老人也以小學（識字）者居多、其次為不識字與國（初）中（衛生福利部，2018）。可預期 10 年後我國老人人口教育程度將相對高於目前之老人，因此預估未來老人對長期照護服務品質之要求，亦將隨之提高（廖，2009）。

快速老化的社會延續下，政府不但應扮演老人福利政策主導的角色，更應結合民間資源，以更多元化的老人福利政策，來滿足不同社經地位老人的實質需求，並更周延地規劃各項輸送系統，實現老人在家庭和社區中老化；另對於較弱勢的老人族群，政府公權力應該適時的介入，以有效解決弱勢高齡者的生存權和照護權。

四、國民年金

由於國家社會變遷、民眾思維改變，致使家庭功能式微；再者許多慢性疾病、失能障礙加諸於老人身上，是以晚年的經濟生活不虞匱乏為眾所期盼；雖臺灣擁有各式保險制度，但舊有勞動退休年金制度（如勞保）的最大缺點，就是忽略沒有長期穩定就業的彈性、隱性勞動者，為讓所有民眾在老年時都能有月領年金，於是 2008 年正式實行「國民年金法」（陳，2014），國民年金讓老年生活的經濟享有安全保障，並為社會安全體系中重要之一環（勞動部勞工保險局，2016）。

「年金」是指定期性、持續性的給付，給付方式為按年、按季、按月或按週給付。「國民年金」為一種社會保險制度，中央主管機關是衛生福利部；地方主管機關則是各直轄市、縣（市）政府。辦理單位由中央主管機關委託勞工保險局執行，並為保險人。主要納保對象為年滿 25 歲、未滿 65

歲，在國內設有戶籍，且沒有參加勞保、農保、公教保、軍保的國民（勞動部勞工保險局，2016）。

國民年金提供「老年年金」、「身心障礙年金」、「遺屬年金」三大年金給付保障，及「生育給付」、「喪葬給付」二種一次性給付保障。被保險人只要按時繳納保險費，在生育、遭遇重度以上身心障礙或死亡事故，以及年滿 65 歲時，就可以依規定請領相關年金給付或一次性給付，以保障本人或其遺屬的基本經濟生活。我國國民年金制度是採社會保險方式辦理，開辦之初提供「老年年金」、「身心障礙年金」、「遺屬年金」及「喪葬給付」四大給付項目，並整合國民年金開辦前已經在發放的「敬老津貼」及「原住民敬老津貼」，改為「老年基本保證年金」及「原住民給付」（勞動部勞工保險局，2020）。

國民年金的開辦使我國的社會安全網得以全面性建構，補足了以往社會保險制度的缺口，讓臺灣邁入全民保險的時代，落實政府全民照顧的理念。而採行「年金」方式辦理，不僅可以避免一次給付後，因資金運用不當所發生的損失，此外，年金制度有配合物價指數調整投保金額（投保金額為計算年金給付的基礎）及定期調整年金給付基本保障金額的設計，可以避免因通貨膨脹造成給付縮水，以確實保障年金給付對象的生活需要（勞動部勞工保險局，2020）。

19-2 長期照護服務的源起與發展

一、長期照護基本理念

長期照護之定義，依 Kane 及 Kane (1987)的說法，係為提供喪失（後天）或未曾（先天）擁有日常生活功能者，有關醫療照護、個人生活照顧與社會服務，通常過程會持續一段長時間。蔡(2015)認為長期照護指對身心失能持續已達或預期達六個月以上，且狀況穩定者，依其需要，所提供之生活照顧、醫事照護。長期照顧服務法第 3 條明列長期照顧係指身心失能持續已達或預期達六個月以上者，依其個人或其照顧者之需要，所提供之生活支持、協助、社會參與、照顧及相關之醫護服務。

另衛生福利部(1995)的定義係針對需長期照護者提供綜合與連續性之服務；其服務內容可以從預防、診斷、治療、復健、支持性、維護性至社會性之服務；服務對象不僅需包括個案本身，更應考慮到照顧者的需要。2010 年

戶口普查資料指出我國老人的長期照顧需求率為 12.7%，以戶口普查資料結果進行推估，長期照顧需要人數將由 2017 年的 55 萬 7,000 餘人至 2026 年增加為 77 萬人以上，其中 65 歲以上老人所占比率逐年上升，而 65 歲以下則是持平（衛生福利部，2016）。

你不能不知的長照數據真相~ ✕

　　照顧失能長輩平均要花幾年？照顧一位失能者的一生要花多少錢？身為臺灣的一份子，你不可不知的真相，通通數據化告訴你！

　　以「長期照顧十年計畫 2.0」（簡稱長照 2.0，期程為 2017~2026 年）而言，長照的服務對象係以日常生活需他人協助之失能者為主，概括：

1. 65 歲以上老人。

2. 55 歲以上山地原住民。

3. 50 歲以上之身心障礙者。

4. IADLs 失能且獨居之老人。

5. 50 歲以上輕度失智症者。

6. 未滿 50 歲失能身心障礙者。

7. 65 歲以上衰弱老人。

8. 55~64 歲失能原住民等。

　　而服務對象失能等級之界定如右：(1)輕度失能：一至二項日常生活活動功能(activities of daily living, ADLs)失能者，或僅工具性日常生活活動功能(IADLs)失能且獨居之老人；(2)中度失能：三至四項 ADLs 失能者；(3)重度失能：五項（含）以上 ADLs 失能者。

　　預估長照 2.0 服務對象將從 51.1 萬人增加至 73.8 萬人，成長 44%。

　　長照 2.0 政策期許達到高齡社會健康照護政策「生理、心理及社會」面向的「最適化」內涵，強調優化初級預防功能，延伸預防保健、活力老化、減緩失能，促進老人健康福祉及提升生活品質（衛生福利部，2016）。我國申請長照服務人數逐年成長，使用長照服務人數亦同。

　　「老人潮」是全球化議題，而長期照護也是我國與全球之健康照護與社會照顧服務事宜的最重要推動事項；衛生福利部本著「在地老化」理念，著重居家照護、維護家庭功能、整合照護體系、提供持續性照護、強化專業協助、確保長期照護品質、促進老人生活品質與尊嚴、建立自助人助觀念及兼

顧個人與社會責任,來進行規劃臺灣老人長期照護政策(黃,2005)。然而在地老化(aging in place)的意義為老人應在其生活的社區中自然老化,使失能者能夠回歸到自己熟悉的社區或家庭當中照顧,以符合失能者所期待的生活,並維持老人自主、自尊、隱私的生活品質。

因此不論國家體制為何,其資源發展、服務提供、組織管理、財務支持等策略,均要為支持社區長期照護體系之建構,務希以「在地」的服務滿足「在地」人的照顧需求,盡可能延長他們留住社區的時間。再者,歐美國家對於長期照護之理念,也是均以「在地化」及「社區化」為主要訴求,此已蔚為面臨老化社會的共同指導策略,故為避免大量發展機構服務所導致過度機構化的缺點,現今應以居家式服務及社區式服務為優先,並作為服務措施之推動的方向(吳、莊,2001;曾,2006)。

「長期照護」是持續性照護服務的一環,雖然適用各種年齡層的個案,但是不可諱言的,其服務對象仍以老年人為主體,其照護服務內容是醫療照護、個人生活照顧與社會服務的混合體,所強調的服務通常是輔助與照護,而非治療的服務;即長期照護並非是一個自給自足的綜合性醫療照護服務體系,也不是醫療體制下的一個獨立元素,而是社區照護環境的一環(邱,2009);因此照護包含了各面向的結合,涵蓋醫療、護理、社工、職能治療、物理治療與營養等專業的服務,及照顧服務的半專業服務,也就是除了護理服務的提供外,尚有醫療照護、個人照護、健康照護與社會支持等,希冀藉由整合連續性的全盤照護,發揮其最高的獨立生活潛能,與提高其生活品質。

二、影響長期照護服務發展的因素

綜合我國過去、現在、未來及諸位專家學者指出,影響我國長期照護服務發展之主要因素可歸納為以下五項。

(一)長照政策與法規的運作

過去我國的長照政策與法規分歧運作,長期照護體系主要分屬於衛生醫療體系、社會福利體系及退輔會體系三大體系,其他過去相關的體系如勞工、農業、原住民、民間團體機構等;各體系間政策發展分歧,法規依據也各有所異,行政資源更是各行所有,在如此重重的障礙下,導致國內無明確專責主導的公部門來進行相關事宜的統一準則化。

吳、周(2006)指出,有些行政規則應有母法之授權;有些行政規則應提升至法規命令;再者,有關長期照護機構設置之規定分散在不同法規。但於

2015 年 5 月 15 日我國立法通過長期照顧服務法（簡稱長照服務法），實為我國長照史的一項重要里程碑，此法實質上為整合長照服務，希冀未來不再多頭馬車各其所需。而長照服務法通過後，政府也隨即推動長照 2.0 政策，一統過去衛政、社政及退輔會體系的分歧運作，長照 2.0 的特色為實施普及的社區化服務、付得起的平價長照服務、及專業的優質長照服務。

然而在長照服務法通過前，於 2013 年 7 月行政院衛生署正式升格為衛生福利部，該部統籌健康照護、及社會照顧之服務事宜並分別由護理及健康照護司、與社會及家庭署承辦相關長照業務，雖一統於衛福部，但權責仍在二個不同的單位下運作。於是政府遂於 2018 年 9 月於衛生福利部下設長期照顧司，分四科辦事，以掌理推動長照政策、制度規劃、法規研擬、人力資源、服務網絡與偏遠地區資源，以及居家、社區與機構長期照顧體系等事項，務使長照業務終能整合。

（二）縣市照顧管理體系之發展統籌

2005 年 5 月 24 日行政院社會福利推動委員會長期照顧制度規劃小組第二次委員會議決議，為利業務整合，有關照顧管理中心之名稱統一定名為「長期照顧管理中心」，但過去大多數縣市管理中心仍然無法發揮統籌管理的功能，諸如：各縣市評估工具、資格核定範圍、縣市服務補助標準、評定效標的遵循度，以及出院準備服務執行度，實有必要建立全國一致的評估工具，及失能資格評定準則，並落實出院準備服務機制。在服務體系層次方面，消弭地區間服務方案發展的差異乃是首要課題，應透過教育訓練及督考管理，提升不同地方政府之執行能力，並鼓勵民間單位透過組織聯盟之合作機制，發展偏遠地區之服務資源，進而解決服務輸送體系方面的供給問題（王等，2005）。

近年來長照 2.0 新制將失能程度由原本（長照 1.0）的輕、中、重度，更細分為長期照顧需要 8 等級，並將長照服務分成 4 類（照顧服務、專業服務、交通接送服務、輔具服務及居家無障礙環境改善服務），使民眾能選擇更多元性的長照服務，同時政府也逐步規範一體性的管理機制。如衛生福利部(2017)說明長照 2.0 的改革措施中，若以居家服務支付制度為例，居家服務自 2003 年全面推動後，長照 2.0 亦首次將評估工具、服務模式、給付及支付標準等進行大幅度的調整，如：統一表單格式、憑證及佐證資料檢核方式一致化、及利用系統產製報表以簡化核銷作業與程序，利求減輕行政作業。再者，長照 2.0 已發展能評估各種失能樣態的照顧管理評估量表，依據個案身

體及心智功能等多項因子，運用評估工具綜合性判斷以避免人為差異，並將評估工具資訊化，讓各縣市的照管專員，對同樣失能程度的民眾評估結果都會是一致的。

（三）服務機構規範之建構

長期照護的服務類型概分為機構住宿式、社區式、居家式及綜合式服務。「長照服務法」之子法於 2017 年 6 月 3 日實施，其中「長期照顧服務機構設立標準」及「長期照顧服務機構評鑑辦法」說明服務類型機構之規範；「長期照顧服務機構設立標準」明列居家式服務類、社區式服務類、機構住宿式服務類、與綜合式服務類長照機構之設立標準，及業務負責人應具備之資格及不得之情事規範；另外，「長期照顧服務機構評鑑辦法」係為評量長照機構效能、提升長照服務品質、及提供民眾長照選擇所訂定，條文明定長照機構每四年接受評鑑一次，評鑑之項目涵蓋經營管理效能、專業照護品質、安全環境設備及個案權益保障，其中居家式長照機構之評鑑得不包括安全環境設備，評鑑結果分為合格及不合格，評鑑合格效期為四年。服務機構規範之建構係確保政府有效及切確管理，機構本身也能有所依規付諸服務，並保障長者享有尊嚴性、品質性的老年生活。

（四）照顧服務員的素質與位階

照顧服務員參差不齊的素質與低位階是我國長照體系的一大問題，雖近年照顧服務員人力已較過往成長不少，但本國照顧服務員在受訓後有 80%並未投入照顧職場，且全國領有照顧服務員訓練結業證書且實際從事照顧服務工作者僅二成左右。長照服務法已明定照顧服務員之職務定位，未來在居家、社區或機構任職的照顧服務員，均需通過訓練及認證，並登錄於長照機構中；但依據老人福利服務專業人員資格及訓練辦法第 5 條規定，照顧服務員僅應具下列資格之一：(1)領有照顧服務員訓練結業證明書；(2)領有照顧服務員職類技術士證；(3)高中（職）以上學校護理、照顧相關科（組）畢業。

許多先進國家的照服員人力須要求至少為高中學歷，而我國仍停留在訓練及認證階段，因此衛福部、勞動部、及教育部跨多部會的合作與同步接軌有其必要性，未來我國應考量將照顧服務員的學歷提升至高中以上，由正規的教育體系紮根照顧服務員在高齡生理學、心理學、社會學、倫理學、照顧學及相關照顧學識與技能的充能，而非為過往之片面零碎的殘補式訓練，唯有正規的「教育之道」才能再論及照顧效能，保障老年人晚年的安全與生活。

再者，照顧服務相關證照應提升至師級，而勿僅停留在單一級，在保障及留任照顧人力的考量下，應思索照顧服務的工作成就感及尊嚴，並且涵蓋專科層級學校的畢業生，比照護理科（專科學校）畢業能參加護理師證照（乙級）考試，而老人照顧科等相關科別（專科學校）畢業後也能參加照顧管理師級證照（乙級）考試，亦完善的職涯規劃為留住照顧人力的良方。換言之，照顧服務相關人員需要做分級，唯有分級才能凸顯出各司其職，而分級的前提就必須與教育進階接軌；故還是需要回歸於正規教育著手，才能真正落實分級，提高照顧服務的職業量能。

（五）財務制度

全球人口結構高齡化，OECD 於 2009 年提出「健康高齡化」(Healthy Aging)，旨在提升高齡者福祉並延緩對長期照護的需求；但僅於延緩無從避免，因此長期照護的實施與財務制度面，還是需要配套建置。國家發展委員會之新世紀第三期國家建設計畫（2009~2012 年四年計畫）上篇─國家發展願景、目標與政策主軸，強調為建立祥和、均富社會，未來四年，政府將秉持「公義社會、永續福利」原則推動各項事務，其中述及規劃普及、多元、可負擔的長期照顧保險體制，以提升長期照護品質，減輕高齡化社會對民眾的影響。國家發展委員會之國家發展計畫（2013~2016 年），強調聯合國呼籲各國應將高齡化納入全球發展主流議題；現階段全球部分國家已實行長照保險制，對年長者或因患病而行動不便者，提供長期照護。我國鑑於人口老化帶來的長期照顧需求，辦理長照十年計畫並轉銜為長照服務網計畫，建置在地化與可近性的長照服務資源網絡；以賡續推動長期照顧服務法（簡稱長照服務法）制化，規劃推動長照保險制度，研訂「長期照顧保險法（簡稱長照保險法）」。

我國長照制度發展共分三階段，第一階段為「長照十年計畫」、第二階段為「長照服務法（2015 年立法通過）及長照服務網」、第三階段為「長照保險法」。呂(2017)說明以現階段長照 2.0 財務制度的階段目標係對服務提供者以包裹式方式支付費用，並提供多元照顧服務；長照需要依實證資料分為 8 級，蔚為符合國際趨勢，且能反應不同身心功能失能失智情形；其給付與支付（表19-1）。另外，長照保險之規劃於 2008 年 12 月，國家發展委員會同衛生福利部及內政部，開始進行；2009 年 7 月衛生福利部成立「長期照護保險籌備小組」進行長照保險法規、體制、財務、給付、支付、服務輸送、服務品質等構面之規劃工作；2013 年 7 月社會保險司接續規劃長期照顧保險制度；但現階段我國政府對於長照保險之規劃並無再進一步的著墨。

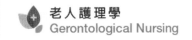
表 19-1　改革長照服務給付與支付－滾動修正長照服務

項目	1.0 計畫	2.0 計畫
評估量表	長期照顧個案服務評估量表	照顧管理評估量表
給付標準	1. 輕度：25 小時 2. 中度：50 小時 3. 重度：90 小時（每小時 200 元）	照顧及專業服務類之長照服務給付額度，分為 8 項：(1)第一級：不給付；(2)第二級：10,020 元；(3)第三級：15,460 元；(4)第四級：18,580 元；(5)第五級：24,100 元；(6)第六級：28,070 元；(7)第七級：32,090 元；(8)第八級：36,180 元。
支付標準	按小時、服務次數計價	依照顧組合計價
部分負擔	1. 低收入戶：免部分負擔 2. 中低收入：自付 10% 3. 一般戶：自付 30%	照顧及專業服務類之部分負擔比率： 1. 低收入戶：免部分負擔 2. 中低收入戶：自付 5% 3. 一般戶：自付 16%
照服員薪資	時薪制；平均月薪 25,000~28,000 元	月薪 32,000 元起跳
照服員訓練	勞動力發展署統一訓練	縣市政府自訓自用

參考資料：衛生福利部(2018)・*長照政策專區*。https://1966.gov.tw/LTC/mp-201.html

 19-3 **國內老年人長期照護政策與現況**

一、長期照護制度發展

　　從國內長期照顧十年計畫的視角論及現階段長期照護制度的規劃，係分為三階段逐步建置，以下說明之：

（一）第一階段－長期照顧十年計畫（長照 1.0）

　　為建構我國長照制度及長期照顧網絡前驅性計畫。行政院院會於 2006 年 9 月通過「大溫暖社會福利套案」，此套案涵蓋四項策略十二項重點計畫，其中在「強化老人安養」策略下將「建構長期照顧體系十年計畫」列為旗艦計畫。「建構長期照顧體系十年計畫」的期程為 2007~2016 年，期間也成立「行政院長期照護制度推動小組」，由政務委員擔任召集人，結合不同領域專家學者及各相關部會，發揮跨專業及跨部會（內政部、衛生福利部整合功效），希望建構我國完整長期的照護體系；而十年計畫包括：總目標、六項子目標、七個規劃原則、八大實施策略；將長期照顧十年計畫與相關產業加以整合，藉以建構為公共化、多元化、社區化，以及負擔得起的社會照

護服務體系；其總目標在於建構完整長期的照護體系，保障身心功能障礙者能獲得適切的服務，增進獨立生活的能力，提升生活品質，以維持尊嚴與自主。

長期照顧十年計畫自 2008 年起推動迄今，失能老人服務涵蓋率已由2.3%提升至 33.2%，已達成計畫訂定之目標(20%)；長照十年計畫提供 8 項服務內容，共 15 萬 5,288 人（衛生福利部，2017）。依據「長期照顧十年計畫」將所提供服務的地點不同，概分為居家式、社區式及機構式，以及專為一群長期奉獻的家庭照顧者所提供的喘息服務，在所提供的各項服務中，以交通接送、居家服務、喘息服務的使用率達到最高。

（二）第二階段－長照服務網計畫及長照服務法

★ 長照服務網計畫

長期照護服務網計畫為 2013~2016 年中程計畫，其目的為針對資源不足區域獎勵長照服務資源發展，塑造良好勞動環境以留任人才，並提升照護機構服務品質。故為均衡長照資源在地老化、可近性與普及性之發展，使長照資源及人員合理分布，針對不足區予以獎勵設置與晉用。

長照服務網計畫規劃長照資源分為社區式、居家式、入住機構式，全國初步規劃共分為 22 大區、63 次區、368 小區，目前長照服務網的續建仍無歇止，待未來長照保險通過實施後，長照服務網仍繼續擴充其量與質，以符合高齡及超高齡社會之需。

★ 長照服務法

長照服務法係為「健全長期照顧服務體系提供長期照顧服務，確保照顧及支持服務品質，發展普及、多元及可負擔之服務，保障接受服務者與照顧者之尊嚴及權益」，而特制定此法，於 2015 年 5 月 15 日由立法院完成三讀。時任衛生福利部護理及健康照護司司長鄧素文(2015)指出原法案 7 章 55條，自 2010 年送出行政院開始，至三讀通過已歷經四年半；期間整合朝野多達 17 個草案版本，歷經 4 次專案報告、4 次條文討論、5 場公聽會以及2014 年 1 月 8 日由立法院社福衛環委員會完成審議，後經 9 次協商，最終共7 章 66 條。其中長照服務法的五大要素，如以下文中所述：

1. **長照服務內容**：居家、社區、機構住宿式、支持家庭照顧者之服務內容。

2. **長照服務及長照體系**：實施長照服務網計畫、獎助資源發展、限制資源不當擴充。

3. **長照人員之管理**：訓練、認證、繼續教育。

4. **長照機構之管理**：規範設置標準、許可登記、查核與評鑑。

5. **接受長照服務者之權益保障**：課責主管機關／長照機構、提供支持性服務、個人看護者訓練。

　　長照服務法通過後的主要影響層面為原分屬護理人員法及老人福利法之設立標準需進行整合；原居家及社區長照服務僅能由非營利組織提供，本法通過後，全面開放，但需取得許可；機構住宿式原僅能由財團法人或私人提供，本法通過後可由長照財團或社團法人設立；原社政及照顧服務員多無認證及登錄制度，本法通過後長照人員需經訓練、認證及登錄（蔡，2015）。這些影響層面，實屬整合過去衛政與社政的不同法規依據；並且長照服務法通過後將陸續另定法律、授權子法及公告，諸如：長照機構法人、長照服務網獎助、長照機構負責人資格等。

　　長照服務法已於 2017 年 6 月 3 日施行，現階段就相關授權子法研訂，完成分工及進度規劃，係長服法授權計 1 部法律及 8 項法規命令；長期照顧服務機構法人條例（簡稱長照機構法人）業經 2018 年 1 月 31 日總統令公布，期使長照機構法人治理及財產使用健全發展，其餘子法皆也已發布施行，包含「長期照顧服務法施行細則」、「長期照顧服務機構評鑑辦法」、「長期照顧人員訓練認證繼續教育及登錄辦法」、「長期照顧服務資源發展獎助辦法」、「長期照顧機構設立標準」、「長期照顧服務機構設立許可及管理辦法」、「長期照顧服務機構專案申請租用公有非公用不動產審查辦法」及「外國人從事家庭看護工作補充訓練辦法」等。

★ 長期照顧服務量能提升計畫

　　考量長期照顧十年計畫已達階段性目標，且長照服務法已完成立法，故整合原有之長照十年計畫、長照服務法與長照服務網基礎，規劃長期照顧服務量能提升計畫（2015~2018 年）。計畫之 4 大目標為規劃「持續提供失能民眾既有長照服務並擴增服務對象」、「強化長照服務輸送效率，提升效能及品質」、「加速長照服務及人力資源建置、普及與整備」及「積極整備開辦長照保險所需相關資源」（衛生福利部，2017）。

　　係於充實長照量能，無縫接軌長期照顧保險，完善社會安全保險體系。在「長期照顧保險法」草案完成立法並正式實施前，除持續提供民眾既有長照服務外，專注投入長照人力充實與培訓、建立連續照顧體系並強化長照管理機制、適度發展長照服務產業、長照資訊系統整合與強化，更運用長照基金布建偏遠地區長照資源、開辦相關專業訓練並充實人力資源，以建構高齡者及家庭需求為核心之長照服務體系、積極整備開辦長照保險所需之相關資源、持續增進並兼顧我國長照服務之質與量，以確保未來開辦長照保險時民眾可得到質優量足之長照服務（衛生福利部，2015）。

（三）第三階段－長期照顧十年計畫 2.0（長照 2.0）

　　長照服務法於 2015 年 6 月經立法院審查通過，並訂於 2017 年全面正式施行，衛生福利部在進行子法規的訂定與相關配套措施之規劃時，也隨即推動「長照十年計畫 2.0」，並於 2016 年 11 月試辦、2017 年 1 月 1 日正式上路，另於 2018 年開始實施長期照顧服務給付及支付新制，執行長照服務單位特約制度，使更多單位投入，以深化長照服務供給的量能。

　　前衛福部次長呂寶靜指出「長期照顧十年計畫 1.0」係出現照顧時數不夠、城鄉服務差異過大、經費不足，且長照服務單位各自為政等問題；而「長期照顧十年計畫 2.0」為彌補 1.0 的限制，建構出「找得到、看得到、用得到」的特色，以發展長照在地化，並向前端銜接失能預防與健康促進，向後端銜接安寧照護等之銜接機制，其中四大服務重點為「對象擴大、項目增加、服務提供單位掛牌、與核銷規定鬆綁」。

　　長照 2.0 服務分級模式係由透過長照管理中心評估，連結服務，從上而下分 A、B、C 三級（長期照顧旗艦店、長照專賣店與長照柑仔店三級社區照顧模式），並由 A 級提供 B 級、C 級督導與技術支援；蔚為系統化建立社區整體照顧模式，只要使用任一等級的服務，即可接觸到整合服務網(A＋B＋C)。預計每一個鄉鎮至少設立一個 A 級社區整合型服務中心，每一個國中學區至少設置一處 B 級複合型日間服務中心，每三個村里至少設置一處 C 級巷弄長照站。A 級以醫院、日照中心等為主，至少能夠提供五項以上的長照服務。B 級則以日間托老所、診所、物理治療所等為主，提供日間托老、居家護理等服務。C 級則是以社區關懷據點、村里辦公處等為主，提供社區預防保健，甚至能臨時托顧輕度失能者（具有量能的單位可與縣市政府簽約成為 C⁺ 巷弄長照站，提供喘息服務）。另外，所規劃的服務場域中各鄉鎮區衛生所皆可提供 A 級、B 級、C 級的服務。

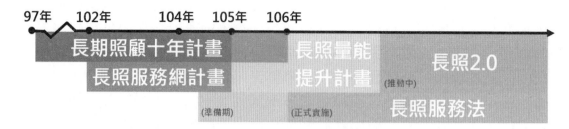

圖 19-1　長期照顧的整體政策藍圖

資料來源： 衛生福利部(2015)・長期照顧的整體政策藍圖。http://archive.is/qTpim#selection-369.0-369.11

　　長照 2.0 服務項目從原長照 1.0 的 8 項增加為 17 項，包括原有的照顧服務（居家服務、日間照顧及家庭托顧）、交通接送、餐飲服務、輔具購買、租借及居家無障礙環境改善、居家護理、居家及社區復健、喘息服務、長期照顧機構服務，再加上失智症照顧服務、原民族地區社區整合型服務、小規模多機能服務、家庭照顧者支持服務據點、成立社區整合型服務中心及複合型日間扶助中心與巷弄長照站、社區預防性照顧、預防失能或延緩失能之服務（如肌力強化運動、功能性復健自主運動等）、延伸至出院準備服務、及居家醫療。

二、老人社會照顧相關政策

　　回顧國內現有的長期照護社會照顧之相關政策與法規依據，最主要有「老人福利法相關法規」、「加強老人安養服務方案」、「建立社區照顧關懷據點」，及「老人福利機構失智症老人照顧專區試辦計畫」，以下分別論述之。

★ 老人福利法相關法規

　　老人社會照顧的首項老人福利相關法規為 1980 年 1 月由總統正式公布實施的老人福利法，當時此法所指的「老人」年齡是規定在 70 歲以上的長者，通稱之；1997 年該老人福利法重新修訂公布，將本法「老人」的年齡由 70 歲降為 65 歲。

　　政府在提出因應老人問題的政策中除了訂定上述的老人福利法外，也特別注重老人機構設置的管理；因此 1981 年陸續公布並實施老人福利機構設立標準，1998 年老人福利機構設立標準也另再行修正公布，並發布老人福利機構設立許可辦法、老人長期照護機構設立標準及許可辦法，但老人長期照護機構設立標準及許可辦法在 2007 年 8 月 20 日予廢止，除了作廢止動作外，「內政部社會司老人福利」也配合各項國家政策推展與民情需求等，同

時於近幾年重新修定並設立以下相關的法規，包括：老人福利法施行細則、老人福利機構設立標準、私立老人福利機構設立許可及管理辦法、私立老人福利機構接管辦法、老人福利機構評鑑及獎勵辦法等。

★ 加強老人安養服務方案

政府為解決人口老化所衍生之問題，暨加強對老人福利之重視，行政院於 1998 年首次通過由內政部負責的為期三年之「加強老人安養服務方案」，本方案採取更多元的服務途徑來因應老人問題。

2002 年 6 月 26 日行政院又再次核定「加強老人安養服務方案」，計畫期間為 2002~2004 年，此方案同時與國家發展委員會提出的「照顧服務福利及產業發展方案」相互搭配，共歸納出九大實施要項：居家服務與家庭支持、老人保護網絡體系、無障礙生活環境與住宅、保健與醫療照護服務、機構式服務、津貼與保險社區、照顧及社會參與、專業人力及訓練、教育及宣導，上述九大要項含括老人福利各個面向之整體服務與規劃。

2005 年 8 月 31 日行政院核定「加強老人安養服務方案」，本方案自 2005 年 1 月至 2007 年 12 月止，方案的主要策略為強調資源開發、鼓勵民間投入及強化志工參與；其中「資源開發」即輔導地方政府依現有資源配置狀況進行未來服務發展規劃，「鼓勵民間投入」即透過扶植民間團體設置社區照顧關懷據點，以健康促進之方式提供在地的初級預防性照顧服務，而「強化志工參與」即推廣在地人提供在地服務，同時鼓勵健康老人參與志願服務；此波的方案實施要點，包含八大類要項：長期照顧與家庭支持、保健與醫療照顧服務、津貼與保險、老人保護網絡體系、無障礙生活環境與住宅、社會參與、專業人力培訓、教育及宣導。

★ 建立社區照顧關懷據點

在建置失能老人連續性長期照顧服務事項中，行政院於 2005 年 5 月核定「建立社區照顧關懷據點實施計畫」，計畫自 2005 年 5 月至 2007 年 12 月止為期 3 年，本計畫配合臺灣健康社區六星計畫之推動，以社區營造及社區自主參與為基本精神，鼓勵民間團體設置社區照顧關懷據點，提供在地的初級預防照護服務，再依需要連結各級政府推動社區照顧、機構照顧及居家服務等各項照顧措施，以建置失能老人連續性之長期照顧服務。

　　本實施計畫是以長期照顧社區營造之基本精神，分 3 年設置 2,000 個社區照顧關懷據點，提供老人社區化之預防照護；並結合照顧管理中心等相關福利資源，提供關懷訪視、電話問安諮詢、轉介服務、餐飲服務與健康促進等多元服務，並進一步建立連續性照顧體系。

★ 老人福利機構失智症老人照顧專區試辦計畫

　　內政部為因應失智症人口的急速增加，照顧之迫切需求，並依據「照顧服務福利及產業發展方案」，及「大溫暖社會福利套案」之旗艦計畫—「建構長期照顧體系十年計畫」，特擬出「老人福利機構失智症老人照顧專區試辦計畫」，本計畫自 2007 年 1 月 1 日至 2009 年 12 月 31 日止，試辦為期 3 年。

　　計畫擬參考日本「團體家屋」(group home)及「生活單位型機構照顧(unit care)」模式之理念及作法，協助老人福利機構利用現有空間增設失智症老人照顧專區，減輕家屬照顧負擔。計畫目標有三：(1)協助老人福利機構利用現有空間轉型設置失智症老人照顧專區，以落實失智照顧政策；(2)以小規模、多機能的服務模式，滿足失智症老人的多元服務需求；(3)建立失智專區照顧可行性模式，提供失智症老人優質的照顧服務，減輕家庭照顧負擔。

給的不只是家！為失智者找回生命的尊嚴~ ⊗

　　不同於安養機構，團體家屋強調的是「家」的感覺，家屋的空間規劃猶如一般家庭，幫助長者安心地過正常的生活，從生活中找回自我價值。

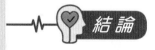 **結論**

　　74 歲以上的老人占老人人口比率持續增高中，即 75~84 歲的中度老人與大於 85 歲的老老人人口數多於 65~74 歲的年輕老人〔另一種老人類型的分類：Thorson (2000)認為老年人可分為「年輕老人」(young-old people)和「老老人」，「年輕老人」意指年齡在 65 歲以上到 74 歲者；「老老人」意指年齡在 75 歲以上者〕，由此可預期長期照護的實務與政策、法源都是迫切重要。

　　過去國內的相關長期照護法令皆是各行其事並雜亂無序，目前政府延攬國內相關領域之產官學菁英共擬長照服務法並將衛政與社政統一規範，以為老年照護未雨綢繆；畢竟每個人都會老，人人都要趁年輕時就先為自己未來鋪路，以免年事已高時才措手不及、悔不當初。

　　再者，國內長期照護實務的推行已達 30 多年之久，有關長照之各種政策、法規及相關行政資源從無至有，甚至邁向日後的更完善規劃，這些均有賴於學者專家與實務操作者，一方面參考先進老化國家的長期照護體系，另一方面再加上符合本土國情之社會背景，進而研擬較實質的配套措施。

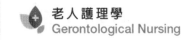
課後複習

( )1. 下列有關長期照護的敘述，何者為是？(A)長期照護主要服務對象是失能者或失智者及其家庭　(B)長期照護應以機構為主，居家社區為輔　(C)以診斷判斷病患是否需長期照護的服務　(D)長期照護是須要較多特殊性專業服務的工作。

( )2. 下列有關臺灣地區長期照護政策的敘述，何者為正確？(1)服務對象包括照顧者　(2)強調對個案的緊急照護　(3)服務內容只限於復健及支持性服務　(4)在醫療保健體系中也屬於復健及後續性服務。(A)(1)(2)　(B)(1)(4)　(C)(2)(3)　(D)(2)(4)。

( )3. 長期照護的特性包括：(1)照護服務需求取決在其疾病程度　(2)服務對象包括失能個案及其家人　(3)需要整合多元資源與專業醫療團隊　(4)主要提供醫療照護　(5)最終目標在提高個案生活品質：(A)(1)(2)(3)　(B)(3)(4)(5)　(C)(1)(2)(5)　(D)(2)(3)(5)。

( )4. 下列有關長期照護的敘述，下列何者錯誤？(A)社區式照護之服務對象為社區中所有有長期照護需求的老人每五年一次　(B)家庭照護和非正式照護是長期照護中相當重要的社會資源　(C)長期照護服務可包括醫療、技術性護理、個人照護與心理諮商等服務　(D)長期照護模式可包括機構式及居家式照護服務。

( )5. 護理人員得設置護理機構是根據下列哪一項法令？(A)身心障礙者權益保障法　(B)全民健康保險法　(C)護理人員法　(D)老人福利法。

( )6. 我國衛生福利部統籌長期照護之健康照護的政府部門為？(A)長期照顧司　(B)社會及家庭署　(C)中央健康保險署　(D)醫事司。

( )7. 我國立法通過長期照顧服務法（簡稱長照服務法），是於何年？(A)2013 年　(B)2014 年　(C)2015 年　(D)尚未通過。

( )8. 長期照護的服務對象應包括：(1)身體失能者　(2)心理失能者　(3)家庭照顧者，以下何項選項最正確？(A)(1)　(B)(2)　(C)(3)　(D)以上皆是。

解答

參考文獻

機構中老年人常見的問題與護理

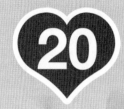

譚蓉瑩　編　著

本章大綱

20-1　常見的感染性疾病

20-2　老人約束

20-3　疼　痛

學習目標

研讀本章內容之後，學習者應能達到下列目標：

1. 認識長期照護機構內常見的感染性疾病。

2. 了解長期照護機構內常見的感染性疾病之相關
　 治療與護理措施。

3. 了解長期照護機構中約束的重要性與相關照護
　 措施。

4. 了解疼痛的概念與種類。

5. 說明疼痛評估之方法。

6. 列舉疼痛時之症狀。

7. 了解疼痛時之處理方法。

Gerontological
Nursing

心智圖 🔍

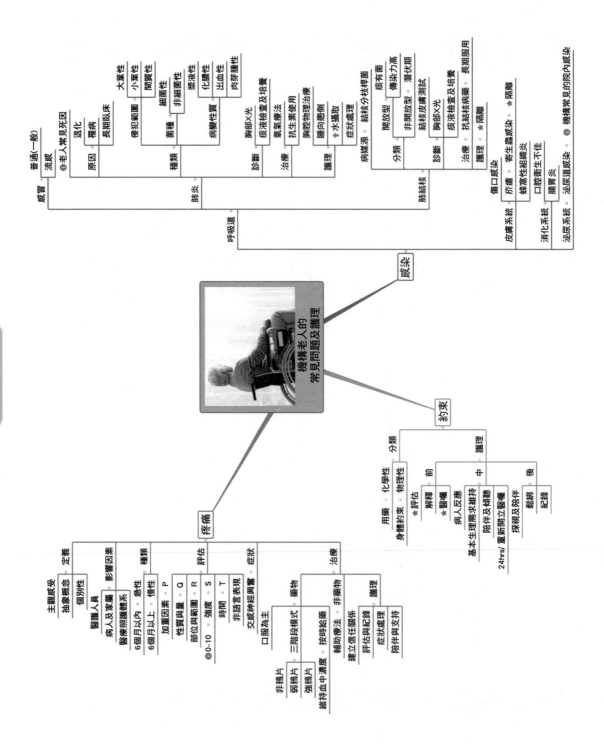

機構老人的
常見問題及護理

感染

呼吸道

- 感冒
  - 普通(一般)
  - 流感
  - ❶ 老人常見死因
- 肺炎
  - 原因
    - 退化
    - 罹病
    - 長期臥床
  - 種類
    - 侵犯範圍
      - 大葉性
      - 小葉性
      - 間質性
    - 菌種
      - 細菌性
      - 非細菌性
    - 病變性質
      - 漿液性
      - 化膿性
      - 出血性
      - 肉芽腫性
  - 診斷
    - 胸部X光
    - 痰液檢查及培養
  - 治療
    - 氧氣療法
    - 抗生素使用
    - 胸腔物理治療
  - 護理
    - 睡向患側
    - ↑水攝取
    - 症狀處理
- 肺結核
  - 病菌源
    - 結核分枝桿菌
    - 疲有菌
    - 傳染力高
  - 分類
    - 開放型
    - 非開放型
    - 潛伏期
  - 診斷
    - 結核皮膚測試
    - 胸部X光
    - 痰液檢查及培養
  - 治療
    - 抗結核病藥
    - 長期服用
  - 護理
    - ★隔離

皮膚系統
- 傷口感染
  - 疥瘡
  - 蜂窩性組織炎
  - 寄生蟲感染
  - ★隔離

消化系統
- 口腔衛生不佳
- 腸胃炎

泌尿系統
- 泌尿道感染 ❶ 機構常見的院內感染

約束

- 分類
  - 用藥
  - 化學性
  - 身體約束
  - 物理性
- 護理
  - 前
    - ★評估
    - 解釋
    - ★醫囑
    - 病人反應
  - 中
    - 基本生理需求維持
    - 陪伴及傾聽
    - 陪伴及醫囑
    - 探視及陪伴
    - 24hrs/重新開立醫囑
  - 後
    - 鬆綁
    - 紀錄

疼痛

- 定義
  - 主觀感受
  - 抽象概念
  - 個別性
- 影響因素
  - 醫護人員
  - 病人及家屬
  - 醫療照護體系
- 種類
  - 急性 6個月以內
  - 慢性 6個月以上
- 評估
  - 加重因素 P
  - 性質與量 Q
  - 部位與範圍 R
  - 強度 S
  - 時間 T
  - ❶ 0-10
- 症狀
  - 非語言表現
  - 交感神經興奮
- 治療
  - 藥物
    - 口服為主
    - 三階段模式
      - 非鴉片片
      - 弱鴉片片
      - 強鴉片片
    - 按時給藥
    - 維持血中濃度
  - 非藥物
    - 輔助療法
  - 護理
    - 建立信任關係
    - 評估與紀錄
    - 症狀處理
    - 陪伴與支持

前言 *Foreword*

人口老化已是全球的趨勢，老化與疾病是相互影響的過程，隨著年齡增加，老年人在生理、心理及社會層面皆會面臨不同程度的改變，而人在老化的過程中，常因身體結構的改變或功能的退化，導致健康狀況衰退，其所需要接受的醫療與照護亦會有所不同。當老年人所需之照護因各種因素無法在醫院或社區照護體系被滿足時，老年人極可能入住長期照護機構（下稱長照）如護理之家、養護機構、安養機構或榮譽國民之家，以獲得適切的照護，本章將介紹長照機構中老年人常見的問題與相關之護理措施。

20-1 常見的感染性疾病

　　居住在長照機構內的老年人（下稱住民），由於多數年紀稍長，可能因其免疫機能隨著自然老化而減退，加上伴隨多種慢性疾病，有較嚴重的活動功能障礙或有高比例的侵入性管路置放，導致對生活周遭菌叢之抵抗力降低而出現感染的情況（李、陳、楊，2008；黃、柯、李、楊、張，2014）；再加上機構內住民的團體活動以及和急性醫療院所之間的轉院頻繁所造成機構內之照護人員及其他住民之間的直接或間接接觸，導致各種傳染性的疾病很容易在機構內感染和擴散（黃等，2017）。因此，身處第一線照護的護理人員，對在機構內常發生的感染性疾病應有所了解。所謂感染(infection)，係指致病菌侵入人體內生長並繁殖，分泌毒素或產生抗原—抗體反應而造成疾病，本節分別就呼吸、皮膚、消化與排泄系統常見之感染性疾病之導因、症狀、治療及護理措施進行簡介。

一、呼吸系統

　　長照機構服務對象大都是年老、免疫力較差的老年人，其呼吸道受到感染的可能性比年輕人高（李等，2008；林、蔡、江、范，2008；張、曾、郭、曾，2016），主要的原因包括：老年人的呼吸道纖毛較易受損及數目減少；黏膜腺的退化；氣管的上皮細胞退化使得氣管變硬，呼吸肌肉的彈性及強度下降，以及咳嗽反射功能減弱；以及因年齡增加使呼吸道黏膜分泌對抗病毒的免疫球蛋白 IgA 減少（林、彭、陳，2011）。此外，由於呼吸道異物的清除必須靠黏液及纖毛的運動，當異物無法完全清除時，老年人呼吸道受到感染的可能性就會增加，在機構內，老年人常見的下呼吸道感染性疾病包括感冒、肺炎及肺結核（黃等，2014；黃等，2017）。

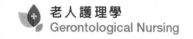
（一）感　冒(Cold)

1. 病　因

　　感冒的成因與人對細菌及病毒的抵抗力有關，當季節交替時，老年人常因抵抗力下降導致病毒入侵，再加上當天氣變冷時，人們喜歡關閉門窗而導致室內空氣不流通，病毒更容易藉機傳播，造成感冒。因長照機構群居的特性，更容易造成感冒在住民間傳播（林等，2008；黃等，2017；顏、顏，2011）。

2. 症　狀

　　感冒依型式區分為普通感冒(common cold)與流行性感冒(influenza)；引起普通感冒的病毒很多，常見的是鼻病毒；流行性感冒亦簡稱流感，是一種急性病毒性呼吸道疾病，一般分為 A 型、B 型、C 型或 D 型流感病毒(influenza virus)，其中只有 A 型及 B 型可以引起季節性流行。臺灣地區位處於熱帶及亞熱帶地區，雖然一年四季均有病例發生，但仍以秋、冬季較容易發生流行，自 11 月開始病例逐漸上升，流行高峰期多自 12 月至隔年 3 月（衛生福利部疾病管制署，2017）。

　　普通感冒與流感初期在症狀上極為類似，不過普通感冒的症狀比較輕微。在病程上，普通感冒在發病的第 2 或第 3 天症狀最嚴重，患者的不適感亦最高，一般約 4~5 天感冒即會慢慢痊癒，症狀以咳嗽、打噴嚏、鼻塞及流鼻水為主，不一定會發燒。至於流感，其潛伏期通常為 1~4 天，平均為 2 天。出現併發症的時間則約在發病後的 1~2 週內。其病程快且傳染力亦高，在症狀出現的同時，患者就已經有散播病毒的能力，可經由飛沫傳染給 2 公尺內的其他人。感染流感後主要症狀為發燒、頭痛、肌肉痠痛、疲倦、流鼻水、喉嚨痛及咳嗽等，部分患者伴有腹瀉、嘔吐等症狀（衛生福利部疾病管制署，2017）。

　　若未注射流感疫苗，在機構內經常是一位住民得流感，很快的就會傳染給其他住民。而流感的症狀則較普通感冒嚴重，住民可能會有肌肉痠痛的情形，也可能突然體溫升高到 38~39℃，嚴重時甚至會有呼吸喘的情況。此外，流感容易引發嚴重合併症，尤其是嬰幼兒、年齡超過 65 歲的老年人、心臟病、肝硬化、糖尿病、尿毒症、癌症，以及免疫功能不全者，皆容易因流感病毒引起病毒性或細菌性肺炎、中耳炎、鼻竇炎、支氣管炎、腦膜炎等併發症，嚴重時可能危急生命（衛生福利部疾病管制署，2017）。

3. 治 療

普通感冒與流感在治療上極為類似，因為兩者均是病毒所造成的感染，因此服用抗生素無效。罹患普通感冒時，並不需要特別服用藥物，不過若是住民出現喉嚨痛、流鼻水、咳嗽等症狀並且影響作息，或是超過一個星期症狀沒有改善，甚至出現更嚴重的症狀，或是出現鼻涕變黃、耳朵有分泌物等症狀，可能已經合併細菌感染（衛生福利部疾病管制署，2017），此時醫師可能開立藥物如：解熱鎮痛劑、止咳藥、化痰藥、潤喉藥物以緩解症狀。若已引起細菌感染，如出現鼻炎、中耳炎、細菌性肺炎，醫師則會開立抗生素加以治療（衛生福利部疾病管制署，2017）。

流感抗病毒藥劑是一種可以預防或治療流感的藥品，目前政府供應使用的流感抗病毒藥劑，包括口服式克流感膠囊(Tamiflu®)、易剋冒膠囊(Eraflu®)及吸入式瑞樂沙™ (Relenza™)，均為神經胺酸酶抑制劑，並可同時治療 A 及 B 型流感（衛生福利部疾病管制署，2019），在症狀開始 48 小時內服用效果最好，即使症狀出現時間已經超過 48 小時後服用仍然有效。通常一個療程為每日投藥 2 次，連續投藥 5 日，可以縮短病程，減輕流感症狀且避免併發嚴重合併症（衛生福利部疾病管制署，2019）。

4. 護理措施

普通感冒與流感在護理措施上極為類似，在無禁忌的前提下，鼓勵住民多喝水，以補充因發燒所失去的水分，或是稀釋痰液、鼻涕等分泌物、舒緩咳嗽、減輕鼻腔、喉嚨充血等狀況。飲水量的多寡一般可由尿液顏色加以判斷，如果尿液顏色呈暗黃色，表示水分攝取不夠，需多補充；如果尿液顏色清澈或微黃，代表已喝入足夠的液體。同時，住民應避免喝茶、咖啡、酒或高糖分飲料，因為上述飲品會造成利尿，反而會將身體最需要的水分加速排出體外。此外，住民應加強個人衛生習慣，勤洗手，避免接觸傳染，多休息以補充體力，室內應維持溫暖以避免空氣太冷，保持適當濕度亦很重要，因為太乾燥的環境容易誘發咳嗽，適當的濕度可以讓鼻腔黏膜保持濕潤，增加患者的舒適感。若是住民有喉嚨痛、發癢等情形，可以用溫鹽水漱口以緩解症狀。醫療照護工作人員應確實執行手部衛生，包括接觸病人前、執行無菌操作技術前、暴觸病人體液風險後、接觸病人之後、及接觸病人周遭環境之後（衛生福利部疾病管制署，2017）。

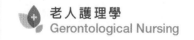

（二）肺炎(Pneumonia)

1. 病　因

　　肺炎是老年人常見且重要的感染症，其為呼吸性細支氣管、肺泡及間質組織等肺實質組織發炎，是導致老年人死亡最主要的原因之一。其傳染途徑包括：直接由空氣中經鼻咽或口咽吸入微生物，或是經血液由他處散播；而其誘因則包括：吸菸、空氣汙染、慢性病、上呼吸道感染、吸入或食入有毒物質、人工氣道、營養不良、臥床及長期固定不動等。老年人罹患肺炎的危險因子除了本身罹患的多重慢性疾病（陳，2012；徐、吳，2010；顏、顏，2011）外，若罹患腦中風、失智症和巴金森氏病等中樞神經疾病，亦會增加吸入性肺炎(aspiration pneumonia)的風險（王等，2017）。在長照機構內，因為群聚的關係，更容易造成呼吸道疾病的傳染，且好發於年老、吞嚥困難者（徐、吳，2010），長照機構肺炎仍以肺炎雙球菌最常見，但在嚴重的患者則常見金黃色葡萄球菌與格蘭氏陰性菌（顏、顏，2011）。此外，若口腔衛生習慣差，且未定期做口腔衛生檢查時，有 16%的老人會發生肺炎（黃、郭，2014）。

　　機構住民以老年人居多，其容易罹患肺炎的主要原因包括：
(1) 由於老年人生理機能退化，氣管及支氣管直徑受老化影響而增加，導致呼吸道死腔容積增加，但可供肺泡進行氣體交換的容積減少。此外，由於呼吸肌變虛弱，造成吸氣及呼氣的負荷增加，進而影響了換氣功能。
(2) 其他器官功能退化或罹患癌症、糖尿病或慢性阻塞性肺疾病者，因其肺臟分泌物增加且分泌物排除能力降低，加上免疫能力較低，易受到細菌感染。此外，老年人常有骨質疏鬆問題，導致胸廓易形成脊柱側彎或駝背，而影響肺的擴張。
(3) 機構的住民因慢性病導致長期臥床，排除痰液功能變差，故造成呼吸道分泌物淤積不易排出，更提高罹患墜積性肺炎的機會。
(4) 吞嚥有障礙者或長期使用管灌者，容易誤嗆造成肺吸入分泌物或食物，而引發吸入性肺炎。在各種老年人感染症中，最容易得到的是下呼吸道的細菌感染。

　　常見的肺炎分類有三種：
(1) 根據病變侵犯的部位和範圍，將肺炎分成大葉性肺炎、小葉性肺炎、間質性肺炎。

(2) 根據病因分為細菌性（如一般細菌、分枝桿菌、黴漿菌、螺旋菌等）及非細菌性（如病毒、黴漿菌性、真菌性、寄生蟲、原蟲、過敏性、物理性及免疫性等）。

(3) 根據病變性質可分為漿液性、纖維素性、化膿性、出血性、乾酪性、肉芽腫性肺炎等（王等，2014；陳，2012）。

常見的肺炎種類包括：肺炎球菌性肺炎、分枝桿菌性肺炎、病毒性肺炎、金黃色葡萄球菌性肺炎、克雷白氏桿菌性肺炎及退伍軍人症等。其中，以肺炎球菌性肺炎最常見，此種肺炎好發於秋末及冬天，其高危險群為中年及老年且有感染病史者（陳，2012；張等，2005）。醫療機構相關的肺炎(health-care associated pneumonia, HCAP)係指在急性醫院住院超過 2 天以上 90 天之內；在過去 30 天內有接受靜脈注射抗生素治療、化學治療、或傷口照護；居住在護理之家或長照機構；或是定期去醫院或去洗腎中心的病患（丁、劉，2018；顏、顏，2011）。

2. 症 狀

各種不同類型的肺炎其臨床表徵皆有所不同，詳見表 20-1。

3. 診斷性檢查

病人如出現咳嗽伴有多量膿痰，則可能為細菌性肺炎。胸部 X 光片可判讀肺炎部位與範圍，當出現更嚴重的胸部 X 光浸潤並出現兩種以上的呼吸道感染症狀或徵候時，則可診斷為肺炎。

其他常見診斷方式為進行痰液檢查、痰液培養及藥物敏感試驗，可藉由基礎的痰液革蘭氏染色檢驗(Gram stain)來得知病人的感染是屬於革蘭氏陰性或陽性菌屬，以便在細菌培養結果出來前，能幫助醫師先使用適當之廣效抗生素進行治療，不過，黴漿菌、披衣菌、退伍軍人菌及呼吸道病毒等常無法以痰液培養確知病原菌。

為了評估病人肺炎病程發展之嚴重性，則可進行血液檢查，包括：血球數目及其分類、血液沉降速率(ESR)、動脈血液氣體分析、血清學檢查等，以了解病人體內發炎程度、氣體交換功能及是否受到其他病菌的感染（陳，2012）。

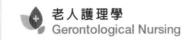

⊕ 表 20-1　常見肺炎之臨床表徵

種類	臨床表徵
肺炎鏈球菌性肺炎	急性發作、嚴重的寒顫、呼吸短促、肋膜性胸痛、體溫升高、痰液呈鐵鏽色或黃綠色
分枝桿菌性肺炎	慢性發作、寒顫、體溫升高、疲憊、無痰
金黃色葡萄球菌性肺炎	漸進性發作、咳嗽、體溫升高、肋膜性胸痛
克雷白氏桿菌性肺炎	急性發作、體溫升高、寒顫、肋膜性胸痛、咳嗽有痰
病毒性肺炎	體溫升高、寒顫、頭痛、肌肉疼痛、疲倦；初為乾咳，後為咳嗽伴有少量痰液
黴漿菌性肺炎	與病毒性肺炎相似，但病人可能也會出現咽喉痛、食慾不振、噁心、嘔吐、腹瀉、腹痛及皮膚紅疹等症狀
退伍軍人症	全身不適、寒顫及發燒、頭痛、肌肉關節痠痛等類似感冒等前驅症狀，而後出現乾咳，再轉為伴有黏痰的咳嗽。特有的臨床表徵為高燒、腹瀉、心搏過緩，有時亦會出現意識混亂及肝腎功能異常等情形
吸入性肺炎	1. 當吸入化學物質（如胃酸）時，將出現急性呼吸困難、呼吸過速、心搏過速、發燒、明顯咳嗽帶痰、支氣管痙攣及發紺 2. 若吸入常存於口咽的厭氧性細菌時，一般會出現發燒、咳嗽伴有膿痰等症狀，病人的肺組織可能會形成膿瘍或在肺與肋膜之間形成瘻管 3. 若發生吸入物阻塞呼吸道，將出現急性呼吸衰竭現象
肺囊蟲肺炎	發燒、呼吸困難

4. 治 療

　　藥物治療與氧氣治療為肺炎常見之醫療處置，在藥物治療部分，一般而言，細菌性肺炎以青黴素類(Penicillin)抗生素為主，非典型肺炎則通常需使用紅黴素(Erythromycin)或四環黴素(Tetracyclin)來治療。其他藥物之使用則多根據病人呈現的症狀做治療，例如支氣管擴張劑、祛痰劑、解熱鎮痛劑以協助緩解症狀。

　　此外，針對非典型肺炎病人，可能使用類固醇以達減緩免疫反應之目的（陳，2012）。若病人出現低血氧或呼吸急促之問題時，適度的進行氧氣治療可增加肺炎病人吸入的氧氣濃度，改善病人低血氧或呼吸急促之問題。

　　研究已證實，為 65 歲以上老年人、有慢性疾病患者、居住在安養機構或長照機構者施打肺炎鏈球菌疫苗，可以減少老年人及慢性病患者罹患肺炎之機會（徐、吳，2010；林等，2008；沈，2013）。

5. 護理措施

(1) 鼓勵病人深呼吸、咳嗽，必要時為病人抽痰，以移除肺部分泌物。

(2) 鼓勵病人更換姿勢，睡向患側，可減少患側胸膜磨擦而造成疼痛之情形，必要時為病人安排能使胸部擴張的體位如抬高床頭 30~45 度。

(3) 在無禁忌的情況下，鼓勵病人每日攝入液體 2~3 公升。

(4) 依醫囑給予藥物，如去痰劑或支氣管擴張劑（林等，2008）。

(5) 若病人出現體溫過高時，相關護理措施如下：A.監測發燒症狀與體溫的變化；B.增加病人之舒適感，如調整室溫、被蓋及選擇舒適衣物：C.在無禁忌的情況下，鼓勵病人每日攝入液體 2~3 公升；D.依醫囑予解熱劑；E.在熱天時不鼓勵過度的身體活動；F.鼓勵高碳水化合物、低蛋白的飲食；G.教導病人及其家屬關於發燒的危險性、發燒的症狀、預防與處理方法（陳，2012；謝，2010；陳、洪，2014）。

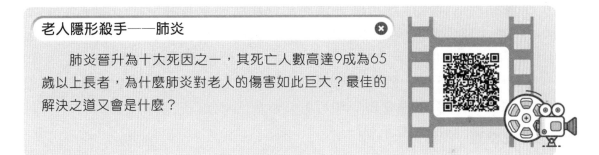

老人隱形殺手──肺炎 ✕

　　肺炎晉升為十大死因之一，其死亡人數高達9成為65歲以上長者，為什麼肺炎對老人的傷害如此巨大？最佳的解決之道又會是什麼？

（三）肺結核(Pulmonary tuberculosis)

1. 病 因

　　肺結核係指結核分枝桿菌藉由空氣傳染侵犯肺臟所造成的傳染病，結核分枝桿菌在侵入人體後慢慢繁殖，被感染者通常在不知不覺的情況下將此疾病傳染給他人。結核病之病因包括：

(1) 個案生活於環境欠佳、過度擁擠而空氣不流通之處，其受到感染的機會大增。

(2) 個案長期暴露於毒性較強的結核桿菌所存在的環境中，或是當傳染性病人打噴嚏、咳嗽或者高聲談話說笑時，結核菌便經由口鼻噴出來的飛沫傳染給他人。

(3) 當免疫機能受抑制時，易受感染，如身體健康狀況欠佳、抵抗力較差時，潛在體內的結核菌會活動繁殖而導致發病，加上共病症與臨床表

徵不典型等因素，因此老年人、糖尿病人、酗酒者及愛滋病人等均為高危險群。

(4) 老年人因免疫功能較差、肺結核可分為「開放性」及「非開放性」兩種，前者係指病人痰液內找到結核分枝桿菌，其傳染性較高；後者係指病人痰液內無結核分枝桿菌，其傳染性較低。事實上，人體在感染結核菌後不一定會發病，即使發病症狀也因人而異。當身體有足夠的抵抗力時，即使受到結核菌感染時，也會自然痊癒而一生都不發病，不過少部分身體抵抗力較弱的民眾就會受到結核菌感染（陳、賴，2010；葉、陳，2012；衛生福利部疾病管制署，2017）。

2. 症 狀

肺結核在疾病早期或者病情較輕的時候，可以從輕微到完全沒有症狀，也因此，病人很容易忽略而延誤治療的時機，加速病菌的散播（陳、賴，2010）。肺結核的臨床症狀可區分為局部性症狀與全身性症狀，局部性症狀包括：咳嗽（屬慢性有痰或無痰的咳嗽，是最常見的症狀）、吐痰，嚴重時會出現胸痛或是咳血；全身性症狀包括：午後輕微發燒($37\sim38℃$)、心跳加速、疲倦、胃口不佳、體重減輕或夜間盜汗（陳、賴，2010；葉、陳，2012；衛生福利部疾病管制署，2017）。

3. 診斷性檢查

(1) 結核菌素皮膚試驗：若結核菌素皮膚試驗為陽性反應，則表示目前或曾經被結核菌感染，但並不一定具傳染性，也非一定就有結核病，需進一步檢查。免疫功能差的病人會有假陰性反應，若首次測試呈陰性，可於 $1\sim3$ 週後重複測試。

(2) 胸部 X 光檢查：此檢查可對病灶部位、範圍、性質、發展情況和治療效果作出判斷，對決定治療方針很有幫助。

(3) 痰液檢查：連續收集三天早晨第一口痰以便對痰液進行耐酸性染色檢查，可診斷為開放或非開放性肺結核病。

(4) 血液檢查：注意紅血球沉降速率是否有升高情形。

4. 治 療

肺結核療程最少需要六個月的時間，臨床上肺結核藥物治療，前兩個月每日投藥，後四個月則視個人情況而定，採每日投藥或每週兩次投藥（衛生福利部疾病管制署，2017）。治療肺結核的第一線藥物見表 20-2（陳、賴，2010；葉、陳，2012；蔡、黃，2006）。

⊕ 表 20-2　肺結核第一線常用藥物之副作用及其注意事項

藥物	副作用	注意事項
INH (isoniazid)	肝炎、周邊神經炎	可服用維生素 B_6 預防周邊神經炎
EMB (ethambutol)	暫時性視力減退及視神經炎	測試紅－綠辨色能力及視力；指導病人注意外出或開車時的安全
RIF (rifampin)	肝炎、發燒	尿色呈橙色
SM (streptomycin)	第八對腦神經及腎臟損傷	
PZA (pyrazinamide)	肝毒性、紅疹、高尿酸血症	監測肝功能及尿酸

抗結核菌藥物的治療原則如下：

(1) 多種抗結核藥物合併使用，以清除不同宿主環境中的結核菌，並降低抗藥性產生之機率。

(2) 衛教病人切勿私自停用藥物以避免產生抗藥性，目前世界衛生組織採取短程直接觀察治療法(DOTS)，即是對於肺結核病人採用最有效的藥物組合，以短程治療，在醫護人員親自督促觀察下服用藥物（衛生福利部疾病管制署，2017）。治療期間服藥至少須持續不中斷 12 個月，若治療期間不夠長，結核病易在停藥後復發。

(3) 若因產生抗藥性而需加藥時，切忌單獨逐一加藥，以避免更進一步產生多重抗藥性。

(4) 所有培養陽性菌株皆需做藥物敏感試驗，以提供臨床用藥的參考。

5. 護理措施

(1) 促進病人休息。

(2) 供給液體與營養。

(3) 維持身體清潔以增加病人舒適感。

(4) 維持呼吸道通暢。

(5) 衛教病人按時且長期服藥的重要性，在服藥期滿且停藥時痰液無結核菌才可稱為治癒（林、謝、林，2013）。

(6) 定期返院檢查：在治癒後 1 年內，每 3 個月檢查一次；1~3 年每 6 個月檢查一次；3 年以上每年檢查一次。

(7) 當有咳血或胸痛，表肺結核可能再次發作，需立即就醫（葉、陳，2012）。

(8) 預防傳染：A.針對開放性肺結核病人施行嚴格的內科無菌；B.接受藥物治療者，於 2~4 週內即不需隔離，但其同住者應服用 INH (isoniazid)

來預防感染；C.含痰的物品需先以內含 Lysol 的容器收集後再丟棄；D.執行呼吸道隔離，即安排患者住在單人房、戴口罩並採隔離飲食；E.限制訪客，避免近距離面對面的交談，以防口沫傳染；F.病人使用過的物品皆應以紫外線消毒或置於陽光下照射 20~30 小時才具有殺菌作用；G.病人咳嗽或打噴嚏時，應用手或手帕、衛生紙按住口鼻，以防細菌散播於空氣中；H.減少進出公共場所，外出時應使用口罩，口罩應該每天清洗或更換；I.居家環境要保持空氣流通，陽光充足以減少傳染的機會；J.高熱量飲食可提供病人足夠的熱量，以維持理想體重；K.若有咳血情形更必須補充含鐵食物，如深色蔬菜（菠菜、芥藍菜、芥菜、萵苣、菜豆）、胡蘿蔔、葡萄、蘋果、牡蠣、肝臟、海藻類、全麥麵包、高鐵奶粉等；L.補充含維生素 C 的食物，如蔬菜（青椒、小黃瓜、番茄）、水果（芭樂、奇異果、櫻桃、木瓜、柑橘類）；M.在無禁忌的情形下，應攝取充足的水分；N.若食慾差者宜採少量多餐（葉、陳，2012；陳、洪，2014）；O.落實執行住民、員工每年胸部 X 光檢查（王等，2019）。

二、皮膚系統

(一) 傷口感染

1. 病　因

　　當組織遭受破壞形成傷口時，身體會開始一連串的修復措施，以便使傷口癒合。但是當傷口一旦被感染後，除了會延長傷口癒合的時間，另外也可能造成全身性感染如敗血症，嚴重者甚至會導致死亡。常見的致病菌包括化膿性鏈球菌、金黃色葡萄球菌、綠膿桿菌、大腸桿菌、克雷白氏桿菌屬、變形桿菌屬、類桿菌屬、梭狀芽孢桿菌屬、念珠菌屬、麴菌屬等。所以傷口的感染要及早發現，給予適當處理，以避免感染擴散。傷口感染發生的因素很多，包括傷口本身狀況、細菌毒性、病人的免疫力、營養狀況及原有疾病等。尤其是老年病人的傷口癒合緩慢，主要是因為受傷初期的炎症反應減少，新血管再造延遲，膠原蛋白纖維合成減少，及皮膚變乾燥所致（譚，2018）。

2. 症　狀

　　典型傷口感染的症狀包括紅、腫、熱、痛等炎症反應。其他傷口感染的症狀則包括：具臭味的膿性分泌物、傷口延緩癒合、傷口邊緣皮膚或組織顏

色改變、周圍組織有硬塊、肉芽組織脆弱、易流血、傷口異常疼痛及傷口出現異味。病人可能會出現發燒、白血球數目顯著增加等情形（譚，2018）。

3. 治 療

(1) 進行傷口細菌的培養，根據敏感性試驗結果選擇適合的抗生素。

(2) 依據傷口的狀況，決定換藥的次數及敷料的種類。

(3) 適當清潔傷口，必要時進行清創術（譚，2018）。

4. 護理措施

(1) 接觸傷口前後均需洗手。

(2) 測量傷口的表面、深度與範圍。

(3) 依醫囑給予清潔傷口及換藥，並使用無菌技術。

(4) 確認傷口感染現象之改善情形（譚，2018）。

（二）疥 瘡

1. 病 因

疥瘡是因為皮膚感染到疥蟲所造成的皮膚病，疥蟲是一種寄生在人體皮膚表面的寄生蟲，其只有針尖大小，肉眼幾乎無法看見，成年雌蟎以每分鐘 1 英寸的速度鑽進皮膚表層，鑿出一個稍微突起的蟲隧道(Burrow)，在 4~6 週的生命週期中，每天產下 2~3 顆卵，蟲卵在 10~17 天從幼蟲、稚蟲孵化為成蟲，並遷移到皮膚表面交配。公蟲交配後死亡，而雌蟲受精後會在皮膚上移行，反覆進行其生命週期，離開宿主無法存活超過 3~4 天（陳、陳、黃，2020）。疥蟲在人群密集的環境，傳播特別快速，如醫療機構、宿舍、護理之家、長期照護中心、監獄、軍隊等，其傳染途徑除了透過身體接觸而傳染外，只要接觸患者的皮膚、衣物、床鋪或家具皆可能被傳染（陳、陳、黃，2020），由於疥瘡傳染性很高，醫護人員在沒有使用手套，頻繁且緊密身體接觸皆會增加 8~9 倍感染疥瘡之風險(Leistner et al., 2017)，患者亦應格外注重個人清潔衛生。在急性醫院或長期照護機構疥瘡群聚感染之定義為 6 週內，於病人／住民、醫護人員、志工和／或訪客中發現 2 例或 2 例以上疑似或確診疥瘡之病例。若在過去 6 週內於該機構同一區域的醫療照護人員出現 2 個或 2 個以上的疥瘡個案，且無明顯的其他曝觸來源，則極可能與醫療照護相關感染有關（陳、陳、黃，2020）。

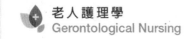
2. 症　狀

　　人體對疥蟲的排泄物會產生過敏反應，在皮膚上會出現紅斑、丘疹、水疱等，典型症狀為皮膚劇癢、紅丘疹和隧道狀病灶，至夜間時更為嚴重，有時因劇癢抓傷引起疼痛，並導致細菌感染。

　　此外，免疫能力較差、心智障礙、年長及失能者，其臨床表徵可能變得不典型，可能會感染較嚴重的結痂型疥瘡（又稱挪威疥）(crusted/Norwegian scabies)，病人身上會出現厚痂皮的疹子，內含大量的蟎及卵，因其數量較多，傳染力較強，臨床表徵為病人身上有角質化或痂皮的疹子，有時淋巴會腫大、嗜伊紅性血球數目及 E 型免疫球蛋白升高。由於指甲床過度角質化，形成疥蟲寄生的溫床，因此感染挪威疥的病人，必須盡速進行治療。

你癢我也癢！蟲蟲大軍入侵，該怎麼辦？ ⊗

　　「為什麼阿公住進安養院後會全身起疹子啊？一開始以為是藥物過敏，結果醫師診斷後才知道是疥瘡！」人人聞之色變的疥蟲，是如何感染人體？我們該如何面對肉眼看不見的蟲蟲危機？

---

3. 診斷與治療

　　疥瘡可根據病人的臨床症狀、皮膚理學檢查及流行病學或是接觸史來診斷，若是皮膚理學檢查（利用顯微鏡或是皮膚鏡進行）可觀察到疥蟲，即可確定診斷。初次感染疥瘡約 2~6 週才會出現症狀，然而無症狀時也具有傳染力，因此若疑似感染，可先塗抹治療藥物。

　　治療典型的疥瘡，可將藥物局部塗抹於頸部以下的全身皮膚，需特別注意指縫間隙、生殖器及陰部、臀部等部位；治療挪威疥時，則需要在頭部、臉部及全身塗抹藥物；尤其感染挪威疥的患者必須盡速進行治療，避免造成大流行。目前常用的局部性塗抹藥物包括：5% Permethrin（百滅寧乳膏），其為臨床上治療疥瘡的首選藥物，建議於夜間塗抹，讓藥物停留在皮膚上一整晚之後再洗淨，如有需要，一週後可再塗抹，治癒率高，使用兩次療程可達 85%。一般成年人約使用 30 g，使用時身體皮膚須處於涼爽且乾燥的狀態，因此若剛洗完澡建議待皮膚乾爽後再使用；1% Lindane cream（息疥藥膏），單次塗抹，停留在皮膚 8~12 小時後洗去，一星期後可重複治療；

Benzyl benzoate 10~25%（BB lotion 疥寧洗液），可塗抹於全身，24 小時後清洗全身，連續治療三天，一週後再重複一次療程；10% Crotamiton lotion（悠力素）可塗抹全身，24 小時後塗抹第二次，再經 48 小時後洗去，一週後再重複一次療程。其具有殺蟲與止癢的效果。使用上述藥物時，必須塗抹全身，範圍包括從脖子到腳底、背部、屁股縫、陰部、肚臍、手指間、腳趾縫、指甲縫等較不易塗敷部位均須徹底塗遍，不應只塗抹發癢部位，使用時應注意藥物標示及遵守注意事項。此外，病人及接觸者（尤其是密切接觸者）都必須接受治療（賴、陳、蕭，2018）。

　　而全身性治療藥物，則可使用唯一的口服藥 Ivermectin，依體重給予 0.2 mg/kg，肝腎功能不良不須調整劑量，小於 15 公斤兒童以及懷孕婦女不建議使用，其常見副作用為搔癢。

4. 護理措施

(1) 疥瘡病人應早期診斷、徹底治療、並確實隔離；由於潛伏期達 2~6 週，因此跟病人有密切接觸的醫療工作人員和家屬需同時治療。

(2) 工作人員在照護病人時，應採取接觸隔離、集中護理，以減少接觸疥瘡病人之機會；照顧病人前後需徹底洗手，接觸病人時需穿隔離衣及戴手套。

(3) 由於疥蟲離開身體 2~4 天後即會死亡，故在治療開始的前 3 天內，病人使用的床單、被單與衣服，均須用 60℃ 以上的熱水清洗或煮沸或用電熨斗燙過後再清洗；無法清洗或乾洗的衣物，則密封於塑膠袋 2 週。此外，病人的衣物要與未患病者分開處理，並持續高溫處理至停藥為止。

(4) 即使除去疥蟲及卵後，皮膚發癢及疹子大約需要 1 個月才會全部消失，此時可使用止癢的外用及口服藥物，以緩和症狀。若治療後 2~4 週，皮膚仍會發癢或疹子再度出現，可能需要再次治療。

(5) 注意個人清潔衛生，避免接觸患者的皮膚、衣物及床鋪，病人的房間必須徹底清理。建議安置病人於單人病室。卸除隔離衣後，須確保衣物及皮膚不接觸汙染環境表面，以免造成病原傳播至其他病人或環境(Sfeir & Munoz-Price, 2014)。

(6) 環境部分則是用稀釋 100 倍(0.05~0.07%)漂白水擦洗。

(7) 疥瘡潛伏期甚長，跟病人有密切接觸者需接受為期 2~3 個月的追蹤。

(8) 應為病人準備一臺個人用血壓計，以降低交互感染之機會。

(9) 應將指甲剪短，以避免因用力抓癢而抓傷皮膚。

(10) 若懷疑長期照顧機構疥瘡爆發，需照會感控人員和皮膚科醫師。

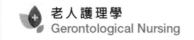

（三）蜂窩組織炎

1. 病 因

　　蜂窩組織炎是因皮膚傷口的細菌感染所致，常見的細菌包括鏈球菌、葡萄球菌、大腸菌等。細菌經由傷口侵入真皮與皮下組織，釋放毒素，並且在組織空隙內滋長，引起了局部組織的炎性反應，其界線不明顯。由於人體的皮下脂肪層似蜂窩狀的組織，因此若此區域發炎腫大，即稱之為蜂窩組織炎（廖、洪、陳，2011；藍、鄭、陳，2010），其發生的部位多位於曾經外傷的部位，或是皮膚本身已經有病變處。蜂窩性組織炎常發生的部位包括臉部、頸部及腳部，並可經淋巴系統侵犯到周邊結締組織。

　　蜂窩組織炎的高危險群包括抵抗力較弱者，如老年人、免疫力較差或使用免疫抑制劑者、營養不良者、糖尿病人、痛風患者、肝功能受損者等（廖、洪、陳，2011；藍、鄭、陳，2010）。尤其是糖尿病患者，其可能因為罹患局部壞死性筋膜炎而需截肢，嚴重時甚至有可能致死；而痛風患者由於其關節易受尿酸結晶的侵蝕，故需更小心的預防細菌感染。此外，由於外傷是造成細菌入侵的主要原因，故身體有開放性傷口時，更需小心處理並注意傷口處有無出現紅、腫、熱、痛等症狀（廖、洪、陳，2011；藍、鄭、陳，2010）。

2. 症 狀

　　蜂窩組織炎之初期特徵包括紅、腫、熱、痛等。首先，在病人的傷口及其四周皮膚表面，可見潮紅色的皮膚；其次，受傷部位除表面輕微隆起外，被感染之區域較其他正常區域溫度稍高；最後，病人通常主訴患處有持續疼痛感，嚴重時可能有化膿現象。之後傷口紅腫熱痛之範圍會逐步擴大，同時病人也會出現發燒、寒顫、全身倦怠、淋巴腺腫、頭痛或關節痛等症狀，此為細菌已經侵入血液而循環全身，嚴重時可能引發敗血症而死亡（廖、洪、陳，2011；藍、鄭、陳，2010）。若感染情形一再發生，可能會發生永久性淋巴水腫。

3. 治 療

　　以抗生素為主，常用 Penicillin 或 Oxacillin，通常 7~10 天即可痊癒。發炎部位之皮膚，可以用具有消毒作用之黃藥水（含 rivanol 成分）進行冷敷，以減輕炎症反應。若傷口處已有膿瘍產生，需求診一般外科，醫師會進行切開引流及清創的處理，更嚴重時，醫師會視病情決定是否做局部皮層重建、植皮或截肢等整型手術（林、林，2012）。

4. 護理措施

(1) 處理高危險群患者的傷口時，應用生理食鹽水沖洗傷口，再適度的覆蓋傷口，以避免外界的細菌進入。依醫囑施行浸泡法，以減輕腫脹及炎症反應；不論傷口多小，都應注意是否有傷口感染的現象發生。

(2) 多攝取高蛋白飲食，保持正常的生活作息及習慣，避免熬夜，以免降低身體免疫力；飲酒會使傷口惡化而且影響癒合，故應避免。

(3) 抬高患肢，以促進靜脈回流及減輕水腫。

(4) 密切監測體溫變化及患部皮膚之紅腫熱痛情形。

三、消化系統

（一）口腔衛生不良

　　口腔衛生與個人的舒適度及健康狀況息息相關，老年人可能因老化造成的唾液腺功能降低致唾液的分泌減少，造成其常有口腔黏膜乾燥的問題，再加上老年人可能受到疾病的影響而減少開口說話的能力，導致旁人不易察覺老年人口臭、蛀牙、牙齒脫落或口腔潰瘍等問題。加上部分老年人可能因咀嚼吞嚥障礙，導致因喝水或刷牙時容易嗆咳，或因刷牙時會咬牙刷、或容易牙齦流血而減少刷牙的次數或不敢刷牙，以致牙周病、齲齒蔓延，甚至口腔咽喉部位堆積許多口咽分泌汙染物，造成大量細菌在口咽部位的繁衍。當老年人發生嗆咳或吸入時，這些細菌就會隨著嗆咳物吸入到氣管、肺部而造成吸入性肺炎（黃，2020）。此外，口腔衛生不良也可能造成病菌入侵人體，造成腦膜炎、腸胃炎等疾病，尤其老年人抵抗力減弱，容易受到感染，因此，加強老年人的口腔清潔，除了可減少口腔異味及增加口腔黏膜的濕潤度與舒適感外，也有預防感染之功效。

　　口腔衛生不良是口腔感染的表徵，而口腔感染會導致全身系統性的健康風險。要做好口腔衛生必須先篩檢評估，以利了解老年人是否具有以下的危險因素：

1. **全身健康狀況**：失能狀況、系統性疾病、意識清醒度、失能狀況（巴氏量表）、四肢肌力、呼吸／咳嗽能力、配合程度等。

2. **口腔健康、衛生狀況評估**：(1)口腔健康如有無黏膜或舌頭傷口或潰瘍、齲齒、牙周病、缺牙及假牙狀況；(2)口腔衛生如口腔衛生狀況（如牙菌斑、分泌汙染物等）與自我清潔能力或依賴度；(3)口腔功能如張口度、口腔乾燥度、口腔功能評估（咀嚼、吞嚥、唾液、口乾、聲音等（黃，2020）。

口腔衛生與清潔口腔的次數、方式及使用的口腔清潔劑有關，研究證實清潔口腔的次數比使用口腔清潔劑更能降低口腔合併症發生的機會（鄭、黃，2010；黃、郭，2014；黃，2010），一般而言，每 2~6 小時規律的清潔口腔或每 2~4 小時漱口一次，均能預防口腔黏膜的改變（鄭、黃，2010）。若是老年人出現因張口呼吸、禁食或是使用氧氣療法而有脫水的情形時，照護人員應增加口腔清潔的次數以降低感染及不適感（胡等，2014）。另外，考量失智老人因認知功能及記憶的喪失，將逐漸失去口腔照護能力，以致造成牙周病、乾口症，牙根齲齒等問題。隨著病程進展，失智者將不易與醫師溝通且難以配合牙科治療，故建議應在患病初期盡早就醫或會診，給予全面性的牙科疾病治療，同時機構應設計讓口腔清潔較容易維持的治療計畫，並定期追蹤。一旦病程進入後期，失智者已無法接受密集性長時間的牙科治療時，機構更應落實口腔照護，以避免口腔疾病的惡化，並預防新的口腔疾病發生（林、李，2018）。

潔牙工具有牙刷、牙間刷、牙線、海綿牙刷、及紗布等，若老年人尚具自行刷牙的能力，建議使用用小頭、軟毛的牙刷，搭配牙間刷，以貝氏刷牙法進行潔牙。刷牙時使用經濟實惠的清水或開水即可，若是老年人有口臭的情形，茶葉水則是另一選擇。刷牙與漱口均是清潔口腔的方式，但是前者的清潔效果比後者要好（黃、郭 2014；黃，2010；魏、楊，2010）；單純使用漱口水、沖牙機皆無法取代刷牙的功能（葉，2016）。

照護人員應根據老年人的身體與認知功能提供適切的口腔照護，若是機構中的老年人能自己刷牙，照護人員應鼓勵其使用軟毛牙刷刷牙。若是機構中的老年人無法自行刷牙，但是可配合張開嘴巴，照護人員應使用軟毛牙刷協助其刷牙。刷牙時宜採貝式刷牙法，刷毛與牙齒成 45 度，刷毛涵蓋部分牙齦與牙齒，上排牙齒刷毛朝上刷，下排牙齒刷毛朝下刷，牙齦與牙齒的接觸面一定要刷，每一次刷 2 顆牙。機構中若能發展口腔照護指引，工作人員在執行口腔照護時之一致性與正確性將提高，可有效減少護理之家住民與提升口腔之舒適感（胡等，2014；蔡、楊，2016）。

若是機構中的老年人意識不清、躁動或是無法配合張開嘴巴進行口腔清潔時，照護人員可使用開口棒、包了紗布的壓舌板、棉棒、刷牙棒等物品來清潔口腔、去除舌苔，並且規律的清潔口腔及維持其濕潤感，可以有效的預防口腔感染。針對失智者，運用現實導向療法，透過與失智老人互動中，提供適合的環境（病床前或浴室）及潔牙用具來訓練失智老人自我執行口腔清潔，可搭配現實導向板使用；另外，提供正確刷牙步驟的流程圖，並張貼於

病床前或浴室，並隨時提醒住民，適時的滿足住民口腔衛生清潔需求，就能降低口腔問題的發生，並降低問題行為的發生；失智症中後期，認知功能退化導致無法執行口腔衛生時，照顧者也能依正確刷牙步驟的流程圖，適時的提供住民口腔清潔，減少口腔問題與問題行為的發生（蔡、楊，2016）。不論使用何種方式，口腔護理的重點是必須規律的清潔口腔或漱口以保持口腔濕潤、去除牙齦表面的牙垢或牙菌斑，如此便能保持口腔清潔與預防感染。

（二）急性腸胃炎

1. 病因

急性腸胃炎乃是腸胃黏膜急性發炎，其病因包括傳染性和非傳染性因素，致病原包括病毒、細菌和原蟲類。常見的致病原因包括食物中毒、或食入各種被病毒、細菌、寄生蟲汙染的食物和水、飲酒過量、過敏、情緒障礙等。依型態，其可分為細菌性腸胃炎及病毒性腸胃炎，前者多為沙門氏菌感染所致，常發生於夏季，病人的糞便中常帶有血絲及黏液；後者多為腺病毒、輪狀病毒及諾羅病毒（李，2018）；輪狀病毒感染所引起，通常發生在冬季，糞便性質常為水便（林，2012；王，2016）。

2. 症狀

急性腸胃炎的症狀包括發燒、嘔吐、腹瀉、腹痛、血便、食慾減退、口渴、尿量減少；嚴重時，可能會出現口唇乾燥、蒼白、皮膚無彈性、眼球凹陷等脫水症狀，有些病人可能會發生心跳加快、呼吸急促、血壓降低、抽搐等症狀（林，2012；王，2016）。

3. 治療

(1) 找出致病原以治療潛在的病因，若病人的症狀輕微，一般會自我痊癒，若症狀嚴重則必須補充體液和電解質，必要時需使用止瀉劑。

(2) 一般急性腹瀉的病人多不需要使用抗生素治療，因為使用抗生素可能會改變正常細菌叢、吸收障礙或延長排菌的時間。但是當老年人或免疫機能不全的人出現急性腹瀉時，則須盡早使用抗生素。

(3) 高度傳染性的病人必須加以隔離，同時其排泄物應審慎處理。

(4) 注意體液電解質的平衡，必要時給予口服補充液（如電解質飲料）或是點滴輸液。

(5) 若症狀緩解，可給予清淡或流質飲食，不可給予奶製品或是油膩食物，以避免刺激腸道（林，2012）。

4. 護理措施

(1) 留意機構住民所吃的食物種類、名稱與時間。

(2) 注意住民之排泄物及嘔吐物之顏色與性狀；將剩餘食物、排泄物及嘔吐物送檢。

(3) 注意住民體溫變化、有無頭痛、呼吸道感染及脫水的症狀。

(4) 嘔吐後應協助住民清潔口腔。

(5) 保持清潔，便後最好以清水沖洗臀部，以避免造成異位性皮膚炎（林，2012）。

四、泌尿道感染

1. 病 因

泌尿道感染是由病原菌侵犯泌尿系統而引起的腎盂腎炎、膀胱炎、尿道炎等疾病的總稱，其為長照機構最常見的院內感染。主要成因是尿路結石或泌尿道腫瘤致尿流阻塞、膀胱的神經分布受損，因神經學疾病如脊髓疾病或受傷、腦中風而引起尿液滯留、血糖控制不良的糖尿病患者、大便失禁、男性前列腺肥大、女性由於停經後產生荷爾蒙的變化等。由於女性的尿道比男性短且尿道口與直腸較為接近，加上缺乏前列腺液的保護，導致女性發生泌尿道感染的機率比男性高（李等，2012；謝、顏，2010；林等，2010）。致病原以大腸桿菌(*E. Coli*)居多（劉等，2013），其他較常見的致病菌有 *Pseudomonas aeruginosa*、*Proteus mirabilis*、*Klebsiella pneumoniae* 等革蘭氏陰性菌（李等，2008；李等，2012；張、桑，2014）。

2. 症 狀

排尿時會有灼熱感，甚至疼痛；時常想上廁所，排尿困難；小便有異味，小便混濁或有血尿情形；腰部疼痛或下背痛；噁心、嘔吐；寒顫及發燒。老年人的泌尿道感染多數屬於慢性，其出現的症狀不明顯且復發率和重新感染率較高（李等，2012；林等，2010），除了導致不適及影響生活品質外，很容易引發腎炎或血尿而損害腎功能，還可能引起菌血症、敗血症、認知障礙、功能退化，甚至造成死亡（謝、顏，2010；林、徐、蔡，2010；張、桑，2014）。

當個案的尿液呈現乳白色並伴有排尿異常、腰痛、發燒等症狀時，應懷疑是嚴重的泌尿道感染（李等，2012；謝、顏，2010；張、桑，2014），其他可能造成乳白色尿液的疾病有腎盂炎、尿道炎、膀胱炎、腎結核等。若是

老年人出現斷斷續續且無痛性的血尿現象時，可能是泌尿系統癌變的徵兆。若是尿液呈現混濁，可能是膀胱炎、尿路結石、神經性膀胱或是長期放置導尿管，機構的照護人員若是發現住民的尿液顏色與濁度改變，應告知醫師並依醫囑進行相關的尿液檢查，以盡早接受治療（謝、顏，2010；林、徐、蔡，2010）。

3. 治　療

泌尿道感染可以透過服用抗生素治療。通常年輕的成年人連續服用 3 天，老年人則服用 5 天。

4. 護理措施

(1) 在無禁忌的情況下，應鼓勵老年人多喝水，每天 1,500~2,000 毫升以上。

(2) 鼓勵進食清淡、富含水分的食物或選擇具有利尿功效的食物，如：菊花、新鮮綠豆芽、冬瓜等。

(3) 鼓勵進食各種蔬菜、水果、蔓越莓（蔡、劉，2013），因其含有豐富的維生素 C 和胡蘿蔔素等，有利於炎症消退和泌尿道上皮細胞的修復。

(4) 避免食用韭菜、蔥、蒜、胡椒、生薑等辛辣的刺激性食品，或其他油膩食物，以免炎症加劇。

(5) 養成良好的衛生習慣，注意清洗外陰，並定時排尿，千萬不可憋尿。

(6) 若老年人有導尿管留置，應根據規定，定時更換管路（陳、王，2013）。在更換導尿管時，應確實執行無菌技術，平時應維持密閉式的引流（蔡、劉，2013）。

(7) 執行技術前後確實執行洗手。

(8) 增加老年人的活動度及鼓勵下床，可以減少發生泌尿道感染。

 老人約束

20-2

約束是機構中常見的照護問題，由於入住機構的老年人多患有慢性病，其身體及認知功能已有不同程度的受損，導致老年住民之自我照顧能力降低且依賴度高，因而造成跌倒的傾向亦隨之提高。此外，由於機構的照顧人力常未能配合住民的依賴度提高而增加人力，照護人員為了避免老人跌倒、拔管、傷害自己或他人、或發生意外引起法律糾紛，經常使用身體約束的方式來防止意外發生，而維護病人的安全則是最常採取約束的理由，臺灣機構住民身體被約束比率達 46.6%，比美國、澳洲等國都高（黃、吳、蘇、林、

馬，2008）。其實，為防止病人受傷，約束並非唯一方法，機構工作人員可從預防高齡者跌倒、訓練下肢肌力與移位訓練（黃，2009；黃，2004；李，2009）等方式來進行。不過，受到多重因素影響，臺灣要在機構內推行無約束環境目前仍相當困難，加上護理人員往往是約束措施的執行者，因此護理人員仍需要了解實施約束之時機、必要性及相關注意事項。同時，為了確保機構的照護品質及倫理，約束已納入機構評鑑指標，希望能提升約束的品質指標（李，2009）。

約束依其使用方式可分為化學性約束及物理性約束（黃，2009）；化學性約束是指利用藥物限制或抑制某些行為或活動稱之（黃、吳、蘇、林、馬，2008；黃，2009）；物理性約束則又稱為身體約束，係指利用外力使患者的活動受限，其可視為暫時性的輔助醫療措施。美國醫療機構評鑑聯合委員會(Joint Commission on Accreditation of Healthcare Organizations, JCAHO)定義身體約束為：使用任何物理或機械方式，限制個人身體自由活動的過程（黃，2009）。常見物理性約束的部位有腰部、足踝、骨盆、手腕及膝部，而常用的物理性約束方式包括腕及踝部約束、背心式約束及餐板約束等（施，2019；黃、李，2009）。雖然實施身體約束的目的之一是避免意外發生，其實身體約束反而會促使病人為掙脫約束而造成意外傷害。長照機構常見約束目的／後果、部位與設備、替代照顧策略如表 20-3。

在機構中，主要執行約束的是護理人員，表 20-4 為護理人員在實施約束前、中、後之相關照護措施。

⊕ 表 20-3　長照機構常見約束目的／後果、部位與設備、替代照顧策略

約束目的／理由	無使用約束後果	約束部位	約束設備	替代照顧策略／連結相關專業資源
預防自拔留置管路	死亡、受傷、重複插管	手腕（固定床欄兩側、輪椅）	手腕式約束帶、兵乓球手套	用平和的態度向住民解釋治療目的、安撫其情緒、與家屬合作增加住民對治療的認識
行為紛亂躁動	死亡、自己與他人受傷、走失	軀幹、上下肢關節、肢體（受制床、輪椅）	床上約束被單、約束腰帶、輪椅約束背心、輪椅安全帶、腕關節約束帶、兵乓球手套、床欄	就醫找出引發紛亂的原因、與家屬溝通、鼓勵家屬探訪、營造安全像家的環境、各項合宜活動的安排

表 20-3　長照機構常見約束目的／後果、部位與設備、替代照顧策略（續）

約束目的／理由	無使用約束後果	約束部位	約束設備	替代照顧策略／連結相關專業資源
維持肢體正常功能位置及避免攣縮	無法達到治療效果、肢體攣縮	上下肢、膝部、足踝	三角巾約束帶、腕關節約束帶	物理治療、職能治療、復健
預防跌倒	死亡、骨折、受傷	胸、腰、軀幹（固定避免前傾、後仰）	床上約束被單、約束腰帶、輪椅約束背心、輪椅安全帶、床欄、輪椅用餐板	物理治療、職能治療、復健、社工、藥物作用評估、改善機構環境、輔具使用或改良

資料來源： 施麗紅(2019)‧是保護還是傷害？老人長期照顧機構住民約束的倫理抉擇探究‧臺灣社區工作與社區研究學刊，9(2)，64。

表 20-4　約束前、中、後之相關照護措施

約束時機	照護措施
約束前	1. 進行物理性約束前，必須對老年人的生理、心理及環境等層面做全盤評估，了解老年人需要被約束的原因，找出引發因子並進行處理 2. 若非緊急狀況，需與醫師及其他醫療人員討論發生的原因、使用約束的目的。醫師需先評估老年人，向家屬解釋並取得同意書後開立醫囑。約束同意書之簽訂具備有效日期－自簽訂日起 3 個月內有效 3. 若於緊急狀況下，老年人需要進行約束時，護理人員可先選擇適當約束用物約束老年人，告知醫師並取得口頭醫囑，填寫身體約束記錄單，且 24 小時內取得老年人身體約束同意書。醫師須於 1 小時內，探視老年人並開立醫囑 4. 應站在老年人的立場，以同理心為其做出正確、完善的判斷與決定 5. 選擇對老年人最適合且不會造成其傷害的約束方式，除了可以增加老年人的活動空間外，也可以避免因約束而導致受傷的可能
約束時	1. 手掌約束適用於想要拔除管路的老年人，如意識不清、躁動不安或以手亂抓握的老年人，可在老年人手掌中握一軟球再套上襪子 2. 胸部約束適用於意識欠清、躁動不安、經常坐起扭動厲害，無法配合基本醫療活動的老年人 3. 肢體約束適用於預防老年人傷害自己或他人，或預防老年人管路滑脫，如：意識欠清、躁動不安，且會以手腳亂抓、亂踢的老年人 4. 若將老年人約束於床上，應將老年人約束於床的中間、上方位置，以預防受傷或跌倒；若約束老年人的下肢，應使用被單環繞固定於床上，護理人員應確保老年人在床上有 1/2~3/4 的翻動空間 5. 若老年人採坐姿時將其約束，應選擇有椅背的椅子，以預防受傷或跌倒 6. 約束用的繩索或背心，應將其交叉置於前方較為安全 7. 檢查固定用的繩索之打結位置，應確保緊急狀況發生時，能立刻將打結的繩索打開

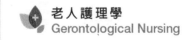
➕ 表 20-4　約束前、中、後之相關照護措施（續）

約束時機	照護措施
約束時 （續）	8. 對於坐輪椅容易下滑的老年人，可放置豆子或花生做的蓬鬆枕頭於膝下或放置止滑墊，以增加下滑的阻力，預防老年人下滑 9. 在偏癱老年人的無力側放置四方型做成的泡綿枕，可以支撐身體與手臂 10. 密切注意施行約束時老年人之生理變化，如基礎代謝率改變、腦波(EEG)的變化、肢體攣縮、肌肉塊及張力減少（肌肉萎縮）、皮膚損傷、擦傷、壓傷、吸入性肺炎、循環阻滯、排泄、骨質疏鬆等問題 11. 密切注意施行約束時老年人之情緒變化，如生氣、暴力、抗拒、激動、寂寞等情緒 12. 針對意識清醒的老年人護理人員應至少每 4 小時評估老年人的皮膚顏色、約束肢體的循環、活動及感覺並記錄；每 2 小時評值治療藥物的成效、生命徵象、留置管路的功能、基本生理需求及執行被動運動 13. 當老年人處於躁動狀態時，應每 15 分鐘評估皮膚顏色、約束肢體的循環、活動及感覺並記錄 14. 每 24 小時需評估老年人狀況，並重新開立約束醫囑
約束後	1. 時常探視並監測老年人狀況，定時予以鬆綁 2. 若老年人焦躁不安，應予以陪伴 3. 詳細記錄約束使用的工具、方法、老年人反應、使用時間、護理人員評估次數及評估內容

資料來源：Maccioli *et al.*, 2003；Park & Tang, 2007；施，2019；國立成功大學醫學院附設醫院護理部，2008；劉、洪、陳、楊、林，2004。

　　對長照機構之住民使用身體約束是一個複雜的議題，雖說具有「保護安全」的正向意涵，但絕非此一單一原因所能涵蓋，長照機構應教育員工在使用約束時須考慮可能帶給住民之不良後果，在用盡其他約束替代方法無效後，才能使用約束。在進行約束時，應顧及住民之尊嚴與隱私，且約束的使用為最小程度、使用時間最少。必須獲得醫生診斷或有臨床護理工作三年以上護理人員依據醫師既往診斷紀錄、住民、監護人／保證人／家人／親屬之書面同意才能使用。最後，長照機構至少每三個月重新評估約束使用之合宜性，即便約束可以滿足安全的問題更應重視其帶來的身心傷害，透過教育工作人員認識約束同時打造減／零約束的安全照顧環境為終極目標。

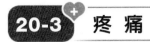 **疼 痛**

疼痛是一種抽象概念，也是一種主觀感受，個人對疼痛的感覺受到生理、心理與社會等因素的影響，如：性別、宗教、身體狀況、疼痛部位、文化背景、社會地位、認知能力及過去經驗等，因此每個人對疼痛的耐受力與表現方式均不同。由於疼痛是一種不愉快的主觀感覺，就疼痛概念定義而言，不論病人所受傷害為何，經歷此感受的個體說其存在，疼痛就存在（李、鄭、王、林，2008；明，2014）。因此若老年人表達感受到疼痛，照護人員必須尊重與相信老年人的疼痛是真實的（李等，2008；李，2008；黃、吳，2012）。但此定義並不適用於有言語表達障礙的老年人，例如失智症晚期老人可能有失語、無法溝通等情況（吳、吳，2018；陳、林，2008；林、林，2008），因此，對於失智老人的疼痛可定義為：「身體受傷或疾病所導致的一種苦難的經歷，特徵是身體和／或情緒的不舒服，會引起一連串明顯的行為以作為照顧者確認不舒服的指標」（林、林，2008）。

一、疼痛的原因

疼痛是老年人及失智症晚期患者常見的問題，主要是因為年紀老化，老年人容易出現骨質疏鬆及退化性關節炎，另外可能伴有其他內科疾病、頭痛、下背痛、關節炎、神經炎、惡性腫瘤甚或是心理性因素所造成，而老年人可能視疼痛為身體退化後必然有的問題。根據認知障礙程度老年人的疼痛評估調查報告顯示，國內外老年人不論認知程度與所處環境均有高比率的疼痛問題，由此可見，疼痛對機構中的老年人是一個顯著的問題。

影響機構中疼痛控制的因素包括：

1. **醫護人員因素**：個人對疼痛的信念與使用藥物止痛之認同性、缺乏疼痛評估及處置之知識與技巧、缺乏評估認知功能障礙長者疼痛能力、缺乏時間提供適合的疼痛照護、缺乏疼痛處置的教育訓練、擔心止痛藥可能造成呼吸抑制的副作用等。

2. **住民及家屬因素**：個人對疼痛的信念與使用藥物止痛之認同性、擔心止痛藥可能造成呼吸抑制之副作用。

3. **醫療照護體系**：醫療費用、健保給付等。

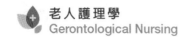
二、疼痛的種類

由於引起疼痛的原因不同，老年人可能會經歷不同種類的疼痛，常見的疼痛種類可概分為：

1. **急性疼痛**：此種疼痛的部位明確，導因是由於組織損傷或是器官性的病變所造成，老年人可能在極短的時間內經歷尖銳性的疼痛。急性疼痛的持續時間多在 6 個月內，特徵是當引起疼痛的原因消失或是疾病痊癒時，疼痛即可減緩甚或解除，手術部位引起的疼痛即是一例。

2. **慢性疼痛**：此種疼痛的部位模糊，疼痛的導因多為慢性病理變化所致，老年人可能感受到持續性的瀰漫性痛、鈍痛或是痠痛，慢性疼痛的持續時間多在 6 個月以上，此種疼痛的特徵是當引起疼痛的原因消失或是疾病痊癒時，疼痛依然存在，癌症引起的疼痛即是一例（黃、吳，2012；曾、顏，2010），此外，關節引起之疼痛也是機構老人經常發生之問題（林、王、邱、李、鄭，2011）。

三、疼痛的評估

為確實處理老年人的疼痛問題，照護人員應具備良好的疼痛評估能力，以了解疼痛的誘發與緩解因素，以便能積極處理老年人的疼痛問題。照護人員應收集以下資料以利進行疼痛評估：

1. 老年人過去與現在疼痛相關的資料，如：P－疼痛的加重因素(Provocative factors)與緩解因素(Palliative factors)，前者如疲倦、焦慮、害怕、憂鬱等，後者如放鬆、被了解及使用藥物緩解疼痛；Q－疼痛的性質(Quality)與量(Quantity)；R－疼痛的部位(Region)與範圍(Radiation)；S－疼痛的強度(Severity)與 T－疼痛的時間(Time)（Berry & Dabl, 2000；李，2008；黃、吳，2012）。

2. 了解老年人的疼痛特性與位置，如：侷限性疼痛（疼痛位置侷限於原發部位）、投射性疼痛（疼痛沿著特殊神經分布）、擴散性疼痛（於疼痛原發部位周圍，產生侷限不明確的擴散性疼痛）、轉移痛（感覺疼痛刺激的部位與疼痛的部位有段距離，疼痛通常由內臟或深部體內組織轉移出去，可能是疾病或損傷組織與轉移痛部位同屬一條脊髓路徑所造成）（林、林，2008；李，2008；明，2014）。

3. 了解老年人對疼痛的看法、經驗及處理的期望為何，老年人的疼痛病史與可能影響疼痛的生理、心理與社會等其他因素為何。

4. 為了確認失智老年人的疼痛程度，照護人員需評估老年人的心理狀態、日常生活功能、步態和平衡等層面（陳、林，2008；黃、吳，2012）。失智者在早期尚可使用某些自我評估工具，如視覺類比量表(VAS)。然而由於溝通困難等種種因素，末期失智者則建議使用重度失智症疼痛評估量表。另外，亦可根據日常均會與失智者接觸的家人或照顧者的觀察來評估，如辨識疼痛之行為譬如臉部表情，言語和身體動作，日常作息之改變等來評估失智長者是否疼痛（吳、吳，2018）。

5. 了解老年人疼痛藥物之使用史及相關之副作用。

對於無法溝通且有認知障礙失智老年人進行疼痛評估時，需注意以下疼痛行為指標：

1. 老年人的非語言行為：觀察臉部表情變化，如皺眉、快速的眨眼、表情痛苦及落淚。觀察肢體行為，如按壓疼痛部位、肢體活動減少。觀察自主性神經反應。

2. 老年人的言語表現，如主訴疼痛、抱怨、感嘆、要求等；以及聲音表現，如嘆息、呻吟、喊叫、言語性辱罵等。

3. 老年人的身體活動情形，如身體僵硬及緊繃、保持特定的姿勢、不願意變換姿勢、防禦性動作、坐立不安、步態或移動型態改變等。

4. 老年人的人際互動情形，如社會互動減少、孤立、抗拒照護等。

5. 老年人的活動型態或常規的改變，如拒絕進食、食慾改變、休息時間增加、睡眠型態改變等。

6. 老年人的心智狀態改變，如哭泣或掉眼淚、易怒、憂傷等。

疼痛評估工具有數種，照護人員應考慮老年人的個別情況以選擇最適合的評估工具，常用的疼痛評估工具包括：(1)視覺類比量表(VAS)，以一個 10 公分的直線為工具，由 0~10 來表示疼痛的強度，0 表不痛而 10 表難以忍受的痛（圖 20-1）；(2)麥吉爾與梅爾塞克之疼痛評估問卷，此問卷包括四部分，病人可以用該問卷上的人體圖來表示其疼痛的位置，再選擇該問卷上的 20 組形容詞來描述其疼痛感、疼痛的時間與疼痛的程度（林、陳、吳，2017；李，2008；黃、吳，2012；明，2014）。

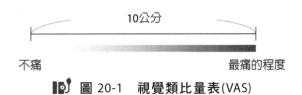

圖 20-1　視覺類比量表(VAS)

　　但詳細型的疼痛量表內容較繁多且耗時，對於虛弱又疼痛的病人而言不適合在當下使用此量表，因此學者又研發出簡易型麥吉爾疼痛量表（表 20-5），此量表項目較簡單，且省時。

⊕ 表 20-5　簡易型麥吉爾疼痛量表

病人姓名：_____　　　　　　日期：_____

	無	輕度	中度	嚴重
顫抖(throbbing)	0)_____	1)_____	2)_____	3)_____
抽痛(shooting)	0)_____	1)_____	2)_____	3)_____
刺痛(stabbing)	0)_____	1)_____	2)_____	3)_____
尖銳的痛(sharp)	0)_____	1)_____	2)_____	3)_____
絞痛(cramping)	0)_____	1)_____	2)_____	3)_____
被啃蝕般的痛(gnawing)	0)_____	1)_____	2)_____	3)_____
灼熱痛(hot-burning)	0)_____	1)_____	2)_____	3)_____
持續鈍痛(aching)	0)_____	1)_____	2)_____	3)_____
悶痛(heavy)	0)_____	1)_____	2)_____	3)_____
觸痛(tender)	0)_____	1)_____	2)_____	3)_____
撕裂般的痛(splitting)	0)_____	1)_____	2)_____	3)_____
筋疲力盡感(tiring-exhausting)	0)_____	1)_____	2)_____	3)_____
噁心嘔吐感(sickening)	0)_____	1)_____	2)_____	3)_____
恐懼害怕感(fearful)	0)_____	1)_____	2)_____	3)_____
感覺受殘酷的懲罰(punishing-cruel)	0)_____	1)_____	2)_____	3)_____

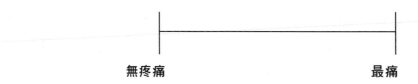

無疼痛　　　　　　　　　　　　最痛

目前疼痛強度：0 無疼痛、1 輕度疼痛、2 不舒服、3 痛苦、4 恐懼、5 劇痛。

註：　本量表計分採 0~3 分計算，0 分表「無」此感覺，1 分表「輕度」，2 分表「中度」，3 分表「重度」，總分越高表示疼痛感受程度越高。

　　疼痛評估涉及的字句收集可經由詢問有關問題的症狀來達到描述疼痛的各種文字表達，例如老年人的習慣，詞語如「痛」、「不安」或「疼痛」都是他們常用來敘述本身的感覺。輕度和中度的失智症患者，言語表達還未嚴重受損的人，能回答有關其疼痛感。但當病程進展到晚期時，病人無法以言語

或有意識的肢體動作來明確表達疼痛的不適，只能由病人一些細微的行為加以推測，因此評估疼痛是治療疼痛的第一步，評估的過程中照護人員需不斷地與病人及照顧者溝通，才能獲得更全面性的資訊，以協助緩解病人的疼痛問題（吳、吳，2018）。當失智症病人的病程進入晚期時，在言語表達上會有困難，甚至無法說話，若欲評估機構失智老年人之疼痛情形，可採用：(1)晚期失智症疼痛評估量表(The Abbey Pain Scale)，來觀察非語言方面的線索以評估疼痛的情形；(2)觀察臉部表情量表，也經常用來評估老年失智症病人的疼痛，此量表比自評量表更能有效的辨別病人的疼痛指標（洪、陳，2008）；(3)重度失智症疼痛評估量表（表 20-6），係協助護理人員做為臨床評估的指引，分數範圍介於 0~10，0 分代表無疼痛，分數越高越痛，1~3 分為輕度疼痛；4~6 分為中度疼痛；7~10 分為嚴重疼痛；10 分代表最痛（黃等，2010）。

⊕ 表 20-6　重度失智症病人疼痛評估表

項目	0	1	2	分數
呼吸音量	正常	偶爾費力呼吸或短暫快速呼吸	呼吸費力且吵雜、長期快速呼吸、出現 Cheyne-Stokes 呼吸	
負面的發音	無	偶爾呻吟、以不滿的音調小聲講話	反覆大聲叫喊、大聲呻吟、哭泣	
臉部表情	微笑或毫無表情	悲傷、驚嚇或皺眉	愁眉苦臉、表情扭曲	
肢體語言	放鬆狀	緊張狀、痛苦狀、坐立不安狀	僵硬、緊握拳頭、屈膝、強力反抗狀	
需要安撫	不需要	用聲音或輕觸可以安撫	無法被安撫	
總分				

四、疼痛的症狀

　　疼痛的影響是多重的，在生理層面，可能有體重降低、疲憊、虛弱、體力變差等情形；在心理層面，可能會有情緒低落、憂鬱、易怒、睡眠障礙、活動障礙等情形；在行為層面，可能會增加求醫及診斷性檢查的次數、降低食慾、降低活動的意願及人際間的互動、喪失對事物的興趣與注意力等。

　　疼痛的症狀可能因疼痛的性質而有所不同，當病人經歷急性疼痛時，其可能出現心跳加速、呼吸速率增加、瞳孔放大、骨骼肌緊張、僵直、握緊拳頭、周邊血管收縮而導致血壓上升、皮膚蒼白冰冷、出汗、煩躁不安、焦慮、表情痛苦、恐懼及皺眉等症狀。當病人經歷慢性疼痛時，其可能出現疲憊、心情鬱悶，蒼白、血壓下降、心跳減慢、噁心、嘔吐、軟弱無力、暈倒，甚至喪失意識等症狀。此外，身體活動程度亦與疼痛有關，如病人經歷嚴重疼痛時，除了可能會按住疼痛部位外，亦會減少身體的活動以減輕不適。

五、疼痛處置及護理

（一）藥物療法

　　止痛藥物的給藥途徑包括口服、肌肉注射、靜脈注射、靜脈連續滴注、直腸給藥、連續皮下滴注、脊髓給藥法及經皮膚吸收給藥法。欲緩解病人的疼痛情形，可依循「3B」原則：(1)口服方式(By the mouth)：盡量以口服為優先考量；(2)三階段給藥模式(By the ladder)：依三階梯止痛療法之原則給藥（圖 20-2），第一階段應給予非鴉片類止痛藥物；第二階段應給予弱效鴉片類止痛藥物，併用非鴉片類止痛藥物及輔助性藥物；第三階段應給予強效鴉片類藥物，併用非鴉片類止痛藥物及輔助性藥物；(3)按時給藥(By the clock)：在疼痛未出現前即給藥，以維持血中藥物濃度，使病人不再經歷疼痛（曾、顏，2010；李，2008；黃、吳，2012；明，2014）。

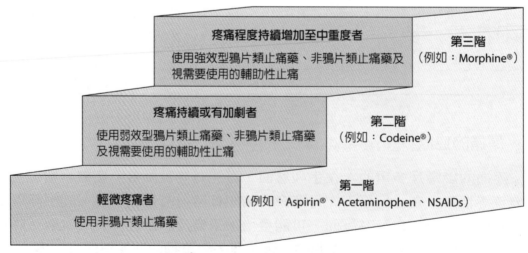

　圖 20-2　三階梯止痛療法

★ **非處方藥物**

　　非處方藥物例如非麻醉劑止痛藥物，其作用於周邊神經系統，是階段式止痛治療最早用藥，此類藥物的作用機轉是抑制前列腺素合成，以降低組織疼痛、水腫與發炎反應。

1. Acetaminophen 類的藥物，具鎮痛效果，但無抗發炎作用，如 Panadol、Tylenol、Scanol，可用於治療非發炎性疼痛，緩解輕度到中度的疼痛（李，2020）。可空腹服用或胃潰瘍病史患者優先使用、不影響血小板凝集，但過量使用可影響肝臟，同時使用此藥在老年人身上應注意。

2. 非類固醇抗炎藥(NSAIDs)，如 Aspirin、Ibuprofen (Advil、Motrin)、Naproxen (Naprosyn)等，可抑制前列腺素合成，為抗發炎藥物，並可阻止體內化學物質傳送疼痛的信號，緩解輕度到中度疼痛。所有非類固醇抗發炎藥物皆會引起胃腸不適，因此必須告知病人服用此藥需與食物一起服用或飯後服用，長期使用可能引起胃潰瘍及肝腎毒性，應特別注意有潰瘍病史或腎功能不全的病人服藥後的情形。

★ **處方藥物**

　　處方藥物常用的有：

1. Cox-2 抑制劑，如 Celecoxib (Celebrex)是非類固醇抗炎藥，對胃所產生的副作用較少。

2. 成癮性止痛藥，如嗎啡(Morphine)、可待因(Codeine)、吩坦尼(Fentanyl)等是中度到強度止痛藥物，是與中樞神經系統的鴉片接受器結合，產生鎮痛效果以控制嚴重的疼痛，如癌症劇烈疼痛緩解、術後止痛、慢性頑固性疼痛等，此類藥物常見的副作用包括昏眩、便祕、情緒改變、噁心、嘔吐及可能會造成藥物成癮等。一般而言，麻醉性止痛劑劑量越高，便祕症狀越嚴重，主要原因為麻醉性止痛劑與鴉片接受器產生作用，使胰液、膽汁及腸液的分泌減少，使得進入大腸的量也變少，因此導致糞便變硬；此外，由於腸道神經受損，腸蠕動減少，致糞便通過大腸的時間增加，使水分再吸收，亦會造成糞便變硬。

（二）非藥物療法

　　緩解疼痛的非藥物療法包括：

1. **皮膚刺激**：利用電療、震顫及按摩等刺激神經末梢以促使體內產生 endorphins。

2. **傳統醫學**：利用針灸或經穴指壓，刺激神經末梢以增加 endorphins 的釋放。

3. **物理治療及運動**：利用水療及主動被動運動以伸展四肢，增強肌力及帶氧的運動，另外，也可利用超聲波及短波透熱法來控制疼痛。

4. **溫度治療**：利用冷敷與熱敷來鬆弛肌肉。

5. **運動**：以增加關節運動度與肌力，運動時應採漸進性運動。

6. **鬆弛療法**：利用深呼吸、漸進性肌肉鬆弛療法、冥想法以及想像法等技巧來鬆弛肌肉的緊張以減低疼痛。

7. **音樂療法**：利用病人喜歡的音樂來降低對疼痛感受的強度（黃、吳，2012）。

六、護理措施

1. 與老年人建立信任關係：運用同理心認同老年人對疼痛的描述，以傾聽、陪伴、觸摸、諮商等方式提供情緒上的支持，並將老年人的注意力集中在與疼痛無關的感覺上。

2. 觀察並記錄疼痛的特性：包含疼痛部位、性質、強度、持續時間等。

3. 提供身心舒適照護：協助及提供老年人執行自我照顧及日常生活活動，並注意身體擺位、疼痛部位支持。

4. 可以利用熱療、按摩等物理治療於疼痛部位，以減輕不適感。

5. 可以利用音樂療法：若給予老年人喜愛的音樂或柔和的音樂，可以緩解疼痛、緩和緊張不安的情緒。

6. 完整記錄有效疼痛控制的關鍵過程，包括評估、措施、再評估與完整記錄。

7. 有系統且持續性的評估老年人疼痛情形，找出疼痛導因。

8. 依醫囑給予止痛藥。使用止痛劑時應併用預防便祕之藥物。除軟便劑外，若無禁忌應鼓勵老年人每日水分攝取 2,500~3,000 c.c.，增加膳食纖維攝取（至少 30~40 gm／天），禁止刺激腸蠕動之行為，以及養成定時排便習慣。

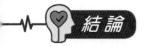 結論

　　機構中老年人常見的感染性疾病之導因與症狀已在本章進行介紹，護理人員應針對各個傳染性疾病提供相關之護理措施，以促進老年人之康復及避免合併症之發生。而口腔衛生與否，與老年人的健康亦息息相關，護理人員應提醒老年人清潔口腔，並為無法自行清潔口腔者服務。此外，手部衛生是預防醫療照護相關感染最簡單、有效也最符合成本效益的方法，為能使長期照護機構人員確實執行手部衛生，各長照機構均透過教育訓練與定期查核，以落實手部衛生，降低感染之可能性。本章亦介紹為機構老年人進行約束的緣由、時機與相關之護理措施，除非必要，護理人員應盡可能避免約束老年人。最後，疼痛是機構老年人常有之主訴，本章已介紹引起疼痛的可能原因、影響因素、症狀、處置及相關之護理措施，在機構中工作的護理人員應持續自我教育，以提供適切的照護。

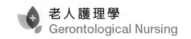
課後複習 *Exercise*

( )1. 老年人呼吸道受到感染的可能性比年輕人高，主要的原因為？(A)老年人的呼吸道纖毛數目增加　(B)呼吸肌肉的彈性及強度增加　(C)咳嗽反射功能減弱　(D)因年齡增加使呼吸道黏膜分泌對抗病毒的免疫球蛋白 IgE 增加。

( )2. 下列關於普通感冒的敘述，何者正確？(A)最常見的是 C 型流感病毒所引起的感冒　(B)普通感冒與流感在初期症狀上極為類似，不過普通感冒的症狀比較輕微　(C)普通感冒在治療上以服用抗生素為主　(D)病人的症狀通常以咳嗽、打噴嚏、鼻塞及流鼻水為主，而且一定會發燒。

( )3. 為了增加肺炎病人支氣管分泌物之排出，護理人員應：(A)鼓勵病人深呼吸、咳嗽，必要時為病人抽痰，以移除肺部分泌物　(B)鼓勵病人更換姿勢，睡向健側為佳　(C)為增加病人之舒適感，保持平躺的姿勢為佳　(D)無論有無禁忌，病人每日皆應攝入液體 2~3 公升。

( )4. 預防肺結核的傳染，下列護理措施何者正確？(A)針對開放性患者施行嚴格的外科無菌　(B)接受藥物治療者，服藥 3 天內即不需隔離　(C)病人咳嗽或打噴嚏時，應用手或手帕、衛生紙按住口鼻，以防細菌散播於空氣中　(D)若有咳血情形，必須補充含維生素 C 的食物。

( )5. 典型傷口感染的症狀為：(A)出現淡紅色的分泌物　(B)傷口癒合速度加快　(C)紅血球數目顯著增加　(D)傷口出現異味，病人可能會出現發燒。

( )6. 下列關於疥瘡的護理措施何者錯誤？(A)跟患者有密切接觸的醫療工作人員和家屬需同時治療　(B)在治療開始的前 3 天內，患者使用的床單、被單與衣服不需特別處理　(C)工作人員在照護病人時，應採取接觸隔離、集中護理，以減少接觸疥瘡病人之機會　(D)應為病人準備一臺個人用血壓計，以降低交互感染之機會。

( )7. 下列關於蜂窩組織炎的護理措施何者錯誤？(A)密切監測體溫變化及患部皮膚之紅腫熱痛情形　(B)處理患者的傷口時，可用生理食鹽水沖洗傷口　(C)不需特別抬高患肢　(D)多攝取高蛋白飲食及充分休息，以增加病人的抵抗力。

( )8. 下列關於口腔衛生的護理措施何者錯誤？(A)口腔衛生與清潔口腔的次數、方式及使用的口腔清潔劑有關　(B)清潔口腔的次數比使用口腔清潔劑更能降低口腔合併症發生的機會　(C)若是個案出現因張口呼吸或是使用氧氣療法而有脫水的情形時，照護人員應增加口腔清潔的次數以降低感染及不適感　(D)每 12 小時清潔口腔即可預防口腔黏膜的改變。

解答　　參考文獻

CHAPTER

照顧者的負荷與需求

21

譚蓉瑩 編著

21-1 照顧者及照顧者負荷的定義與特性
21-2 影響照顧者負荷及需求的因素
21-3 減輕照顧者負荷的相關措施

研讀本章內容之後，學習者應能達到下列目標：

1. 了解照顧者及照顧者負荷的定義與特性。

2. 了解照顧者負荷及需求有哪些。

3. 了解影響照顧者負荷及需求的因素。

4. 認識減輕照顧者負荷的相關措施。

Gerontological
Nursing

心智圖

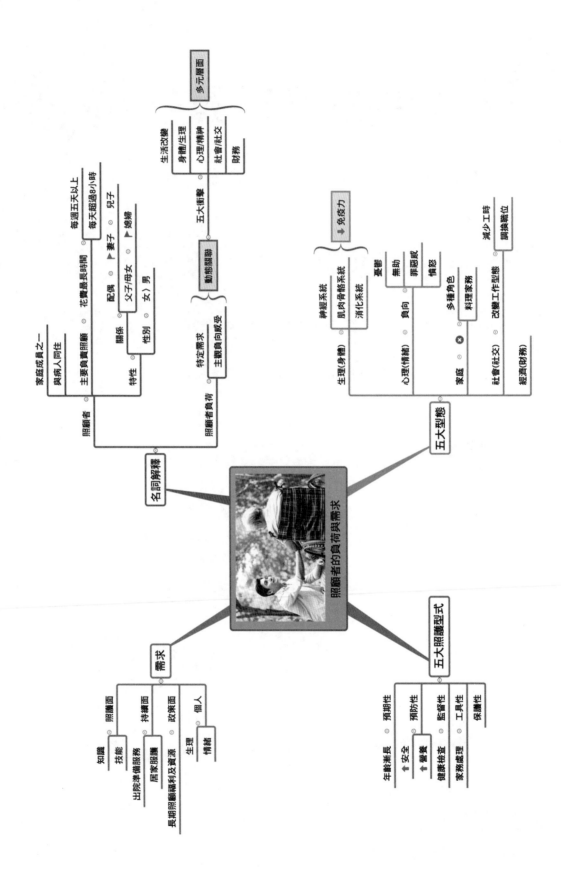

照顧者的負荷與需求

名詞解釋

照顧者
- 家庭成員之一
  - 與病人同住
  - 主要負責照顧
    - 花費最長時間 ◦ 每週五天以上
      - 每天超過8小時
  - 特性
    - 關係
      - 配偶 ◦ ▶妻子
      - 父子/母女 ◦ ▶兒子
        - ▶媳婦
    - 性別 ◦ 女〉男

照顧者負荷
- 特定需求
  - 主觀負向感受

動態關聯
- 多元層面
  - 生活改變
    - 身體/生理
    - 心理/精神
    - 社會/社交
    - 財務
- 五大衝擊

五大型態
- ↓免疫力
  - 神經系統
  - 肌肉骨骼系統
  - 消化系統
- 生理(身體)
- 心理(情緒)
  - 負向
    - 憂鬱
    - 無助
    - 罪惡感
    - 憤怒
- 家庭 ✕
  - 多種角色
  - 料理家務
  - 改變工作型態
    - 減少工時
    - 調換職位
- 社會(社交)
- 經濟(財務)

需求
- 知識
- 技能
- 照護面
- 出院準備服務
- 持續面
  - 居家服務
  - 長期照顧福利及資源
- 政策面
- 個人
  - 生理
  - 情緒

五大照護型式
- 年齡漸長 ◦ 預期性
- ↑安全 ◦ 預防性
- ↑營養
  - 健康檢查 ◦ 監督性
  - 家務處理 ◦ 工具性
  - 保護性

前言 *Foreword*

由於慢性疾病的病程可長達數年，老年人或許可以逐漸適應其身體功能的減退與認知功能的喪失，但是對照顧失能或失智老年人的家屬或親友而言，這卻是一段漫長而艱辛的路程，這群照顧者除了要承受摯愛家人功能喪失或減退的事實外，他們所面臨的壓力還來自於摯愛家人的身體與認知功能缺損，及日常生活上所需要的各項協助（林，2016；邱等，2010；廖、孫、邱，2009）。當老年人因罹患疾病造成失能或失智，導致自我照顧能力喪失，進而需要他人提供生活照顧時，家屬及親友通常是老年人所期望的照顧提供者。因此，在漫長的照顧工作中，照顧者可能會比患者本身遭遇更多的困難與挑戰，他們長期所承受的身體、心理及情緒、社會、經濟甚至家庭層面的壓力是不容忽視的（李、邱、蘇，2017；林，2016；李等，2014；陳，2012）。當照顧者長期承受壓力時，他們老化的速度可能會變快，健康受影響以致平均壽命可能會縮短，工作表現與家庭生活可能會受影響；當照顧者感到疲憊時，照顧的品質可能會降低，而家人間的衝突可能會因此增加，長久下來，不僅會衝擊整個家庭與社會，也可能間接增加整體的照護成本（巫，2009）。由於目前的長期照顧政策是依據失能狀況提供不同程度的服務方案，並未考量照顧者可能因為年齡差異性而有不同需求（李等，2017）。當照顧壓力難以負荷時，沈重的壓力常讓照顧者身心俱疲，甚至有照顧者不堪負荷選擇結束生命（林、林，2019；陳、陳、游，2016）。是故，護理人員在照顧失能或失智老年人時，除了應主動評估照顧者的需求外，還應該提供他們情緒支持、協助抒解壓力、指導照顧上的問題，並且提供照顧者可利用的社會支持系統與資源等相關資訊，以提升整體照護品質（林，2016；廖等，2009；郭、徐，2013）。

21-1 照顧者及照顧者負荷的定義與特性

一、照顧者的定義與特性

近年來，隨著我國老年人口數快速的成長，老年人照顧的議題受到高度重視，原因之一是由於婦女參與勞動市場後，影響了非正式照顧者的供給（利、張，2010）；再加上離婚率提高後造成了家庭解組，導致家庭成員相互照顧的責任產生變化（林、羅、李，2014）。當家中成員因病需要出院在家療養甚至接受長期照顧時，其他家庭成員或多或少都會分擔病人照顧的責

任，而提供病人照顧的人可稱之為家庭照顧者(family caregiver)（陳等，2008；葉，2010）。但是，當家中成員需要長期且持續性的照顧時，多數家庭可能會協商其中一位家庭成員擔任主要照顧者(primary caregiver)，其是指與病人同住、主要負責病人照顧工作、也是花費最長時間照顧病人的家屬（朱等，2010；陳、邱，2015）或是每週照顧 5 天以上，每天至少 8 小時負起大部分照顧工作之家屬（陳、邱，2015）。另，根據衛生福利部(2016)資料顯示，我國失智、失能及身心障礙者約有 76 萬名，近五成由家屬獨立照護，平均照顧年限為 10 年，每日照顧時數高達 13.5 小時。因此，主要照顧者之特性可歸結如下：

1. 居家長期照顧病人的主要照顧人力，以同住的家庭成員為主，如男病人以妻子照顧為主，其次是兒子、媳婦、女兒；女病人則以媳婦照顧為主，其次是兒女，再來才是配偶（朱等，2010；陳、邱，2015）。

2. 在臺灣，主要照顧者以配偶居多，媳婦次之。

3. 早期女性照顧者之教育程度較低，唯近年來女性照顧者之教育程度有提高的趨勢。

4. 有相當比例的照顧者年齡在 60 歲以上，因兒女常不在身邊，照顧者有高齡化的趨勢。

5. 照顧者因為長期負擔照顧工作，其身體健康狀況與生活品質可能較差。

6. 每天平均照顧時數為 8~19 小時不等。

照顧工作被視為是一份「愛的勞務工作」（林，2016），他們通常是無償照顧家人，身體照顧、心理支持、經濟支出幾乎一手包辦（李等，2017）。多數的家庭照顧者，多由女性擔任。研究顯示，女性所占的比例高於七成（朱等，2010；朱等，2010；李、林，2012）甚至達八成，與失能者關係以配偶居多(Jackson et al., 2018)，平均照顧長達十年（陳、邱，2015）。事實上，主要照顧者多為女性的形成因素是多重的，首先，文化規範是女性成為主要照顧者的重要關鍵因素，傳統上，女性常將自我價值建立在自己與他人的人際關係上（朱等，2010），同時，社會上也普遍認同與鼓勵女性應當以家庭為主，並致力於照顧其家人。此外，在華人社會中，女性在婚後常被期待要融入夫家生活，當配偶或公婆生病時，她們多半要負起照顧配偶或公婆的責任（利、張，2010；李、林，2012），而部分女性亦視照顧生病的家人是其無可推卸的責任（朱等，2010），而未婚女兒似乎更容易被視為理所當然的照顧者（利、張，2010）。再者，性別角色期待亦影響了女性成為主要

照顧者，女性細心、溫柔的特質常被視為適合提供生活照顧，因此當家人生病時，女性自然而然成為提供照顧的當然人選（朱等，2010；利、張，2010；朱等，2010）。此外，雖然當今社會力求男女平等，但是男女同工不同酬的情況在某些行業依然存在，當家中成員因病需要家人提供持續性照顧時，未投入職場的女性常被視為提供照顧的當然人選，而在職場上工作的女性也可能因為其薪資較低，而被要求辭職回歸家庭以便投入照顧工作。此外，若家庭中有本籍與外籍媳婦並存時，多由外籍媳婦承擔照顧工作（陳，2012）。非高齡家庭照顧者中需兼顧工作與照顧家人的較多，因此彈性上班、有薪家庭照顧假等對此族群較有益；高齡家庭照顧者則是教育程度較低、自覺健康狀況較差、罹患疾病數較多、有困難的照顧項目較多、對服務的滿意度較低，且高齡照顧者其被照顧者平均年齡較高，每日照顧時數較多、照顧年數較長，故此族群需要更多的關懷與協助，如：增加居家服務時數、到宅指導照顧技巧、照顧問題電話諮詢、志工關懷訪視等（李、邱、蘇，2017）。

照顧工作本身除了包含愛與關心的情緒外，也包含了一系列的任務和活動（林，2016）。在照顧失能病人的過程中，主要照顧者每天必須要花費相當多的時間、能量與心力處理病人進食、穿衣、沐浴、如廁、盥洗及移位等日常生活上的需求；而在照顧失智病人的過程中，主要照顧者必須要處理失智病人拒絕吃飯、遺失東西或放錯地方、重複問問題、無故穿脫衣服、獨自外出迷路、半夜醒來遊走、大小便失禁、甚至是暴力行為等問題。對許多主要照顧者而言，照顧生病的家人是一份 24 小時全天候的工作，他們不僅要準備食物與處理家務事外，還要觀察疾病的進展、協助病情溝通、接送就醫、處理醫療費用，以及提供心理情緒支持，如關心、傾聽與慰藉等，如此多重面向的照顧工作，對照顧者而言，更是一項長期而且很沉重的壓力與負擔。

二、照顧者負荷的定義與特性

「負荷」在字典上的意思指的是負擔、責任之意，而「照顧者負荷」即是照顧者在面對照顧工作時，出現照顧者對於特定需求感受過度負荷的經驗（李等，2015）或是超越個體所能負擔的狀態(Karahan et al., 2014)。「主要照顧者負荷」係指照顧病人的過程中，因為生活上的改變或身、心、社交、財務上的衝擊，導致主要照者因承擔照顧工作而引起負荷結果（李等，2015），照顧者負荷之定義性特徵包括：

1. **主觀的感受**：負荷是照顧者主觀認知的過程及感受，與照顧者在提供照顧時感受到身體、情緒、社會、社交與經濟等各層面的壓力與衝擊有關，如：照顧者對個人的處境所感受到的壓力與焦慮的主觀情緒反應，或照顧者經驗到過度負荷感、束縛感、憎恨感、被隔離感、緊張感。

2. **多元性的現象**：照顧者負荷包括生理、心理、社會、經濟及家庭等多元層面，而這些多元感受並不一定會同時出現。

3. **具有動態的改變**：照顧者負荷會根據失能、失智或慢性病人的病情改變而產生變化，此外，家人對病人病況的期望也會隨著照顧時間長短而有所變化。

4. **負向的感受**：當照顧者所面臨的問題及需要無法改變或無法達到平衡時，其可能出現負向的反應。

　　主要照顧者對老年人所提供的照顧程度受老年人本身的健康狀態所影響，當老年人失能或失智的情況越嚴重時，他們所需要的照顧也就越多。一般而言，老年人所需要的照顧包括：(1)日常生活活動(activity of daily living, ADLs)上之照顧，如協助老年人進食、穿衣、沐浴、如廁、盥洗及室內移位等日常生活上之照顧；(2)工具性日常生活活動(instrumental activity of daily living, IADLs)之協助，如陪伴老年人看病及生病時之照顧、準備食物、換洗衣服、家務清潔等；(3)情感上的支持，如關心、傾聽與慰藉；(4)財務上的支持，如負擔醫藥費（呂等，2016）。

21-2 影響照顧者負荷及需求的因素

　　照顧者壓力係指照顧者在提供照顧的過程中所感受到的壓力事件及其程度，影響因素包括病人疾病特性與所衍生的行為問題、照顧者對疾病治療與照護的知識不足、照顧病人的過程中個人感受的壓力與負荷、家屬人際間衝突，以及家庭面臨的衝擊等。研究顯示，照顧者感受到的壓力比非照顧者感受到的壓力高，尤其是失能老人的照顧者，其感受到的壓力更大（朱等，2010；呂等，2016），常被形容是一種因照顧工作引起負荷的結果（呂等，2016）。此外，女性照顧者比男性照顧者更容易感受到壓力，更容易出現情感抑鬱和焦慮的症狀，她們對於生活的滿意度相對也比較低（陳等，2008）。與失智症者同住的照顧者，其照顧壓力與負荷隨著越多的照顧工作而增加(Kang, Choe, & Yu, 2018)。另外，在照顧失智病人時，照顧者主要的

壓力源來自於病人認知功能損害及行為問題,如情緒激動、煩躁不安、暴力行為等,其他的壓力源還包括提供物質援助以及日常生活上的協助,如洗澡、穿衣、做家務,帶病人就醫等(呂等,2016;朱等,2010;張等,2009;鄭、曾,2008)。當長期照顧患慢性病、失能或失智病人時,照顧者可能會出現以下的壓力徵兆,例如:脾氣變壞、經常哭泣,難以控制、失眠、身體開始出現不適徵狀、對一般的休閒活動沒興趣、無法接受他人的協助、不再與原先親近的親友聯繫、或是財務出現問題等。尤其失智者日常生活依賴除了會影響照顧者本身的人際關係與社交生活,抗拒照顧的行為更讓照顧者懷疑自身能力及產生非預期的情緒反應(Spigelmyer et al., 2018)。

無法割捨的親情:照顧者的苦與痛 ⊗

為了心愛的家人,每天付出自己所有的心力、犧牲自己的休閒時間,這對照顧者身心來說,都是不小的負荷,但卻鮮為人知。

一、照顧者的負荷型態

綜合國內外學者的研究,照顧者的負荷型態可歸納為以下五個層面:

(一)生理層面(身體上的負荷)

由於照顧慢性病人、失能或失智老年人需要有極大的耐心與體力,從老年人早期發病的求診與醫療上的配合到晚期的基本個人衛生需求,皆需照顧者協助,長久下來,照顧者的身體健康受到很大的影響與改變,照顧者可能出現包括頭疼、疲憊、腸胃不適、體重改變、身體不適、失眠或睡眠不足、高血壓、注意力無法集中、免疫系統功能下降等問題。若是照顧者本身即有健康問題,其原有的健康問題很可能會再惡化。

此外,失智老年人之照顧者經常會出現睡眠障礙的問題,他們通常主訴夜間睡眠不安穩,導致白天覺得很不舒服、疲憊、影響工作,而這種情形一星期至少有三個夜晚以上,且持續一個月以上稱之為睡眠障礙(呂等,2017)。而年齡越大、自覺生活壓力或經濟壓力感受越高之照顧者,越容易發生睡眠障礙,女性又比男性容易有睡眠障礙的問題(朱等,2010)。不

過，若是照顧者能有喘息的機會，其身體的負荷即可稍微緩解（陳、邱，2015）。相反的，一旦主要照顧者的健康狀況變差，老年人被送入長期照顧機構的機會就會提高（葉，2010）。

（二）心理層面（情緒上的負荷）

由於長期照顧老人，主要照顧者經常面臨角色衝突的情境，照顧者因此常有心力交瘁的感覺（陳等，2008），尤其在提供一段時期的照顧工作後，因為照顧者必須要處理生活中大大小小的事情，他們在心理層面可能覺得其他家人都無法體會其感受而感覺痛苦，甚至出現憂鬱、生氣、罪惡感、哀傷、缺乏耐性、甚至對其他家人產生憤恨感等情緒。研究顯示有三分之一的照顧者有憂鬱傾向（朱等，2010；陳、邱，2015），且以病人的配偶和媳婦憂鬱量表分數最高（陳、邱，2015）。女性照顧者與年長的主要照顧者發生憂鬱的比例較高；而有些照顧者會因為長期照顧病人，但是其他家人無意願、無時間、或是根本無家人可接手照顧工作而感到束縛、無助，甚至可能因為無法出門而感到生氣。不過，若是主要照顧者能獲得家庭其他成員的協助與支持，其心理上的負荷即可緩解（朱等，2010；陳、邱，2015）。

當慢性病人發展到末期時，他們的自我照顧能力可能會逐漸喪失；而失智老人隨著病程進展則會慢慢的失去記憶，有走失的情形，甚至不記得親人、配偶或子女，除了增加家屬在照顧上的困難度外，也會對家屬在情感上產生很大的衝擊，家屬會因為看到老年人受到疾病的折磨而產生哀傷、失落、內疚及不捨等情緒（蔡等，2012），而有些老人的配偶會認為這是類似守寡的感覺（朱等，2010；陳、邱，2015），而成年子女在照顧年邁父母時，則可能會經歷角色逆轉的情境，感覺自己變成父母在照顧行為似小孩的雙親（利、張，2010；葉，2010）。另一種常見的心理衝擊是罪惡及內疚感，照顧者會認為若是家人能早點發現老年人的情況並就醫，或是家人若能多盡一點力，則老年人或許就不會出現目前的問題等（蔡等，2012）。

（三）家庭層面

在照顧的過程中，照顧者與其他家庭成員可能會因為對疾病的認知不同、對照顧品質的要求不同、對照顧模式的期待不同、對其他家庭成員是否也應該同等付出或是向外尋求協助等問題有不同的意見與想法，導致家庭氣氛凝重，甚至造成家庭成員間產生嚴重的衝突（朱等，2010；陳，2012）。此外，主要照顧者也可能因為大部分的心思與精力都放在照顧病人的家人身

上，除了難以兼顧多種角色與可能無法料理家務外，也可能會因為作息改變，導致自己的配偶或子女感覺受到忽略，甚至影響到自己的婚姻與家庭生活（朱等，2010）；若是主要照顧者的支持系統較薄弱，照顧者還可能會經歷婚姻危機（葉，2010）。

（四）社會層面（社交上的負荷）

主要照顧者可能會因為負起全時照顧工作，而以離職或提早退休等方式離開職場，因此導致其很難維持原有的社交網絡與社會資源，久而久之，甚至有可能失去原有的社會地位；而部分照顧者則可能改變工作型態，採減少工時、拒絕升遷、調換職位等方式因應照護上的需求（朱等，2010）。因為照顧工作的性質，照顧者可能因為需要長期照顧病人而無法自由的外出或旅遊、甚至必須放棄娛樂機會與個人嗜好，時日一久，主要照顧者可能感覺受到束縛、個人需求也無法滿足等情形，進而產生社交隔離及對社會產生疏離感（朱等，2010）。此外，當失智老人病程進展到末期時，可能無法處理自己的問題，連帶的整個家庭的社交活動也可能會受到影響。而當老人的自我照顧能力減退且所需的照顧超出照顧者所能提供時，部分照顧者及其家人可能礙於社會輿論的壓力，或社會對送老年人入住長照機構的刻板印象，而未將老年人送到機構內接受更妥善的照顧，其社交上的負荷有可能再增加。研究顯示，因承擔照顧工作，主要照顧者在社交上的負荷比是較為嚴重的（朱等，2010；江等，2020）。

（五）經濟層面（財務上的負荷）

當照顧者仍在職場工作時，可能因老年人的病況變化或發生意外而需要請假或減少工作時數，因此影響其工作表現，而部分上司可能會因此給予壓力，進而造成照顧者必須請假、減少工時、甚至是辭去工作，如此一來，對家庭經濟會造成某種程度的影響。另外，在長期照顧老年人時，醫藥費及相關照護用品的費用，也是一筆可觀的支出，長久下來，可能會增加家中的經濟壓力（朱等，2010；陳等，2008）。國內研究顯示每名失智症病人每年的花費約臺幣 206,311~710,737 元不等（朱等，2010）；國外研究顯示每名失智症病人在非正式照護上的花費高達 18,385 美元（包含照顧時間及因照顧病人所損失的工作產能）。

二、影響照顧者負荷的相關因素

影響照顧者負荷的相關因素包括：(1)主要照顧者的性別、年齡、教育程度、婚姻狀況、經濟狀況、工作的衝突、社交狀況、宗教信仰、與病人個人之關係及互動狀況、與病人接觸時間、個人感受、疾病治療知識、是否有人一起分擔照顧工作、家庭互動、照顧酬賞與社會支持程度；研究顯示，「家人健康狀態變化」、「角色功能改變」及「經濟負擔」是照顧者最大的壓力源（蔡等，2014）。(2)被照顧者的年齡、自我照顧能力、發病時間、住院次數、認知功能、症狀或問題行為的嚴重程度等（林等，2013），以及失智者接受記憶門診治療與一般門診治療的差異（鄭、甄、陳，2013）。黃(2014)發現越長時數的照護，照顧者壓力越大；被照顧者無法自理程度越高，照顧者負荷的感受也越重。

研究顯示，由於女性照顧者居多，女性照顧者的身心負荷及負荷總分明顯比男性照顧者高（朱等，2010），其中以老妻和女兒最容易崩潰，配偶和媳婦也是危險因子（朱等，2010）；當被照顧者的年齡及依賴程度較高、被照顧者的日常生活自我照顧能力較差、認知功能較差、行為問題較嚴重、情緒較負向者時，照顧者的負荷或壓力較大（朱等，2010）。主要照顧者與被照顧者間

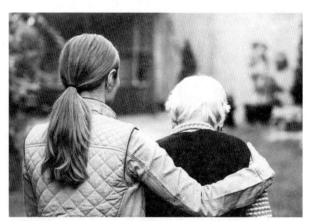

研究顯示，女性照顧者的身心負荷比男性照顧者高

之關係越緊密、互動越密切者，主要照顧者的身體負荷較少（朱等，2010）。而主要照顧者的社會支持程度越差者，照顧者的負荷越重，如單身的照顧者之負荷度比已婚的照顧者高、離開職場的照顧者之負荷度比從未投入職場者高（陳等，2010）；照顧者的自覺健康狀況以及與老年人的親屬關係是照顧者施虐傾向的重要危險因子（黃，2013）。

失智老人之主要照顧者，常疲於處理老人的問題行為，其在心理上的負荷度亦較高（呂等，2016；陳，2012），當失智症家庭照顧者慢性疾病數越少、教育程度越高以及失智者沒有罹患慢性疾病時，家庭照顧者的問題處理能力越好（張等，2012）。由於超過 80%的失智者由家庭照顧者提供照顧

(Khillan et al., 2017)，相較於照顧認知正常的成年人，失智者之家庭照顧者要提供 2.6 倍的時間協助失智者的日常生活(Friedman et al., 2015)，加上照顧者常因為不了解失智症的精神行為症狀與缺乏照顧技巧，而感到困擾並產生負向情緒（王、蕭，2015）。此外，失智者接受記憶門診治療，其家庭主要照顧者總負荷較失智者接受一般門診為低。表示針對失智者提供的跨專業團隊服務中，提供病情告知、臨床症狀處理及心理調適服務越多，家庭照顧者感受總負荷越低（鄭等，2013）。當照顧者在面對壓力時，其負荷度會依據其調適策略而不同，如果照顧者採取以情感為導向的調適策略，其負荷度及對健康的影響較大（朱等，2010；林等，2013；陳等，2008）；如果採取以問題為導向的調適策略，其負荷度可能會降低（朱等，2010；林等，2013）。

21-3 減輕照顧者負荷的相關措施

一、照顧者負荷及需求的評估

（一）照顧者負荷的評估

評估照顧者負荷時可根據照顧者的主觀負荷、照顧的滿意度、照顧的衝擊及傳統的照顧理念來進行（李等，2014）。由於失智老人與日俱增，在此以失智症照顧者為例說明，失智症照顧者負荷可由下列面向來評估：

1. 評估照顧者對老年人記憶和行為的反應：可觀察照顧者如何面對與處理失智老人重複問問題的行為，或是照顧者面對失智老人無法自行完成日常生活活動時之反應。

2. 評估照顧者的社會支持：如是否有家屬、親友、社福團體或醫療機構提供照顧者相關協助，而照顧者對他人提供協助的反應為何。

3. 評估照顧者在身、心、經濟方面的壓力及是否出現壓力徵象。

失智老人照顧者照顧負荷之測量工具包括：(1)發展之照顧者負荷感覺評量表（見本書第 5 章）；(2)發展失智老人照顧者的照顧負荷量表；(3)發展的 The Screen for Caregiver Burden (SCB)量表，主要在測量失智症照顧者主客觀的照顧負荷；(4)發展的 The Caregiver Reaction Assessment (CRA)量表，曾用於測量身體功能障礙、失智症、癌症病人家屬照顧者之照顧負荷。照顧者負荷亦可用照顧者生活及家庭中可觀察到的潛在不同層面受到影響的情形或活

動等客觀的方式來進行評估，例如照顧工作對照顧者生活及家務維持上造成妨礙及改變，包括：照顧者身體活動的限制、花時間在協助或照顧老年人、經濟資源的消耗等。而在照顧失能、失智老人或其他慢性病人的過程中，家庭亦會受到相當程度的衝擊，欲評估家庭受衝擊程度，可使用家庭受衝擊程度評分表(ESCROW)（見第 5 章）。

（二）照顧者需求的評估

照顧者需求係指在照顧老年人的過程中，照顧者會隨著老年人身體或認知功能的改變而改變其需求，依照顧者所提供的照顧形式，可歸納為五種，一位照顧者可能經驗到某一種照顧型式或數種照顧型式混合的情況，例如：

1. **預期性照護**：預期父母年紀漸長時，可能必須對父母的居住場所進行考量，以因應萬一父母生病需人照顧時之地緣方便性。

2. **預防性照護**：子女可能會採取相關措施來預防父母受傷，如在浴室加裝止滑墊以避免父母滑倒或為父母準備營養食物或補品等。

3. **監督性照護**：為父母安排健康檢查。

4. **工具性照護**：為父母在食、衣、住、行、家務處理等日常生活層面給予直接協助或安排他人幫忙。

5. **保護性照顧**：照顧身體或認知功能衰退的父母。

此外，在提供照顧的過程中，照顧者的情緒通常會受到影響，而照顧者的情緒問題則是老人虐待的主要危險因子之一。再者，由於老年人的需求不同，照顧者在生活型態、社交、婚姻與經濟狀況等層面可能會面臨不同程度的變化。因此，照顧者需要多方的協助與支持，若是照顧者能獲得家屬、朋友、有意義的他人及相關社會資源網絡的協助，將能降低照顧者的壓力與負荷（李等，2014；黃，2014），而護理人員如能評估並了解照顧者每個階段的需求，亦能讓照顧者真正的感受到支持，如此一來，不但能減輕照顧者的負荷，亦能避免因負荷太大而造成照顧者身心健康失衡的情形。

依病程進展，照顧者的需求如下：

1. **出院前的需求**：評估照顧者對照顧老年人的知識與技能，並提供相關之衛生教育，以提高照顧者的疾病認知與照顧技巧。此外，結合醫院之「出院準備銜接長照 2.0 計畫」，與社區照護的相關資源，以提供照顧者相關之社會支持（陳、邱，2015；衛生福利部，2017）。

2. **出院後在家療養的需求**：出院後 1~2 週，照顧者需要有人分擔照顧工作，學習處理其情緒、學習醫療資訊及照顧老年人的方法；出院後 3~4 週，照顧者需要情感與靈性上的支持、需要老年人外出時交通接送服務、需要居家服務等（鄭、曾，2008）。針對在家長期照顧失智老年人的家屬，若要使用按摩來舒緩壓力，建議使用精油按摩，其舒壓效果比單純使用基礎油按摩為佳（黃、陳、劉、周、譚，2008）。

3. **入住機構後的需求**：在個人層面，照顧者需要親友的理解為何將長輩送入機構照顧、親友間需要達成共識；在機構服務面，照顧者需要機構照顧的資訊，如機構如何提供個別化及人性化的照顧、照護人力配置等；在社會政策層面，照顧者需要知道政府相關的老人及長期照護政策與如何申請財務補助等資訊（林、羅、李，2014）。

欲了解照顧者的需求，可由下列面向來進行評估：

1. **生理性**：評估照顧者生活作息與身體狀況，提醒照顧者維持均衡飲食、適度運動、保持規律的生活習慣、定期健康檢查，若有身體不適需及時就醫。

2. **心理性**：評估照顧者之壓力與負荷，注意自身的壓力與情緒反應、鼓勵照顧者重視個人權利、鼓勵照顧者善待自己並尋求資源和協助。

3. **社會性**：評估照顧者之社會支持網絡，介紹諮商服務和支持團體，鼓勵其接受他人的協助並與親朋好友聯繫互動（鄭、曾，2008）。

4. **實質性**：評估照顧者現有的資源有哪些、需要何種照顧上的幫助，如喘息服務、協助改善居家環境等。

5. **照護性**：評估照顧者的照顧知識與技能，知識不足是照顧者主要的壓力來源之一，故護理人員應提供基本照顧知識與技能，包括教導疾病的特性、監測病情變化、注意營養均衡、教導疾病相關的導管與傷口照顧、預防感染、復健運動、緊急情況處理及時間管理等相關知識與技巧。研究顯示，照顧者訓練方案能提升照顧者對疾病的認識程度與照顧上的準備度。

二、政府相關措施

政府目前提供給照顧者的福利及服務措施，包括：

1. **解除照顧者勞務的措施**：相關的服務措施包括居家護理服務、居家服務提供照顧者日常生活活動上的協助、機構附設日間照護中心、喘息服務等。

2. **經濟性支持服務方案**：扶養年滿 70 歲直系親屬特別免稅額的規定，以 2021 年度為例，年滿 70 歲之納稅義務人、配偶及受納稅義務人扶養之直系尊親屬為 132,000 元。身心障礙特別扣除：納稅義務人、配偶或受扶養親屬如為領有身心障礙手冊或身心障礙證明者，及精神衛生法第 3 條第 4 款規定之病人（2021 年度身心障礙特別扣除為 200,000 元）。納稅義務人因照顧老年親屬而購置之健康醫療器材與社會照護之服務費用亦可用列舉扣除之方式申報減免。此外，可依家庭經濟狀況向政府申請中低收入老人特別照顧津貼、重病住院看護補助費、重病住院醫療補助費、全民健康保險費補助、重大傷病補助等。根據 2019 年 7 月底修正公布「所得稅法」第 17 條，增訂長期照顧特別扣除額，只要符合衛福部的「須長期照顧之身心失能者」，納稅人本人、配偶或受扶養親屬每人每年定額減除 12 萬元。

3. **就業性支持方案**：性別工作平等法第 20 條規定受僱者於其家庭成員預防接種、發生嚴重之疾病或其他重大事故須親自照顧時，得請家庭照顧假；其請假日數併入事假計算，全年以 7 日為限。家庭照顧假薪資之計算，依各該事假規定辦理。

4. **心理暨教育性支持方案**：鼓勵成立心理支持團體及安排照顧技巧訓練課程，如由各縣市長期照顧管理中心、各大醫院、各地方家庭照顧者關懷協會辦理，教導家庭照顧者了解照顧生活無法自理的家人之各種需注意事項（陳、邱，2015；鄭、曾，2008）。我國於 2019 年開始推動照顧者自我管理工作坊，內容包括：協助家庭照顧者覺察、處理困擾情緒；解決困擾行為的因應技巧；取得相關協助；做出正確的相關決定，如治療、居住環境等；與家人、朋友及醫療專業人員進行有效的溝通；處理照顧者與被照護者的情緒問題；預先規劃生命晚期的醫療決定等，參與之家庭照顧者皆予正面肯定（陳等。2019）。

5. **將家庭照顧者的相關政策轉為法案**：行政院於 2017 年公布我國長期照顧十年計畫 2.0，本計畫旨在實現在地老化，提供從支持家庭、居家、社區到住宿式照顧之多元連續服務，普及照顧服務體系，建立以社區為基礎的照顧型社區，期能提升具長期照顧需求者與照顧者的生活品質（衛生福利部，2017）。為求總目標的達成，再訂六項子目標，其中為照顧者提出的目標是支持家庭照顧能力，分擔家庭照顧責任。

抒解壓力，家庭照顧者不孤單

「照顧者與被照顧者的人生，同樣重要。」家庭照顧者可利用長照資源，減輕照顧負擔，讓在照顧的路上走得更輕快！

三、護理人員的角色與功能

照顧者在漫長的照顧過程中，可能會經歷身體健康狀況改變、心理狀態不穩定，如害怕、無力感、個人因應能力失調、以及社交隔離等問題。護理人員在照顧老年人之餘，也必須對照顧者的需求進行評估並適時提供相關的資訊與協助。因此，護理人員必須扮演多種不同角色，如照顧者、衛教者、支持者、協調者、督導者等角色，以滿足老年人及其照顧者之需求。以下是護理人員常見角色之說明：

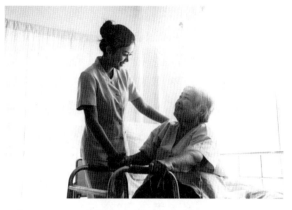

護理人員扮演照顧者、衛教者、支持者、協調者、督導者等不同角色，以滿足老年人及其照顧者之需求

1. **照顧者**：護理人員藉由家訪或老年人到醫院求診時，應用護理過程來評估老年人之需求並提供相關的照顧，同時護理人員要評估照顧者的壓力與負荷（朱等，2010；廖等，2009），尤其需對女性的老年照顧者、資源缺乏的照顧者等高危險群的健康問題與照顧負荷加以評估，適時視情況提供相關資訊與協助，以維護並促進老年人及照顧者之健康狀態（朱等，2010；李等，2011）。護理人員可鼓勵照顧者藉由參與照護，建立自主性、增加自我認同感、自信心及自我效能（林、林，2019）。

2. **衛教者**：Moreira 等人(2018)指出近九成照顧者在接觸正規醫療協助前，未曾接受照護評估及訓練，照顧過程也沒有照護準則可依循，因此只能不斷嘗試錯誤，在經驗中學習，時常感到莫名焦慮及壓力。因此，護理人員需依據老年人的身體與認知功能之變化及照顧者對提供相關照顧之知識與技

巧進行評估，再根據其需求提供相關疾病照護之原則與資訊，運用文字、影片或親自示範講解等方式指導照顧者如何進行居家照顧（廖等，2009）。

3. **支持者**：由於每位照顧者所面臨的壓力與負荷均不同，護理人員應對照顧者的情緒變化具有敏感性，來自護理人員的關心、讚美與肯定是支持照顧者的重要力量。護理人員應運用同理心，傾聽照顧者的心聲，接納照顧者在壓力下的反應與行為。同時，盡可能協助照顧者接受現狀，了解自己已在能力範圍內盡力照顧家人（朱等，2010）。

4. **協調者**：當家庭成員面臨衝突時，護理人員應先客觀的評估老年人的需求及家庭成員的需求，試著協助家庭成員了解照顧者的壓力與困境，以嘗試解決衝突點並鼓勵彼此找到能接受的方式解決問題。近年因應照護需求發展的資源相當多元，除了經濟補助之外，護理人員可與其他專業人員共同協調照顧者參與團體諮商、接受居家醫療協助、喘息服務、居家清潔、送餐服務等措施，透過整合照護使照顧者家庭的需求依輕重緩急被協助，醫療資源與社福資源能更緊密結合，落實管理、協助、追蹤的理念，將可有效降低照顧者的負擔（Couto et al., 2018；林、林，2019）。

5. **督導者**：照顧者是居家照護的核心人物，護理人員應在家訪有限的時間內，了解照顧者的需求與能力，督導或追蹤照顧者之照顧情形，多以讚美取代批評，以增強照顧者的信心與能力。當照顧者的照顧能力提高時，才能確保病人獲得適切的照顧。

護理人員在照顧老年人的健康問題之餘，應該要將服務範圍擴展到照顧者身上，而在與照顧者接觸的過程中，護理人員需了解照顧者的特質，絕對不可以因為自己是專業人員，而不尊重照顧者的經驗與想法；相反的，護理人員應與照顧者充分溝通以了解其需求，若有需要，亦可與照顧者討論各種方案之可行性與優缺點，盡可能在過程中協助失能、失智老人或慢性病人家屬了解自己的需要，由他們自己下決定，如此一來，護理人員將能充分發揮其功能。而在面對照顧者時，護理人員可從教導照顧者照顧技巧著手，此外，可以視照顧者的需求請其他家庭成員協助照顧或利用喘息服務，讓照顧者暫時離開照顧情境而得到休息，也要鼓勵照顧者要好好的照顧自己，盡可能讓自己有充足的睡眠與休息，安排運動與社交時間，如此才能在照顧家人之餘，不致忽視自己的健康。

結論

　　當前臺灣的人口結構已不同於早年農業時代,有比較多的家庭成員與資源可以協助與運用。以目前多數家庭在人口數減少的情況下,一旦家中老年人因出院返家療養、罹患慢性病、有失能或失智的情況而需要長期在家休養時,成年子女常必須同時照顧家中上、下兩代的需求,成為「三明治」世代,他們常經歷工作衝突、面臨沉重的經濟負擔、身心承受長期壓力或是無人可以輪替照顧長輩等問題,長久下來,照顧者多感身心俱疲。由於少子化時代已到來,當家中長輩生病時,獨生子女將會面臨沒有手足可以共同分擔照顧責任,因此,政府應強化長期照護系統以滿足老年人及主要照顧者之需求。

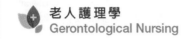

課後複習 | *Exercise*

( )1. 護理師在照顧失能或失智個案時，何項措施不適當？(A)應主動評估照顧者的需求 (B)應提供照顧者情緒支持　(C)應指導照顧上的問題　(D)應直接給予金錢補助。

( )2. 下列何者不是主要照顧者(primary caregiver)的特徵？(A)與老人同住　(B)提供喘息服務　(C)主要負責老人照顧工作　(D)花費最長時間照顧老人的人。

( )3. 下列何者非屬於日常生活活動(activity of daily living, ADL)上之照顧？(A)準備食物 (B)協助老人進食　(C)協助老人穿衣　(D)協助老人沐浴。

( )4. 下列關於照顧者壓力之敘述，何者為非？(A)照顧者對疾病治療與照護的知識不足時壓力較大　(B)照顧者感受到的壓力比非照顧者感受到的壓力高　(C)男性照顧者比女性照顧者更容易感受到壓力　(D)在照顧失智老人時，照顧者主要的壓力源來自於老人認知功能損害及行為問題。

( )5. 下列何者是主要照顧者可能會出現的壓力徵兆？(A)經常哭泣　(B)脾氣變壞　(C)失眠　(D)以上皆是。

( )6. 下列何者不是照顧者負荷之特徵？(A)負荷是照顧者主觀認知的過程及感受　(B)照顧者負荷包括生理、心理、社會、經濟及家庭等多元層面　(C)當照顧者所面臨的問題及需要無法改變或無法達到平衡時，其可能出現負向的反應　(D)照顧者負荷不會根據失能、失智或慢性病人的病情改變而產生變化。

( )7. 失智症之主要照顧者在生理層面經常會出現下列何種問題？(A)睡眠障礙　(B)體重增加　(C)淋巴球細胞及輔助性淋巴球細胞的比率上升　(D)嘔吐。

( )8. 下列關於主要照顧者在心理層面的負荷之敘述何者正確？(A)年長的主要照顧者發生憂鬱的比例相較於年輕者低　(B)即使主要照顧者獲得家庭其他成員的協助與支持，其心理上的負荷依然無法緩解　(C)主要照顧者因為已盡心照顧，故不會有憂鬱、生氣、罪惡感等情緒　(D)女性照顧者比男性照顧者更容易出現憂鬱的情形。

( )9. 影響主要照顧者負荷的相關因素有很多，下列何項敘述為非？(A)被照顧者的年齡越大，照顧者的負荷或壓力較大　(B)被照顧者的依賴程度較低時，照顧者的負荷或壓力較大　(C)被照顧者的情緒較負向時，主要照顧者的負荷或壓力相對較高　(D)主要照顧者的社會支持程度越差者，照顧者的負荷越重。

( )10.預期父母年紀漸長時，可能必須對父母的居住場所進行考量，以因應萬一父母生病需人照顧時之地緣方便性，此為：(A)預防性照護　(B)監督性照護　(C)預期性照護 (D)工具性照護。

解答　參考文獻

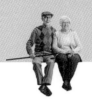

CHAPTER

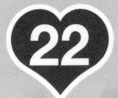

22

老人資源再創

譚蓉瑩　編　著

本章大綱

22-1　老年人力資源

22-2　社區照顧與志願工作服務

22-3　社區與老年人力資源發展的意義

22-4　社區中老年人與人力資源的運用關係

22-5　目前國內外老年志願工作服務資源

學習目標

研讀本章內容之後，學習者應能達到下列目標：

1. 了解老年人力資源發展的意義
2. 說明老年人力發展的觀點及策略
3. 了解社區與老年人力資源發展的意義
4. 說明社區中老年人與人力資源的運用關係
5. 了解國內外老年志願工作服務資源

Gerontological
Nursing

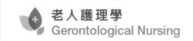
前言 *Foreword*

在少子化及高齡化的雙重人口結構變遷下，造成專業人才流出及基層技術勞動力缺乏，再加上全球化的衝擊以及各國競逐人才，使得老年人力資源的管理與開發廣受關注，世界衛生組織於 2002 年提出「活躍老化(active aging)」，及經濟合作暨發展組織強調「健康老化(healthy aging)」，均是強調善用老年人豐富的人生經驗與專業知能，除了有利長者體認自我價值外，亦能使長者持續對國家社會有所貢獻，本章將探討老年人力資源發展的意義、觀點、策略與社區中老年人與人力資源運用的關係。

22-1 老年人力資源

一、老年人力資源發展的意義

因應老年人口不斷增加，充分運用老年人力對長者個人及社會均有助益，也使得老年人成為國家與社區的重要人力資源（李，2004；劉，2016）。依世界衛生組織之定義，65 歲以上至 74 歲為初老期(young old)，75 歲以上至 84 歲為中老期(middle-old)，85 歲以上為老老期(oldest old)，為提升老年人力發展的效益，各國均致力開發 65~74 歲的年輕老人人力資源（楊，1996），主因係世界各國大多以 65 歲為退休年限，這群剛退休但身體功能尚佳的長者有豐富的人生經驗、專業知識與技術，善用長者累積一生的智慧，除了能促進人格的統整與維持社會參與外，亦能降低長者因退休所帶來的失落感與無用感。就社會而言，透過持續的教育訓練，將使長者有機會再開展個人事業或從事志願工作，除了能充實勞動市場的人力外，亦有助長者經驗傳承，對社會持續有所貢獻（黃、洪、蔡，2010；劉，2016）。此外，由於長者比年輕人的職場忠誠度高、經驗多，對職場或社區而言，亦可形成一股穩定的力量。

二、老年人力發展的觀點及策略

由於全球人口老齡化加劇、部分國家生育率低、以及養老金超出財政預算等原因所致，各國相繼改革退休體制，所採策略多為逐步延長退休年齡以及延後請領養老金的年齡（劉，2016）。我國由於人口老化速度堪稱世界第一，以致健康照護、社會保險及福利支出大幅增加，造成國家整體財政負擔加重，進而使得年輕世代勞動者負擔變大。因此，唯有活化老年人力資源，

延長個人工作生涯，發展高齡人口就業措施，提升高齡者的社會參與，除有利國家財政外，對個人經濟安全及健康促進亦有助益（林，2013）。

　　以往企業界對聘用高齡員工普遍較為消極，考量因素不外乎高齡者薪資高、醫藥保健成本高外，也跟高齡者的身體健康狀況較差，以及考量職場人力流動，希望將職位留給年輕人有關。然而，由於人的結晶智力(crystallized intelligence)從壯年期開始攀升，因此，高齡者能透過不斷的學習以及運用過去的經驗來解決目前遇到的問題，因此從企業與教育學的觀點而言，只要經過適當培訓或透過職務再設計，高齡員工在職場的表現，不見得會輸給年輕人。此外，從醫學與社會學的觀點而言，年紀大不一定等同生病或失能，即使高齡者的注意力與記憶力比年輕人稍差，但學習力並不會隨老化而有重大改變，因此高齡者依舊可以有良好的體能；面對職場的挑戰，高齡員工的表現與忠誠度，不僅超出公司的預期，也為職場帶來更多附加價值（陳，2007）。另外，高齡者將自己的寶貴經驗與技能傳承給年輕的一代，亦可促進代間合作關係（劉，2016）。

　　為善用老年人力資源，可茲運用的策略包括（江等，2013；黃，2016；簡等，2010；劉，2016）：

1. **建置人力資源媒合與知識管理機制**：使在職老、中、青不同世代的員工與已退休但有意願繼續工作之長者，能透過媒合機制交流知識與經驗，使知識得以分享與再利用，如我國已在 2014 年於新北市永和區設置第一家「銀髮人才資源中心」，提供 55 歲以上或已退休之銀髮者專屬就業媒合服務，另外並主動出擊，於各縣市辦理雇主、團體、退除役官兵、中高齡及高齡者等分群分眾座談會，倡議及改變社會觀念，促進銀髮人才再運用。

另外，勞動力發展署於 2015 年 3 月整合各部會資訊，建置「銀髮資源網」（網址 http://swd.wda.gov.tw/），結合勞動力發展署臺灣就業通，提供線上求職求才資訊，與衛福部志工資料庫介接，提供志願服務相關資訊；充實食衣住行育樂及醫療保健等各項銀髮族生活必備資訊，成為銀髮資訊主要入口網站。

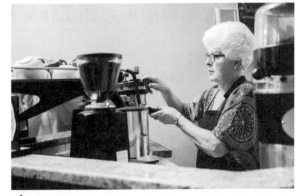

📷 創造高齡友善的職場環境，使長者能安心投入職場

2. **創造高齡友善的職場環境：** 為使長者能安心投入職場，可運用減少工時或彈性工時的方法，甚至給予排班上的方便，使長者能在工作與生活間取得平衡。另外，因應高齡員工體能上的變化，宜檢視工作內容，並落實休假制度。此外，為保障中高齡勞工工作安全，並提升雇主僱用意願，已領取勞保老年給付後再從事工作者，僅得由其投保單位辦理參加職業災害保險。

3. **規劃在職教育：** 雖然高齡者的學習力並不會隨老化而有重大改變，但一般高齡者學習新事物的速度普遍較年輕人慢，對運用資訊及創新的能力亦較差，因此進行在職教育時，應考量高齡者的身心狀況，運用成人學習的特性，使學習內容與高齡者過去的經驗與相關知能結合，透過推動客製化職業訓練，並僱用結訓學員，以提高高齡者再就業之自信心。

4. **建立職務再設計方案：** 為提高高齡勞工之工作安全與健康，宜針對高齡勞工建立職務再設計方案，內容包括改善工作環境或就業輔具（如調整工作檯高度、提供放大鏡、放大電腦螢幕字體、更改軟性地板等）、工作條件（如工作時間、地點、福利、方法、流程等）、工作的關係與績效（如與團隊、主管與同仁等互動關係與績效考核）。

5. **推動退休彈性回聘顧問制度：** 為使高齡勞工的經驗與技術得以傳承，可徵得高齡勞工的同意採取延後退休或是退休後以顧問職聘用高齡勞工，使退休的高齡勞工能從中獲得一定的報酬外，亦能協助企業穩定核心技術的發展。

6. **鼓勵高齡者參與志願服務：** 鼓勵老人當志工，除能利人利己外，又能展現社會溫馨、溫暖的一面，是一種創造三贏的工作（張等，2019）。

22-2 社區照顧與志願工作服務

　　社區的定義包含人群、地域關係、人情關係，以及複雜的利益關係等各項條件，其並無明確地點，但對民眾卻是有感的，也因此呈現社區概念的多元性和複雜性（朱，2004）。文建會提出「社區總體營造」就是以「社區共同體」的存在和意識作為前提和目標，透過社區的組織，民眾得以建構群居、合作、公共的服務體系，並從中獲得共同的利益（陳，2007）。

　　社區照顧(community care)係指利用社區的各種正式與非正式資源，協助個人、身心障礙者、慢性病患等需要長期照顧的民眾，使其居住在自己的家裡，熟悉的社區中，又能獲得必要的照顧（黃，2000）。社區照顧的概念分為：

1. **在社區內提供照顧**(care in the community)：把被照顧者留在熟悉社區的家庭生活中，由專業人員到府提供居家服務。

2. **由社區提供照顧**(care by the community)：動員社區資源、發動社區人員提供照顧，專業並非唯一要件。

3. **與社區一起照顧**(care with the community)或社區互助照顧(care within the community)：政府與民間合作形成夥伴關係，共同擔負照顧責任。

就推展的順序上，建議應從「與社區一起照顧」著手，即在社區中需先準備正式及非正式的支援服務，以滿足居民的基本或特殊需求，繼而完成第二部分，最後才能達到社區照顧的意義（黃、許，2006；Sharkey，2007）。

我國於 2001 年立法通過「志願服務法」，施行至今，自助助人的觀念已漸普及，2016 年度我國各部會推動志願服務業務成果顯示，已有超過百萬人投入志願服務工作領域，為社會貢獻一己之力（衛生福利部社會救助及社工司，2017a）。此外，我國於 2005 年開始推動社區照顧關懷據點服務，由有意願的村里辦公處及民間團體參與設置，邀請當地民眾擔任志工，提供老人關懷訪視、電話問安諮詢及轉介服務，並視當地需求特性，提供餐飲服務或辦理健康促進等活動，透過在地化之社區照顧，使長者留在熟悉的環境中生活，同時亦提供家庭照顧者適當之喘息服務，以預防長期照顧問題惡化，發揮社區自助互助功能（王，2013；衛生福利部社會及家庭署，2017）。此外，依據衛生福利部志願服務調查研究顯示，65 歲以上領有志願服務紀錄冊之高齡志工，反映於參與志願服務過程中獲得的收益有「認識更多的朋友」、「增進自己的身心健康」、「生活更加充實」及「人際關係變得更好」等（衛生福利部，2017），顯示高齡者參與志願服務，不僅有助於其生理層面的健康，對其心理與社會層面皆有助益。另，根據衛生福利部(2018)調查資料顯示，我國 65 歲以上高齡者擔任志工比例占志工總人數之 20.4%，顯示高齡志工人力在群體間是不可或缺的重要人力。

22-3 社區與老年人力資源發展的意義

由於醫藥衛生的進步，民眾在退休後仍有約 15 年以上的餘命在社區中生活，因此有越來越多已退休健康能力尚佳的老年人願意擔任志工，使老年人力成為社區中的重要資源（江等，2013），因為老年志工具有工作經驗、願意付出、有責任感，對社區的組織運作與人際網絡具一定熟悉度，對社區

而言是穩定又可靠的人力資源，亦相對填補了社區人力資源的缺口；而承擔志工的角色，不僅豐富了老年人的日常生活活動，提高其社會參與度，也賦予他們一個嶄新且具意義的角色，有重新獲得重視的感覺。由於因此，如何加以規劃、開發、運用老年人力資源，已成為社區人力資源發展的重點項目（楊、莊，2017）。國內有實證研究指出高齡者參與志願服務可以獲得心靈滿足與精神快樂，同時有助於彰顯晚年生活的意義與價值，進而可以協助其邁向成功老化（林，2006）。近年，醫藥品查驗中心的研究報告則是指出參與志願服務之高齡者於門診、住院等醫療資源利用上均較無參與志願服務之高齡者低（洪，2016）。

22-4 社區中老年人與人力資源的運用關係

★ 人力時間銀行

過去「志工」一詞泛指無酬勞付出服務，然而僅單方面的付出在未來超高齡社會將可能受到挑戰。為提供永續的人力流動，時間銀行(TimeBanks)在服務模式的設計上主張雙向互惠，換言之，就是以服務換取服務的模式進行（王、薛、鄭、張，2019）。透過妥善運用老年人力資源，將能協助老年人再貢獻專長於社會，同時亦能增進社區整體的品質與生活環境（陳，2007）。而「社區」是臺灣時間銀行重要推動組織，透過有價與等值的服務交換，時間銀行可以幫助社區成員彼此間溝通、擴大社會包容、促進社區間凝聚力（王等，2019）。為營造學習型社區，若能在社區中籌組社區終身學習志工團，同時培訓社區終身學習推動種子人才，針對老年人的學習需求，規劃相關活動與提供服務，更能妥善運用老年人力資源（林，1999）。

加入人力時間銀行，現在照顧人，換取以後被照顧！

有想過當您年老時，如果子女無法親自照顧，該怎麼辦嗎？加入人力時間銀行，利用互助精神的美意，或許可以為您的老年生活，提早做準備。

　　此外，為鼓勵高齡退休者投入本身生活的社區中，並充分發揮經驗與技能，在社區中落實互助精神，透過健康高齡者的活動力來照顧弱勢的高齡者，使居住於社區中的老人都能成功老化與在地老化，是當前趨勢（江等，2013），可行策略為在社區建置人力時間銀行(service credit bank)，其為老年人投入社區居家照顧、服務的志願服務制度，將其所提供的居家照顧、服務的志工時數累計，等到本人或其親友需要他人協助時，再將時數提領出來，請其他志工服務。由於它包含「存」與「貸」二種機制，故名為銀行，但在人力時間銀行流通的是「時間」而非貨幣，臺灣最早的時間銀行是由弘道老人福利基金會 1995 年創辦的志工交換制度，政府單位推動最著名的則是 2010 年新北市政府推動的布老志工，目標皆在於補足高齡社會人力資源（林，1997）；尤其弘道老人福利基金會已在臺灣推動人力時間銀行超過 20 年，至 2017 年底，在臺灣已有超過 100 個互助據點。衛福部社會救助及社工司亦在評估建立臺版時間銀行的可行性（中央社，2018）。此種制度可以實現「參與服務」的理念，減少老人人力資源的浪費，滿足社會互動的需求，亦能展現老人是社區共同生產的夥伴，是社區的資產而非負債（林、洪，2015）。

THINKING BOX ✖　　🔑　　➕

臺灣推展老年人力時間銀行實例－另類存老本，布老志工陪伴換老年居服時數

　　因應老年人口越來越多，臺灣已在2014年推動「布老時間銀行」，經聯合報新聞於2018年的報導顯示，目前臺灣新北市已有2,253位布老志工，且每位志工在完成志工服務後的時數將來都能儲存，並能以3：1的比率來兌換居家服務，或是以1：1的比率兌換布老志工服務。加入布老志工需接受新北市政府勞工局規劃辦理之18小時居家服務訓練及8小時實習服務，願意散布愛心、關心照顧長輩，且能夠到長輩家中提供以下5項居家服務：陪伴散步、陪伴運動、陪伴購物、送餐服務及文書服務的志願服務人員。

　　該篇報導中採訪的布老志工吳先生因應家中也有更年長的長輩需要照料，所以除了一邊累積志工時數為將來累積自己兌換居家服務的點數外，同時也將自己的志工服務點數分予家中急需長照服務的長者兌換使用或是捐作公益。

資料來源：聯合報(2018)．另類存「老本」 布老志工陪伴換老年居服時數。https://udn.com/news/story/7323/2927652

　　弘道老人福利基金會運用時間貨幣和銀行的概念，歷經 20 多年的發展後，於 2010 年正式啟動「互助連線」的模式，鼓勵有意願或已從事老人服務團體申請加入，以團體概念認證志工服務的提供和累積的志願服務時數，並藉由據點負責人協調聯繫，即可幫自己或關心的親友滿足一個小小的夢想，互助連線中心的服務交換十分多元及彈性，且年齡不限定 65 歲以上。2017 年已有 100 多處互助連線據點，亦有外部團體、在地志願服務組織和社區照顧關懷據點，並隨需求發展出「單次性關懷活動」，如慶祝、關懷、圓夢；或「連續型服務陪伴」，如訪視、陪伴和急性照顧（黃、李，2018）。案例之一如下：

　　「住在田尾的爸爸家，門口的大樹常常因為枝葉茂密，擋住了出門的路，但是因為獨居，少有人來訪，也不知道該怎麼開口尋求幫忙。」就在一次社工與婚後住大寮的女兒聊到娘家父親的生活困擾時，社工靈機一動，想到了員林志工站的服務，便申請互助連線，尋求員林志工站的幫忙，連結到住在田尾的志工，每個月志工會到爺爺家好幾次，幫爺爺砍去太過茂密的枝葉，讓爺爺的家裡透進陽光，出入也更加安全，更重要的是，有人陪伴關懷，了解爺爺的生活需求和安全，讓遠在高雄的女兒更加安心。

22-5 目前國內外老年志願工作服務資源

一、國內

　　聯合國將 2001 年訂為「國際志工年」，我國也於同年制定《志願服務法》，成為世界少數國家制定《志願服務法》的國家之一。在推展老年志願工作服務資源上，各國均以社區為最主要的介面（楊、莊，2017），我國目前依「鼓勵高齡者參與志願服務推動計畫」力推高齡志工服務方案、成立高齡志工服務團隊、開發多元高齡訓練教材及訓練型態、加強宣導及透過多元行銷，促進高齡者參與、辦理全國高齡志工選拔活動、推動志工人力銀行等六項行動方案，未來將結合中央部會及地方政府共同推動，以提高高齡者自我價值，宣導高齡志工參與貢獻，帶動志願服務社會風氣，提升高齡者參與志願服務量能，並能整合全國志願服務資源，建立互助關懷社會（衛生福利部社會救助及社工司，2017b）。同時，為活化高齡志工，創造高齡友善社會，各級政府及民間單位推動高齡志工方案、編製高齡者志願服務教育訓練方案及運用措施、及辦理在地高齡志工教育訓練、服務方案及獎勵表揚等高

齡者志願服務方案及運用措施、辦理「耆蹟」達人選拔活動，肯定高齡志工貢獻及服務精神。我國於 2015 年核定高齡社會白皮書，以鼓勵高齡者參與志願服務作為促進銀髮動能重要具體方向之一。另，衛生福利部已建置志願服務資訊網(https://vol.mohw.gov.tw)，方便民眾查詢志願服務專區與相關服務之資訊。

二、國外

★ 國外的老年志願工作服務資源網站介紹

1. UN VOLUNTEERS（聯合國志願工作者）：https://www.unv.org/become-volunteer

2. International Association for Volunteer Effort（志願工作協會）：https://www.iave.org/

3. Volunteers of America（美國志願工作者）：https://www.voa.org

4. Volunteer Canada（加拿大志願工作者）：https://volunteer.ca

 THINKING BOX

日本老年資源再利用實例－元氣銀髮族，工作志工樣樣來

　　老年化是全球面臨的一項必然問題，日本在因應老年人口增加狀況時，除了政府規劃老年志工服務外，更出現了一間專門仲介銀髮族人力資源的公司－高齡社招募高齡人力。

　　經由自由時報特約記者於2016年的報導，高齡社徵收的人力年齡約在60~75歲間，其中任職員工中最高齡有達81歲。該間公司接受委託的工作項目相當多元，從檢查瓦斯設備到代收貨款都有。

　　除此之外，在日本的千葉縣柏市的銀髮族群自己組成了一個名為「地緣他孫」的民間團體，抱持著照顧社區孩童並將之視為己出的心情投入社區服務。

　　該團體的創立者更自豪的表示，該城市近年的犯罪率有顯示出下降及年輕家庭遷入提升的趨勢，或許與讓銀髮族資源投入照顧、看管中增進的社區交流有相當密切關係。

資料來源：自由時報(2016)。元氣銀髮族 工作志工樣樣來。http://news.ltn.com.tw/news/supplement/paper/990556

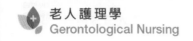

課後複習　　　　　　　　　　　　　　　　　　　　　　*Exercise*

( )1. 為提升老年人力發展的效益,各國均致力開發哪個年齡層的人力資源?(A) 55~64 歲　(B) 65~74 歲　(C) 75~84 歲　(D) 85 歲以上。

( )2. 下列關於老年人力資源發展的意義之敘述,何者錯誤?(A)長者有豐富的人生經驗、專業知識與技術　(B)能促進長者人格的統整與維持社會參與　(C)促使長者有機會再開展個人事業　(D)長者比年輕人的職場忠誠度低,即使轉換工作,對公司的影響也不大。

( )3. 下列關於活化老年人力資源之優點之敘述,何者錯誤?(A)延長個人工作生涯　(B)發展高齡人口就業措施　(C)除有利國家財政外,對個人經濟安全及健康促進並無助益　(D)提升高齡者的社會參與。

( )4. 為善用老年人力資源,可茲運用的策略包括:(A)建置人力資源媒合與知識管理機制　(B)創造高齡友善的職場環境　(C)建立職務再設計方案料　(D)以上皆是。

( )5. 把被照顧者留在熟悉社區的家庭生活中,由專業人員到府提供居家服務,此為下列何種社區照顧的概念?(A)在社區內提供照顧　(B)由社區提供照顧　(C)與社區一起照顧　(D)社區互助照顧。

( )6. 下列關於人力時間銀行之敘述,何者錯誤?(A)包含「存」與「貸」二種機制,故名為銀行　(B)此種制度流通的是「貨幣」而非時間　(C)此種制度可以實現「參與服務」的理念　(D)此種制度是社區的負債而非資產。

解答　　參考文獻

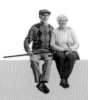

APPENDIX

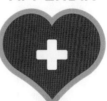

附 錄

附錄 **01** 老人福利法

附錄 **02** 老人福利法施行細則

附錄 **03** 老人福利法機構設立標準

國家圖書館出版品預行編目資料

老人護理學／胡月娟、蕭仔伶、何瓊芳、詹婉卿、彭巧珍、
巫曉玲、汪正青、楊其璇、郭慈安、杜明勳、林貴滿、
郭淑珍、廖妙淯、陳美香、呂文賢、賴嘉祥、黃惠璣、
陳翠芳、譚蓉瑩、林玫君編著. －第六版.－新北市：新
文京開發出版股份有限公司，2022.12
　　　面；　　公分

　　　ISBN　978-986-430-893-4（平裝）

　　　1. CST：老年護理

419.824　　　　　　　　　　　　　　　　　111019180

老人護理學（第六版）　　　　　　　（書號：B296e6）

總 校 閱	胡月娟			
作　　　者	胡月娟	蕭仔伶	何瓊芳	詹婉卿	彭巧珍
	巫曉玲	汪正青	楊其璇	郭慈安	杜明勳
	林貴滿	郭淑珍	廖妙淯	陳美香	呂文賢
	賴嘉祥	黃惠璣	陳翠芳	譚蓉瑩	林玫君

出 版 者　新文京開發出版股份有限公司

地　　址　新北市中和區中山路二段 362 號 9 樓

電　　話　(02) 2244-8188（代表號）

Ｆ Ａ Ｘ　(02) 2244-8189

郵　　撥　1958730-2

第 三 版　西元 2015 年 08 月 20 日

第 四 版　西元 2018 年 08 月 15 日

第 五 版　西元 2021 年 06 月 01 日

第 六 版　西元 2022 年 12 月 07 日

New Wun Ching Developmental Publishing Co., Ltd.

New Age · New Choice · The Best Selected Educational Publications — NEW WCDP